Die Sixtinische Kapelle

Die Deckenfresken

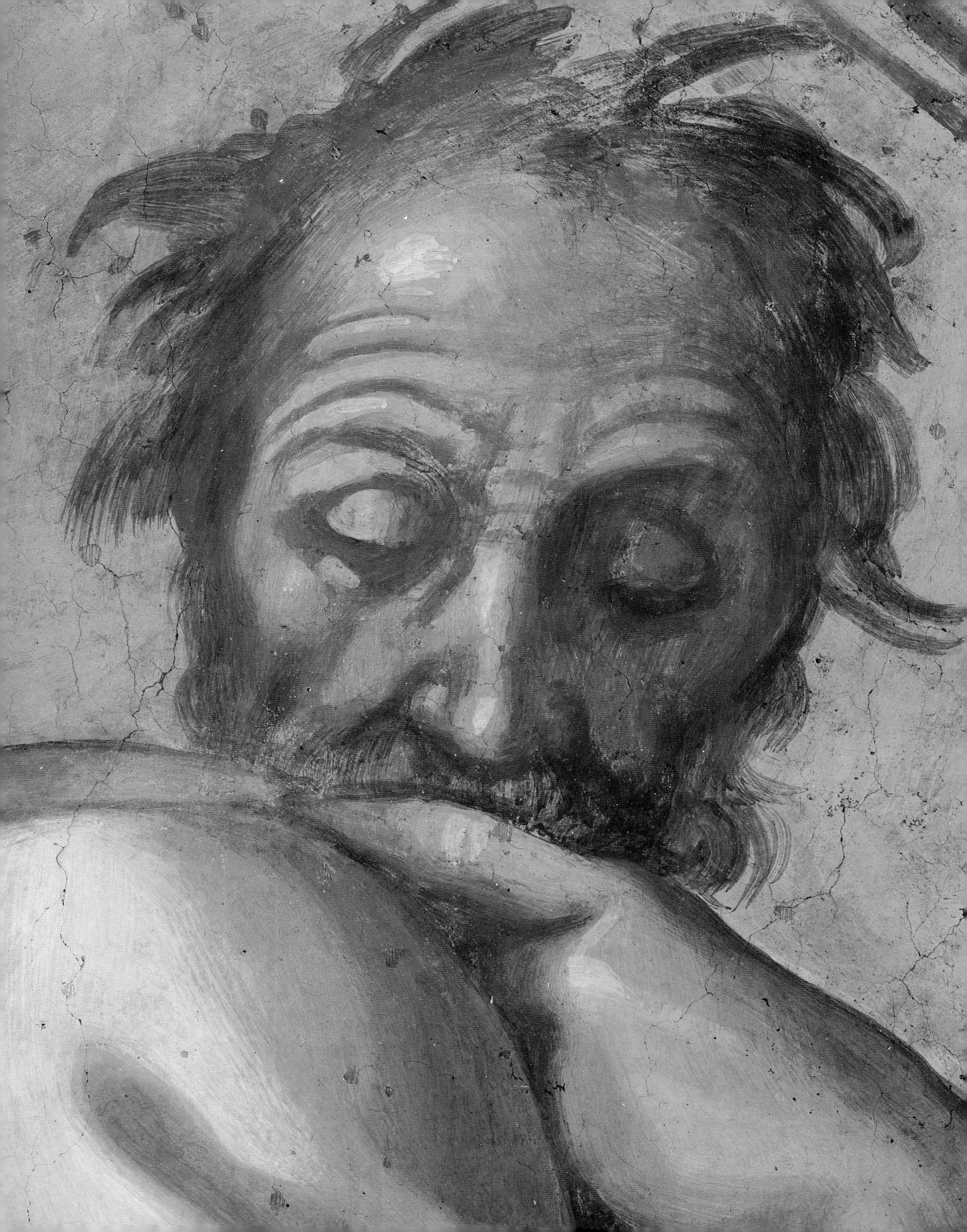

Die Sixtinische Kapelle

Die Deckenfresken

Mit Beiträgen von
GIANLUIGI COLALUCCI
PIERLUIGI DE VECCHI
NAZARENO GABRIELLI
MICHAEL HIRST
EDWARD MAEDER
FABRIZIO MANCINELLI
PIERNICOLA PAGLIARA
CARLO PIETRANGELI
JOHN SHEARMAN
MATTHIAS WINNER

Fotografien von
TAKASHI OKAMURA

BENZIGER
Zürich und Düsseldorf

Koproduktion mit NTV –
Nippon Television Network
Corporation, Tokio

Leitung NTV Publishing Division:
Yoriyuki Shinomaru
Internationale Koordinierung:
Hideo Aoki, Motovun Tokio

Übersetzung:
Enrico Heinemann
Fotografien:
Takashi Okamura
Koordination der Verlage
und Gestaltung:
Massimo Giacometti
Typographische Bearbeitung:
Gerd Gücker

4. Auflage 1997

ISBN 3-545-34115-1

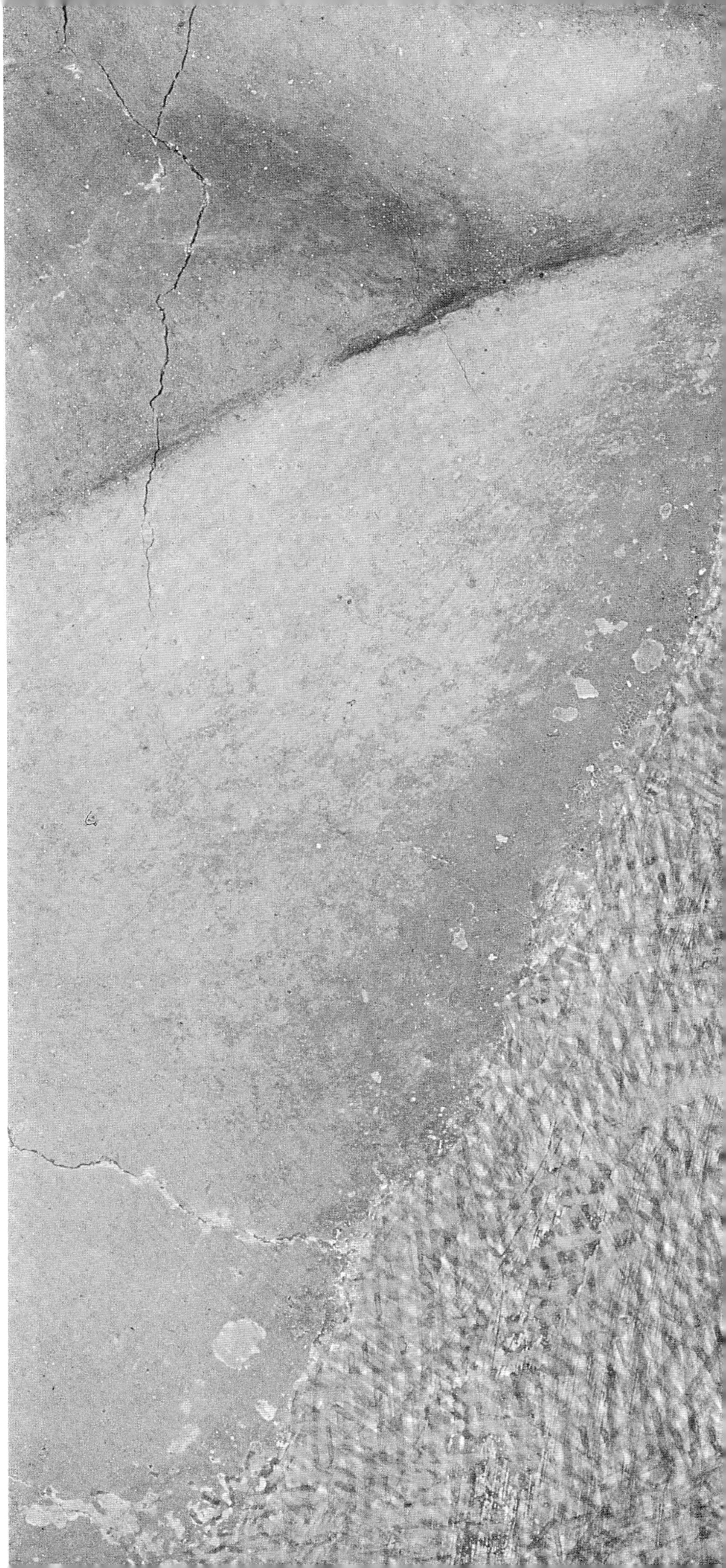

Frontispiz: *Lünette «Azor-Zadok», Detail der rechten Figur; dieses Gesicht wird als Selbstporträt des Künstlers angesehen.*
Auf dieser Doppelseite: *«Der Rausch des Noach», Detail mit schadhafter Stelle an der Schulter eines seiner Söhne.*

INHALT

Chronik der Restaurierung

Einführung

Der vorliegende Band zu den frisch restaurierten Fresken in der Sixtinischen Kapelle, der auf Initiative der Tokioter Nippon Television Network Corporation entstand, gibt Gelegenheit zu einem Überblick über die einzelnen Etappen des spannenden Abenteuers, in denen das bedeutendste malerische Werk Michelangelos die alte Frische zurückerhalten hat – ein Abenteuer, das noch bis zum Abschluß der Restaurierungsarbeiten andauern wird.

Mit der Reinigung der Fresken in der Sixtina wurde zwischen 1965 und 1974 begonnen – auf Initiative von Deoclecio Redig de Campos, der 1971 Generaldirektor der Vatikanischen Museen wurde. Sie beschränkte sich zunächst auf die biblischen Szenen um Christus und Moses aus dem Quattrocento. Die Restaurierung der beiden dazugehörigen Fresken aus dem Cinquecento an der Eingangswand wurde damals zurückgestellt, weil die Restauratoren dort mit anderen Problemen konfrontiert wurden als bei den übrigen Fresken des Zyklus.

Im Frühjahr 1980 wurden die Arbeiten an der Kapelle fortgesetzt, beginnend mit den Fresken Hendrik van den Broecks und Matteo da Lecces, die fast bis zur Unkenntlichkeit geschwärzt waren.

Anschließend war die Reinigung der Reihe der Papstporträts aus dem Quattrocento vorgesehen. Sie gelang so meisterhaft wie zuvor die der biblischen Szenen um Christus und Moses.

Da an der Eingangswand der Kapelle bereits ein Baugerüst errichtet und die Arbeiten fast bis zu einer der Lünetten mit den Vorfahren Christi gediehen waren, nutzte man die Gelegenheit zu einer kleinen Reinigungsprobe an der Lünette mit Mattan und Eleasar. Nach gutem Ergebnis wurde die gesamte Lünette mit verblüffendem Erfolg gereinigt: Unter der dicken Schicht aus Staub und Leim kamen die Originalfarben Michelangelos bestens erhalten wieder zum Vorschein.

Für die weitere Vorgehensweise waren Überlegungen von größter Sorgfalt nötig: Ein höchst verantwortungsvoller Eingriff stand bevor, der sich später denn auch als dringend notwendig herausstellte: Da die Leimschichten, die in den vergangenen Jahrhunderten zur Auffrischung der Farben aufgebracht worden und später stark nachgedunkelt waren, sich wegen der instabilen Temperatur- und Feuchtigkeitsverhältnisse in der Kapelle zusammenzogen, drohten Michelangelos Fresken an mehreren Stellen abzubröckeln. Die Reinigung, die die Originalfarben wieder zum Vorschein brachte, war also nicht nur wünschenswert; sie war für die Erhaltung der Fresken unerläßlich.

Die Konsolidierung der Putzschicht war, von wenigen Fällen abgesehen, nicht notwendig; man hatte sie schon in den vorigen Jahrzehnten durchgeführt, allerdings ohne eine Reinigung der bemalten Oberfläche, die mit damals verfügbaren Mitteln nicht möglich gewesen wäre.

Die wissenschaftliche Leitung der Arbeiten oblag von Anfang an Fabrizio Mancinelli und dem Chefrestaurator Gianluigi Colalucci, unterstützt von den Meistern Maurizio Rossi, Pier Giorgio Bonetti und Bruno Baratti.

Die Laboranalysen führte das Gabinetto di Ricerche Scientifiche der Vatikanischen Museen unter Leitung Nazareno Gabriellis durch. Prof. Pasquale Rotondi, Leiter des Istituto Centrale Italiano del Restauro und Berater der Generaldirektion in Fragen der Restauration, gab regelmäßig technische Hinweise. Nach seinem Tod 1991 wurde er durch Prof. Giorgio Torraca, den jetzigen Berater in Fragen der Restauration, ersetzt.

Auf einer Pressekonferenz am 10. Februar 1981, an der neben Journalisten zahlreiche Kunsthistoriker und Kritiker teilnahmen, wurden die Verantwortlichen besonders lebhaft zur Fortführung der Arbeit ermuntert.

Folgender Arbeitsplan entstand:

1980–1984: Lünetten Michelangelos und die Reihe der Päpste (insgesamt 604 m² Fresken).
1985–1988: Das Gewölbe Michelangelos (750 m²).
1989–1992: Michelangelos „Jüngstes Gericht" (200 m²).

1982 wurde mit der Nippon Television Network Corporation ein Vertrag über die Reproduktion der restaurierten Fresken geschlossen. Der Fernsehsender erhält die Nutzungsrechte an den Gemälden für drei Jahre nach Fertigstellung des jeweiligen Zyklus.

Im Vertrag ist zusätzlich die kostenlose Bereitstellung einer kompletten Filmaufzeichnung der Restaurierungsarbeiten vereinbart.

Die erste Phase der Arbeiten dauerte vom 16. Juni 1980 bis zum 13. Oktober 1984. Dabei wurden Michelangelos 14 Lünetten (ungefähr 250 m²) und die 28 Papstporträts gereinigt.

Am 11. Dezember 1984 fand zum Abschluß der ersten Restaurierungsphase eine zweite Pressekonferenz statt, bei der eine kleine Gruppe von Kunstkritikern und Künstlern erste Kritik an der Restaurierung äußerte. Die Kritik dieses immer gleichen Personenkreises begleitete den gesamten Ablauf der Arbeit, allerdings ohne den Terminplan der Restaurierung durcheinanderzubringen, auf deren Qualität man vertrauen konnte: Die Ergebnisse wurden von den bedeutendsten Experten der Malerei Michelangelos wie von namhaften Kunstkritikern in aller Welt bewundert.

Im Zeitraum zwischen dem 18. und 25. Oktober 1985 veranstalteten das Wethersfield Institute, die Vatikanischen Museen und die Universität New York (Institute of Fine Arts) einen Kongreß zur Bewertung der ersten Ergebnisse der Restaurierung. Als Teilnehmer der Veranstaltung, die in Wethersfield (Bundesstaat New York) und in New York (Metropolitan Museum und Frick Collection) stattfand, reisten neben den Verantwortlichen der Restaurierung die bedeutendsten Spezialisten Michelangelos aus aller Welt an. Das Symposium wurde ein gewaltiger Erfolg. Allein das Metropolitan Museum verzeichnete 1400 Kunsthistoriker und Kritiker.

Am 24. und 25. Februar 1986 fand eine dritte Pressekonferenz statt. Vorgestellt wurden diesmal die Ergebnisse der Restaurierung des ersten Abschnitts der Deckenfresken, die am 7. November 1984 begonnen worden war. Die Arbeiten im Gewölbe wurden am 31. Dezember 1989 mit einjähriger Verzögerung – die zu restaurierende Fläche war ja gewaltig – nach 30 000 Arbeitsstunden abgeschlossen. Für diese zweite Phase der Restaurierung wurde auf Veranlassung der Leitung des technischen Dienstes im Vatikan ein

Gerüstwagen aus Leichtmetall konstruiert, der von der Form her Michelangelos Gerüst nachempfunden war. Zur Verankerung bediente man sich der Löcher im Gesims, das einst die „sorgozzoni" von Michelangelos Konstruktion getragen hatte. Das mobile Gerüst bedeckte das Gewölbe lediglich auf einer Länge von 6 Metern, so daß die Vorgänge bei der Reinigung von unten verfolgt und die Ergebnisse gewürdigt werden konnten.

Ein weiterer Kongreß zur Restaurierung wurde im November 1986 vom Consiglio Nazionale Italiano delle Ricerche veranstaltet; Fabrizio Mancinelli und Gianluigi Colalucci referierten bei dieser Gelegenheit den augenblicklichen Stand der Arbeiten an der Sixtina. Ein entsprechender Vortrag war Teil des Symposiums, das das Courtauld Institute of Art und das Getty Conservation Institute 1987 zur Erhaltung von Wandmalereien in London organisierten.

Vorträge zum selben Thema fanden, mit denselben Organisatoren und auf Einladung von Universitäten, Museen, Akademien und kulturellen Einrichtungen, in fast allen Teilen der Welt statt.

Im Dezember 1986 gab das japanische Fernsehen (NTV) in verschiedensprachigen Ausgaben den ersten Band heraus, der sich mit den Arbeiten an der Sixtina befaßte. Für den deutschsprachigen Raum publizierte der Benziger Verlag diese Ausgabe. Sie enthält Beiträge von André Chastel, Pierluigi De Vecchi, Michael Hirst, John O'Malley, John Shearman und natürlich von Mancinelli und Colalucci. Im April 1987 luden die Samuel H. Kress Foundation, New York, und die International Foundation for Art Research sechs bedeutende Meisterrestauratoren in den Vatikan ein, um sich ein Bild von den augenblicklichen Arbeiten zu machen: An der Veranstaltung nahmen John Brealey, David Bull, Dianne Dwyer, Mario Modestini, Andrea Rothe und Leonetto Tintori teil, daneben auch Marilyn Perry, die Vorsitzende der Kress Foundation, und Kathleen Weil-Garris Brandt von der Universität New York, unsere Beraterin in Sachen Kunst der Renaissance.

Das Gutachten, das diese hervorragenden Sachverständigen zu den abgeschlossenen Arbeiten verfaßten, fiel durchweg positiv aus.

Ebenfalls 1987 wurde eine internationale Studienkommission zur Beobachtung des Fortgangs der Arbeiten eingesetzt. Sie setzte sich wie folgt zusammen: Umberto Baldini, Florenz; Norbert S. Baer, New York; Alfio Del Serra, Pistoia; Giovanni Urbani, Rom; Christoph Luitpold Frommel, Rom; Paul Schwartzbaum, New York; Pierluigi De Vecchi, Mailand; André Chastel, Paris (gest. 1991); Michael Hirst, London; Matthias Winner, Berlin/Rom; Kathleen Weil-Garris Brandt, New York; Carlo Bertelli, Lausanne/ Mailand.

Parallel zur Restauration fand eine Reihe weiterer Aktivitäten statt, die nicht unerwähnt bleiben sollten: Sie geben einen Eindruck von der Komplexität der gesamten Unternehmung.

Zunächst begannen Edith Cicerchia und Anna Maria De Strobel mit Nachforschungen im Archiv zur Sichtung sämtlicher Daten zu früheren Restaurierungen.

Zur Dokumentation der Arbeiten wurden 15 000 Schwarzweißfotografien, Abzüge und Dias, angefertigt. Das japanische Fernsehen hat die verschiedenen Phasen der Restauration darüber hinaus von Beginn an mit der Kamera aufgezeichnet; 83 Spulen mit 45 000 Metern 16 mm breitem Film sind bereits belichtet.

Es sei darauf hingewiesen, daß zu Beginn jeder Phase der Reinigung ein japanisches Fernsehteam aus Tokio eingeflogen wurde, das bis zum Abschluß der jeweiligen Operation vor Ort drehte.

Am 23. Januar 1987 wurde auf dem Gerüst ein Arbeitsplatzrechner vom Typ Apollo DN 3000, finanziert von Baron Thyssen-Bornemisza, installiert. Dem Computer wurden Daten zu Format, Maltechnik, Zustand der Fresken, Restaurierung und dergleichen eingegeben.

Finanzmittel desselben Spenders ermöglichten die Anfertigung eines bisher noch fehlenden fotogrammetrischen Reliefs vom Gewölbe der Sixtinischen Kapelle. Während der Reinigung hatte ein Fachpublikum von Kunstkritikern, Kunsthandwerkern und Prominenten, die uns persönlich bei unserem Vorhaben ermutigt oder es in Schriften erwähnt hatten, ständig Gelegenheit, auf das Gerüst zu steigen. Auffallenderweise haben gerade die kritischen Geister von dieser Möglichkeit, die seit Beginn der Arbeit an die 6 000 Personen in Anspruch nahmen, nur selten und kurz Gebrauch gemacht.

1983 begannen eingehende Untersuchungen zum Mikroklima der Kapelle. Sie wurden 1986 von D. Camuffo und A. Bernardi veröffentlicht.

Die Untersuchung zog Maßnahmen zur Konservierung der restaurierten Fresken nach sich: Dabei ist festzuhalten, daß nach der Reinigung keinerlei Fixativ verwendet wurde.

Eine neue Anlage mit abgeschirmtem Kaltlicht, eine Spende der Firma Osram, sorgt jetzt für die Beleuchtung; gegenwärtig wird eine Klimaanlage mit Luftfilter eingebaut, die Temperatur- und Feuchtigkeitsschwankungen dämpft. Sie wurde mit Finanzmitteln und Delchi-Carrier-Technologie der Leitung des Technischen Dienstes im Vatikan realisiert. Über Monitore wird die Funktion der in Kürze in Betrieb gehenden Anlage überwacht. An dieser Stelle ist auf eine Reihe begleitender Initiativen zur Restaurierung in den letzten Jahren hinzuweisen.

1990 fand in Zusammenarbeit mit der Biblioteca Apostolica Vaticana im Flügel Karls des Großen am Petersplatz eine Ausstellung mit dem Titel „Michelangelo und die Sixtina: Technik, Restaurierung und Mythos" statt. Zu sehen waren auf der am 24. März eröffneten Ausstellung neben einer umfassenden Dokumentation zur Restaurierung eine Reihe von Originalzeichnungen Michelangelos und seines künstlerischen Umfeldes, Stiche des Meisters und Marcello Venustis berühmtes Gemälde aus der Pinacoteca di Capodimonte in Neapel, das einen Vorgeschmack auf die (jetzt wieder zum Vorschein kommenden) Originalfarben des „Jüngsten Gerichtes" vor den verhüllenden Übermalungen durch Daniele da Volterra gibt.

Gleichzeitig mit der Ausstellung, die in Venedig (Fondazione Cini) und Montreal gezeigt wurde, fand im Vatikan ein internationaler Kongreß zum Thema „Michelangelo und die Sixtinische Kapelle" (26.–31. März 1990) statt; dabei diskutierten wichtige Experten auf diesem Gebiet sämtliche Fragen zum malerischen Werk Michelangelos, die bei der gegenwärtigen Restaurierung aufgetaucht sind.

Die Kongreßakten werden dank der großzügigen Spende des japanischen Fernsehens in Kürze erscheinen.

Nach Abschluß der Arbeiten am Gewölbe wurde das mobile Gerüst demontiert und ein weiteres an der Wand mit dem „Jüngsten Gericht" errichtet. Es erstreckt sich über den gesamten Bereich von der Erde bis zum Himmel. Die Anfang 1990 begonnenen Arbeiten am Fresko, das, wie erwähnt, eine Fläche von 200 Quadratmetern bedeckt, sollen bis Anfang 1994 abgeschlossen sein. Die Ergebnisse sind bisher durchaus ermutigend. Das Fresko Michelangelos kommt unter der Schicht des Fremdmaterials hervorragend erhalten wieder zum Vorschein. Man öffnet gleichsam ein Fenster in einem dunklen Raum, hinter dem ein lichtdurchflutetes Panorama erscheint.

Das aufregende Abenteuer der Wiederentdeckung des Malers Michelangelo geht augenblicklich dem Ende entgegen.

Carlo Pietrangeli
Direttore Generale dei Monumenti, Musei e Gallerie Pontificie

Die gezeichneten Entwürfe

Michael Hirst

Von den Skizzen zum Sixtinischen Gewölbe sind nur sehr wenige erhalten. Ihre Zahl erscheint um so geringer, wenn man sich vor Augen hält, wieviele Quadratmeter Fläche diese Fresken bedecken und wie komplex die gesamte Komposition ist. Sieht man von den acht Blättern der Oxforder Skizzen ab und rechnet die Vorder- und Rückseite der Blätter als je eine Zeichnung, ergibt sich eine Gesamtzahl von ungefähr fünfzig Zeichnungen. Zählt man die doppelseitig benutzten Blätter des Oxforder *taccuino* hinzu, so kommt man auf eine Gesamtzahl von gerade sechsundsechzig. Interessant ist der Vergleich mit dem nur wenige Jahre zurückliegenden Projekt für die *Schlacht bei Cascina,* von der ganze fünfundzwanzig Skizzen zum kleinen Bereich mit den badenden Figuren erhalten sind. Es sind ungefähr halb so viele Skizzen wie die für das Sixtinische Gewölbe. Dieser auffällige Unterschied ist möglicherweise Zufall. Er ließe sich aber auch damit erklären, daß die Skizzen für die Sixtinische Kapelle am Entstehungsort, in Rom, geblieben sind. Ich habe auf keinem der Blätter mit den Entwürfen zur Deckenbemalung der Sixtina einen Hinweis gefunden, (zum Beispiel bei der Zeichnung auf der Rückseite), daß Michelangelo sie 1516 mit nach Florenz genommen hat. Daß der Künstler die römischen Zeichnungen 1564, in den letzten Wochen seines Lebens, vernichtet hat, ist bekannt; daß die Vernichtung schon viel früher begonnen hatte, wird durch einen Brief Leonardo da Sellaios vom Februar 1518 belegt, nach dem dieser auf Anweisung des abwesenden Meisters zahlreiche Zeichnungen – er gebraucht den Ausdruck *chartoni,* Kartons – vernichtet hat: „Es heißt, man habe all diese Kartons vernichtet, aber ich glaube dies nicht. Es schmerzt mich, doch soll Euer Wille geschehen ..."[1]

Wendet man sich nach dieser Betrachtung von Zahlenmaterial einigen Skizzen zu, so sind zunächst zwei Bemerkungen allgemeinerer Art notwendig. Die eine betrifft das Format: Wohl alle gezeichneten Entwürfe sind zurechtgestutzt worden, und zwar zumeist an allen vier Seiten. Einige besonders berühmte Skizzen haben am stärksten gelitten. Die beiden Abbildungen zeigen zwei Studien zur Sixtina im gleichen Maßstab. Die linke befindet sich augenblicklich in den Uffizien in Florenz (Uffizi 18720 F, Tolnay, Corpus 141); das hier abgebildete Rekto zeigt den besonders gut erhaltenen Entwurf zu einem Ignudo im Format 420 x 264 mm; daneben die berühmte Skizze zum Adam aus dem British Museum (Wilde 11 Rekto, Tolnay, Corpus 134 Rekto); das gegenwärtige Format entspricht in etwa nur noch der Hälfte des Formates der Skizze daneben. Beides sind Skizzen nach einem Modell, und vieles deutet darauf hin, daß Michelangelo für derartige Entwürfe für das Deckenfresko stets das gleiche Format benutzt hat.[2]

Zum zweiten ist zu bemerken, daß der Künstler keinen der Entwürfe für die Deckenfresken mit einem Quadratraster versehen hat, um sie leichter

auf den Karton übertragen zu können, ja es finden sich nicht einmal Spuren, daß er das Blatt durch Einritzen mit Griffel kariert hat. Diese Loslösung von Methoden, mit denen die Künstler der vorigen Generation wie Signorelli ihre Entwürfe für Fresken vorbereiteten, ist möglicherweise kein Einzelfall; interessant wäre ein Vergleich mit Raffaels Praxis. Das gesamte Problem des Quadratrasters als Hilfsmittel bei gezeichneten Entwürfen in dieser Epoche bedarf einer eingehenderen Untersuchung.[3]
Die relativ wenigen erhaltenen Skizzen für die Ausmalung des Gewölbes weisen immerhin überraschend vielfältige Motive auf. Die Skala reicht vom frühen Entwurf für die Anlage der Deckenfresken im British Museum bis zu Studien menschlicher Körperglieder.[4] Die vorliegende Skizze zeigt das linke, stark abgewinkelte Bein des *Haman* aus dem erst spät ausgemalten Pendentif in der linken Ecke über der Altarwand. Die Studie, die sicher nach einem Modell angefertigt wurde, entstand zu einem Zeitpunkt, als der Papst den Künstler besonders heftig zur Vollendung der Komposition drängte. Daß sie dennoch entstand, zeigt, daß Michelangelo bei der Arbeit auch dann keine Abstriche zu machen bereit war, wenn eine herausragende Persönlichkeit zur Eile mahnte. Einige Bereiche des Deckenfreskos belegen, daß der Künstler ungewöhnlich rasch gearbeitet hat; bestätigt wird dies vor allem durch die zuletzt entstandene biblische Geschichte, die *Scheidung von Licht und Finsternis*, die einschließlich eines größeren provi-

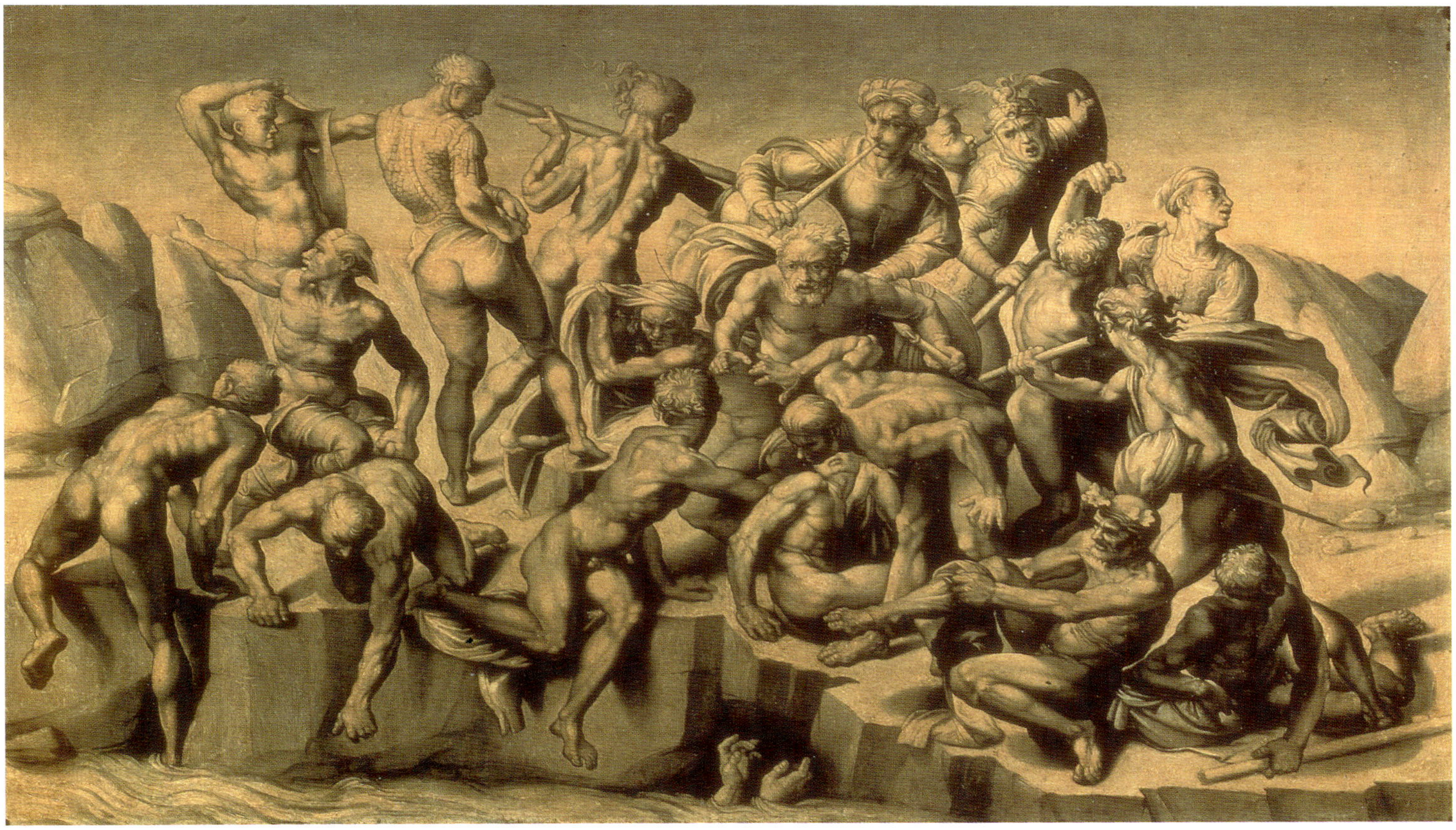

sorischen *pentimento* in einem einzigen Tag verwirklicht wurde. Daß die Bemalung dieser Fresken rasch durchgeführt wurde, bedeutet allerdings keineswegs, daß der Künstler auf vorbereitende Verfahren verzichtet hat; in dieser Hinsicht sind künstlerische Anlage und Ausführung in den Lünetten keineswegs beispielhaft.
Die größte Lücke klafft bei kompositorischen Entwürfen, vor allem bei den Szenen aus der Schöpfungsgeschichte. Erhalten ist lediglich ein Entwurf, eine flüchtig aufs Papier geworfene Skizze mit Kohle (Haarlem A 18, Verso, Tolnay, Corpus 51 Verso) für das Pendentif *Judit und Holofernes*. Obwohl der Künstler das Fragment eines Bogens über die Szene gezeichnet hat, ist ihre Zuordnung zum Pendentif meines Erachtens richtig. Die Skizze zeigt, daß Michelangelo die Szene als eine Art Tryptichon *a fresco* konzipiert hatte. Zu dieser Komposition angeregt worden ist er sicher durch die ganz ähnliche Anlage von Ghirlandaios Fresken in der Kapelle Tornabuoni, die während seiner Lehrjahre entstanden waren. Ein vergleichbares Komposi-

Bastiano da Sangallo, Kopie des verschollenen Kartons zu Michelangelos „Schlacht bei Cascina", Grisaille, Holkham Hall.

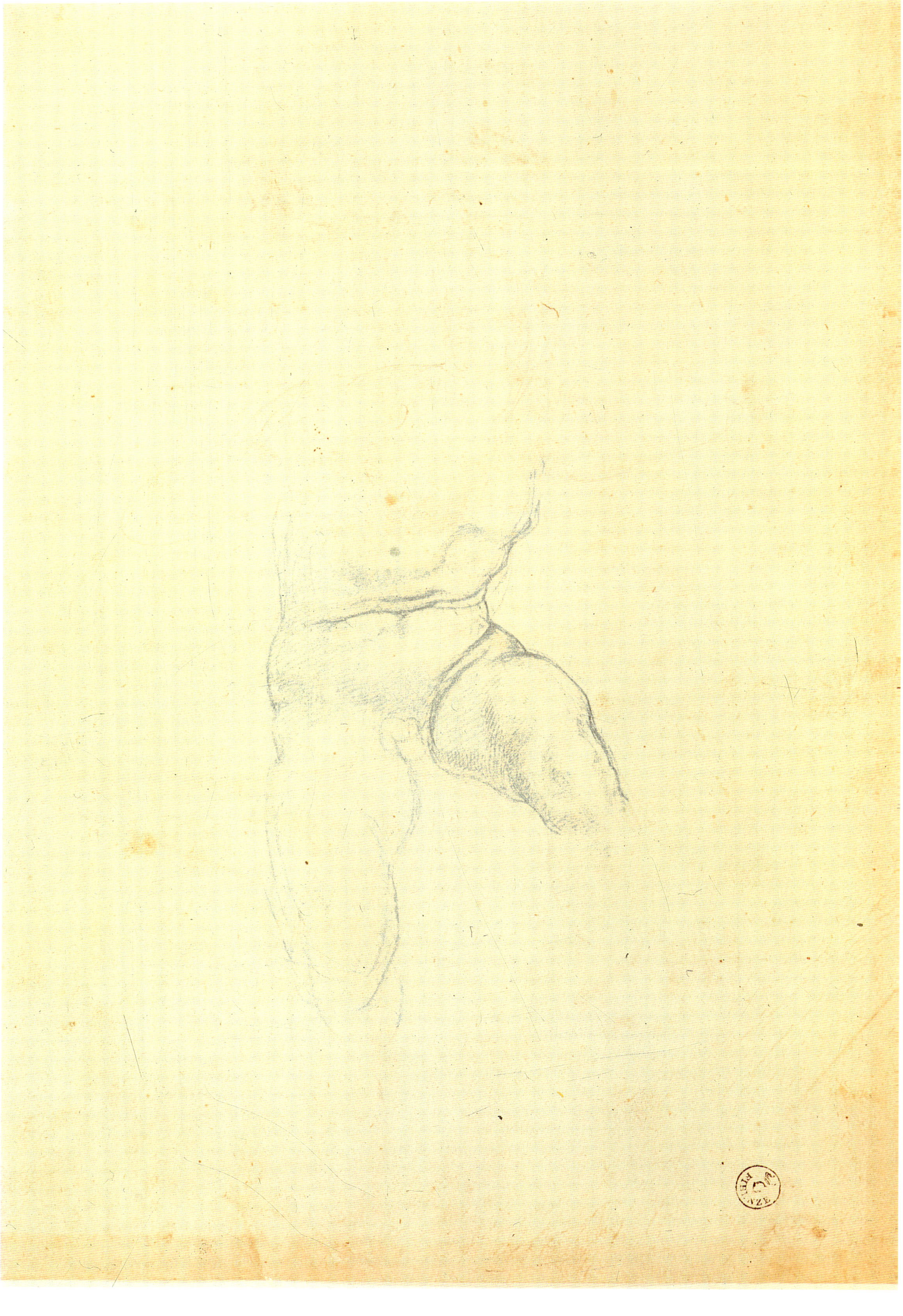

tionsprinzip liegt beispielsweise in Ghirlandaios Fresko der *Heimsuchung Mariä* vor. Michelangelo greift es auf sehr viel subtilere Art im Pendentif des *Haman* schräg gegenüber der *Judit* wieder auf. Vielleicht stellte das wichtigste Motiv, der enthauptete Holofernes in stark verkürzter Perspektive, in diesem frühen Stadium der Arbeit eine zu große Herausforderung dar oder vielleicht schien es auch zu wenig dekorativ. Kamen die ersten Zeichnungen für die Szenen der Schöpfungsgeschichte dieser flüchtigen Skizze nahe? Wir wissen immerhin, daß der Künstler schon in dieser frühen Phase, als er seinen Weg als Freskant noch suchte, beim unbedeutenden Detail des Soldaten in der Szene der Judit auf den Karton verzichtet hat. Offenbar trieb er in marginalen Bildbereichen sparsamen Aufwand, eine Sparsamkeit, die er meines Erachtens auch für die unbedeutenderen Details einer anderen Wandmalerei, der nie verwirklichten *Schlacht bei Cascina,* vorgesehen hatte.
Nur zu einer Szene aus der Schöpfungsgeschichte liegt ein Zeugnis über die Entstehung vor: ein Blatt des Oxforder Skizzenbuchs zur zuletzt ent-

Gegenüberliegende Seite: Michelangelo, Studie zum Ignudo über dem Propheten Jesaja, Silberstift, 420 x 264 mm (Corpus 141 Rekto; *Florenz, Uffizien).*

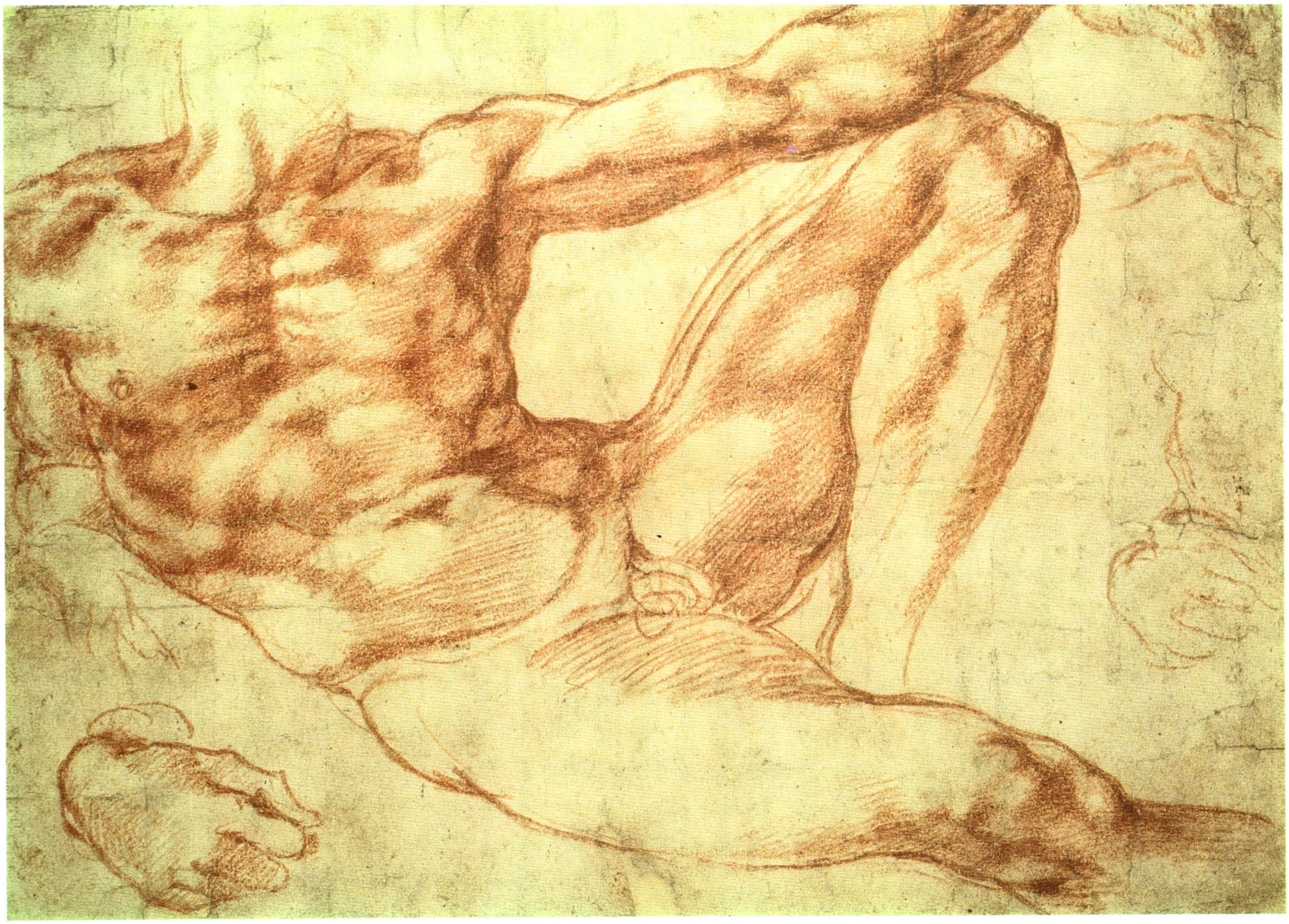

standenen Episode der *Scheidung von Licht und Finsternis;*[5] es handelt sich um drei Studien zur einzigen Figur der Szene, darunter eine bemerkenswert vollständige Skizze mit angedeutetem Rahmen. Allerdings scheint der Künstler solch kleine Entwürfe vornehmlich für Kompositionen mit Einzelfiguren angefertigt zu haben, so daß wir bei der Entstehung der berühmtesten Darstellungen der Genesis in der Geschichte der Kunst noch immer vor einem Rätsel stehen.

Wenn das spezielle Thema von Michelangelos Kompositionsprinzipien hier auch nicht behandelt werden soll, so sei doch ein Wort zum Aufbau der Szene *Der Sündenfall und die Vertreibung aus dem Paradies* gesagt. Michelangelo stand bei diesen beiden Szenen erstmals vor einem Problem, mit dem bereits zahlreiche Künstler des Quattrocento konfrontiert gewesen waren und das bereits Leonardo reflektiert hatte: In einem Bildfeld

Michelangelo, Studie zum „Adam", Kohle, dann Rötelstift, 190 x 257 mm (Corpus 134 Rekto; *London, British Museum).*

Unten: Michelangelo, Entwurf zur Dekoration des Gewölbes der Sixtina, 275 x 386 mm (Corpus 119 Rekto; *London, British Museum). Darunter: Studie zum linken Bein Hamans, Rötelstift, 214 x 161 mm* (Corpus 165 Rekto; *London, British Museum).*

mußten zwei Episoden untergebracht werden. Michelangelo löste das Problem mit genialem Einfallsreichtum, indem er das wesentliche Attribut einer Szene, den Baum, zur Trennung der beiden Bildbereiche verwendete. Die Blätter mit den einzelnen Etappen, auf denen er zu dieser Lösung gelangte, sind allerdings für immer verloren.

Die erhaltenen Zeichnungen dokumentieren mehrheitlich Michelangelos Bemühen um Einzelfiguren; die bekannteste ist wohl der *Adam* des Lon-

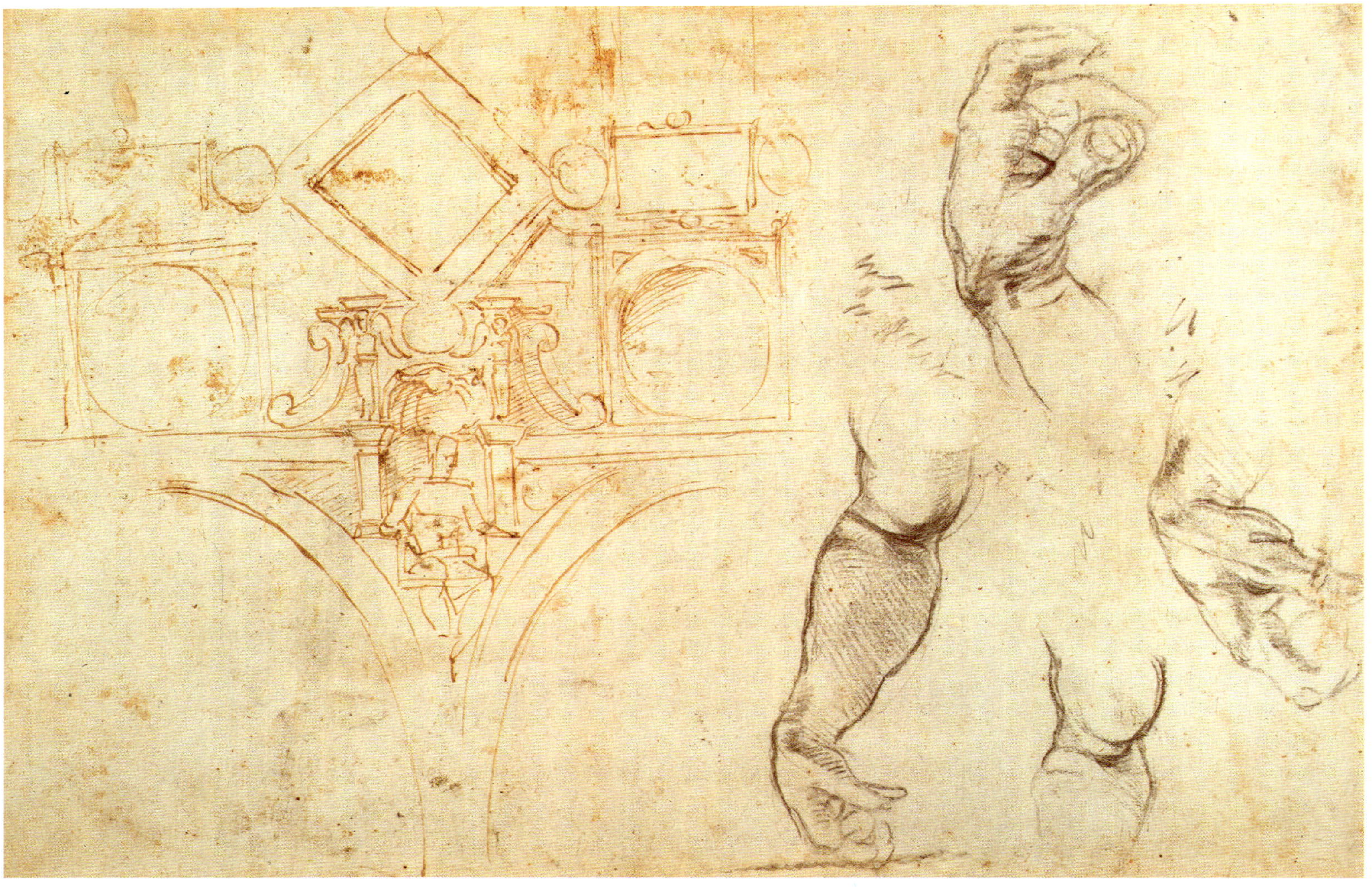

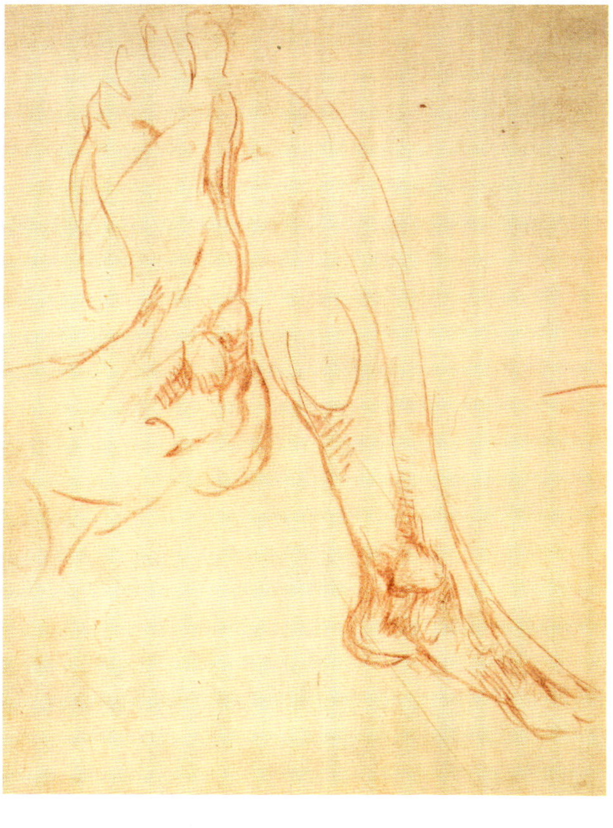

doner British Museum. Die meisten Skizzen sind dagegen von den Ignudi erhalten. Ist das nur Zufall? Möglicherweise. Trotzdem hat man während der Restaurierung, als man sich mit der Malweise bei diesen nackten Jünglingen beschäftigt hat, deren besondere Bedeutung für den Künstler hervorgehoben. Während die ersten Figuren des Zyklus nach den zugehörigen Episoden entstanden, wurden die Ignudi um die *Erschaffung der Eva* zuerst ausgeführt. Für die veränderte Reihenfolge verantwortlich sind wohl deren beträchtlich größere Abmessungen im zweiten Teil des Gewölbes, die durch eine drastische Reduzierung der Anzahl der Figuren in den erzählenden Szenen begünstigt wurde.

Hat Michelangelo vielleicht beschlossen, Skizzen nach der Natur aufzuheben, während er viele andere vernichtet hat? Daß er den Faltenwurf von Gewändern eingehend studiert hat, belegt eine Zeichnung wie die im British Museum (Corpus 154 Rekto), die meines Erachtens nach einer in Stoff gehüllten Holzpuppe entstanden sein dürfte.[6] Der Stil der Federzeichnung erinnert stark an Domenico Ghirlandaio. Es handelt sich allerdings um die einzige, noch erhaltene wirklich bedeutende Studie zum Faltenwurf für das Sixtinische Gewölbe. Hat die Aufgabe den Künstler in dieser relativ frühen Arbeitsphase zum Rückgriff auf eine Technik bewogen, die er nach allem, was bekannt ist, in späteren Entwürfen für das Deckenfresko nicht mehr benutzt hat? Eine endgültige Antwort ist hier nicht möglich. Tatsache ist dagegen, daß ausgearbeitete Aktstudien mit Feder in der Art, wie sie für das Projekt der *Schlacht bei Cascina* angefertigt worden waren, für die Decke der Sixtina nicht erhalten sind.

Die Studien zu den Ignudi selbst sind bemerkenswert vielfältig.[7] Bei ersten Studien mit lebendem Modell scheint Michelangelo Zeichenkohle bevorzugt zu haben, wobei er in den meisten Fällen allerdings zunächst eine Untermalung mit Griffel anfertigte. Für endgültigere Skizzen nach der Natur nahm er offenbar Rötelstift und griff nur sehr selten auf den Griffel zurück.[8] Zufälligerweise sind Studien dieses Typs für die beiden Ignudi über der *Persischen Sibylle* erhalten. Der Lapidarstil der Wiener Studie, die

Unten: Michelangelo, Entwurf zur Anlage der Episode „Judit und Holofernes", Kohle, 404 x 224 mm (Corpus 51 Verso; *Haarlem, Teyler Museum).*

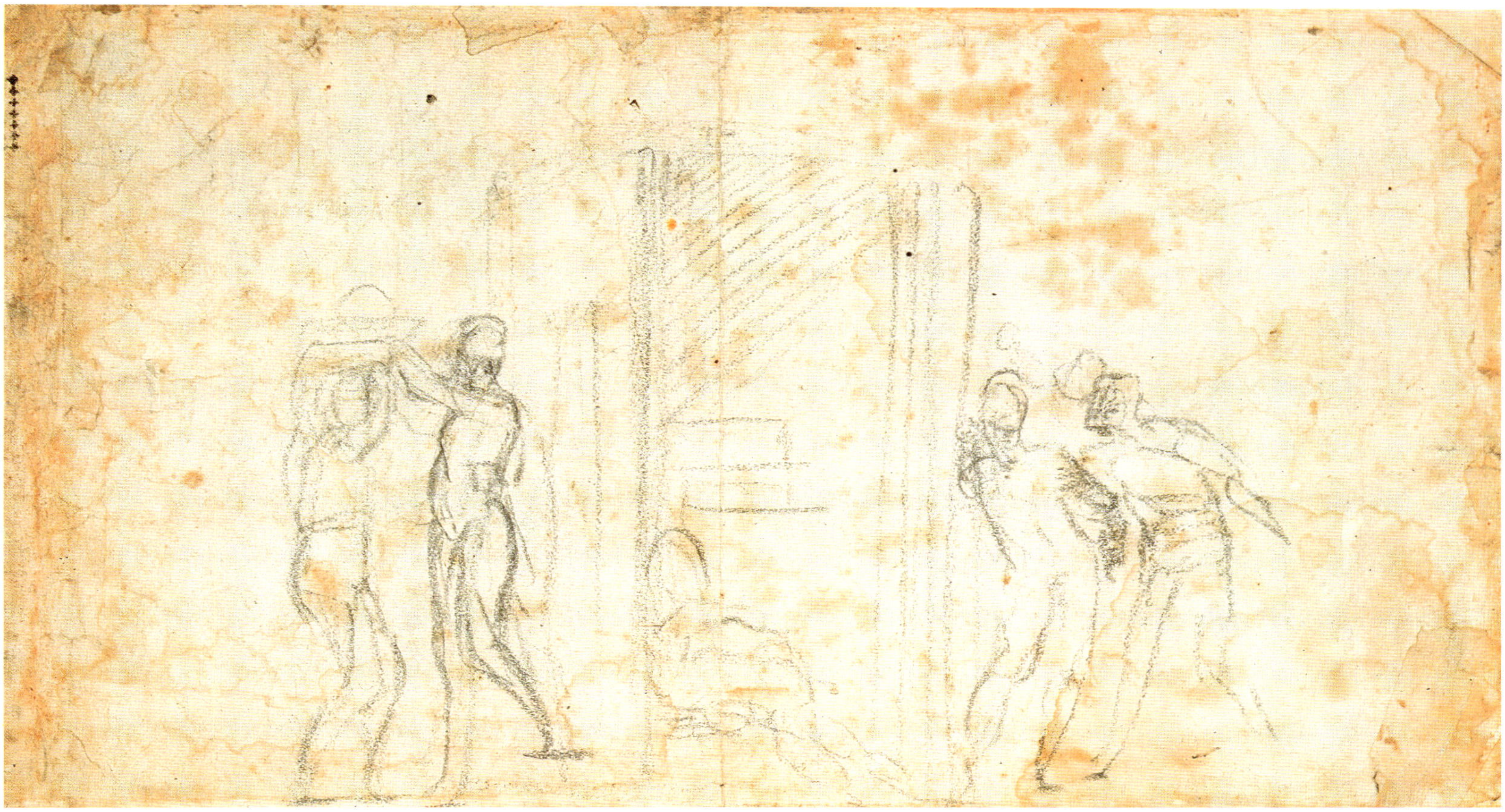

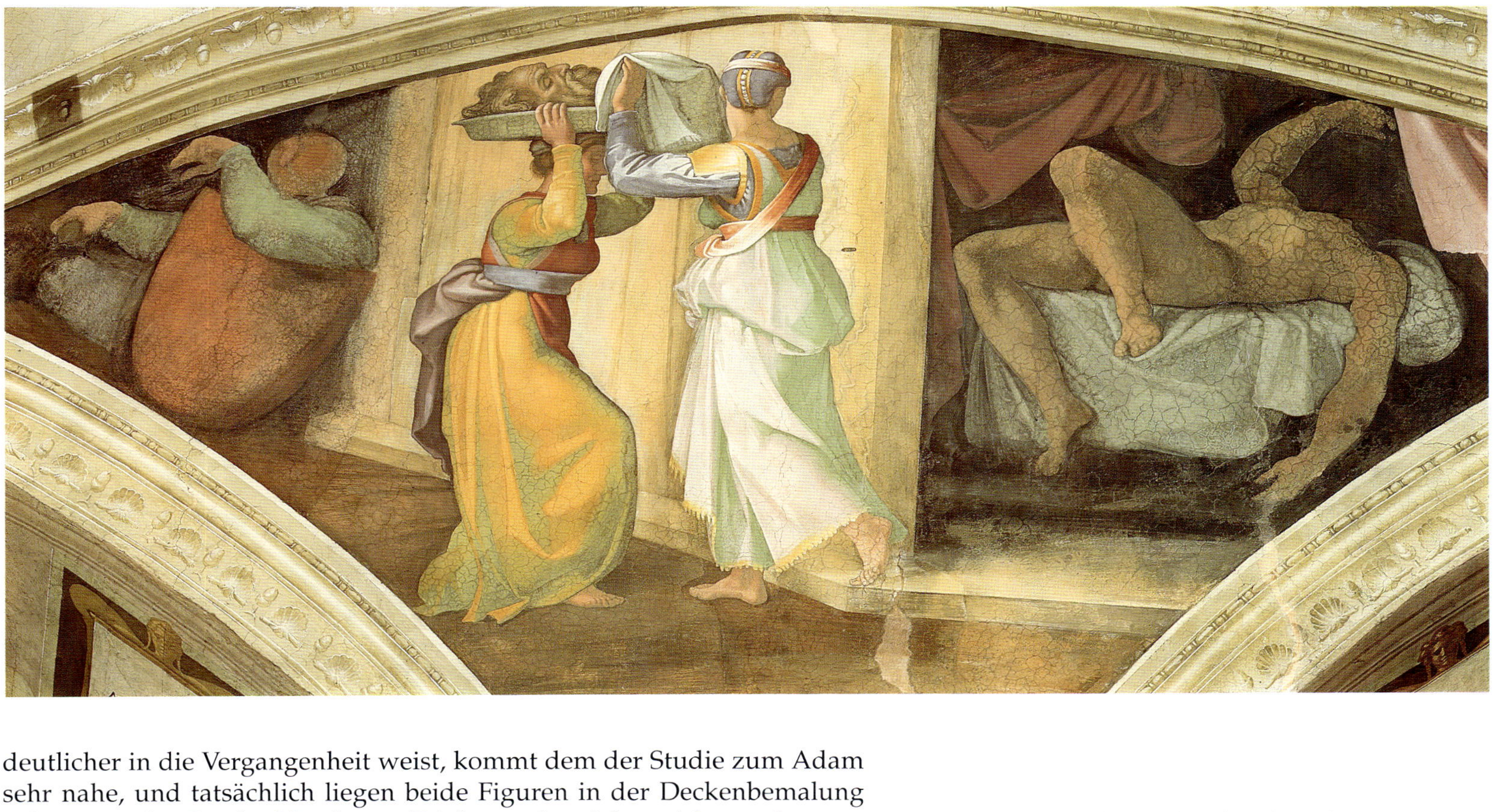

deutlicher in die Vergangenheit weist, kommt dem der Studie zum Adam sehr nahe, und tatsächlich liegen beide Figuren in der Deckenbemalung nebeneinander. Bei der Haarlemer Zeichnung handelt es sich um eine grobe Kopfstudie auf einem Blatt, das Michelangelo bereits für eine Skizze zur *Erschaffung Adams* benutzt hatte. Das gleiche gilt für die hier abgebildete

Michelangelo, Pendentif „Judit und Holofernes", Gewölbe der Sixtinischen Kapelle.

Rechts oben: „Die Scheidung von Licht und Finsternis", Detail, Gewölbe der Sixtinischen Kapelle.
Unten: Michelangelo, Skizzen mit Feder und Bister, 140 x 142 mm (Corpus 168 Rekto; *Oxford, Ashmolean Museum) mit drei Versionen des Schöpfers, der Licht und Finsternis teilt, eine in der unteren Bildmitte, eine weitere links daneben und eine dritte, ausgefeiltere oben rechts.*

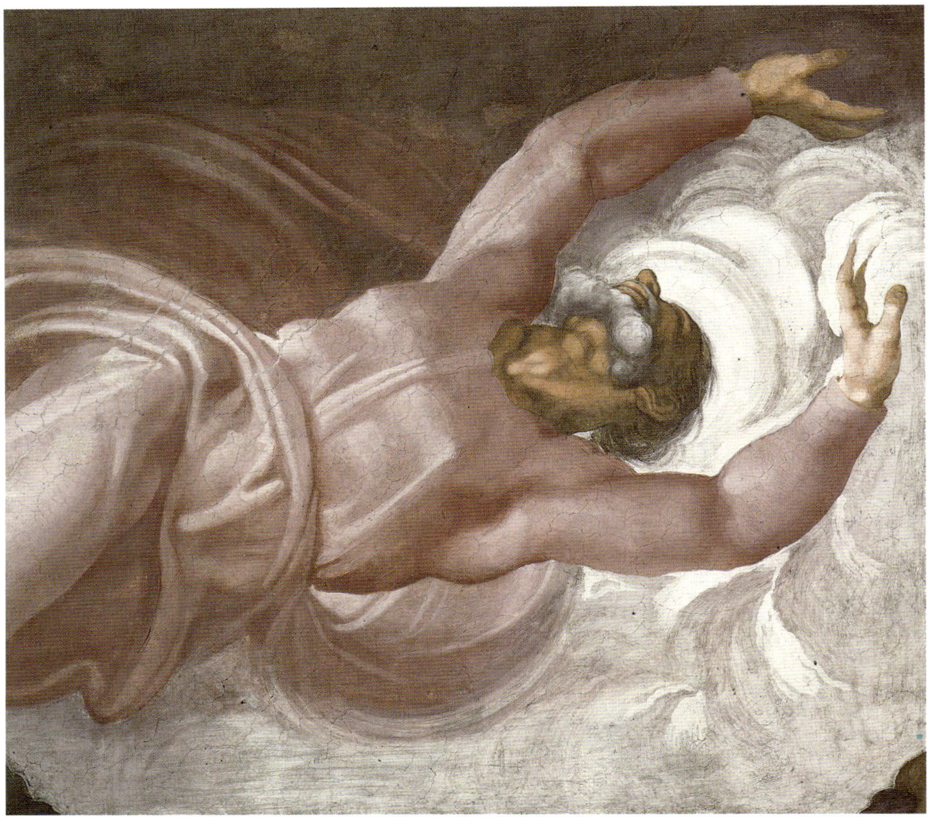

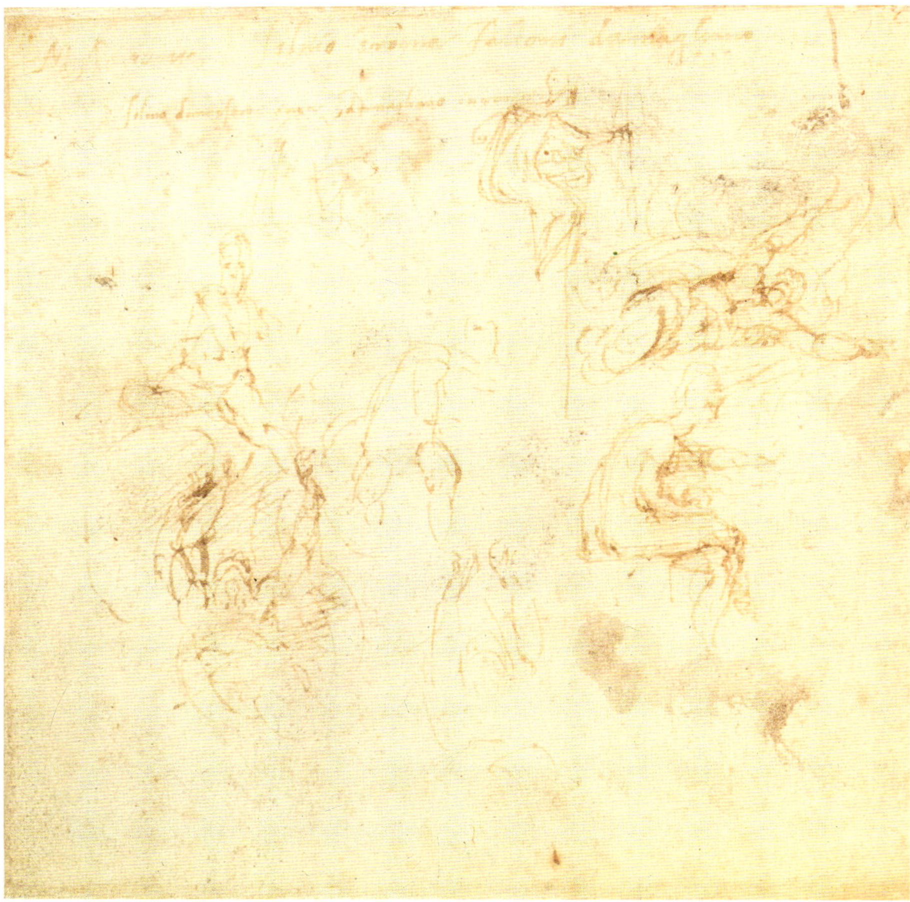

gezeichnete Gesamtfigur: Auf dem Verso finden sich Studien zu den Putten im Gefolge Gottes in der Szene der Genesis, darüber winzige Skizzen zu den Ignudi mit Sockeln (mit Abmessungen von vier Zentimetern, vergleichbar denen der Figuren des Oxforder Skizzenbuchs). Die beiden Blätter in Haarlem bestätigen somit, daß der Künstler mitunter ein Blatt wieder zur Hand nahm, das er für eine andere anstehende Arbeit eben beiseite gelegt hatte. Mit typischer Sparsamkeit benutzte er seine Blätter beidseitig. Was den Stil angeht, so verweist der ausgearbeitetere Entwurf des Ignudo in Haarlem auf spätere Studien mit lebendem Modell wie die zum *Haman*.[9]

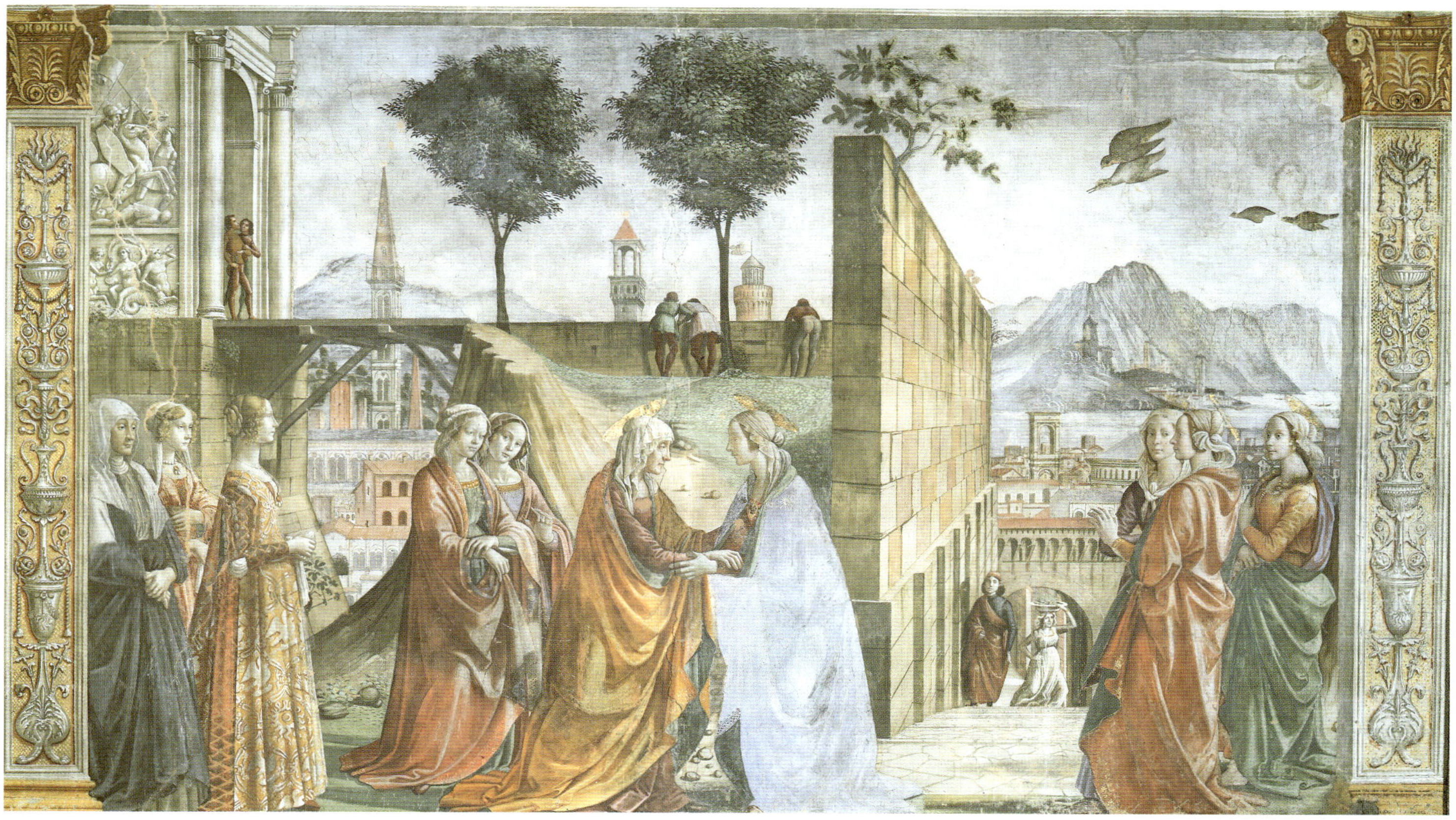

Die schlecht erhaltene Skizze zum *Haman* im British Museum zeichnet sich durch eine besonders feine Zeichnung aus, die in deutlichem Konstrast zur raschen Ausführung der gemalten Figur steht. Die Haarlemer Studien zum *Haman* werfen interessante Fragen auf: Bei solchen Studien zeichnete der Künstler gewöhnlich auch dann die ganze Gestalt der Figur, wenn Teile im Fresko von anderen Bildelementen verdeckt wurden. Michelangelo bricht hier mit seiner Gepflogenheit und spart den linken Teil des Kopfes aus – vielleicht deshalb, weil der im Fresko auffallend stark vergrößerte, nach vorn ausgestreckte linke Arm mit der Hand bereits geplant war: Das am stärksten auf Raumwirkung ausgelegte Element der gesamten Deckenbemalung, das auf dem Blatt von Haarlem noch nicht vorhanden ist, wurde offenbar erst in der Arbeitsphase mit Karton verwirklicht.[10]

Domenico Ghirlandaio, „Die Heimsuchung", Florenz, Kapelle Tornabuoni.

Michelangelo, „Der Sündenfall und die Vertreibung aus dem Paradies", Deckenfresko der Sixtinischen Kapelle.

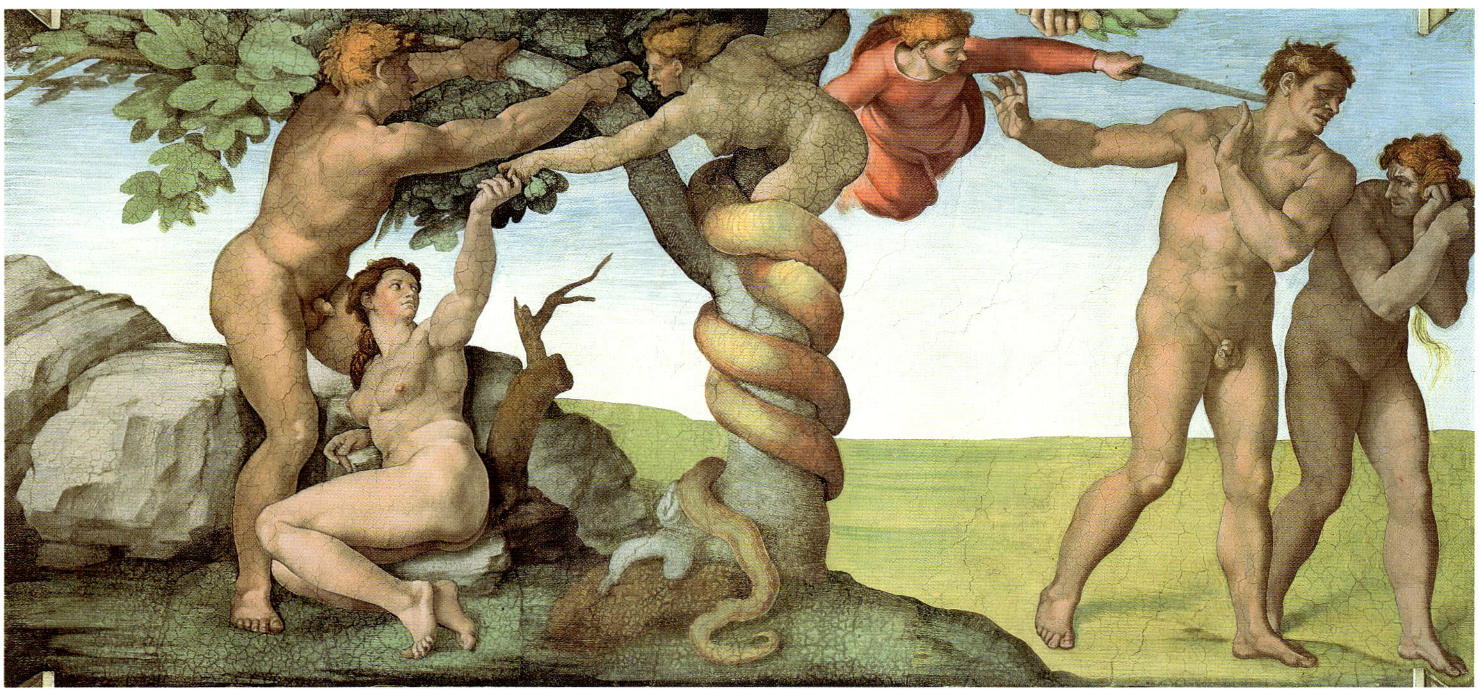

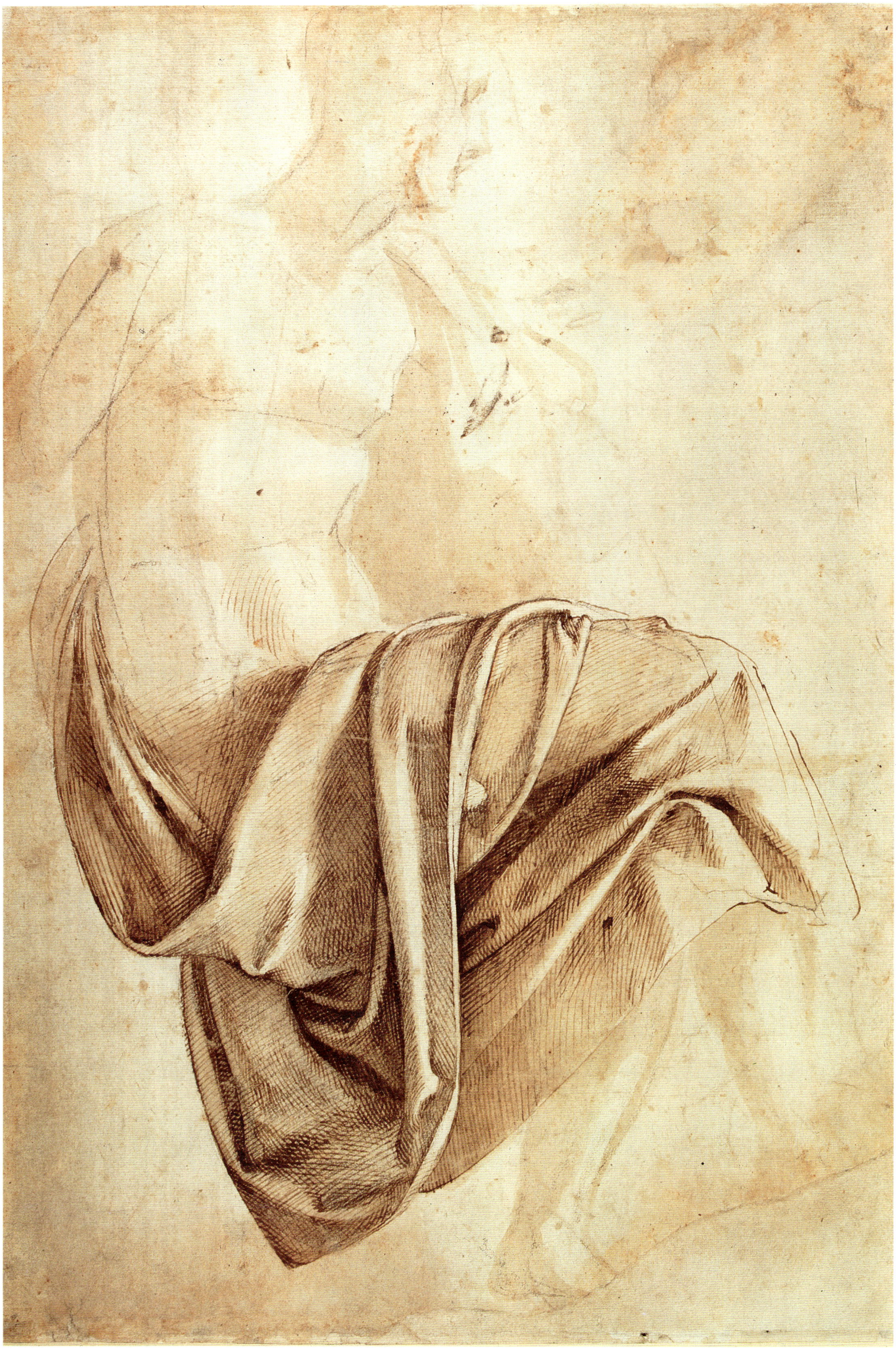

Gegenüberliegende Seite: Michelangelo, Gewänder der Eritreischen Sibylle, Kohle, Feder und Bister, 184 x 260 mm (Corpus 154 Rekto; *London, British Museum).*

Unten: Michelangelo, Studien zum Ignudo über der Delphischen Sibylle, weicher Kohlestift, 257 x 207 mm (Corpus 139 Rekto; *London, British Museum).*

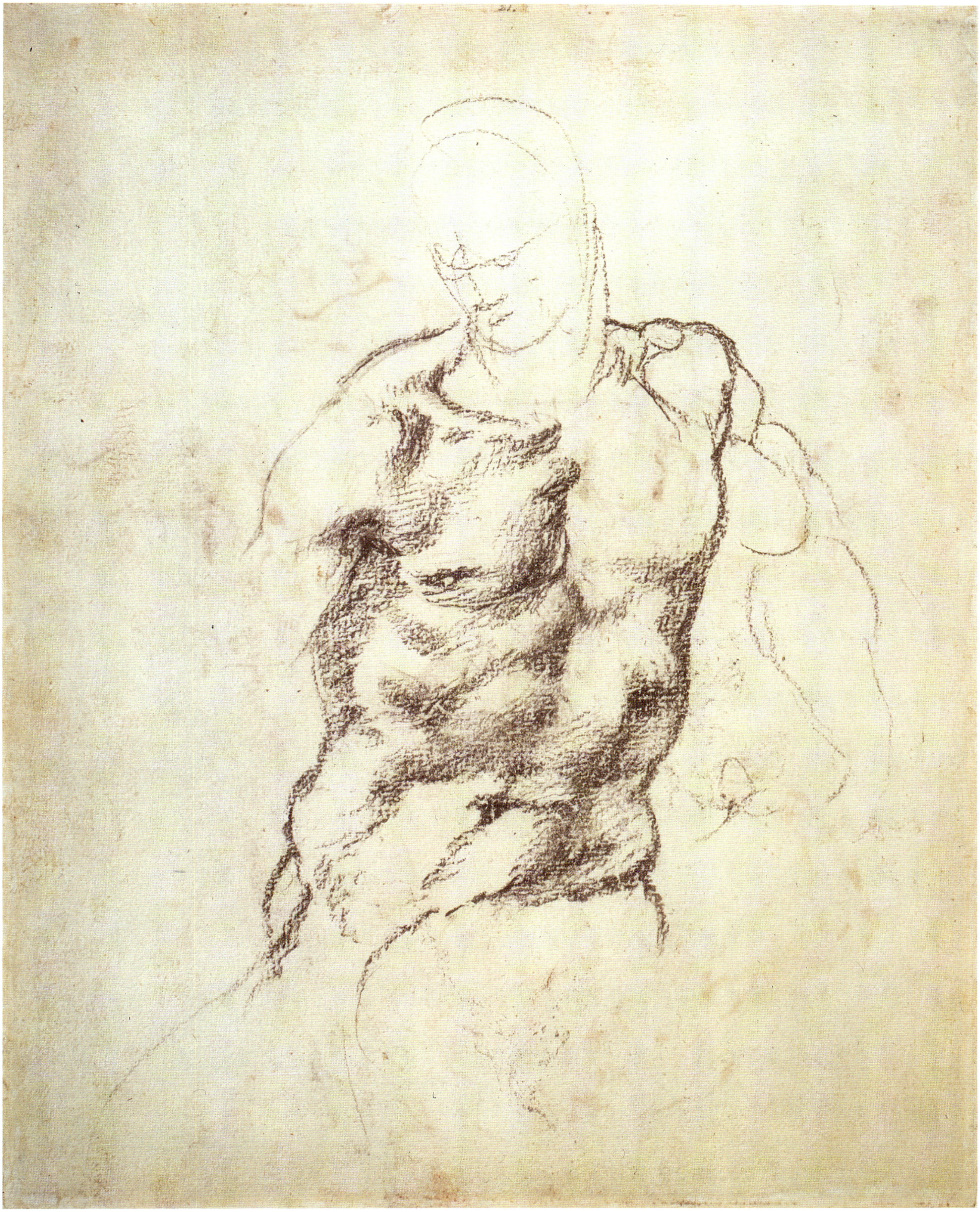

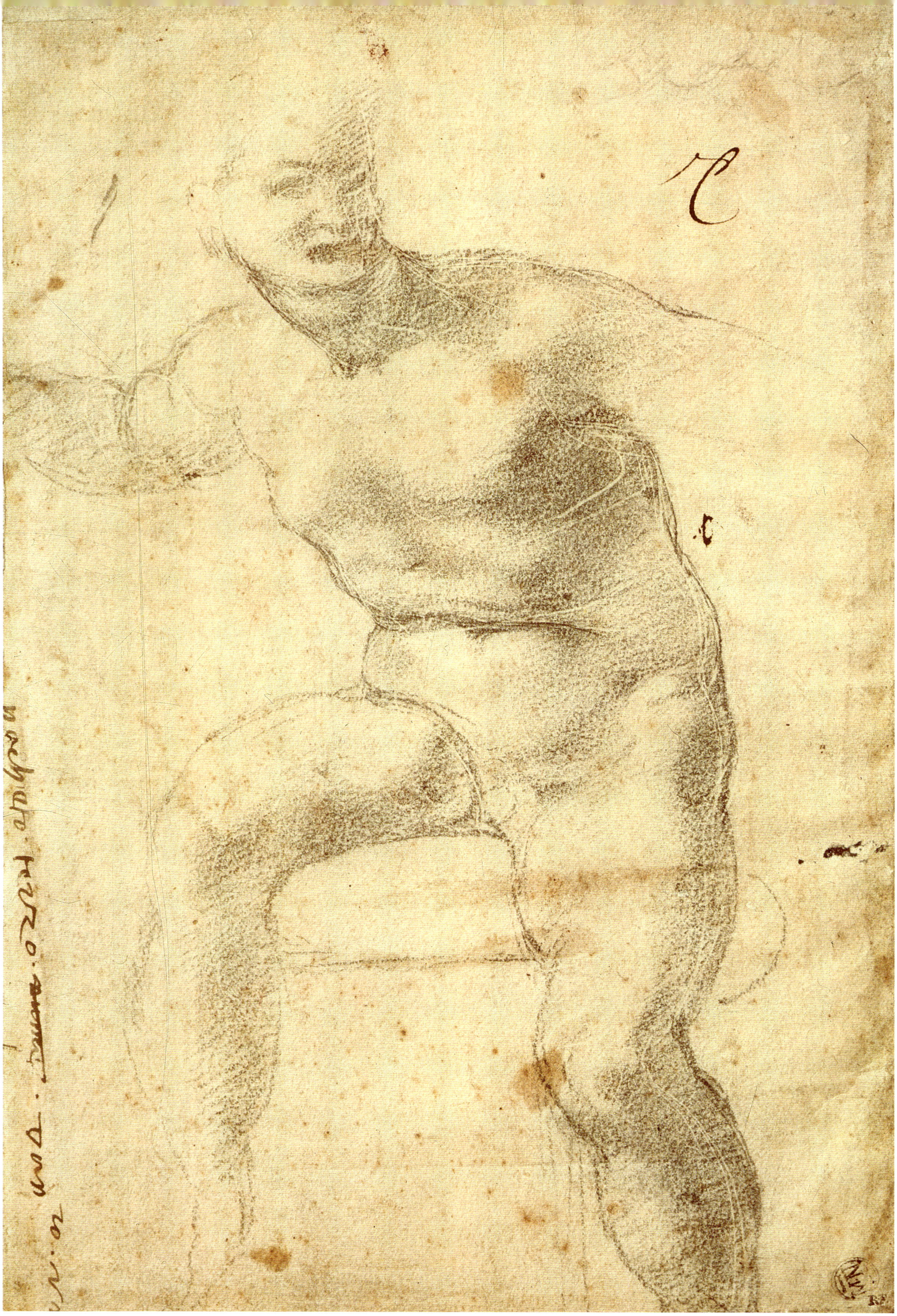

Gegenüberliegende Seite: Michelangelo, Gesamtansicht des Ignudo links über dem Propheten Jesaja, Griffel und Kohle, 305 x 210 mm
(Corpus 143 Verso; *Paris, Louvre*).

Michelangelo, Studie zu einem Ignudo, Rötelstift, Lichter mit Bleiweiß, 271 x 190 mm
(Corpus 144 Verso; *Wien, Albertina*).

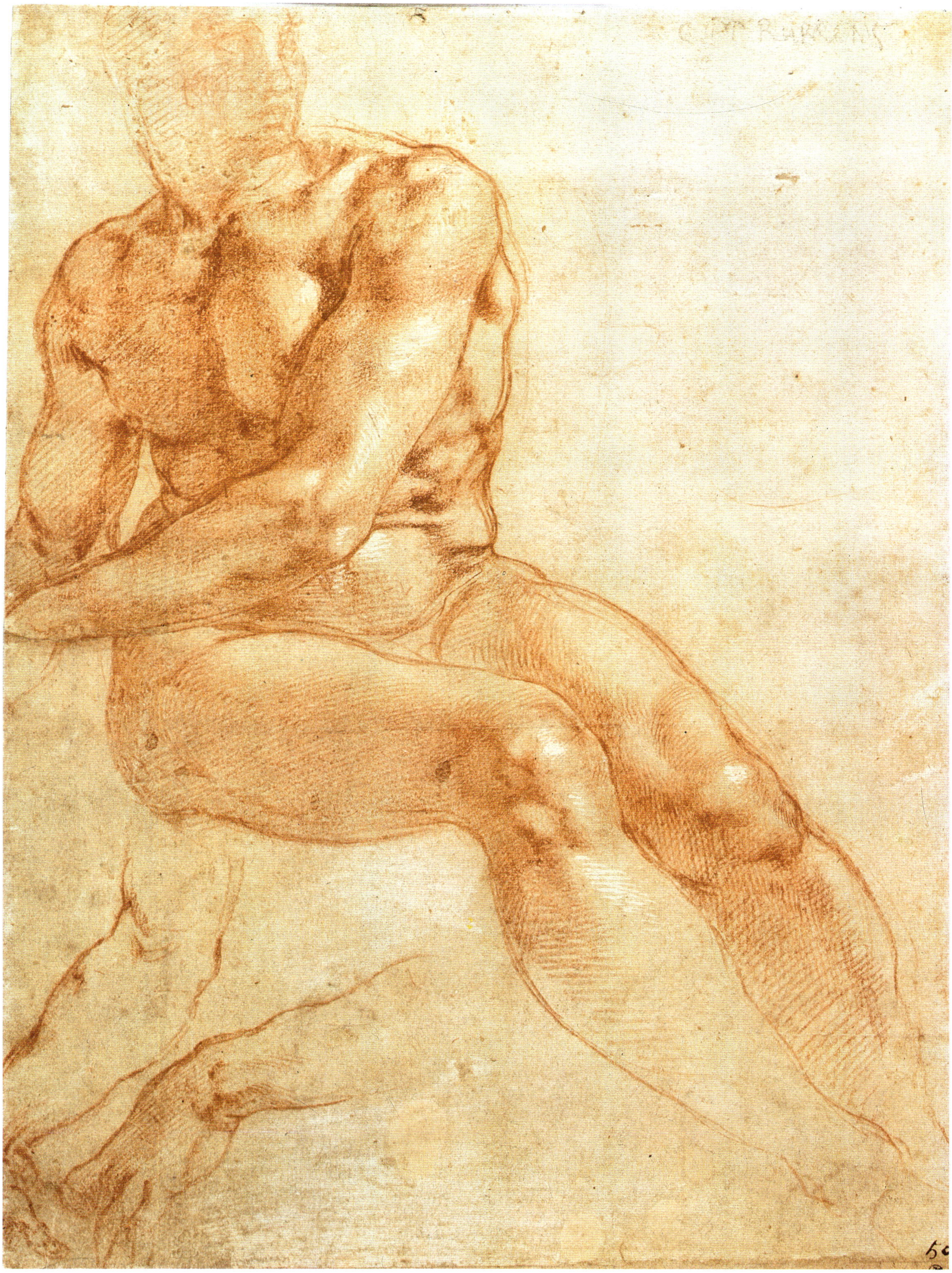

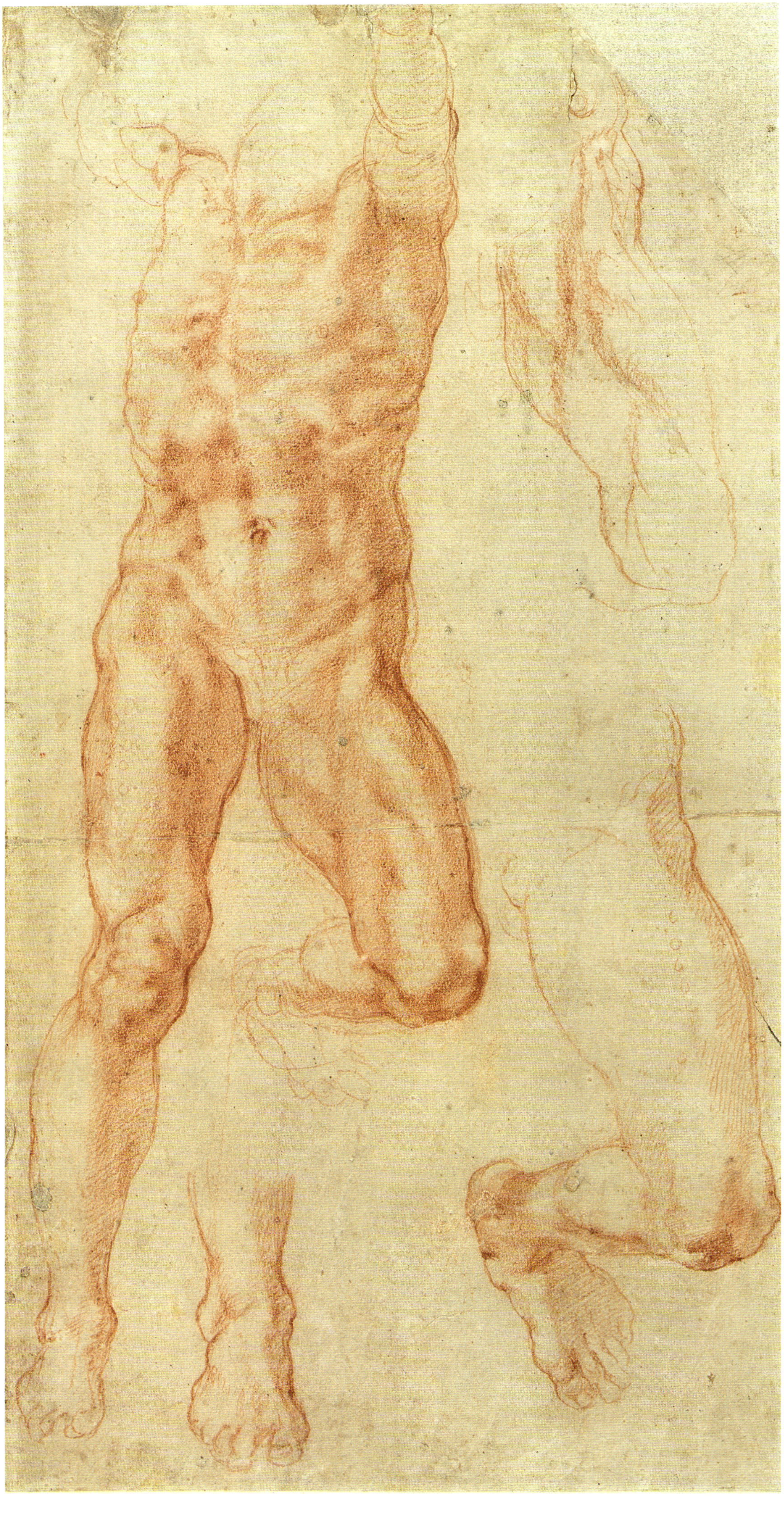

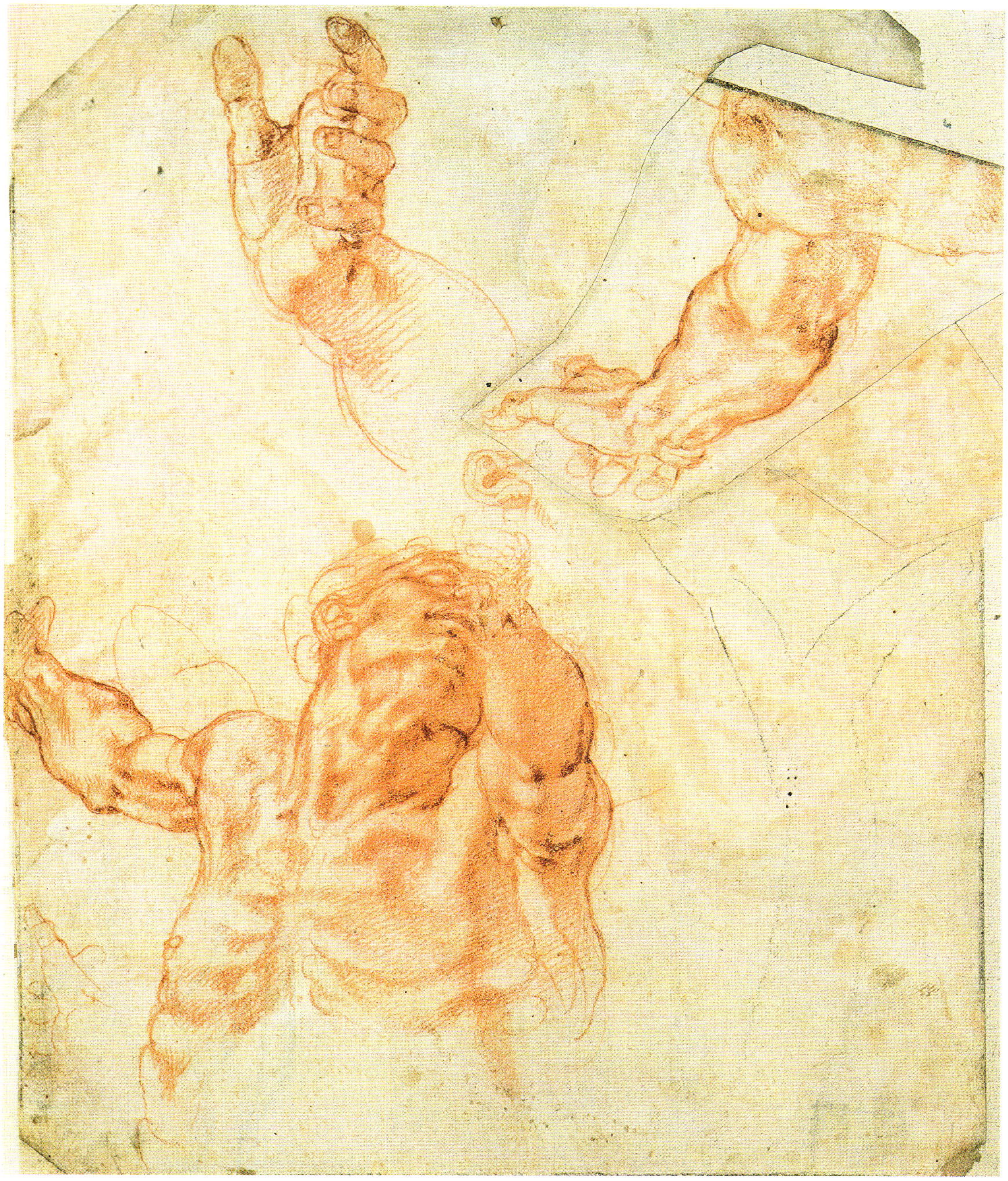

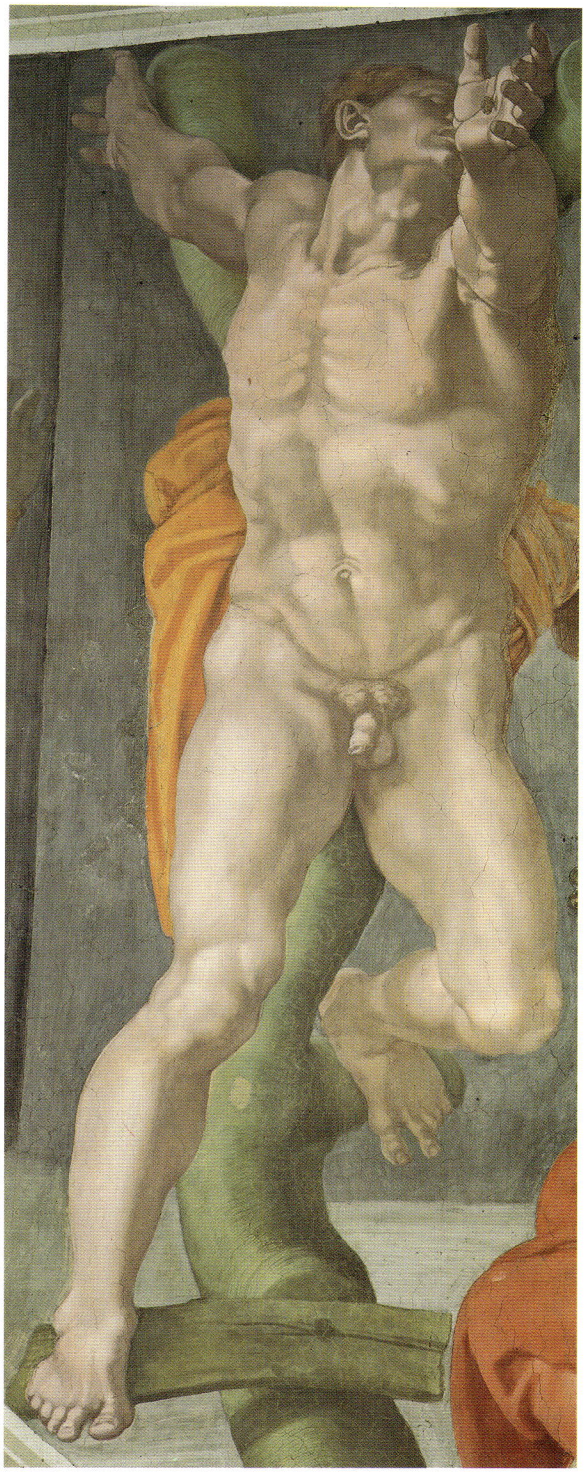

Bei all diesen Zeichnungen handelt es sich um vorbereitende Studien zu den Kartons im Maßstab 1 : 1. Vor einer kurzen Betrachtung der Kartons sei daran erinnert, daß Michelangelo Skizzen auch für solche Teile der Deckenbemalung angefertigt hat, die ohne Kartons entstanden sind, vor allem für die Lünetten, bei denen man bei der Reinigung nicht auf Spuren einer Übertragung mit Spolvero-Technik oder Gravur gestoßen ist. Die meisten Motive des Oxforder Zeichenheftes beziehen sich auf die Ausmalung der Lünetten; allerdings sind für diesen Teil der Fresken auch einige bedeutendere Skizzen erhalten, namentlich zwei Studien für die Mutter mit Kind links von der Lünette des Hiskija. Sie findet sich auf dem Verso des Turiner Blattes, auf dessen Rekto sich eine Kopfstudie zur *Cumäischen Sibylle* befindet.[11] Es fragt sich, ob der Künstler für die Lünetten ausgefeiltere Skizzen als die wenigen erhaltenen benutzte. Ging er so weit, daß er für diese bedeutenden, besonders großen Figuren Studien nach Modellen angefertigt hat? Eine relativ kleine Zeichnung in der Casa Buonarroti zeigt ihn beim Anfertigen einer Aktstudie für eine bekleidete Figur in einer Lünette im hinteren Bereich der Kapelle.[12] Erneut stellt sich das bereits angeschnittene Problem: Es ist schwer vorstellbar, daß ein lebensechter Kopf wie der Jakobs ohne die Hilfe einer flüchtigen Studie wie die für den Kopf des *Sacharja* in den Uffizien entstand.
Von den Kartons, die Michelangelo für seine Arbeiten bemalt hat, ist heute nur noch ein nennenswertes Stück erhalten. Carmen Bambach und ich sind unabhängig voneinander zum Ergebnis gekommen, daß es sich bei

Gegenüberliegende Seite: Michelangelo, Studie zum Torso, den Beinen und dem rechtem Fuß des Haman, dunkler Rötelstift, 406 x 207 mm (Corpus 163 Rekto; *London, British Museum*).
Auf dieser Seite links: Michelangelo, Studien zur „Bestrafung des Haman", schwarze Kohle und Rötelstift, 252 x 205 mm (Corpus 164 Rekto; *Haarlem, Teyler Museum*).
Oben: „Die Bestrafung des Haman", Detail, Gewölbe der Sixtinischen Kapelle.

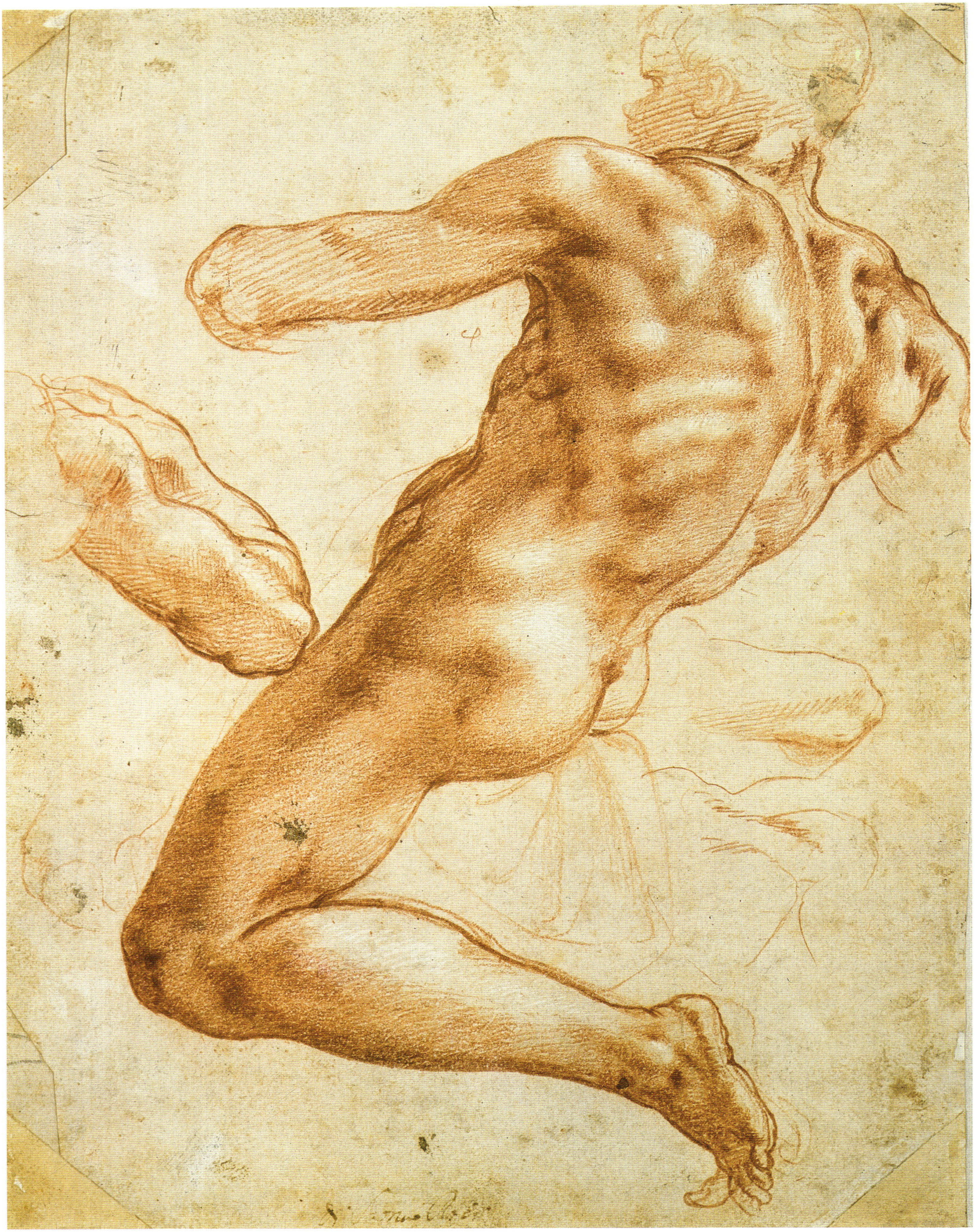

dem Fragment in Neapel mit einem Teil der *Kreuzigung Petri* in der Paolinischen Kapelle um einen Ausschnitt aus einem Orignialkarton handelt, der seiner Größe wegen nicht auf den Putz aufgelegt werden konnte und zur Anfertigung kleinerer Behelfskartons ausgiebig durchstochen wurde. Carmen Bambach hat zudem darauf hingewiesen, daß eines dieser Stücke wiederum zum Flicken des beschädigten Kartons in Neapel benutzt wurde.[13] Er wurde wahrscheinlich ausgebessert, als Buonarroti ihn verschen-

Gegenüberliegende Seite: Michelangelo, Studie zum Ignudo rechts über der Persischen Sibylle, Rötelstift, 279 x 214 mm (Corpus 136 Rekto; *Haarlem, Teyler Museum).*

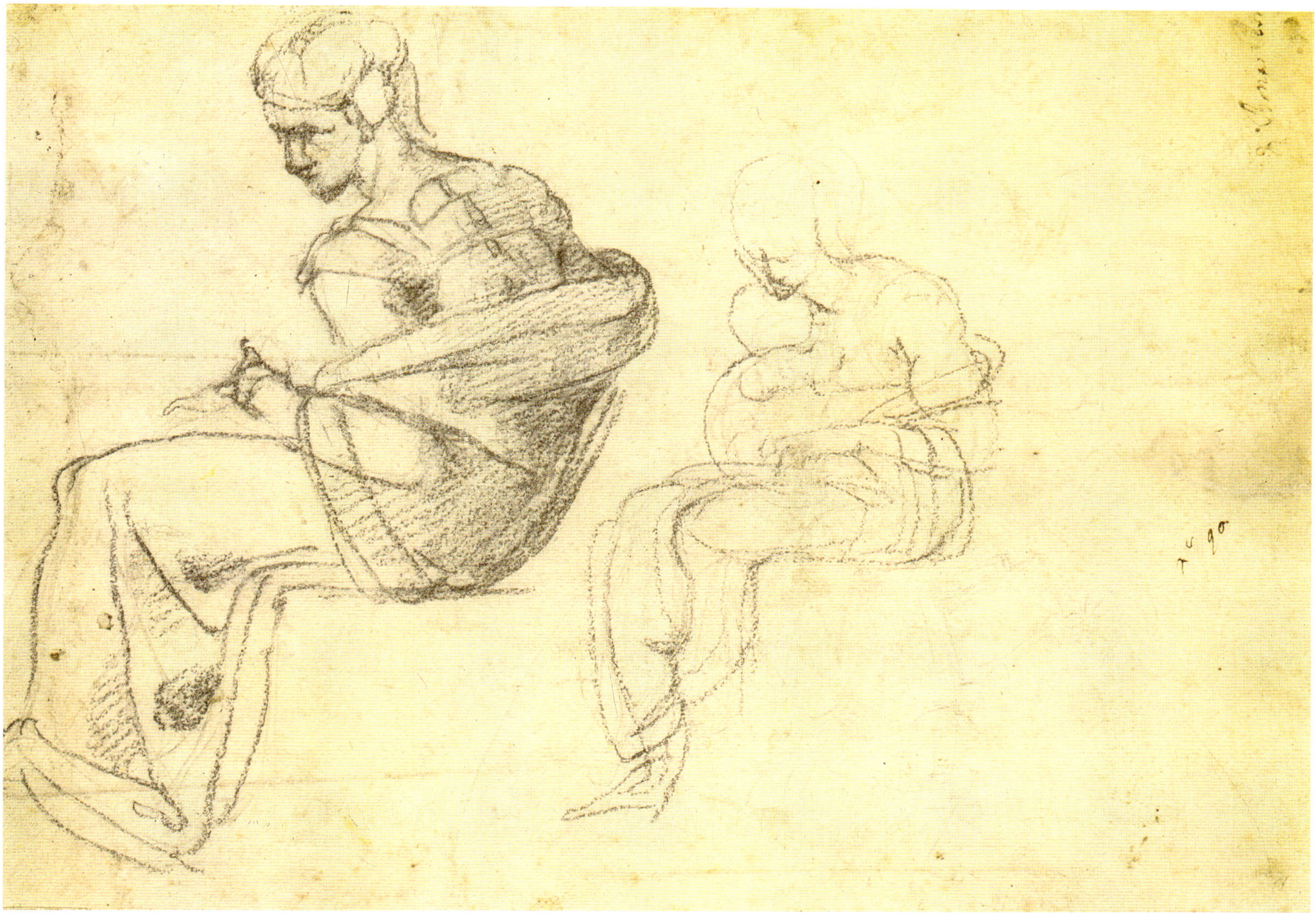

ken wollte, ein Entschluß, dem wir es fraglos zu verdanken haben, daß das Fragment in Neapel erhalten geblieben ist. Ich bin davon überzeugt, daß der Karton mit den Badenden für die *Schlacht bei Cascina* höchstwahrscheinlich die gleiche Aufgabe hatte: Nach der detailliert ausgearbeiteten Zeichnung von ungefähr sieben Metern, die, wie wir wissen, aus Einzelteilen zusammengeklebt wurde, lassen sich sehr viel handlichere Kartons anfertigen.[14] Nicht abwegig ist die Ansicht, Michelangelo habe für großangelegte Szenen wie *Die Sintflut* die gleiche Vorgehensweise gewählt, eine Annahme, die um so plausibler ist, als die Arbeit auf dem Gerüst direkt unter der Decke besonders schwierig war. Gegen die These, nach der Michelangelo die ursprünglichen Kartons für die Sixtinische Kapelle zerschnitten und direkt an den Putz angelegt habe, spricht auch die glaubhafte Versicherung Vasaris, nach welcher der Künstler den Karton zum *Rausch des Noach* Bindo Altoviti gegeben hat; daß er intakt blieb, dürfte der Anfertigung von sekundären Kartons zu verdanken gewesen sein. Angesichts der Größenverhältnisse wird das Verfahren bei Einzelfiguren wie den Ignudi freilich anders ausgesehen haben als bei den Szenen der Schöpfungsgeschichte.

Zu den Deckenfresken der Sixtinischen Kapelle gibt es inzwischen eine solche Fülle von Informationen, daß eine vollständige Auswertung noch Jahre auf sich warten lassen dürfte. Bei einer Untersuchung der *Persischen Sibylle* zeigt sich beispielsweise, daß Michelangelo Kopf, Buch und Hände

Michelangelo, Skizzen zu den Lünetten, schwarze Kohle, 230 x 315 mm (Corpus 155 Verso; *Turin, Biblioteca Reale). Es handelt sich um die beiden Studien zur Mutter mit Kind im Arm, links von der Lünette „Hiskija-Manasse-Amos".*

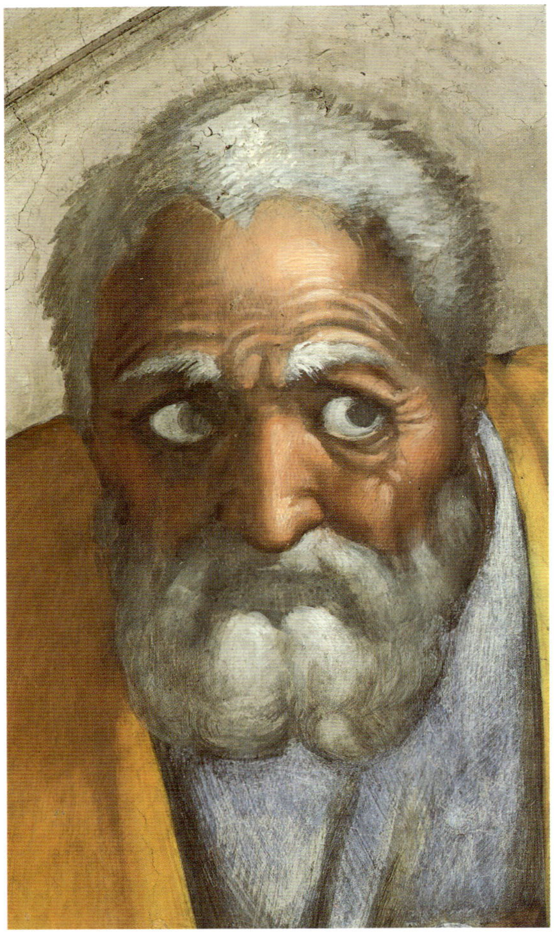

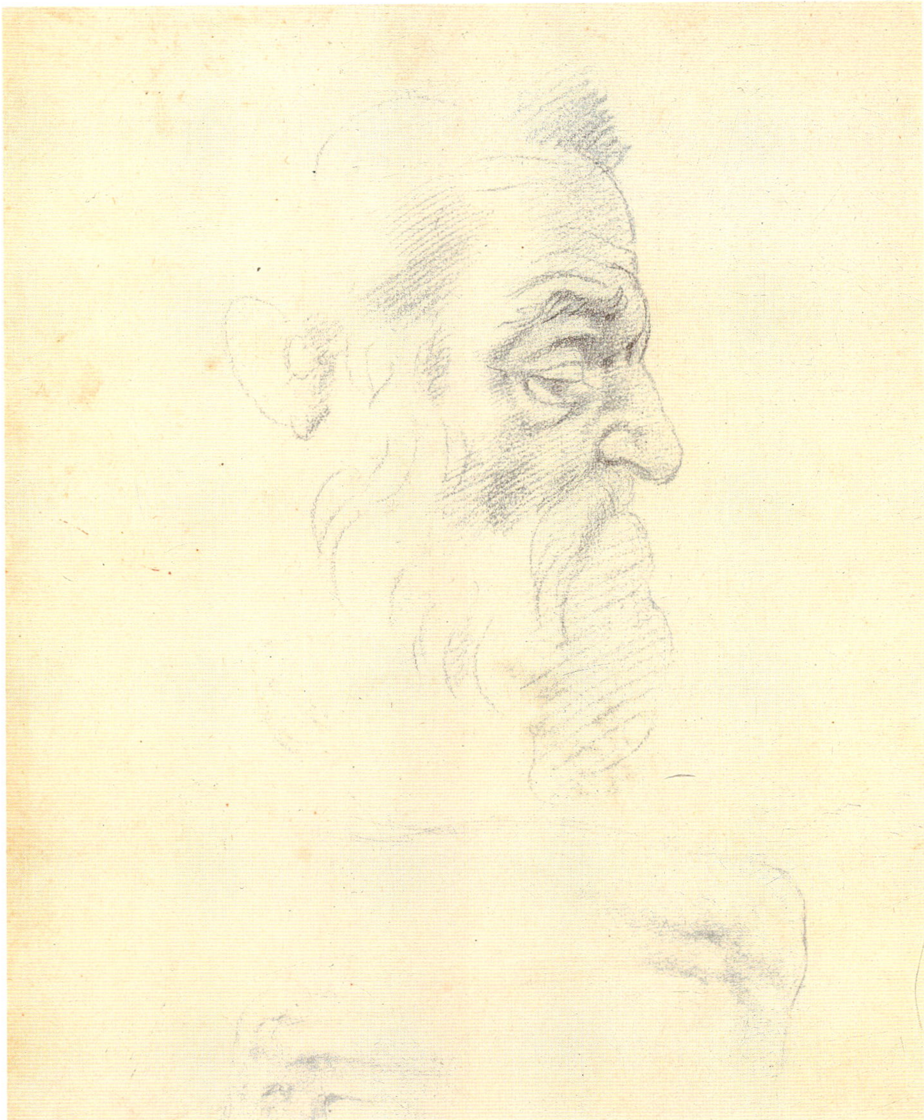

Oben: Lünette „Jakob-Josef", Detail vom Kopf Jakobs.
Rechts: Michelangelo, Profil eines bärtigen Mannes, Kopfstudie zum „Sacharja", Kohle, 435 x 277 mm (Corpus 153 Rekto; *Florenz, Uffizien).*

durch Spolvero-Technik, die Gewänder aber durch direkte Ritzung übertragen hat. Die Vorgehensweise erinnert stark an Ghirlandaio und seine Mitarbeiter in der *cappella grande* der Santa Maria Novella. Eine genaue Erklärung, warum der Künstler in den verschiedenen Bereichen seiner Malerei eine unterschiedliche Übertragung der Vorzeichnung gewählt hat, wird man vielleicht nie bekommen.

Besonders große Unterschiede weisen die Übertragungsmethoden des Künstlers in der Endphase der Arbeit auf. Obwohl er zur raschen Vollendung des Werks gedrängt wurde, (der Auftraggeber starb ganze vier Monate nach Abbau des Gerüstes), zeigt nur die Gestalt des *Haman,* die durch die indirekte Ritzung vom Karton übertragen wurde, die gleiche hastige Ausführung wie die Figur Gottes in der angrenzenden Szene der Schöpfungsgeschichte. Die Ritzungen im Putz sind zwar zahlreich, deuten die Modellierung der Figur aber nur flüchtig an. Der stark verkürzte Kopf ist fast nachlässig hingetuscht. Gleichwohl hat Michelangelo bei mehreren Details anderer Figuren des gleichen Pendentifs auf Spolvero-Technik zurückgegriffen und damit in einer einzigen Szene eine verblüffende Vielfalt an Techniken eingesetzt. Die Figur des Jona ist dagegen anders als die meisten anderen Propheten und Sibyllen ausschließlich mit Spolvero-Technik übertragen worden, ebenso wie das gesamte Pendentif der *Kupfernen Schlange,* der komplexesten Figurenkomposition des gesamten Programms.

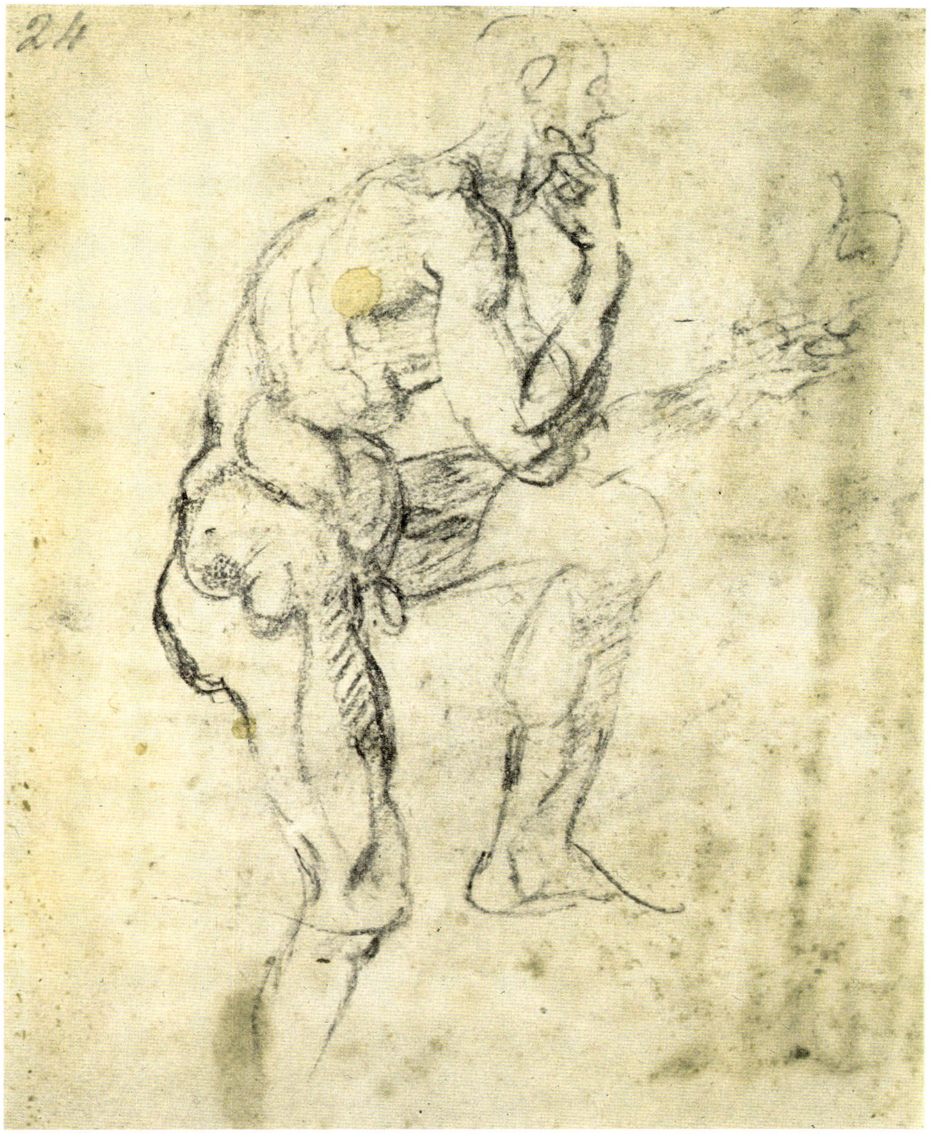

Michelangelo, Studie zu einem männlichen Akt zur weiblichen Figur links in der Lünette „Nachschon", schwarzer Griffel, 150 x 122 mm
(Corpus 160 Rekto; *Florenz, Casa Buonarroti).*

Die Deckenfresken der Sixtinischen Kapelle: die Technik der Freskomalerei

Gianluigi Colalucci

Die Technik, mit der Michelangelo seine Fresken in der Sixtinischen Kapelle ausgeführt hat, war von jeher ein Gegenstand lebhafter Diskussion. Zwar gaben frühere Restaurierungen Gelegenheit zu Untersuchungen auf diesem Gebiet, doch war die besondere Vorgehensweise wegen der dicken tiefdunklen Schicht von Fremdmaterialien wie Leim und Ruß, die wie eine getönte Glasscheibe über den Fresken lag, nicht auszumachen – ein häufiges Problem bei mehrfach gefirnisten Gemälden. Wenig hilfreich waren auch die spärlichen Informationsquellen, die mangels Nachprüfbarkeit oft Anlaß zu unterschiedlichen Deutungen gaben.

Für zusätzliche Verwirrung sorgten die Nachbesserungen und Übermalungen der vorhergegangenen Restaurierungen, die später wegen unzulänglicher Dokumentation mit der Originalmalerei verwechselt wurden.

Unter den gegebenen Umständen mußten sich Untersuchungen anhand von Schwarzweißfotos (die oft Dinge zutage treten lassen, die dem menschlichen Auge verborgen bleiben) als wertlos erweisen: Die heterogene Schicht des Fremdmaterials, die Farbwerte verfälschte, sorgte für willkürliche, fehlerhafte Annahmen und begünstigte die alte These, nach der die Leimschicht Teil der Originalmalerei sei, ein „letzter Schliff" in Form einer abschließenden großflächigen Lasierung, die angeblich dazu gedient hat, die Farbtöne dunkler erscheinen zu lassen. Der Maler Biagio Biagetti ahnte bei Konsolidierungsarbeiten am Putz im Jahre 1936 freilich die Wahrheit und schrieb: „...wenn ich die Frage behandeln kann, fällt es mir nicht schwer aufzuzeigen, daß wir die Farbtöne der Sixtina wie durch getöntes Glas erblicken...

Nach der kürzlichen Reinigung und den begleitenden eingehenden wissenschaftlichen Untersuchungen kann man nun endgültig davon ausgehen, daß es sich bei Michelangelos Malweise um die Technik des *buon fresco* gehandelt hat. Die frühere unbewiesene These, er sei mit Tempera über eine Untermalung *a fresco* gegangen, ist damit widerlegt; sie entspricht übrigens ganz der romantischen Sichtweise vom Genie, dem einsamen, rastlosen Künstler, der auch im Hinblick auf die Technik in kein Schema paßt.

In Wahrheit ist Michelangelo stark dem Zeitgeist verpflichtet, und seine Technik weist neben besonderem handwerklichem Geschick jene operative Strenge auf, welche für die Arbeit der Freskanten in der Renaissance von jeher bezeichnend war.

Mit Michelangelo erreicht die Technik der Freskomalerei, die mit Giotto, Ghirlandaio, Signorelli und den großen florentinischen Malschulen bereits das höchste Niveau erlangt hatte, den Gipfelpunkt der Vollkommenheit.

Michelangelo erzielt dieses Ergebnis, indem er besondere Sorgfalt auf die Auswahl und das Aufbringen des Putzes, auf eine streng ausgewogene Pinselführung und eine ebenso strenge Auswahl der Farben legt, die auf

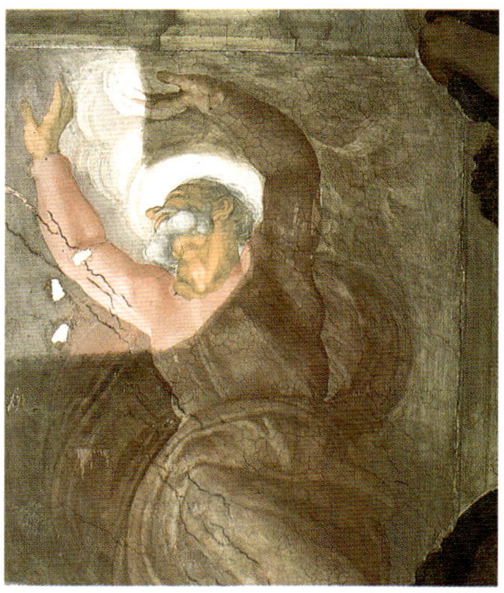

„Die Scheidung von Licht und Finsternis", teilweise gereinigtes Detail.

Gegenüberliegende Seite: Gesamtansicht vom Inneren der Sixtinischen Kapelle nach der Restaurierung der Decke.

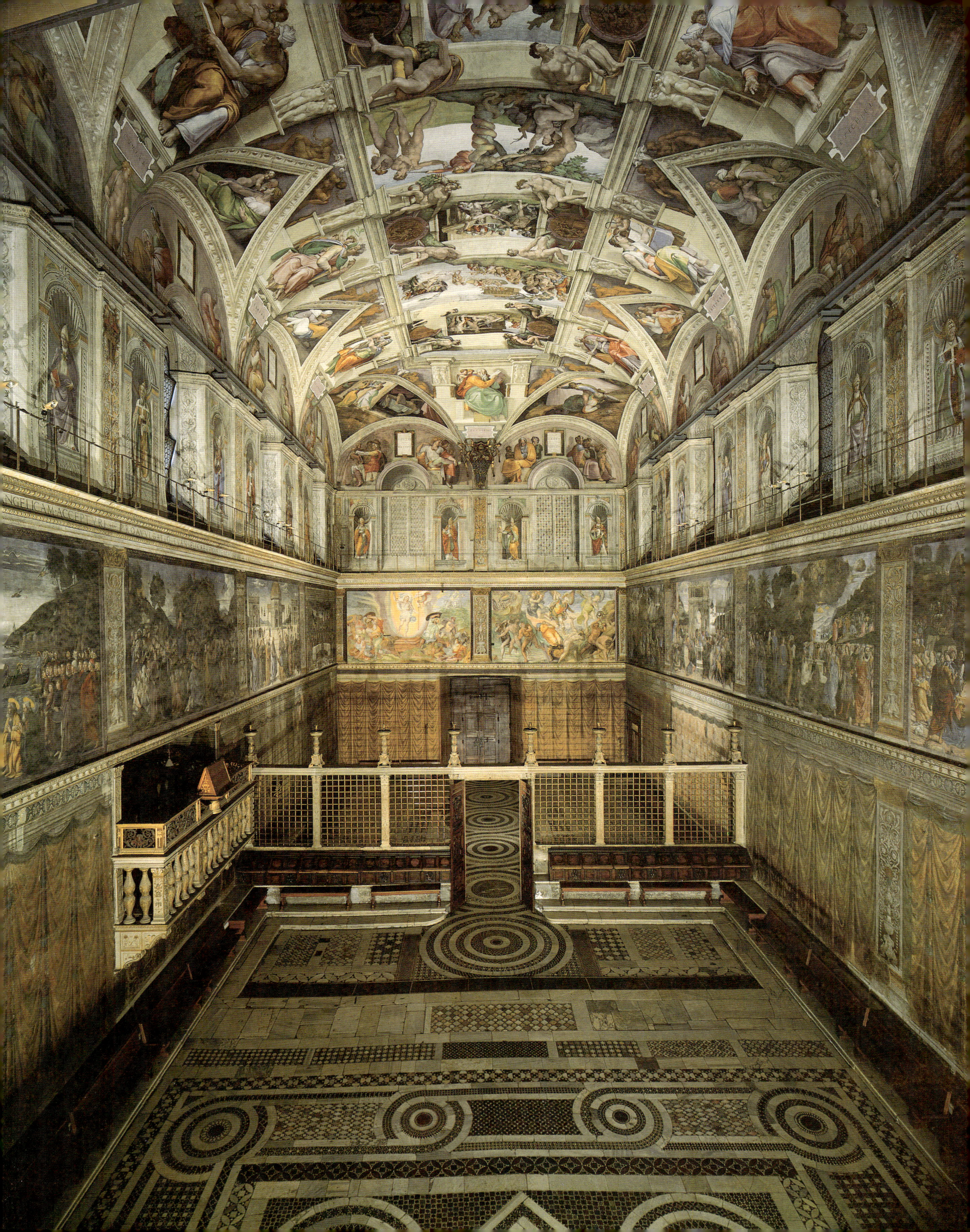

Unten: „Die Libysche Sibylle", Detail aus dem Oberteil des Gewandes.
Darunter: „Die Scheidung von Licht und Finsternis", Detail aus dem Umhang des Schöpfers.
Mitte: „Die Delphische Sibylle".
Rechts: „Die Persische Sibylle", Detail mit Ärmel und Umhang.

die für das Fresko üblichen beschränkt bleiben. Dabei kommt der Künstler fast völlig ohne jene Pigmente aus, die ihrer Eigenschaften wegen in der Sekko-Malerei verwendet werden müssen und äußeren Einwirkungen auf Dauer nicht standhalten.

Obgleich stofflich mit wenigen Ausnahmen noch immer im engen Bereich der Oxide und Silikate angesiedelt, zeigt Michelangelos Palette bei den Figuren in der ersten Hälfte des Gewölbes nach wie vor die lebhaften Farben des Quattrocento, während sich in der zweiten Hälfte ein spürbarer Wandel vollzieht: die Farben werden kälter und zuweilen blaß, die Übergänge sanfter. Echte Neuerungen tauchen in diesem Bereich auf, so die Farbe des Ärmels der *Persischen Sibylle,* ein grobkörniges Smalteblau, das mit hartem Pinsel auf den grauen, geglätteten Putz aus schwarzem Puzzolan recht satt aufgetragen wurde; neuartig sind auch farbliche Übergänge wie an der *Libyschen Sibylle* oder ausgefallene Farben wie das Violett-Rosa des Gewandes, das die wiederkehrende Figur des Schöpfers in den Szenen der Genesis aufweist. Michelangelo verleiht der Pinselführung und der

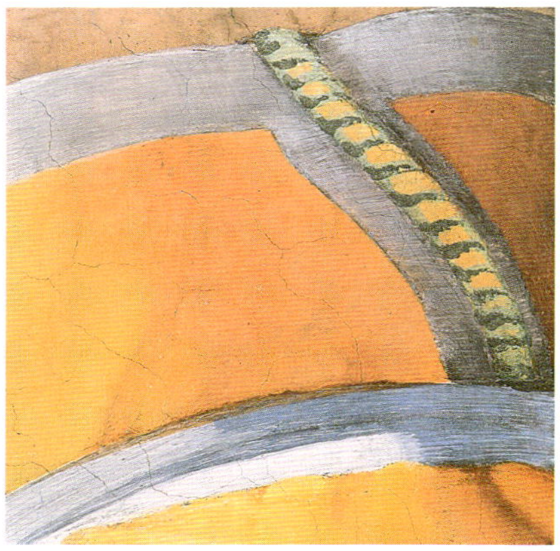

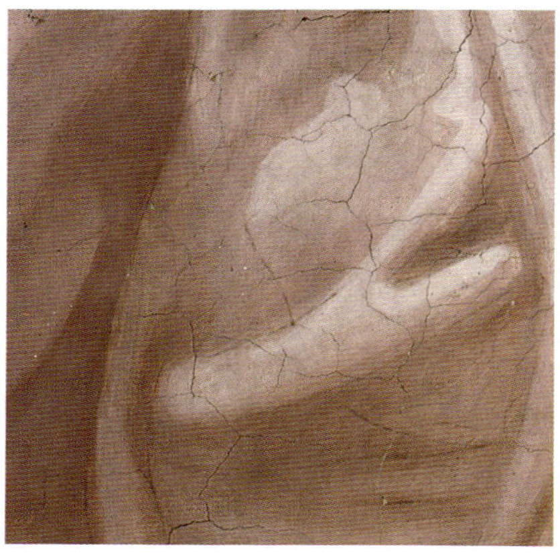

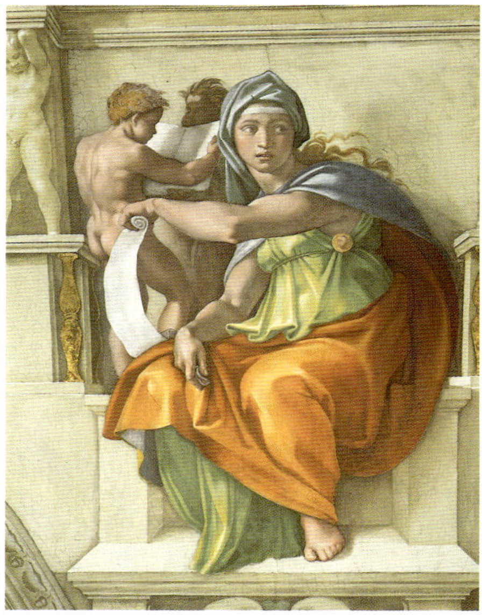

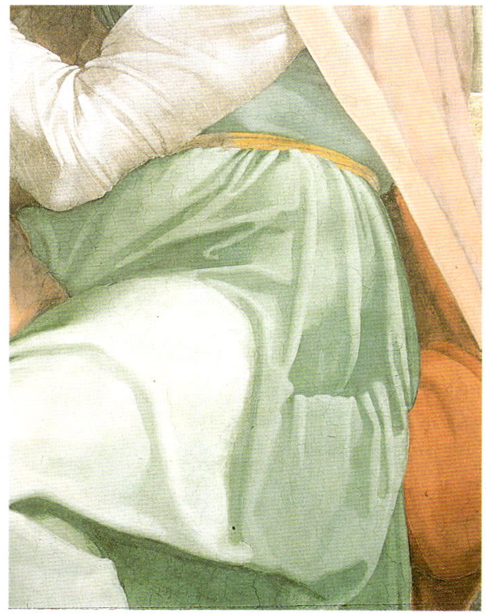

Dicke der Striche eine Expressivität, die mit den verschiedenen Oberflächen in der Bildhauerei vergleichbar ist: poliert, rauh oder fast unbearbeitet.

Mit dem spielerischen Einsatz von Farbabstufungen, verschieden starken Farbaufträgen, unterschiedlichen Pinselstärken und einer kleineren oder größeren Bandbreite im Farbspektrum erzielt er spürbare Raumwirkung bei den Einzelfiguren oder Figurengruppen. Die jungen Gehilfen hinter den Propheten und Sibyllen sind fast stets mit breiten Pinseln, flüssigen Farben und in den Details oft vage ausgemalt, während die Figur im Vordergrund immer bis in die Einzelheiten scharf abgebildet ist und noch im Abstand von zwanzig Metern ein genußreiches Seherlebnis bietet.

Ein feiner Pinsel wurde für die vorspringenden, in helleren Farben gehaltenen Teile verwendet, denen dichtere und dickere Striche eine Schärfe verleihen, wie sie heute mit dem genau fokussierten Objektiv eines Fotoapparates erzielt wird.

Michelangelos Figuren untergliedern sich in verschiedenen Ebenen der Tiefe mit unterschiedlicher Schärfe. Der „Brennpunkt" liegt dabei im allgemeinen, wenn auch nicht immer, in der ersten, während die Konturen nach hinten zusehends an Schärfe verlieren.

Es gibt weitere optische Kunstgriffe, die erst mit der kürzlichen Reinigung sichtbar wurden: Geht man davon aus, daß die Deckenbemalung der Sixtina als großer, sich zum Himmel hin öffnender Saal mit zehn Zierbögen konzipiert ist (für diese These sprechen die schmalen Streifen Himmel an den Enden des Gewölbes), so fällt auf, daß sämtliche, imaginär im Raum befindliche Figuren wie Propheten, Sibyllen und Ignudi dank dichter, ineinander übergehender Pinselstriche den Eindruck von „polierten" Oberflächen vermitteln, während die scheinbar über der Gewölbeebene schwebenden Gestalten in den zentralen biblischen Szenen durch sich schneidende, deutlich unterscheidbare Striche wie Marmorskulpturen mit einer rauhen, mit dem Gradiereisen behandelten Oberfläche wirken. Dieser Kontrast zwischen beiden Ebenen schafft eine wenn auch nur schwache räumliche Distanz zwischen den Figuren im Inneren und Äußeren des Saales. Der subtile Kunstgriff, der am Anfang des Gewölbes, da nur in Ansätzen verwirklicht, schwer feststellbar ist, ist von Michelangelo offenbar im Verlauf der Arbeit entwickelt und ausgefeilt worden. Während er im vordersten Bereich (mit Ausnahme der Lünetten) praktisch nicht eingesetzt wurde, wird er in der Szene der *Vertreibung aus dem Paradies* und der ersten Gruppe der Lünetten deutlich spürbar. Regelmäßige Verwendung findet er schließlich in der zweiten Hälfte des Gewölbes.

Die Malweise in den Lünetten weicht in gewissem Maße von der im Gewölbe angewandten Technik ab. Die Fresken entstanden hier ohne Kartons und zeichnen sich durch eine freie, sehr rasche Pinselführung aus, wie sie im Gewölbe selten sind: Die problematische Krümmung der Oberfläche, die während der Arbeit nie vom richtigen Standpunkt des Betrachters zu sehen ist, macht hier den Gebrauch von Kartons überall unvermeidlich. Nur die drei letzten zentralen Szenen, die *Scheidung von Licht und Finsternis*, die *Erschaffung der Gestirne* und die *Scheidung von Erde und Wasser*, bei denen die Kartons durch Ritzung übertragen wurden, zeigen eine ebenso rasche Ausführung wie in den Lünetten.

Die Farbabstufung und Maltechnik wird mitbestimmt durch die dekorative Funktion, die gerade bei Fresken von monumentaler Größe genauen kodifizierten Regeln folgte. In diesem Zusammenhang sind die Übergänge zwischen den Farbfeldern, deren Weite, der naturbelassene Putz in farbgebender Funktion und die sehr helle Grundierung mit flüssiger, dünn aufgetragenen Farbe zu sehen.

Trotz traditioneller Technik hebt sich die Malweise Michelangelos stark von der anderer Schulen ab, wenn man die akkurate Zeichnung sämtlicher Details und vor allem die geschlossene technische Ausführung betrachtet, bei der für eine individuelle Ausgestaltung durch Gehilfen wenig Platz blieb. In den Fresken der großen Malerwerkstätten (Ghirlandaio, Raffael, Perin del Vaga usw.) sind verschiedene Handschriften erkennbar, da jeder Maler der Werkstatt im Rahmen des vom Meister vorgegebenen Gesamtplanes frei nach eigenen Gepflogenheiten und technischen Fähigkeiten zu Werke gehen konnte. Die Arbeit war uneinheitlich und konnte selbst in kleinen Bereichen des Freskos in verschiedene Malweisen zerfallen wie im Bad Bibbienas, wo eine Lünette mit einer Grundseite von nur zwei Metern von zwei Künstlern, die einander nicht kannten, mit Grotesken ausgemalt wurde.

Das echte Fresko beginnt mit der Auswahl des geeigneten Putzes. Obwohl Michelangelo mit einem Mörtel aus Kalk und Sand besser vertraut war, verwendete er in Rom Putz aus Kalk und Puzzolan (einem vulkanischen, im römischen Hausbau häufig eingesetzten Material), eine Entscheidung, von der sich heute nur noch schwer sagen läßt, ob für sie technische Gründe oder zufällige Faktoren den Ausschlag gaben. Sicher ist dagegen, daß

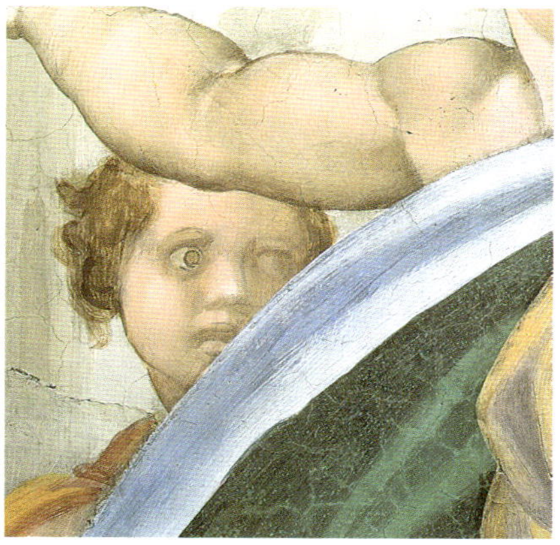

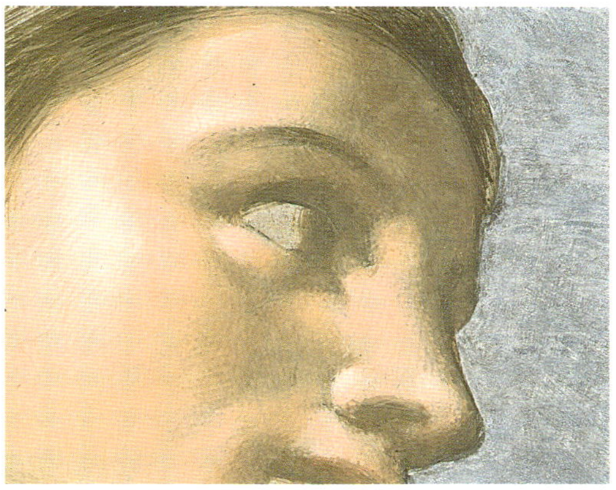

Oben: Der „Prophet Jesaja", Detail mit jungen Anhängern im Hintergrund.
Unten: „Die Erschaffung Adams", Detail mit Gesicht des eben erschaffenen Menschen.

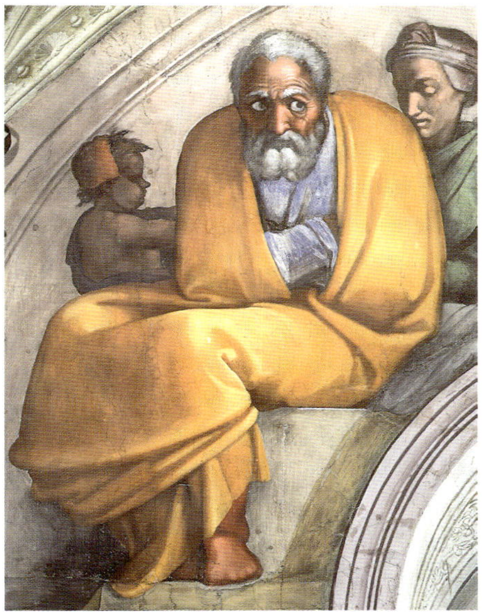

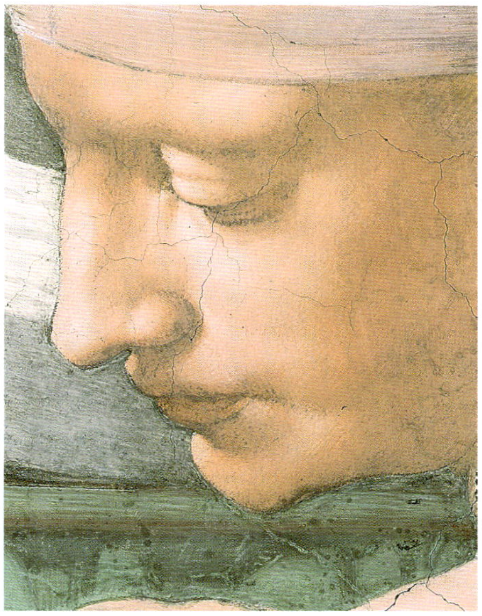

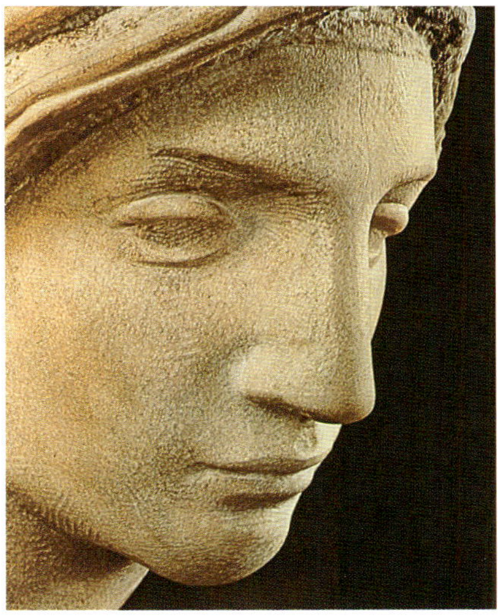

Links: Lünette „Jakob-Josef", Detail mit Figur links.
Mitte: Die „Libysche Sibylle", Detail mit Gesicht.
Unten: Michelangelo, „Madonna mit Kind", Teilansicht, Florenz, Basilica San Lorenzo, Grabstätte der Medici.

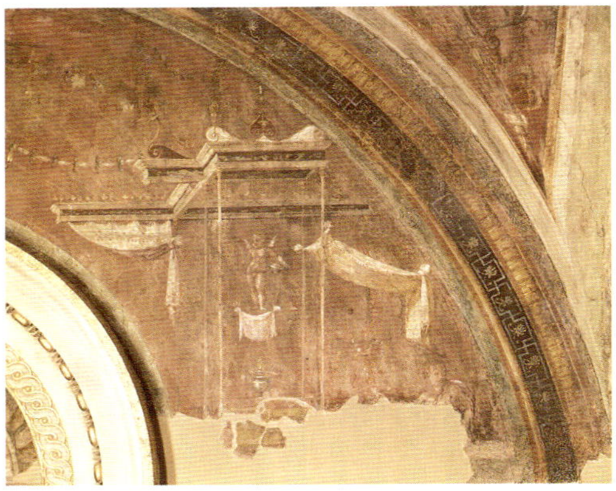

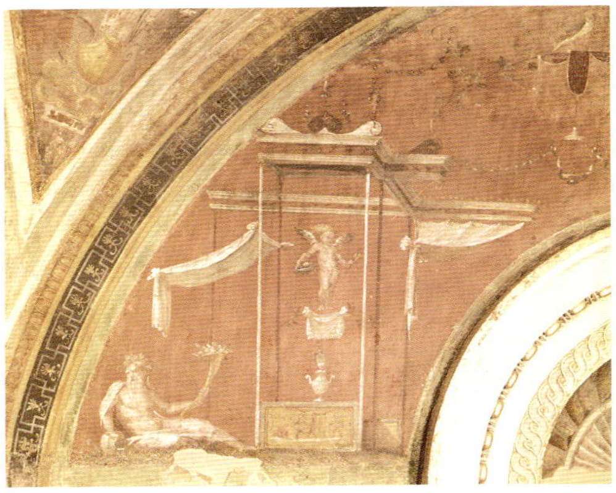

Bad Bibbienas, Details einer Lünette mit den Grotesken verschiedener Künstler.

dieser Mörtel aus Kalk und Puzzolan, den man bei der Freskenmalerei auch in Rom nicht immer (und in der römischen Antike nie) benutzte, dank einer sachgemäßen Verarbeitung und der richtigen Malweise zu ausgezeichneten Ergebnissen geführt hat: Dank einer guten Karbonatbildung und einer besonderen Festigkeit hat er die starke Einwirkung von Feuchtigkeit unbeschadet überstanden.

Von Vasari erfährt man allerdings von anfänglichen Schwierigkeiten bei der Arbeit: „... so kommt es, daß der Kalk in Rom, der weiß aus Travertin hergestellt wird, nicht schnell trocknet; vermischt mit Puzzolanerde, die von dunkler Farbe ist, ergibt er eine dunkle Grundierung, und wenn sie flüssig und wäßrig auf die gut angefeuchete Wand aufgetragen wird, bedeckt diese sich oft mit Schimmel; dies geschah an den vielen Stellen, wo die salzige ausblühende Flüssigkeit hervortrat, die mit der Zeit allerdings von der Luft aufgenommen wurde. Michelangelo war verzweifelt, er wollte nicht weitermachen, und als er sich beim Papst entschuldigte, daß ihm die Arbeit nicht gelinge, schickte uns Seine Heiligkeit Giuliano da S. Gallo. Als dieser erfuhr, wo der Fehler lag, ermutigte er ihn zum Weitermachen und zeigte ihm, wie man den Schimmel entfernt."

Spuren dieser Schwierigkeiten sind unserer Auffassung nach in Bereichen der Szene vom *Rausch des Noach,* vor allem an der schlafenden Figur Noachs, auszumachen.

Das Gewölbe, eine Flachtonne *(volta romana oder a sacco)* aus einer gewaltigen Menge von Tuffsteinblöcken und Puzzolanmörtel, konnte wegen der porösen Beschaffenheit des Tuffs das Wasser, das für eine gute Haftung des frischen Putzes häufig auf die Wände aufgebracht werden mußte, besonders lange halten.

Die langanhaltende Feuchtigkeit, die für eine gute Umsetzung des Kalziumhydroxids in Karbonat sorgte, konnte andererseits den von Vasari beschriebenen unerwünschten Nebeneffekt haben. Immerhin ist soviel sicher, daß sich in Michelangelos Fresken, wenn der Künstler auch anfangs verzweifelt war und Teile fertiger Arbeit wieder abschlagen mußte, sehr langsam und anhaltend Karbonat bildete, so daß der Putz eine besondere Dichte und Festigkeit erhielt.

Dieser Putz besteht, wie bereits erwähnt, aus Kalk und (schwarzem) Puzzolan. Er wurde zumeist im Verhältnis 1:2 (als sogenannte *malta grassa*) angemischt und hat eine durchschnittliche Dicke von 1,5 Zentimetern. Die untere Putzschicht, der sogenannte *arriccio* aus Kalk und gröberem Puzzolan, hat eine Dicke von höchstens 2 Zentimetern. Die Dicke der Schicht im Gewölbe ist sehr unregelmäßig, da ihre Aufgabe vor allem im Ausgleich von Unebenheiten besteht, die in kleinerem Ausmaß durch das Abschlagen des alten Putzes entstehen und in größerem Ausmaß bereits vorgegeben sind durch die Übergänge der Tuffsteinblöcke des massiven Gewölbes, das im oberen Bereich eine Stärke von 80 Zentimentern aufweist. Im Fresko, so benannt nach der Malweise auf frischen Putz, werden die mit Wasser angerührten Farben (Erden) vom transparenten festen Kalziumkarbonat fixiert, das sich beim Trocknen des Putzes bildet. Dem Maler steht zur Bemalung des Putzes folglich nur eine bestimmte Zeitspanne zur Verfügung, die nach der Jahreszeit, der Beschaffenheit des Untergrundes und den Eigenschaften des Putzes schwanken kann. Im Durchschnitt sind es sechs Stunden, von denen die beiden mittleren zu den besten Ergebnissen führen. In den ersten beiden Stunden ist der Kalk zu aktiv, was zu Beeinträchtigungen bei den Farben führen kann, in den beiden letzten bildet er beim Trocknen nicht mehr ausreichend Karbonat, was bei einigen Farben später ebenfalls spürbare Veränderungen im Ton nach sich ziehen kann.

Aus diesem Grund kann der Künstler immer nur einen Teilbereich der Wand ausmalen, eine sogenannte *giornata* oder Tagesleistung.

Michelangelos *giornate* sind, entsprechend der Zerlegbarkeit der Gesamtkomposition und der Beschaffenheit des Kalkbewurfs, der die Feuchtigkeit je nach Dichte unterschiedlich lange hält, verschieden groß. Die rauhe und weniger feste Oberfläche in den Lünetten ermöglichte Michelangelo zum Beispiel die ungewöhnlich große Tagesproduktion von ungefähr 5,5 Quadratmetern Fläche. Im übrigen Gewölbe, wo der Putz wie bei den Ignudi, den Propheten und Sibyllen fester und glatter ist und die Feuch-

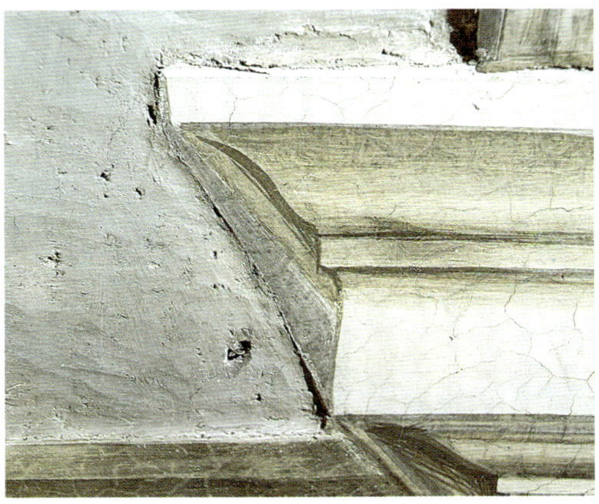

Detail mit vorgetäuschter Architektur im Gewölbe; auffällig die Unterschiede in der Putzschicht bei den Tagespensen.

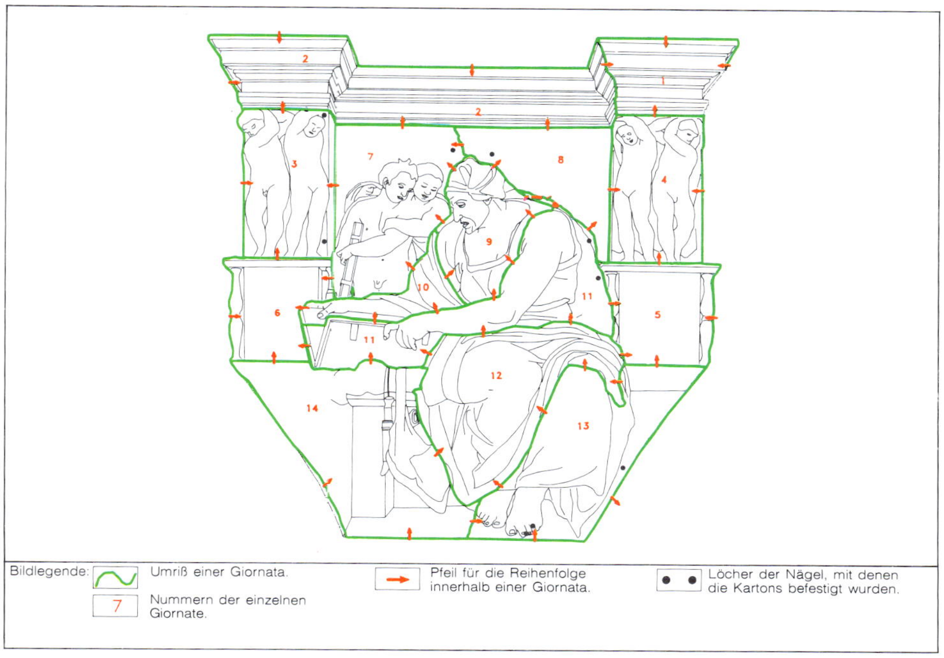

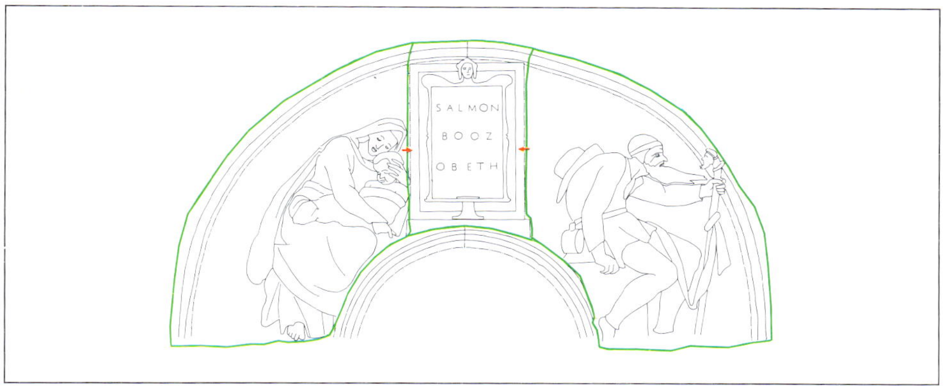

Links: Zeichnung mit den Giornate in der „Cumäischen Sibylle".
Darunter: Zeichnung mit den Giornate der Lünette „Salmon-Boas-Obed".

tigkeit folglich nicht so lange anhält, fallen die *giornate* bedeutend geringer aus. Die Schicht weist bei den einzelnen Tagesproduktionen vielfach eine sehr unterschiedliche Dicke auf, besonders im Bereich um die vorgetäuschte Architektur, wo es Unterschiede von fast einem halben Zentimeter gibt. Sie entstehen in einigen Fällen dadurch, daß die Farbschicht für den Hintergrund auf einer tieferen Ebene an bereits ausgemalte Figuren oder Scheinarchitekturen herangezogen wurde, um diese nicht zu verunreinigen. In anderen Fällen setzt Michelangelo die unterschiedliche Schichtdicke allerdings zur Erzeugung realer Schatten ein, die den Kontrast zwischen den architektonischen Elementen und dem offenen Raum über dem Gewölbe hervorheben und plastisch machen.

Die Ausgestaltung der Fresken vollzog sich nach traditionellen Arbeitsrhythmen und Praktiken: Nichts blieb dem Zufall überlassen, weshalb sich die verschiedenen Figuren in eine fast konstante Anzahl von *giornate* unterteilen, beginnend mit dem großen zentralen Rechteck, das vom bekrönenden Rahmen über den Sitzbänken der Propheten und Sibyllen gebildet wird. Dieses geometrische Arrangement hält die gesamte Komposition im Gewölbe zusammen, faßt sie ein und trennt die zentralen Szenen von den äußeren. Bei einer Untersuchung der Aufeinanderfolge der Tagesproduktionen läßt sich fast stets rekonstruieren, welchen Weg der Maler bei der Realisierung des gesamten Werkes gegangen ist; nicht so beim Gewölbe der Sixtina, wo sich beim einfassenden vorgetäuschten Gesims und den Bögen die verschiedenen Etappen der Arbeit nicht ausmachen lassen. Das gleiche gilt für die Rahmen der Gewölbekappen, die ebenfalls in kontinuierlicher Arbeit entstanden und somit eine Untersuchung der Aufeinanderfolge der insgesamt 520 *giornate* behindern. Diese hat sich somit auf die einheitlichen Bildfelder zwischen der vorgetäuschten Architektur und den Rahmen zu beschränken.

Betrachtet man die Figuren der Propheten und Sibyllen und die Throne ohne bekrönendes Gesims, so fällt auf, daß die Anzahl der Tagesproduktionen zwischen zehn – so im Falle der *Eritreischen Sibylle* und des *Sacharja*

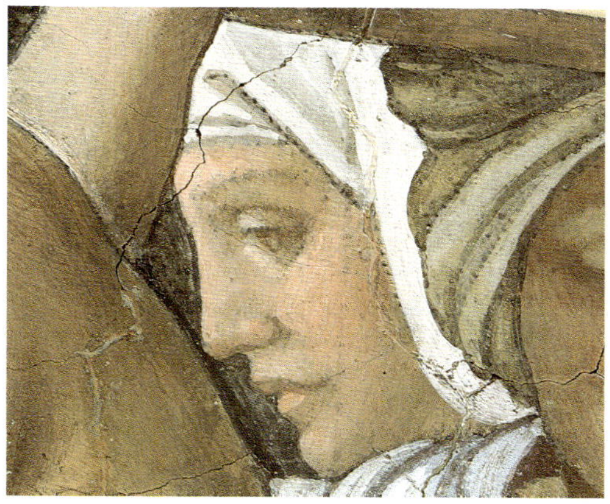

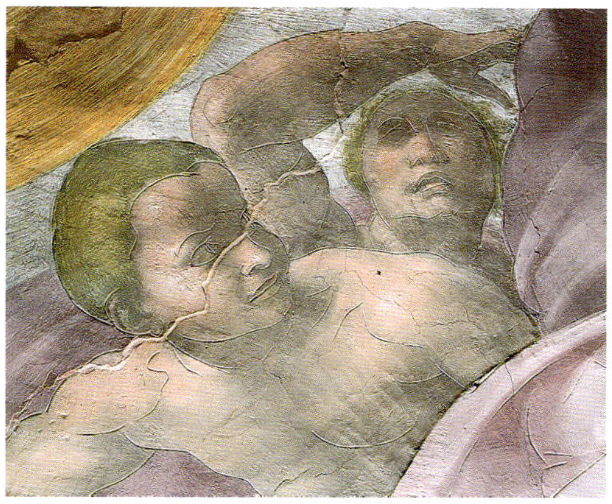

Oben: „Die Sintflut", Detail. Die schwarzen Pünktchen verraten die Übertragung der Zeichnung durch Spolvero-Technik.
Unten: „Die Erschaffung der Gestirne", Detail. Im Fresko, das im Streiflicht aufgenommenen wurde, sind Spuren indirekter Ritzung erkennbar.

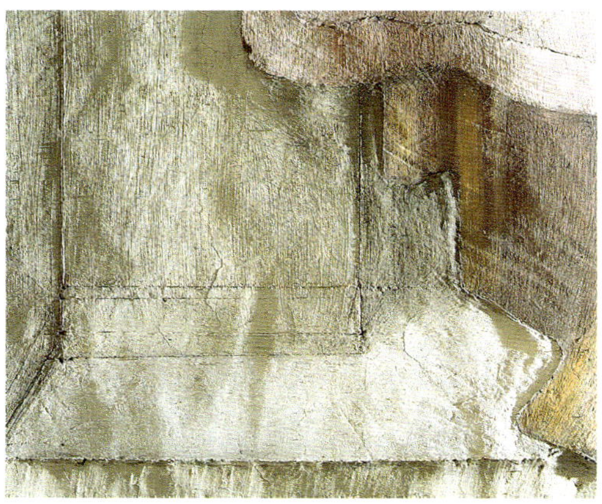

„Der Prophet Jesaja", Detail vom Thron mit sichtbaren Spuren von Ritzung.

– und achtzehn – so bei der *Libyschen Sibylle* – schwankt. Die beiden ersten *giornate* bestehen dabei jeweils aus den beiden einfarbigen Putten-Paaren im Thron, gefolgt von den Gestalten hinter den Propheten und Sibyllen.
In den vier großen zentralen Szenen werden die Tagesproduktionen auffallend größer, wobei sich die Anzahl mit fortschreitender Arbeit entsprechend von achtundzwanzig bei der *Sintflut* auf ganze sieben bei der *Erschaffung der Gestirne* verringert. Die gleiche Entwicklung wird auch bei den kleineren Szenen im Zentrum der Decke spürbar. Setzt sich der *Rausch des Noach* aus vierzehn giornate zusammen, so ist es bei der *Scheidung von Licht und Finsternis* nur noch eine einzige. Die Lünetten sind in drei Arbeitsschritten entstanden, wobei als erstes die Inschriftentafel in der Mitte ausgemalt wurde. Bei einigen Lünetten im hinteren Bereich der Kapelle sind Trennlinien zwischen einzelnen *giornate* nicht immer auszu-

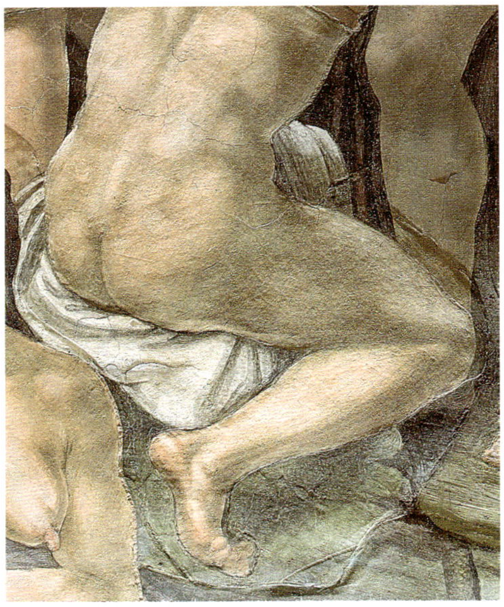

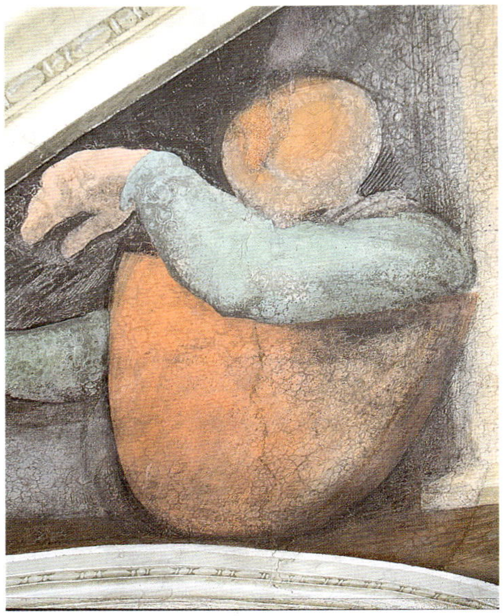

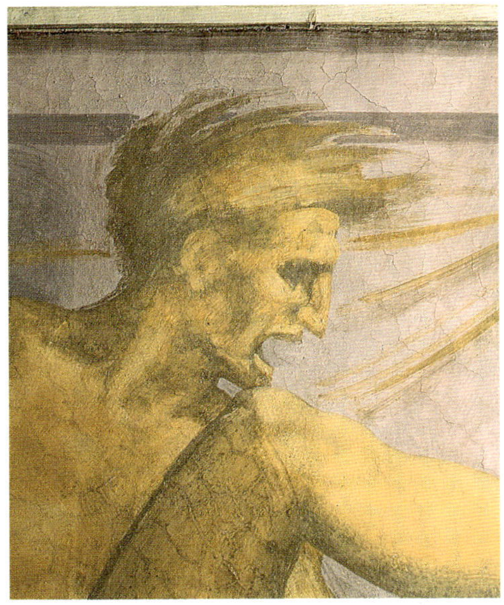

Oben: „Die Sintflut", Detail mit rechter Figurengruppe.
Mitte: „Judit und Holofernes", Detail mit schlafendem Krieger.
Rechts: bronzefarbener Akt rechts über der „Erschaffung Adams", Detail.

machen, was zur Annahme führen könnte, daß die Tagesproduktionen hier entsprechend groß waren. Das ist zwar nicht auszuschließen, aber wir nehmen doch lieber eine Vorgehensweise an, bei welcher der frische Putz bis an den noch feuchten der vorigen Produktion herangezogen und die Nahtstelle mit der Kelle glattgestrichen wurde.
Als Vorlage bei der Ausführung eines Freskos dient eine Zeichnung im Maßstab 1 : 1, die der Maler auf großen Bögen anfertigt. Sie wird anschließend gemäß den Konturen der Komposition in verschiedene Teile zerlegt, deren Größen so bemessen sind, daß sie sich in einem Tag realisieren lassen. Eine Ausnahme bildet das venezianische Fresko, daß zum Teil noch im Cinquecento nach älteren Regeln in *pontate* ausgeführt wurde, bei denen der Kalkbewurf jeweils mit horizontalen und vertikalen Rändern aufgebracht wurde.
Diese Vorzeichnungen können abschnittweise auf zwei Arten auf den Putz übertragen werden: Mit Spolvero-Technik (Durchstäubung) oder durch indirekte Ritzung. Im ersten Fall wird die detaillierte Zeichnung in Hell und Dunkel über einem zweiten Blatt, das von der Feuchtigkeit zerstört wird, auf den Putz aufgelegt und perforiert. Die Löcher werden anschließend mit einem Säckchen Kohlenstaub angetupft, so daß auf dem Putz eine gepunktete Orientierungslinie für den Maler entsteht.
Im zweiten Fall wird die Vorzeichnung auf einem dicken festen Bogen, dem sogenannten Karton, vorgenommen. Er wird unmittelbar an die Wand angelegt und mit einem metallenen oder elfenbeinernen Griffel angeritzt, der im weichen Putz eine Spur hinterläßt.
Spolvero-Technik erhält den Putz vollkommen ebenmäßig und ermöglicht die Ausführung komplexer feiner und detailreicher Kompositionen, die besondere Sorgfalt und eine lange Vorbereitungszeit erfordern. Kürzer sind die Vorbereitungen bei indirekter Ritzung, bei der ein eher flüchtiger Entwurf benutzt werden kann. Übertragen wird er mit großen groben Markierungen, die dem Künstler bei der Ausmalung mehr Freiheit lassen. Eine zu dicht gestochene Markierung zerstört die Oberfläche des Kalkbewurfs.

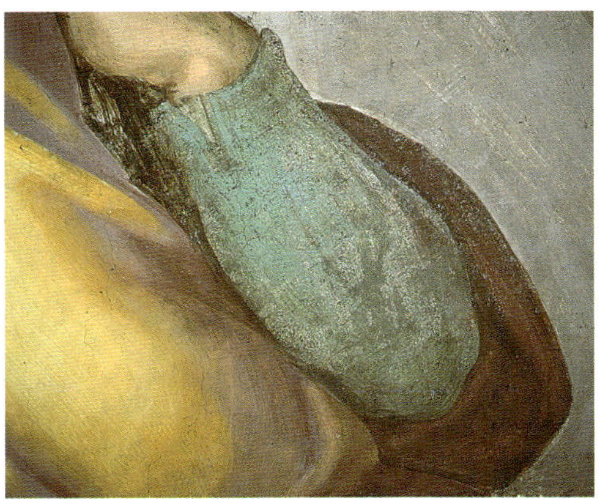

Lünette „Azor-Zadok", Detail mit rechtem Ärmel der Figur rechts, verfeinert mit Sekko-Farben.

Michelangelo verwendet beide Methoden, meistens aber Spolvero-Technik, seltener indirekte Ritzung. Die Konturen der vorgetäuschten Architektur sind dagegen ohne Karton direkt mit Griffel in den Putz geritzt worden. Abdrücke von Schnüren oder vom Pausrad sind bisher nicht gefunden worden, wenn die Decke an einigen Stellen auch Einstiche grober Nägel aufweist, die zum Spannen der Markierungsschnüre gedient haben. Die Linie der Durchstäubung ist bei den Umrissen der Figuren oft mit der Pinselspitze mit schwarzer Farbe nachgezogen worden, während sich in Inneren feine direkte Ritzlinien finden, die Konturen von Schatten, Faltenwürfen und Muskulatur markieren: Hier wurde die Spur der Durchstäubung nachgeritzt und anschließend ausgelöscht. Einige Figuren im Gewölbe und alle in den Lünetten sind ohne Kartons oder eine solche direkte Übertragung entstanden.
Michelangelo setzt bei der Ausmalung sämtlicher Figuren von Propheten und Sibyllen mit wenigen unwichtigen Ausnahmen Spolvero-Technik ein, mit direkter Ritzung bei den Gewändern und Thronen. In den vier großen Hängezwickeln oder Pendentifs benutzt er zumeist Durchstäubung mit einigen zusätzlichen direkten Ritzungen. Bei der liegenden enthaupteten Figur des Holofernes im Pendentif *Judit und Holofernes* und bei der Figur des *Haman* sowie der linken Figurengruppe mit König und Königin im Pendentif der *Bestrafung des Haman* setzt er dagegen indirekte Ritzung ein. Von den acht kleinen Stichkappen sind die vier in der ersten Hälfte des Gewölbes mit Spolvero-Technik übertragen, die vier in der zweiten Hälfte dagegen mit indirekter Ritzung.
Der fast identischen Vorgehensweise begegnet man bei den einfarbigen Putten der Throne – bei Jesaja, der Delphischen Sibylle, bei Sacharja, Joël, der Eritreischen Sibylle und Ezechiel wurden sie mit Spolvero-Technik übertragen, bei der Cumäischen Sibylle, beim Daniel, der Libyschen Sibylle, Jonas, beim Jeremias und der Persischen Sibylle dagegen mit indrekter Ritzung. In den zentralen Feldern trifft man von der *Sintflut* bis zur *Erschaffung Evas* Durchstäubung mit einigen direkten Ritzungen an, der einzige Fall einer Vorgehensweise mit indirekter Ritzung ist der Engel in der *Vertreibung aus dem Paradies*. Die Szene der *Erschaffung des Menschen* weist bei der Gruppe um den Schöpfer Durchstäubung und direkte Ritzung auf, während bei der Figur Adams die Konturen durch den Karton eingeritzt worden sind. Alle folgenden Szenen bis hin zur *Scheidung von Licht und Finsternis* wurden mit indirekter Ritzung übertragen.
Sämtliche Ignudi sind mit Spolvero-Technik übertragen worden. Dagegen sind bei den bronzenen Akten keine Anzeichen einer Übertragung vom Karton auszumachen, mit Ausnahme des Jünglings neben Jona in der Ecke über dem Pendentif der *Kupfernen Schlange,* wo sich entlang des rechten Armes der Figur, offenkundig das Werk eines ungeübten Gehilfen, verschiedene Spuren direkter Ritzung finden. Das Muschel- und Eicheldekor auf den Rahmen der Lünetten ist mit indirekter Ritzung übertragen worden. In den Lünetten selbst deutet, wie bereits erwähnt, nichts auf die Arbeit mit Karton hin. Fast überall im Gewölbe fallen Figuren auf, die direkt, also ohne Kartons entstanden wie die kleine, den Weinstock pflanzende Figur Noachs in der Szene *Rausch des Noach* oder wie der schlafende Krieger in der Szene *Judit und Holofernes.* Michelangelo setzt die verschiedenen Techniken zur Übertragung der Kartons nicht mit der gleichen Logik ein wie die Werkstätten des Quattrocento. Andere Gründe gaben offenbar den Ausschlag für die jeweilige Entscheidung. Die vorliegende Untersuchung hat hierzu allerdings keine Ergebnisse erbracht, so daß wir uns mit reinen Vermutungen begnügen müssen. Daß sich der persönliche Malstil Michelangelos, spürbar in der Pinselführung, in den mit Spolvero-Technik oder indirekter Ritzung entstandenen Figuren ebenso zeigt wie in Bildbereichen, die ohne Kartons entstanden, legt den Schluß nahe, daß die jeweilige Methode nicht wegen im eigentlichen Sinne technischer Erfordernisse gewählt wurde. Den Ausschlag gaben anscheinend vielmehr Zufälligkeiten bei der Arbeitsweise der Werkstatt, sowie Glaubensfragen und möglicherweise der künstlerische Reifeprozeß des Meisters, der sich auch in einem Wandel der Farbgebung im zweiten Teil des Gewölbes zeigt, wo in großem Stil Ritzung mit Karton eingesetzt wird.
Michelangelos Technik beim Fresko ist so streng, daß er außer in wenigen,

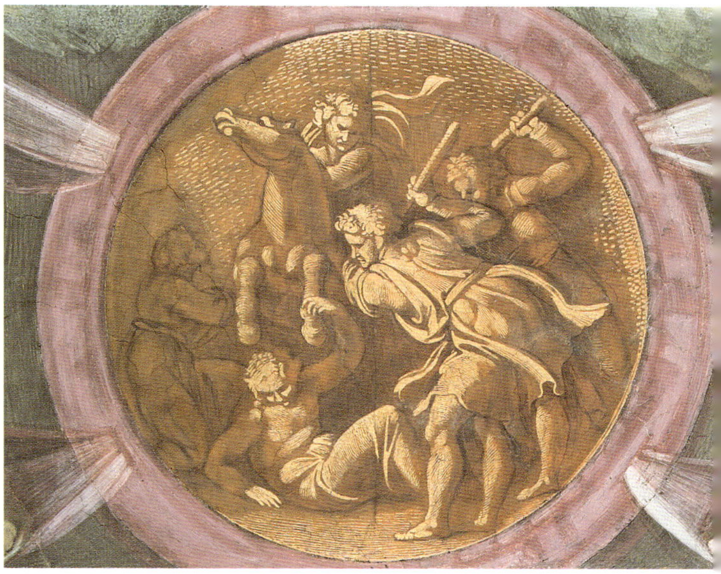

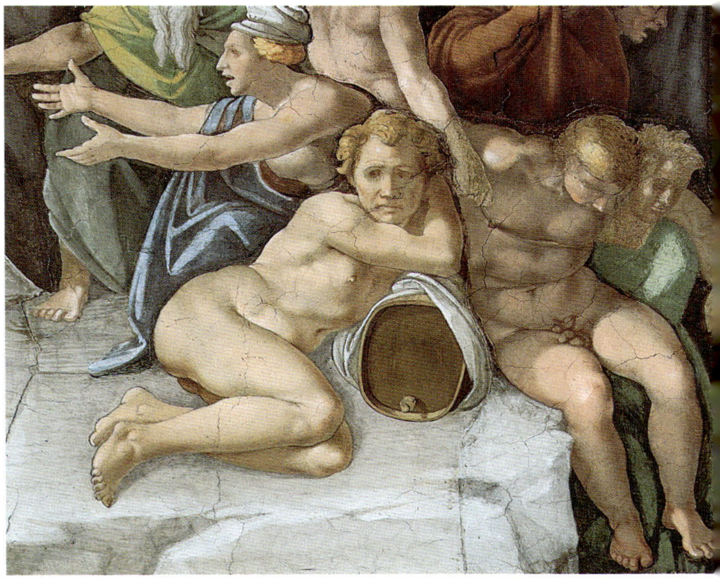

„Die Sintflut", Detail mit rechter Figurengruppe.
Oben: Bronzefarbenes Medaillon über dem Propheten Jesaja.

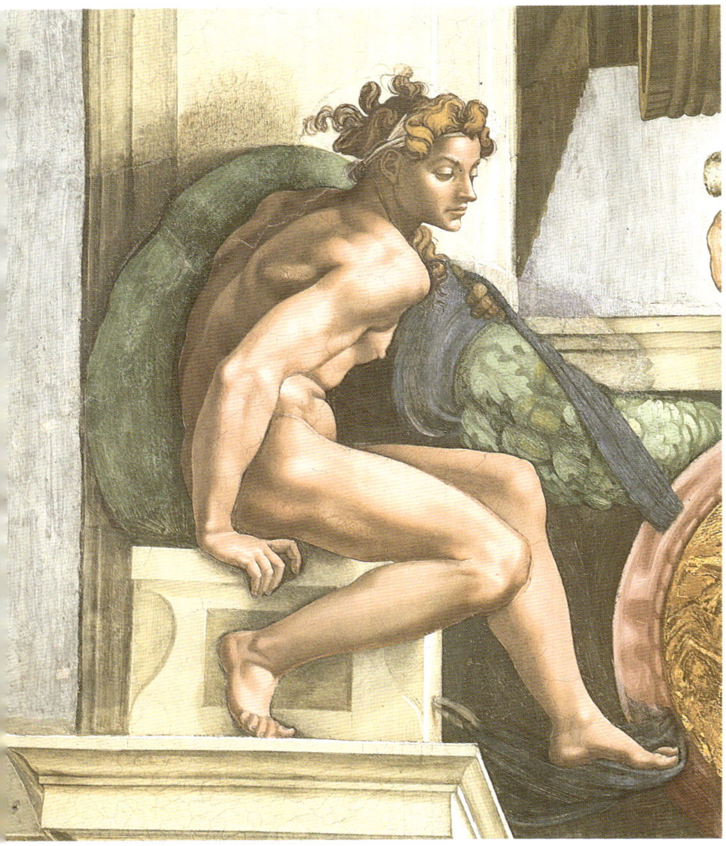

Ignudo links über dem „Propheten Joël".

kaum merklichen Fällen auf jene Hilfsmittel verzichtet, die beim *buon fresco* häufig eingesetzt werden; man könnte hier auch von *affresco aiutato* sprechen.
Gemeint ist jene Malerei, die zwar nach den Regeln des echten Freskos ausgeführt, die aber mit Pinselstrichen oder kleineren Farbaufträgen abgeschlossen wird, bei denen das verwendete Pigment mit leichten Bindemitteln versetzt wird: zum einen tierische Milch oder seltener Pflanzenmilch, zum anderen Kalkwasser oder Kalkmilch. Die beiden ersten Bindemittel sorgen dafür, daß Pinselstriche, die am Ende des Tages ausgeführt werden (im allgemeinen dick aufgetragene besonders helle oder intensivere dunkle Töne), auch ohne die gute Karbonisation des Putzes fixiert werden. Der Einsatz von Kalkwasser oder Kalkmilch unterstützt dagegen die Karbonatbildung.
Diese auf Erfahrung beruhenden Techniken gehören zu den besonderen Kniffen des Metiers, Kunstgriffe, die nie richtig kodifiziert wurden, die an den grundlegenden Abläufen der Technik aber auch nichts ändern. Im Fall der Sixtina kann man tatsächlich immer von echtem Fresko sprechen, da der chemische Prozeß der Karbonatbildung wichtiger ist als die Wirkung von Bindemitteln. Kein *buon fresco* liegt dagegen bei jenen Wandmalereien vor, die nur oberflächlich auf frischem Putz vorbereitet und mit Pigmenten vollendet werden, die mit tierischem Leim, häufig unter geringem Zusatz von Öl, gebunden werden.
Da nicht alle Farben der starken basischen Wirkung des Kalks standhalten, müssen Künstler, wenn sie bestimmte Farben trotzdem verwenden wollen, auf Sekko-Technik umsteigen. Die Farbe wird dann auf den getrockneten Putz aufgetragen und mit Bindemitteln fixiert.
Bei den Fresken des Gewölbes gibt es nur wenige Bereiche in Sekko-Technik: Die Vergoldungen und die schwarzen Schattenlinien in Medaillons und auf den Ziersäulen der Throne; zudem einige kleine Nachbesserungen mit Sekko-Farben wie der rechte Ärmel der rechten Figur in der Lünette Azors, die Kopfbedeckung der rechten Figur in der Lünette Serubbabels, der Mantel auf den Knien der linken Figur in der Lünette Eleasars, der Schatten auf der Kopfbedeckung der Delphischen Sibylle, das blaue Übergewand Ezechiels und der Kragen des Sacharja.
In der Szene der *Sintflut* ist die rechte Figurengruppe zum Großteil *a fresco* begonnen und *a secco* vollendet worden, was allerdings auf die Anfangsschwierigkeiten und die von Vasari erwähnten Probleme mit den Gehilfen zurückzuführen ist.
Zu nennen sind weiterhin Korrekturen, sogenannte *pentimenti,* bei denen es Michelangelo fast immer darum ging, einzelne Details an den Figuren (Arme, Beine, Lenden oder Gewänder) um einige Millimeter bis zu wenigen Zentimetern zu verkleinern oder vergrößern. Unverhältnismäßig groß ist die Nachbesserung am Ignudo links von der Gruppe um den Propheten Joël: Ihr fiel der gesamte linke Arm zum Opfer.
Am häufigsten sind Nachbesserungen an den Figuren der Propheten und Sibyllen (am Sacharja war der Eingriff besonders stark). Im ersten Teil des Gewölbes wurde auf drei verschiedene Arten nachgebessert: mit Fresko-Technik, Mischtechnik und reiner Sekko-Technik.
Bei Korrekturen *a fresco* wird der Putz im fraglichen Bereich heruntergeschlagen und auch in kleinen Bereichen durch frischen Kalkbewurf ersetzt (Sacharja, *Rausch des Noach*); bei Mischtechnik wird ein Teil der oberen, noch nicht angetrockneten Putzschicht abgetragen und durch eine Schicht mit langsam arbeitendem *intonaco* ersetzt, der mit einem Pinsel aufgetragen und dann mit wasserlöslichen Farben übermalt wird (Sacharja, *Rausch des Noach,* Joël, *Sintflut,* Eritreische Sibylle); bei Korrekturen *a secco* wird schließlich mit Farben nachgebessert, die mit tierischem Leim gebunden sind. Die letzte Methode wurde bei späteren Korrekturen (zumeist in der zweiten Hälfte des Gewölbes) eingesetzt. Mit Kalk wurde nur ein Eingriff durchgeführt: die Nachbesserung oben am hölzernen Fußbrett des Sacharja. Kein *pentimento* findet sich in den Lünetten, mit Ausnahme der linken Figur in der des Achim, wobei es sich hier allerdings eher um eine komplette Erneuerung *a fresco* handelt, da vom ursprünglich aufgebrachten Putz nur noch ein kleiner Teil oben im Hintergrund und vom Kopf der Figur übrig ist.

Man hat die Reinigung der Fresken in dem irrigen Glauben kritisiert, es gebe zahlreiche, vom Künstler stammende Eingriffe *a secco*, die bei der Prozedur in Mitleidenschaft gezogen werden könnten (dabei hat man Michelangelo sogar die Leimschicht zugeschrieben). Wie wir indes bereits gesehen haben, konnte bei eingehender Untersuchung in neun Jahren Restauration endgültig Licht in die umstrittene Frage gebracht werden. Im Hinblick auf den Leim ist neben den ermittelten objektiven Fakten – darunter das nicht verunreinigte Fragment aus dem Originalfresko ohne Leimschicht, das sich seit 1570 in einem Riß am Halsansatz eines Ignudo verbirgt – hervorzuheben, daß die abschließende Fixierung eines echten Freskos mit einem solchen Material nicht nur eine ungewöhnliche Praktik, sondern ein gravierender technischer Fehler gewesen wäre: das Fresko wird ja gerade mit der Zeit fest und beständig, während sich organisches Material wie Leim rasch verändert und dem Verfall preisgegeben ist.

Auf den Putz oder das Fresko wurde vom Künstler nur dann sehr flüssiger Leim aufgetragen, wenn es sich um Wandmalereien handelte, die ganz *a secco* ausgeführt oder *a fresco* begonnen und *a secco* vollendet wurden; häufig verwendet wurde Leim dagegen von den Restauratoren längst vergangener Jahrhunderte – zur Auffrischung der Farben oder als vorbereitende Maßnahme, wenn das zu restaurierende Bild komplett erneuert werden sollte.

Zu den Nachbearbeitungen *a secco*, die übrigens allesamt vor der Reinigung entdeckt worden waren und offenbar alles gut überstanden haben, ist zu bemerken, daß das hohe Maß an Feinheit und Vollendung der Malerei *a fresco* darauf schließen läßt, daß Michelangelos Plan einen abschließenden Feinschliff nicht vorsah. Sollte eine weitere Ausschmückung nach dem Geschmack des Quattrocento – nach dem Malstil im letzten Teil der Decke ist dies aber wohl auszuschließen – dennoch vorgesehen gewesen sein, so wurden diese sicher nicht ausgeführt, wie die unfertige Arbeit im unteren Teil der Lünetten bezeugt.

Vom heutigen Kenntnisstand aus betrachtet, versteht man denn auch, was Vasari meint: „... er [der Papst] fieberte der Enthüllung [des Gewölbes] entgegen, war er doch von ungestümer und ungeduldiger Natur, so daß er es nicht erwarten konnte, bis sie vollendet und den sogenannten letzten Schliff erhalten würde." Und weiter unten: „Er wollte Michelangelo einige Gegenstände *a secco* ausfeilen lassen, wie es jene alten Meister in den unten erwähnten Geschichten getan hatten, einige Felder, Kleider, ultramarinblaue Lüfte und goldene Ornamente an so mancher Stelle, die sie bereichern und ihnen ein besseres Aussehen verleihen sollten; da der Papst glaubte, daß uns dies noch fehle – er hatte es von denen, die es gesehen, in den höchsten Tönen loben hören – verlangte er danach. Doch Michelangelo dauerte es zu lange, bis das Gerüst wieder errichtet wäre, und so blieb es dabei."

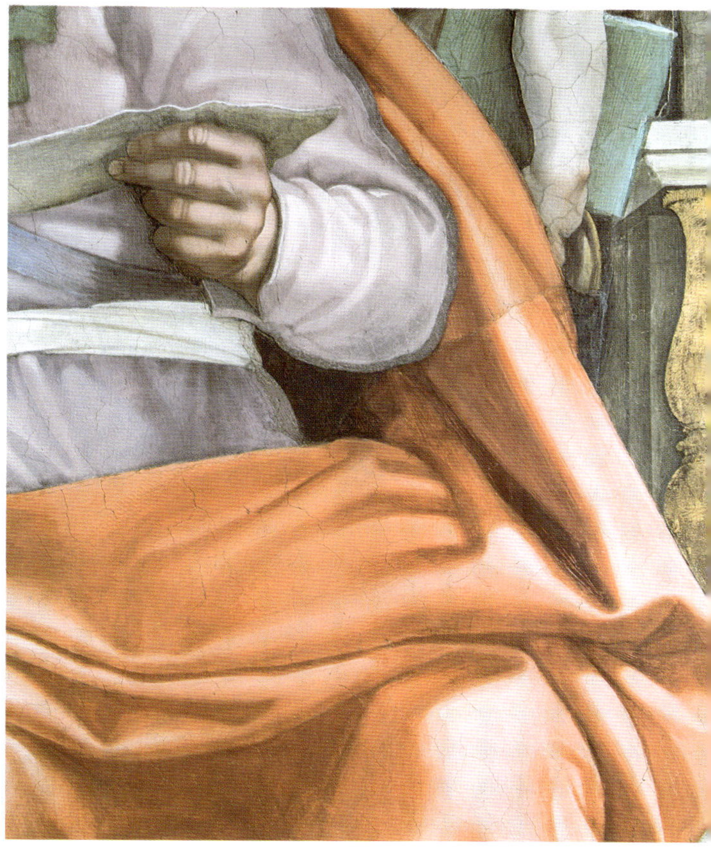

Der „Prophet Joël", Detail.

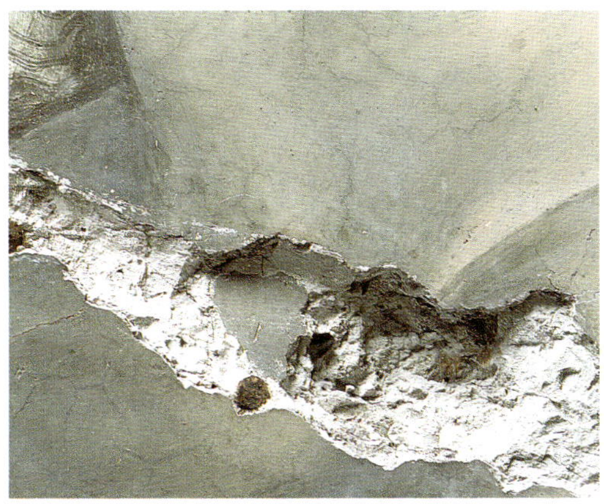

Detail eines Ignudo. Der Riß am Halsansatz enthält ein Fragment des Freskos im ursprünglichen Zustand.

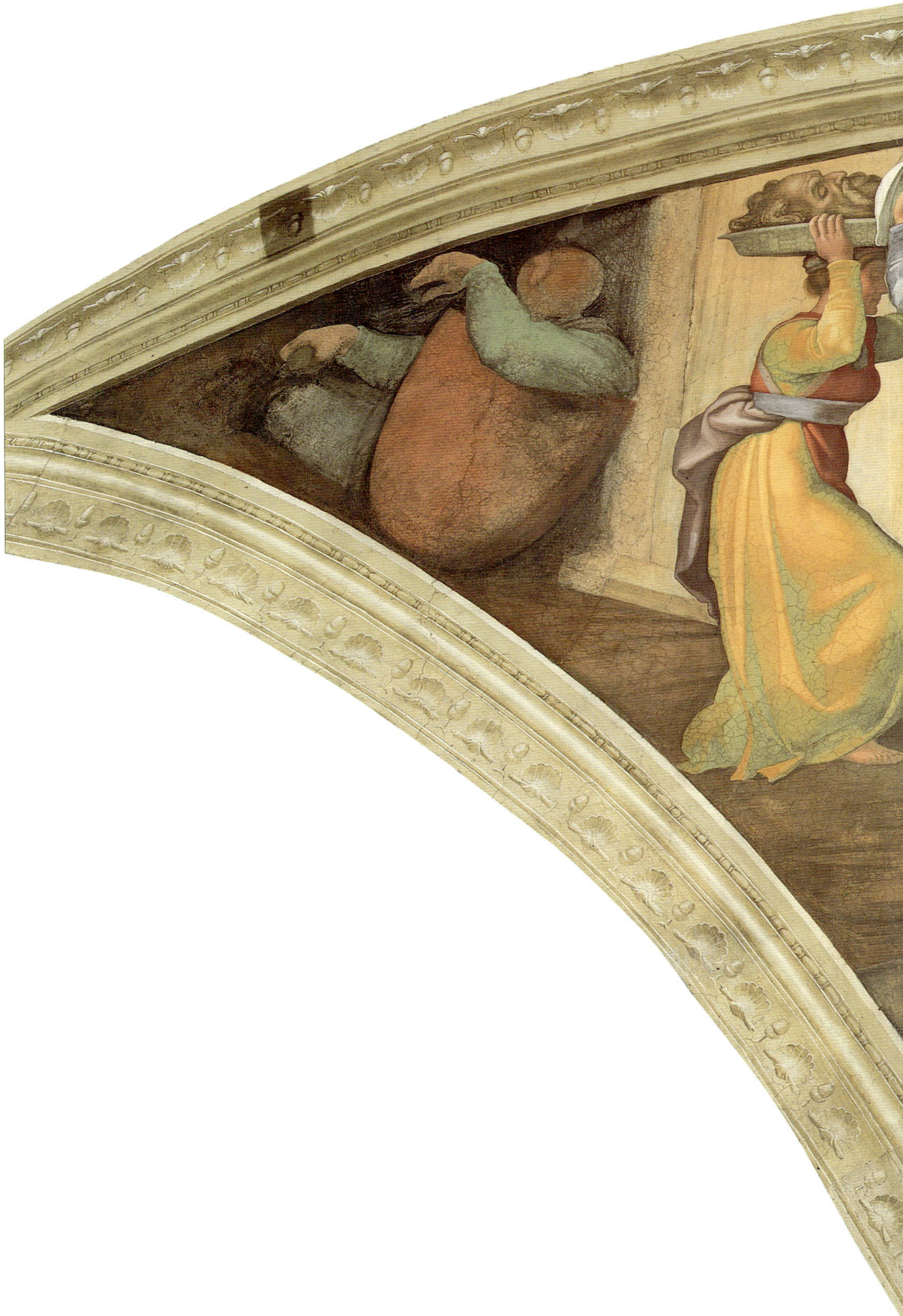

Die Pendentifs über der Eingangswand stellen die wundersame Errettung des jüdischen Volkes durch zwei herausragende Persönlichkeiten dar: Im ersten Gemälde handelt es sich um die Witwe Judit, im zweiten um den jungen David – nach einer symbolischen Deutung der Fresken in der Sixtina die Darstellung des Triumphs von Kirche und Christus über das Böse.
Holofernes, der oberste Feldherr der Assyrer, hat zur Aufgabe, gegen die westlichen Länder zu ziehen, die Nebukadnezzar den Gehorsam verweigerten. Die schöne Judit errettet das jüdische Volk vor der Vernichtung, indem sie Holofernes Willfährigkeit vortäuscht, ihn betrunken macht und ihn dann tötet.

Und sie schlug zweimal mit ihrer ganzen Kraft auf seinen Nacken und hieb ihm den Kopf ab. Dann wälzte sie seinen Rumpf von dem Lager und riß das Mückennetz von den Tragstangen herunter. Kurz danach ging sie hinaus und übergab den Kopf des Holofernes ihrer Dienerin, die ihn in einen Sack steckte. Sie machten sich dann beide wie gewöhnlich auf den Weg, als wollten sie zum Beten gehen.

JUDIT 13, 8-10

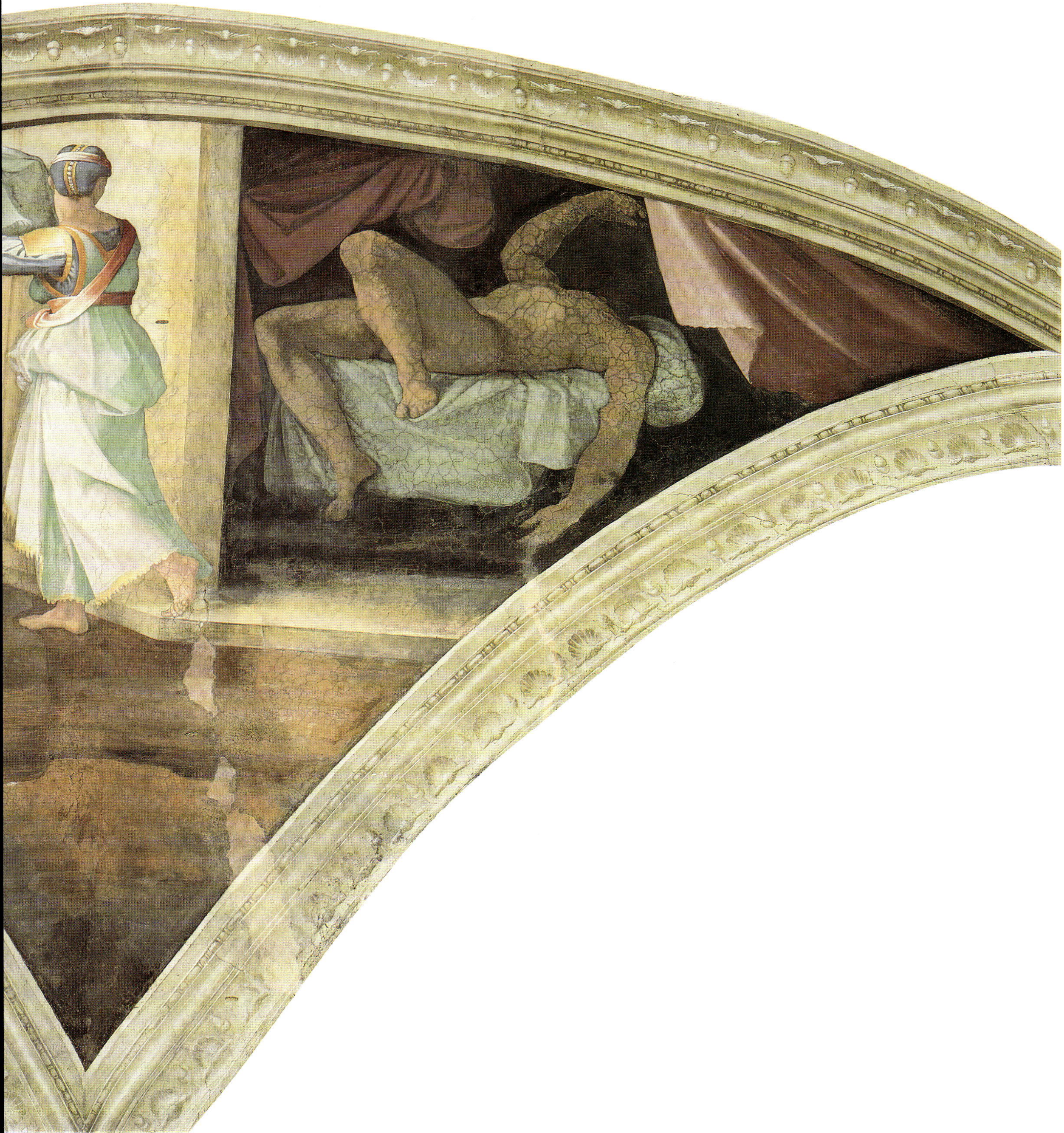

Sie legt das Haupt des Holofernes in einen Korb auf dem Kopf einer alten Magd, die sich, da von großem Wuchs, herabbeugt, damit Judit hinaufreichen und ihn richtig hineinlegen kann; und während die Magd [...] ihn zu zuzudecken versucht und ihren Kopf dem Rumpf zuwendet [...] spiegelt sich in ihrem Blick das Grauen vor dem Ort und die Angst angesichts des Toten.

VASARI, Vita di Michelagnolo Buonarroti

Folgende Seite:
Detail mit Judit und Magd.

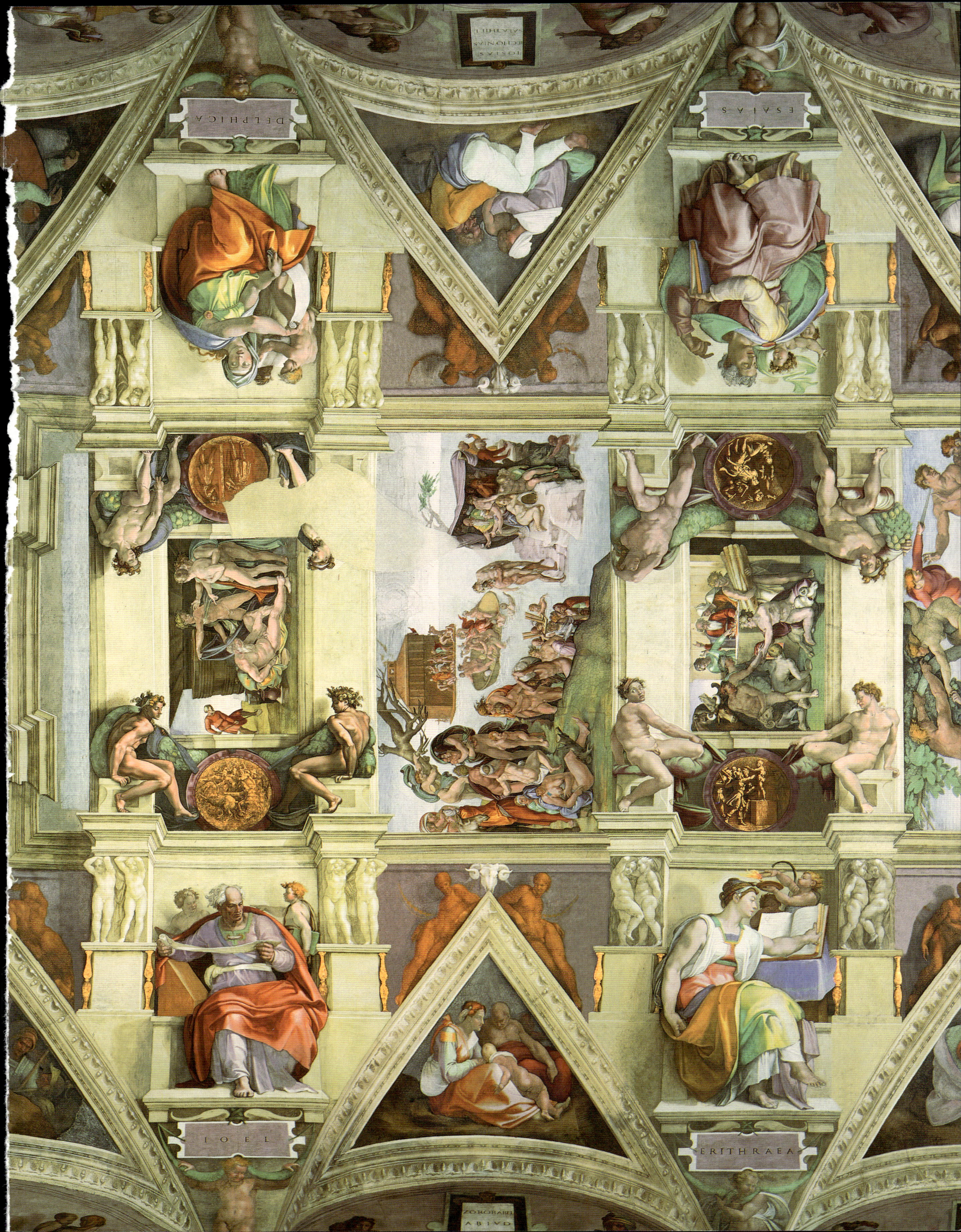
DELPHICA
ESAIAS
IOEL
ERITHRAEA

„Dieses Werk ist und war wahrhaftig der Glanzpunkt unseres Könnens, welcher der Kunst der Malerei soviel Genuß und Licht gebracht hat, daß es die Welt, die soviele Hunderte von Jahren in Finsternis gelegen, erleuchtet hat. […] Doch verblüfft es nun jeden, der in ihr die räumliche Tiefe der Figuren, die Vollkommenheit der perspektivischen Verkürzungen und die herrlichen Rundungen der Konturen, die Grazie und Lebendigkeit zu entdecken vermag, welche die schönen nackten Jünglinge zeigen…"
VASARI

Seit der ersten öffentlichen Besichtigung im Sommer 1511 bis in unsere Tage sind die „Leichtigkeit" und „Vollkommenheit" dieser Fresken allgemein gelobt worden. Michelangelo erlebte das künstlerische Schaffen freilich als Konflikt: vom Kampf mit dem Marmorblock um die Befreiung der eingeschlossenen Formen bis zum Ringen mit dem Pinselstrich um die Verwirklichung der idealen, dem Geist entsprungenen Figur.

Die Malfläche im Gewölbe wurde in drei Teile geteilt. Der erste Bereich umfaßte die Lünetten und die dreieickigen Stichkappen mit Darstellungen der Vorfahren Christi von Abraham bis Josef, die im ersten Buch des Matthäusevangeliums aufgelistet werden. Es handelt sich um die Geschlechter des Alten Testamentes, deren Haltungen für die Conditio humana vor der Erlösung stehen. Die vier Pendentifs, in die die Wände an den Ecken ins Gewölbe übergehen, sind mit Szenen ausgemalt, die zeigen wie das auserwählte Volk auf wundersame Weise von der Vernichtung errettet wird, eine symbolische Vorwegnahme der Erlösung der gesamten Menschheit durch Christus. Der zweite und dritte Bereich umfaßt das gesamte eigentliche Gewölbe. Ein gemaltes Bandgesims, das die Decke umläuft, ruht scheinbar auf den Thronen der sechs Propheten und sieben Sibyllen, die in Schriften die Ankunft Jesu verkündeten. Die fortschreitende Darstellung der Offenbarung gipfelt in den Fresken des zentralen Rechtecks ganz oben im Gewölbe. Es ist der Länge nach in neun Felder eingeteilt, gegeneinander abgegrenzt durch vorgetäuschte architektonische Bauglieder über den Thronen der Propheten und Sibyllen. Die zentralen Felder zeigen Szenen der Schöpfungsgeschichte in chronologischer Abfolge vom Altar zum Eingangsportal: von der Scheidung von Licht und Finsternis bis zum Rausch des Noach. Vom Eingangstor her gesehen, lassen sich die Szenen in umgekehrter Reihenfolge symbolisch als Geschichte der Erlösung von der Fleischwerdung bis zum Jüngsten Gericht deuten. Fünf der neun rechteckigen Felder sind von geringerer Größe: Michelangelo hat ihre Querseiten zu den Thronen hin mit Figuren nackter Jünglinge, den sogenannten Ignudi, bestückt. Sie halten Bänder, Girlanden mit Eichenlaub und Eicheln, eine Anspielung auf das Wappen der Della Rovere, der Familie Julius' II., und zehn bronzefarbene Medaillons mit Szenen aus dem Alten Testament. Die Arbeiten an den Fresken zogen sich über mehrere Jahre hin, bedingt vor allem durch Geldmangel. Dieser führte 1510, als der Papst wegen bedeutender politischer Angelegenheiten zeitweilig nicht in Rom anwesend war, zu einer längeren Unterbrechung der Arbeiten. Das Werk wurde vom Eingang zum Altar hin ausgeführt: Im August 1511 wurde die erste Hälfte enthüllt, im Herbst des folgenden Jahres wurde der Zyklus vollendet.

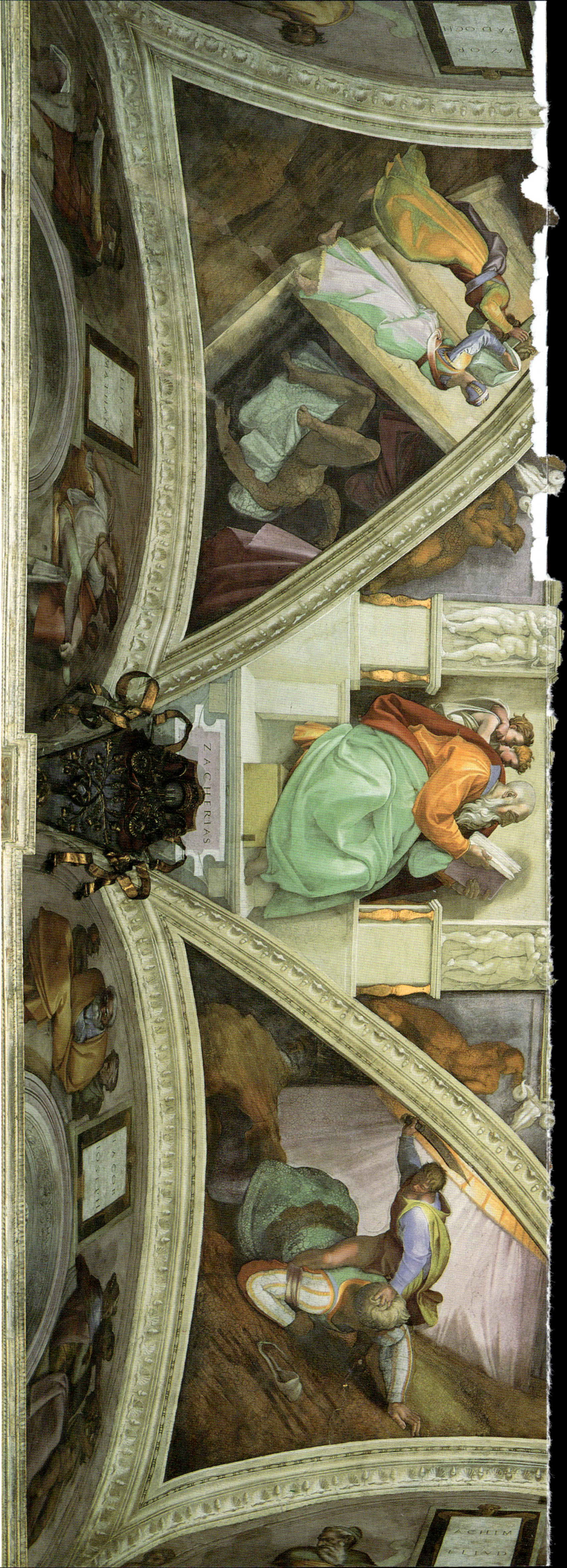

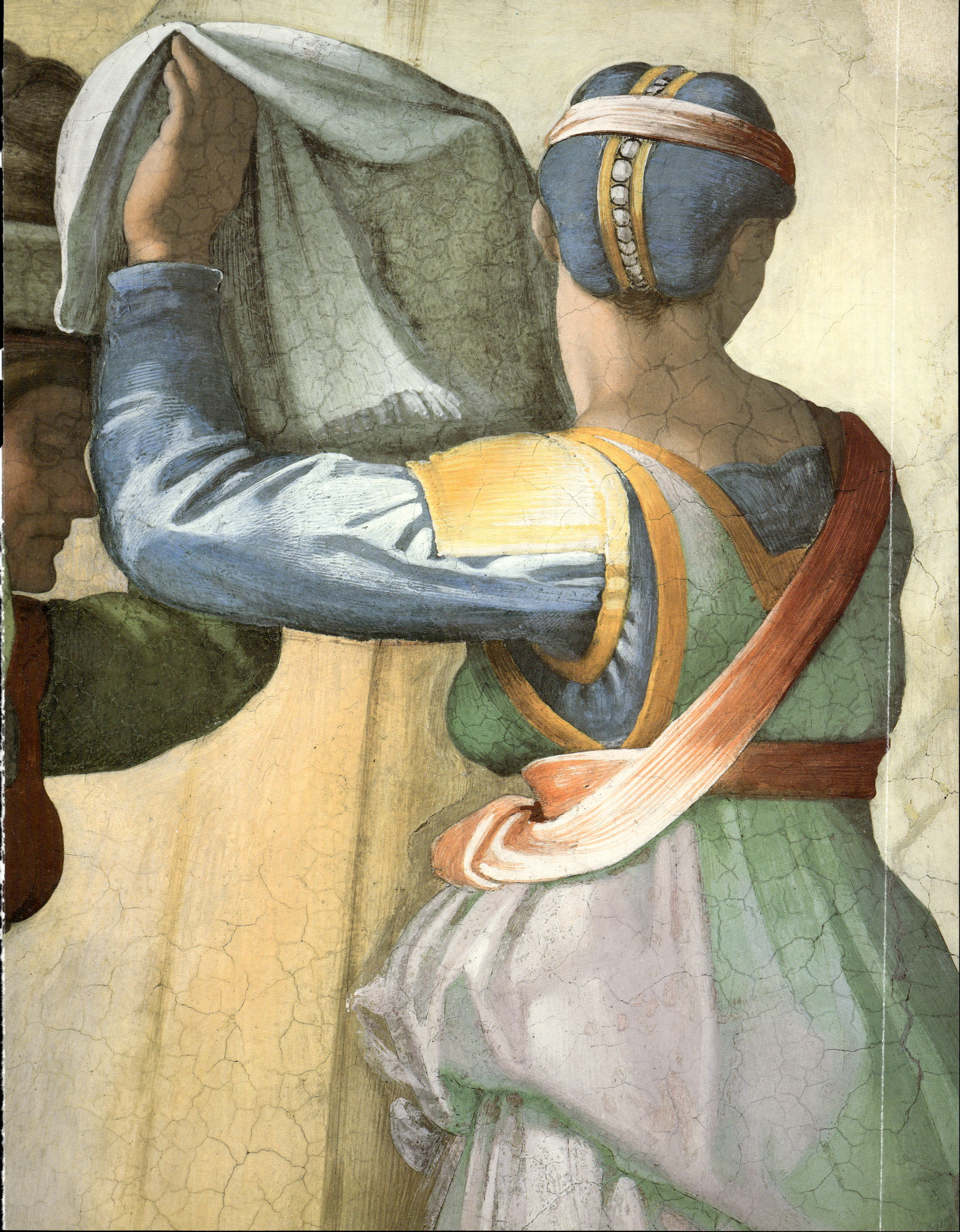

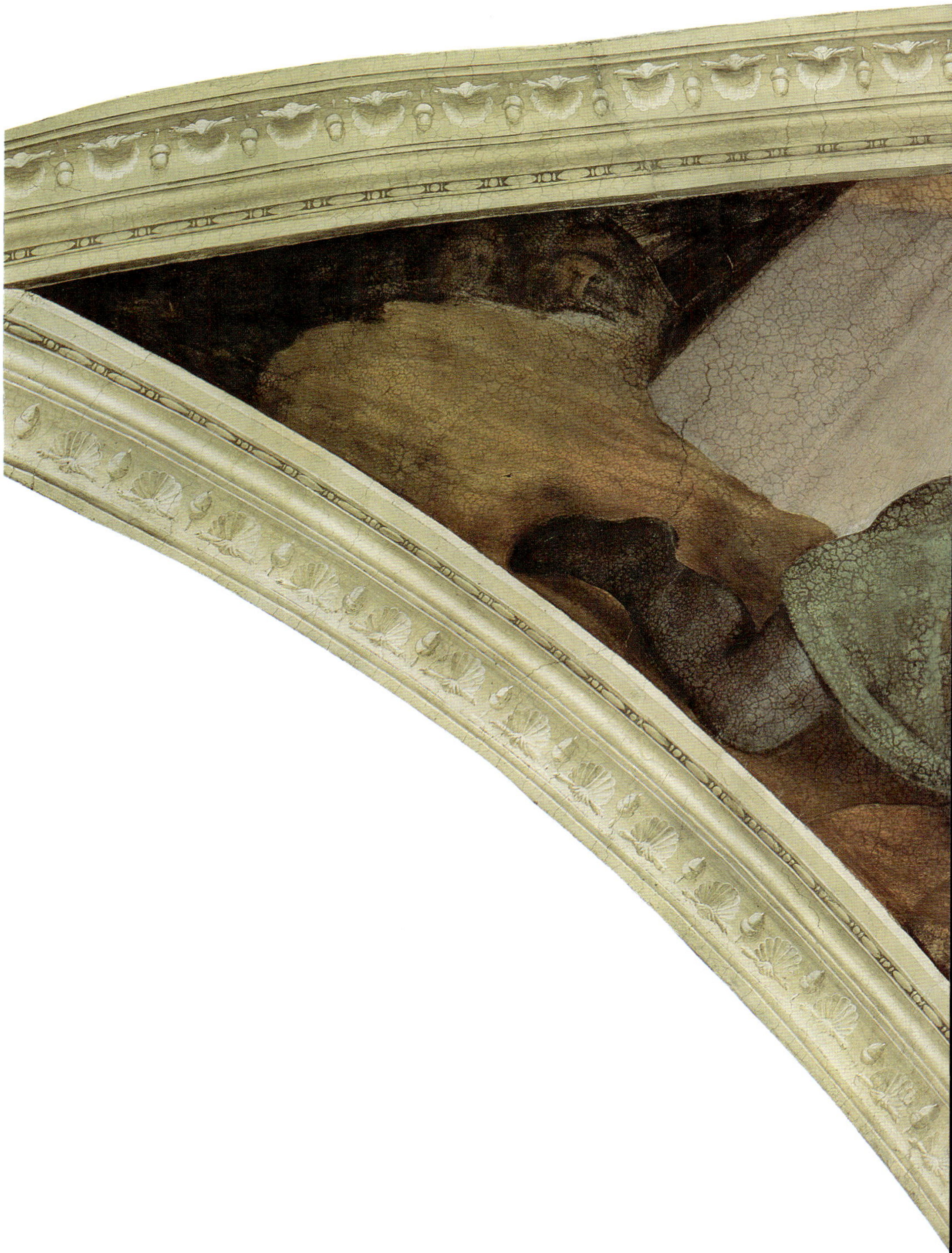

Auf einer dreieckigen Malfläche mit nach unten gekehrter Spitze bereitet der Bildaufbau Schwierigkeiten. Michelangelo nutzt und betont bei der Komposition – auch mit dem Zelt hinten im Bild – die Vertikale und verbannt die seitlichen Bereiche in den Hintergrund. Im Krieg zwischen Philistern und Israeliten fordert der Riese Goliat das israelische Heer auf, einen Mann zum Zweikampf zu stellen: Das Heer des Gewinners soll Sieger sein; das Geschlecht des Verlierers soll versklavt werden. Nur der junge David findet den Mut, die Herausforderung anzunehmen. Er siegt trotz spärlicher Bewaffnung.

So besiegte David den Philister mit einer Schleuder und einem Stein; er traf den Philister und tötete ihn, ohne ein Schwert in der Hand zu haben. Dann lief David hin und trat neben den Philister. Er ergriff sein Schwert, zog es aus der Scheide, schlug ihm den Kopf ab und tötete ihn.

1 Samuel 17, 50-51

Vorige Seite: Detail mit David, der Goliat das Haupt abschlägt.

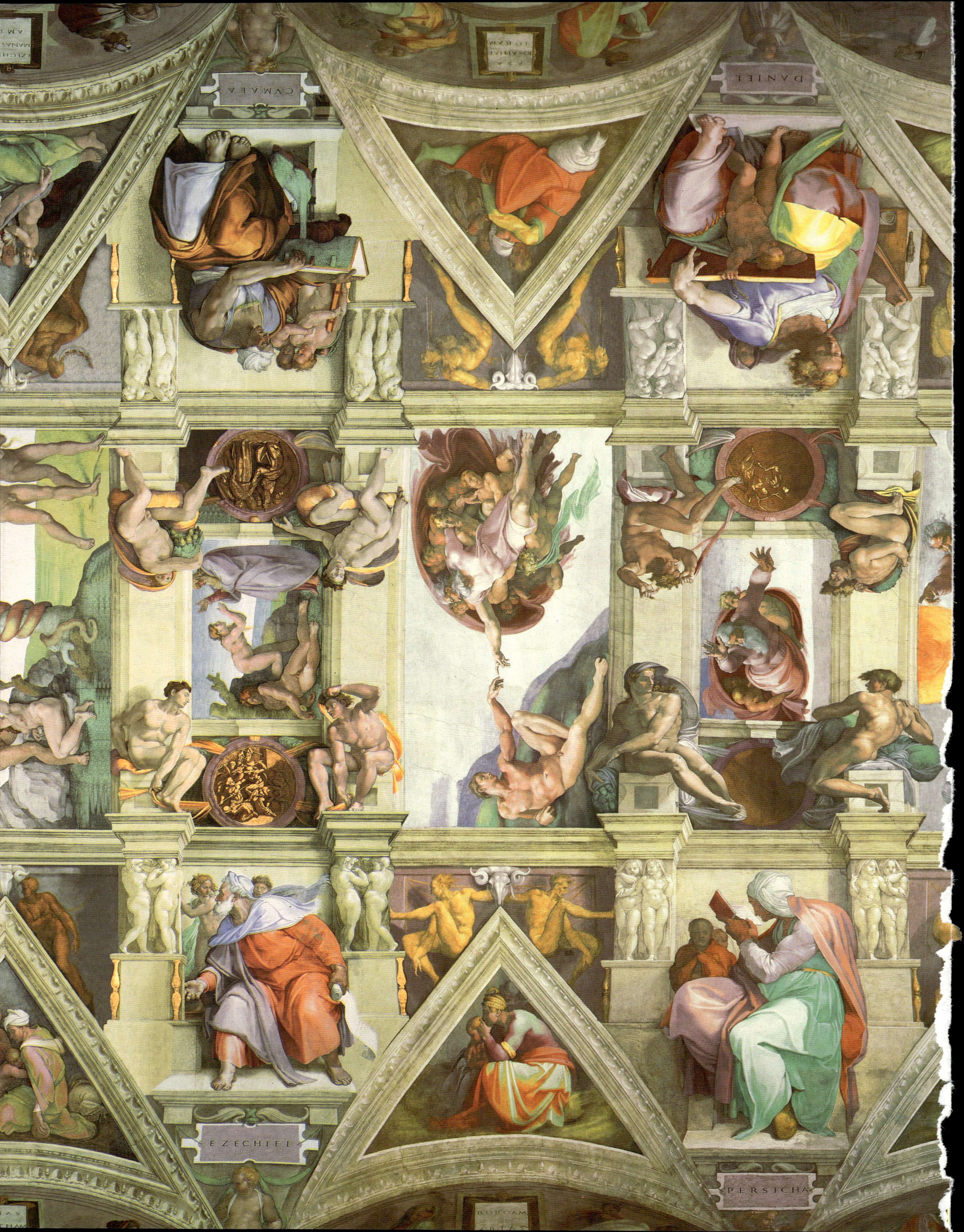
EZECHIEL
PERSICHA

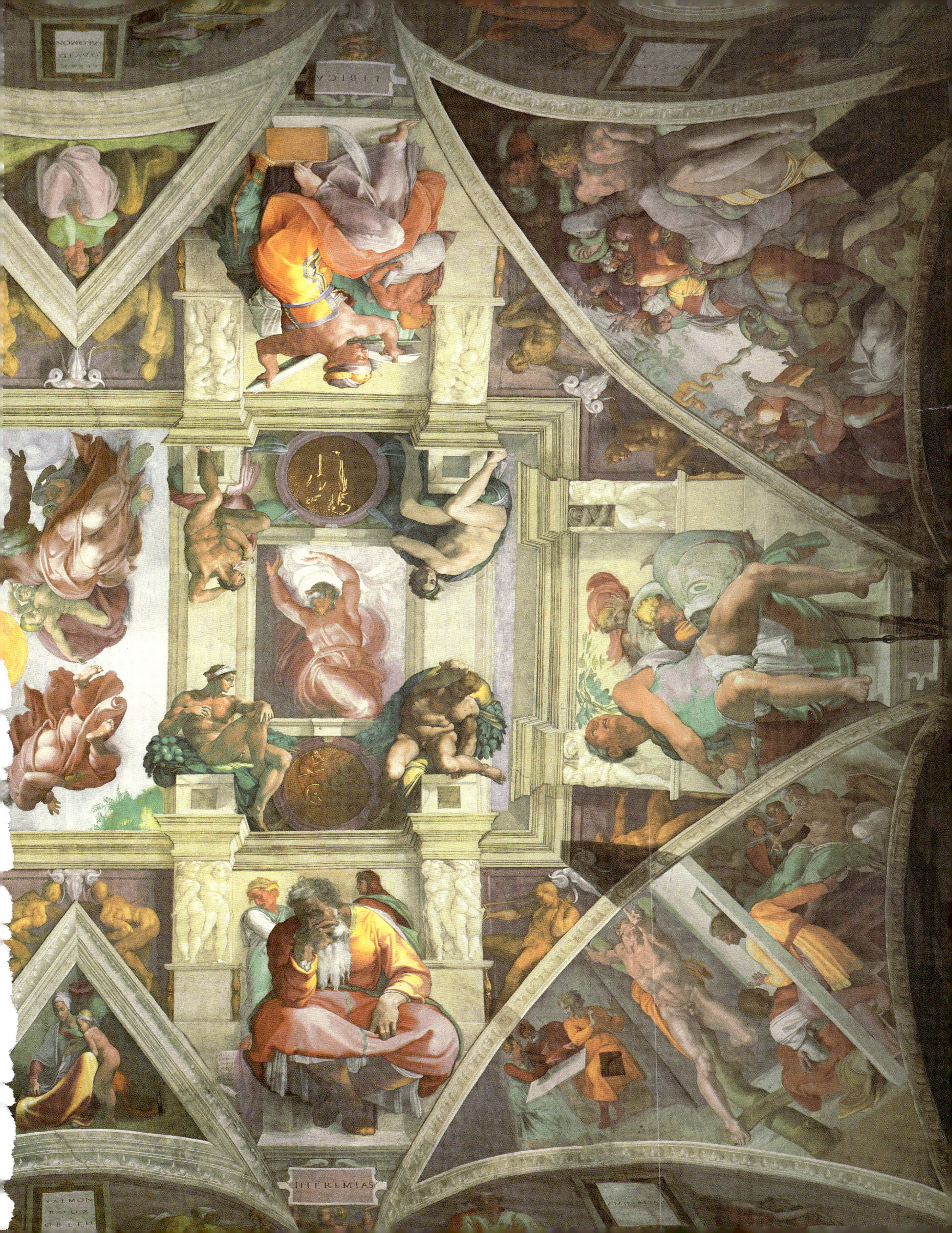
HIEREMIAS
SALMON
BOOZ
OBETH

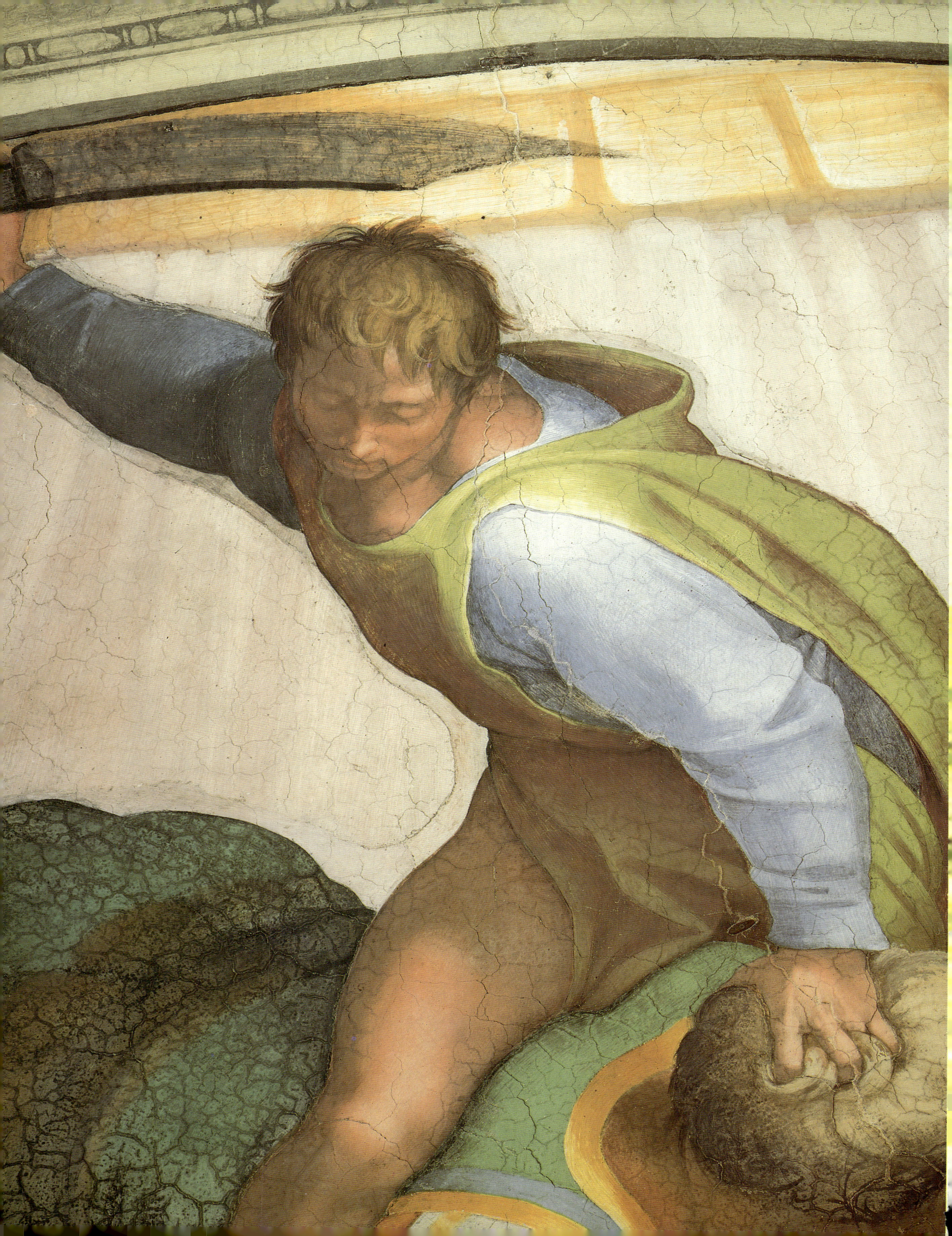

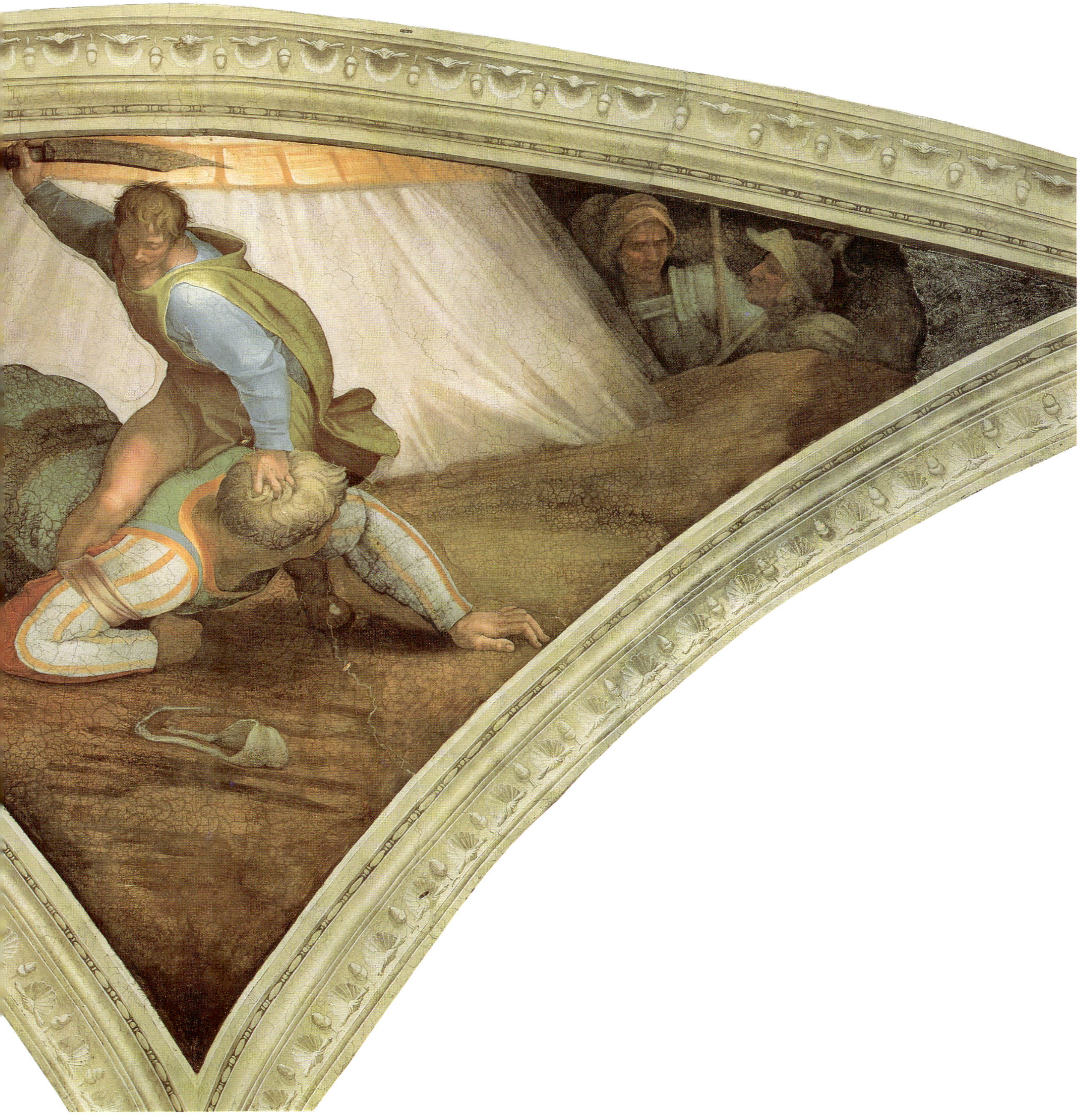

David, der durch Behendigkeit mehr vermag als ein Riese, setzt mit jugendlicher Kraft, als er ihm den Hals durchtrennt, einige im Feld umherstehende Soldaten in Erstaunen.

VASARI, Vita di Michelagnolo Buonarroti

Michelangelo: das Problem der Werkstatt

Fabrizio Mancinelli

Auf die Frage, ob Michelangelo bei der Arbeit an den Deckenfresken der Sixtinischen Kapelle von Gehilfen unterstützt wurde und wie groß deren Beitrag gewesen ist, gibt es nach den Quellen zwei völlig widersprüchliche Antworten. Die Kritiker haben sich in der Vergangenheit mehrfach mit dem Thema beschäftigt und sich dabei grundsätzlich an der These einer eingeschränkten Mithilfe orientiert. Nicht aufklären konnten sie allerdings, wann, wie und wo genau diese Mitwirkung stattgefunden hat. Die älteste Quelle ist die Schrift Vasaris,[1] der explizit versichert, für Michelangelos Arbeit in der Sixtina seien eigens „einige Malerfreunde aus Florenz nach Rom gekommen, damit sie ihn in dieser Sache unterstützten und damit er ihre Arbeitsweise beim Fresko kennenlernen" könne. Einige hätten „darin Erfahrung gehabt, darunter Granaccio, Giuliano Bugiardini, Iacopo di Sandro, L'Indaco Vecchio, Agnolo di Donnino und Aristotile". Zum Umfang des Beitrags dieser Gesellen meint der aretinische Biograph, Michelangelo habe „sie am Anfang der Arbeit mit Proben zu einigen Dingen beginnen lassen. Als er jedoch gesehen hatte, daß die Ergebnisse ihrer Mühen weit von seinen Wünschen entfernt waren und ihn nicht befriedigten, entschloß er sich eines Morgens, alles, was sie angefertigt hatten, wieder abzuschlagen; er schloß sich in der Kapelle ein, ließ sie dort nicht mehr zu sich und empfing sie auch nicht mehr bei sich zu Hause. Und so zogen sie nach diesem Streich, der ihnen zu lange dauerte, fort und kehrten mit Scham nach Florenz zurück. Woraufhin Michelangelo, der Befehl erhalten hatte, die Arbeit allein zu erledigen, diese mit größter Mühe und Sorgfalt aufs beste vollendete".

Diese Darstellung von Vasaris *Vita* in der Ausgabe von 1568 deckt sich – von geringen stilistischen Unterschieden abgesehen – bezeichnenderweise mit der in der Ausgabe von 1550: Obwohl inzwischen Condivis Biographie – die offenkundig auf Michelangelos Veranlassung entstand[2] – erschienen war, hielt es Vasari, als er seine *Vita* bei Buonarrotis Tod überarbeitete und aktualisierte, nicht für nötig, den Passus abzuändern: Er hielt ihn für ausreichend präzise und wahrheitsgetreu.

Kein Hinweis auf die Existenz von Gehilfen findet sich dagegen in der Vita Condivis, der im Gegensatz zu Vasari versichert, Michelangelo habe „dieses ganze Werk in zwanzig Monaten vollendet, ohne daß ihm irgend jemand geholfen oder auch nur die Farben zerstoßen hätte".[3] Man muß freilich im Auge behalten, daß Condivis Biographie geprägt ist von einer Polemik gegen Vasaris Werk und durch den bekannten Wunsch des Verfassers, einen Mythos Michelangelo zu schaffen. So gesehen mußte Vasaris Behauptung, der Künstler habe die Hilfe von Gesellen in Anspruch genommen und vor allem „ihre Arbeitsweise beim Fresko kennenlernen" wollen, Condivi zwangsläufig zu einer Gegendarstellung herausfordern, nach der weder auf dem Gerüst noch beim Zerstoßen der Farben Gesellen in Erscheinung getreten seien: Eine ähnliche Behauptung wie die am

Anfang des Buches, wo er Vasaris Versicherung, Buonarroti habe in der Werkstatt Ghirlandaios eine Lehre gemacht, entschieden bestreitet.[4]
Daß in Rom doch Gehilfen eingetroffen waren, finden wir in Michelangelos *Ricordi* und seiner Korrespondenz eindeutig bestätigt. In einer seiner Lebenserinnerungen, die Paola Barocchi[5] auf April 1508 datiert, die also kurz vor Vertragsabschluß zur Ausmalung der Sixtina entstand, legte der Künstler „für Malergesellen, die man aus Florenz kommen lassen muß, insgesamt fünf an der Zahl, zwanzig Golddukaten [...] für jeden" fest. Wer die fünf ursprünglichen waren, erfährt man aus einem Brief, den Granacci Michelangelo nach Wilson im Juli,[6] nach Frey und Steinmann im August[7] und nach Paola Barocchi – was wohl richtig ist – ebenfalls im April[8] geschrieben hat. Granacci erwähnt „Giuliano und Iacopo", also Giuliano Bugiardo und Iacopo di Sandro, die wegen einer Reihe anderer Auftragsarbeiten nicht vor Ostern, also vor dem 23. April, nach Rom kommen konnten. Anschließend nennt er „Agnolo di Donnino und schließlich „Bastiano", also Bastiano da Sangallo, genannt Aristotile.[9]
Die Namen dieser Künstler tauchen mit Granacci alle in Vasaris *Vita* auf, in der zudem ein sechster Gehilfe, L'Indaco Vecchio, genannt wird.
Aus Michelangelos Briefen wissen wir, daß es Anfang Oktober 1508 zu ernsten Streitigkeiten mit Iacopo di Sandro kam. Er hat Rom Ende Januar

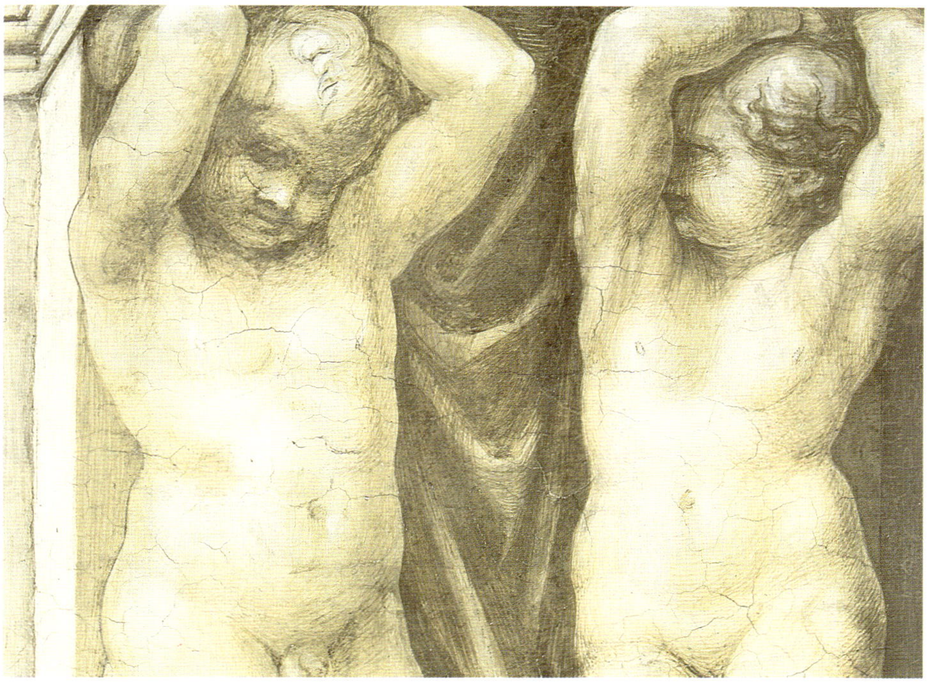

des nächsten Jahres verlassen.[10] Statt Vasaris Liste als inexakt zu betrachten, sollte man sich eher der These anschließen, daß Iacopo di Sandro nach der Abreise (Nachrichten von 1500 bis 1554) durch L'Indaco Vecchio ersetzt wurde, also durch Iacopo di Lazzaro di Pietro Torni (1476-1526), der ebenfalls in Ghirlandaios Werkstatt ausgebildet worden war und somit über das gleiche technische Rüstzeug verfügte.[11] Iacopo di Lazzaro hielt sich zu jener Zeit möglicherweise ohnehin in Rom auf, wo er mit Pinturicchio vielleicht schon an der Ausschmückung des Appartamento Borgia arbeitete und wo er nach Vasari „viele Jahre gelebt ... und dort sehr wenig gearbeitet" hat, weil „er nur dann etwas tun wollte, wenn ihm nichts anderes übrig blieb".[12] Vasari weist besonders auf seine Freundschaft zu Buonarroti hin und erklärt den Umgang beider unter anderem damit, daß L'Indaco „eine „lustige Person mit einem angenehmen, heiteren Gemüt" sei. Wenn Michelangelo Erholung „von den Entwürfen und den ständigen körperlichen und geistigen Mühen" gesucht habe, sei „ihm keiner lieber gewesen", habe „keiner seiner Laune eher entsprochen als dieser".[13]
Das Freundschaftsverhältnis und die Ausbildung in Ghirlandaios Werkstatt waren bei der Auswahl von Michelangelos Mitarbeitern fast immer ausschlaggebend. In der Tat erfüllten auch seine beiden wichtigsten *garzoni*, Granacci und Bugiardini, diese Kriterien. Sein Jugendfreund Granacci[14]

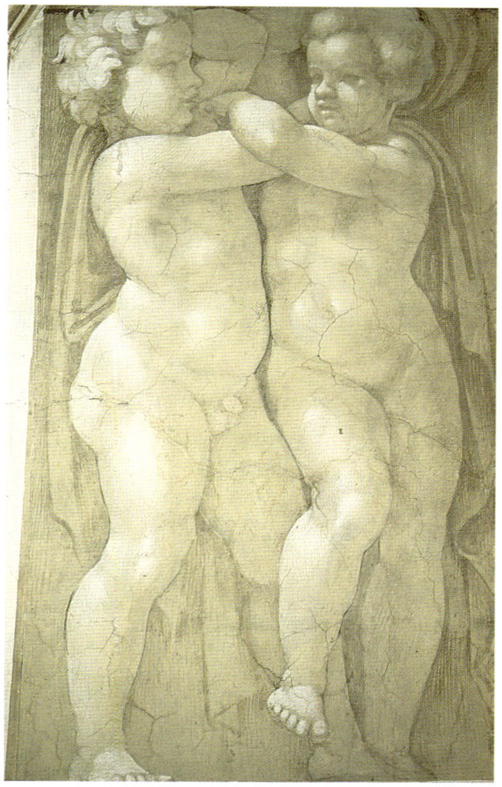

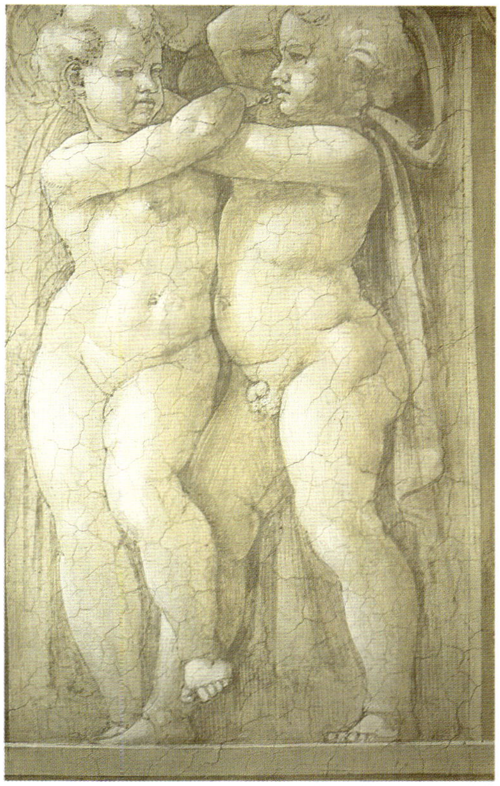

Oben: Michelangelo (?), Detail mit Putten im vorgetäuschten Relief rechts vom Thron des Sacharja.
Unten: Werkstatt Michelangelos, Detail mit Putten im vorgetäuschten Relief links vom Thron des Sacharja.
Links: Werkstatt Michelangelos, Detail mit Putten im vorgetäuschten Relief am Thron der Delphischen Sibylle.

(ca. 1460–1543) hatte bei ihm das Interesse an der Malerei geweckt und ihn in Ghirlandaios Werkstatt eingeführt. Dort hatte er auch seinen Freund Bugiardini[15] (1476–1555) kennengelernt, einen Menschen mit „natürlicher Freundlichkeit und ziemlich einfacher Lebensart, ohne Bosheit und Neid", Eigenschaften, an denen „Buonarroti unendlich Gefallen fand".[16]
Andere Gründe gaben den Ausschlag bei der Wahl von Agnolo di Donnino und Bastiano da Sangallo. Agnolo di Domenico di Donnino Mazzieri (1466–1513) kam aus der Werkstatt Cosimo Rossellis, mit dem er nach Vasari[17] eng befreundet war und bei dem er herausragende technische Fertigkeiten entwickelt hatte: Granaccio hatte ihn jedenfalls ausgesucht, weil er „im Fresko begabt" sei.[18] Bastiano, vertraulich Aristotile genannt (1481–1551), hatte dagegen erste Erfahrungen in Peruginos Werkstatt gesammelt, dann aber bedeutende Impulse von Michelangelos Karton zur *Schlacht bei Cascina* empfangen, zu der er später die Kopie in Öl von Holkham Hall angefertigt haben soll:[19] „Wie die anderen aus seinem Hause" widmete er sich im übrigen „architektonischen Dingen" und befaßte sich dabei unter Bramantes Anleitung mit perspektivischen Fragen; dies offenbar auf der Baustelle des Petersdoms, zu der er über seinen Bruder Giovan Francesco kam, der in Rom „viel Umgang [...] mit Kalk, [...] Puzzolan und Tuff hatte".[20] Bei den bisher genannten Gesellen handelte es sich somit um eine gut zusammengestellte Gruppe von spezialisierten Freskanten mit relativ einheitlichem Niveau, abgesehen von Granacci und Bugiardini, die fraglos das meiste Talent besaßen.
Die Geschlossenheit dieser Künstlergruppe kam dadurch zustande, daß alle Mitglieder außer dem sechs Jahre jüngeren Bastiano ebenso alt oder etwas älter waren als Michelangelo, daß sie mit ihm zumeist befreundet waren – Vasari bezeichnet sie als seine „Malerfreunde" – und vor allem, daß sie außer Bastiano und Agnolo di Donnino, wie erwähnt, aus derselben Werkstatt kamen. Daß sie sich hauptsächlich aus dem Umfeld Ghirlandaios rekrutierten, hängt offenbar damit zusammen, daß Michelangelo, der dort seine Lehrzeit absolviert hatte, nach Mitarbeitern verlangte, die sich auf dieselben Methoden bei der Organisation der Arbeit spezialisiert hatten und mit den Kniffen und Raffinements bei der Ausführung vertraut waren: typisch dafür ist die Verwendung von Lapislazuli und Smalteblau in Fresko- statt in Sekko-Technik.
Geht man davon aus, daß L'Indaco durch Iacopo di Sandro ersetzt wurde, so hat das Team dieser *garzoni della pittura* anscheinend nur aus fünf Mitgliedern bestanden, wie Michelangelo sich im April 1508 erinnert. Giovanni Michi erwähnt in seinem Brief aus Rom vom 28. September 1510 an Buonarroti – der sich damals in Florenz befand – allerdings einen „Gismondo" und einen „Bernardino", die „drietro a ritrarre", etwa: „zum Zeichnen zurückgeblieben" seien.[21] Man hat sie als Giovanni Trignoli und Bernardino Zacchetti[22] identifiziert, zwei fast unbekannte Künstler aus Reggio Emilia, die Michelangelo in Bologna kennengelernt hatte und zu denen er den Kontakt auch nach Abschluß der Arbeiten an der Sixtina aufrechterhielt, vor allem mit Zacchetti, der 1517 zu ihm zog.[23] Unklar ist allerdings, ob und wann sie für Michelangelo zu arbeiten begannen und welche Aufgaben sie hatten. Der von Michi gebrauchte italienische Ausdruck *ritrarre* deutet allerdings auf eine zeichnerische Arbeit vielleicht bei der Anfertigung der Kartons hin. Jedenfalls ist undenkbar, daß auf dem Gerüst ohne den Meister gearbeitet wurde. W. Wallace[24] hat hervorgehoben, daß an Michelangelos Auftragswerk neben den von Vasari genannten „Malergesellen" auch andere Personen, einige ständig, andere nur vorübergehend, beteiligt gewesen seien: Allerdings bestimmt nicht Giuliano da Sangallo, der nie zur Werkstatt gehört hat und in dieser Angelegenheit eine völlig andere Aufgabe hatte. Unter denen, die nicht an der Malerei beteiligt waren, ist vor allem der „Maurermeister" Piero di Jacopo Rosselli (1474?–1531) zu nennen, den Buonarroti mit der Vorbereitung des Malgrundes betraute, der also „das Gewölbe auskratzen und das nötige tun" sollte. Zudem errichtete er das Gerüst oder wirkte dabei zumindest mit.[25]
Am 27. Juli 1508 waren diese Vorarbeiten offenbar abgeschlossen, denn Rossellis letzte Zahlung fällt auf dieses Datum: Ob er an weiteren Arbeiten beteiligt war, ist nicht bekannt. Sicher ist dagegen, daß Michelangelo mindestens einen besonders geschickten Maurer zur Verfügung hatte, denn

der Feinputz ist – besonders im vorderen Teil des Gewölbes – äußerst sorgfältig aufgebracht worden.

In derselben Periode begegnet man in Michelangelos Umfeld auch Piero Basso[26] (1441–1525), der die gleichen übergreifenden Aufgaben erfüllte, die später Giovanni Michi übernahm. Wie vielleicht auch Rosselli verließ Piero Basso Ende Juli Rom – aus gesundheitlichen Gründen, wie Michelangelo seinem Bruder Buonarroto in einem Brief vom 29. Juli schreibt: „Ich teile Dir mit, daß Piero Basso Dienstag morgen – also am 25. – krank abgereist ist, ob ich wollte oder nicht."[27] Michelangelo bittet den Bruder in diesem Brief unter anderem, Michi ein Schreiben mit der Aufforderung zu übergeben, möglichst rasch nach Rom zu kommen, da er „nicht allein sein" könne und „keinen habe, auf den Verlaß" ist. Michi, der ihm seine Mitarbeit am 22. desselben Monats in einem Brief angeboten hatte,[28] erklärte am 5. August, er sei verfügbar, und siedelte aller Wahrscheinlichkeit nach Mitte des Monats nach Rom über.[29] Aus den Dokumenten ist zu dieser Person nur wenig zu erfahren, da diese nur den Zeitabschnitt zwischen 1508 und 1515 abdecken. Man kann ihnen nicht einmal entnehmen, ob Michi Maler oder Bildhauer war oder ob er einen anderen Beruf ausübte:[30] Michelangelo machte ihn zum Mädchen für alles und übertrug ihm offenbar neben unwichtigen Aufgaben auch die Haushaltsführung.

Granacci war zumindest in der Anfangsphase der verantwortliche Maurermeister: Tatsächlich schlug er dem Meister im April die Gesellen vor, hatte er Michelangelo im März des folgenden Jahres an Fra Jacopo di Francesco verwiesen, als er den Klosterbruder schriftlich um die Zusendung „einer bestimmten Menge schöner Blaus" bat, weil er „hier gewisse Dinge ausmalen lassen" müsse.[31] Und schließlich wurde abermals er zwischen März und Juni beauftragt, die Arbeit von Pietro Rosselli zu überwachen, wobei er sämtliche Zahlungen erledigte, außer der ersten, die Michelangelo selbst übernahm.[32] Im Juli hielt sich Granacci in Florenz auf,[33] ebenso im August und Anfang September, als er von Michelangelo mit dem Kauf der Farben oder – angesichts der Menge – der Farbmuster für die Ausmalung der Sixtina beauftragt war.[34] Ende September oder Anfang Oktober, als die Farben feststanden und zumindest ein Teil der Vorbereitungen abgeschlossen war, verlagerte sich der Tätigkeitsbereich auf das Gerüst. Die Phase der Ausführung begann. Nach De Tolnay, der sich auf stilistische Beobachtungen stützt,[35] nahm Granacci nicht an ihr teil, aber wenn Michelangelo zu Beginn der Arbeit wirklich fremde Hilfe in Anspruch genommen hat – Iacopo di Sandro war im Januar noch in Rom –, dann dürfte er auf die Mitarbeit seines besten Gehilfen Granacci kaum verzichtet haben, wenn man dessen Rolle in den Monaten zuvor bedenkt. Im übrigen lassen Stiluntersuchungen wie die zur Sixtinischen Kapelle keine sicheren Rückschlüsse auf die Identität einzelner Mitarbeiter zu.

Außer bei Granacci ist nicht vollständig geklärt, wann genau die Gehilfen in Rom eintrafen. Aus Michelangelos viel zitiertem Brief vom April wissen wir, daß Granacci und Bastiano sofort verfügbar waren, während Iacopo di Sandro und Bugiardini laufende Arbeiten abschließen mußten. Am 24. März war Granacci sicher seit geraumer Zeit in der Stadt, denn an diesem Tag ist in Michelangelos Auftrag die erste Zahlung an Rosselli ergangen. Auch Bastiano da Sangallo könnte zu diesem Zeitpunkt schon in Rom gewesen sein, auch wenn dies nicht durch Dokumente belegt ist. Bastiano verfügte nämlich über Erfahrungen, die Michelangelo in der Anfangsphase sehr nützen konnten: Er kannte sich besonders gut bei den in Rom üblichen Baumaterialien – gelöschter Kalk, Tuff und Puzzolan – aus, ein Wissen, das er bei der Arbeit mit seinem Bruder Giovan Francesco erworben hatte; er hatte ebenso gründliche Kenntnisse in Fragen der Perspektive, die er später bei szenischen und dekorativen Ausschmückungen einsetzte und die er sich zumindest teilweise bei Bramante angeeignet hatte; schließlich war er, da er einer Architektenfamilie entstammte und auf Bramantes Baustelle des Petersdoms ausgebildet worden war, mit Fragen des Bauwesens vertraut, die sich bei der Errichtung des Gerüstes in der Sixtina nutzen ließen.

Michelangelo hatte für jeden Gesellen monatlich zwanzig Dukaten[36] bereitgestellt, aber es wäre ihm schwergefallen, alle fünf *garzoni* gleichzeitig und voll zu beschäftigen: Mit dem Entwurf für die Fresken wurde aller

Wahrscheinlichkeit nach nicht vor Unterzeichnung des Vertrages begonnen,[37] und die Arbeiten an den vorbereitenden Skizzen, Studien und Kartons konnten kaum anderen übertragen werden. Wenn man sich zudem vergegenwärtigt, daß Granacci im Juni einige Zeit beurlaubt war, scheint es ganz unwahrscheinlich, daß die anderen Gesellen vor September oder Oktober, als sich die Arbeiten, wie erwähnt, auf das Gerüst verlagerten, nach Rom gerufen wurden. Bezeichend ist in diesem Zusammenhang, daß die Mißhelligkeiten mit Iacopo di Sandro am 7. Oktober anfingen.
Wie eingangs gesagt, war nach Vasari der Auftritt der Gehilfen auf dem Gerüst von kurzer Dauer. Mit ihren Leistungen unzufrieden, soll sie Michelangelo aus der Kapelle ausgesperrt haben, bis sie sich „mit Scham" zur Rückkehr nach Florenz entschlossen.
Wie von mehreren Seiten hervorgehoben,[38] widerspricht ein Ende mit einem solchen Eklat – nach dem die späteren Verträge zwischen den Gesellen mit Michelangelo kaum noch hätten geschlossen werden können – nicht nur Vasaris *Vita*, nach der die Beziehungen der Maler zum Meister fortdauerten, sondern auch zahlreichen anderen verbürgten Tatsachen. Um nur die bedeutendsten zu nennen: Michelangelos Porträt, das Bugiardini für Ottaviano de' Medici gemalt hat, stammt vom 1522, und was Granacci angeht, so hat sich Michelangelo Anfang April 1512[39] – also noch während der Arbeiten in der Sixtinischen Kapelle – an ihn gewandt, um etwas über Berruguete zu erfahren, ein Schritt, der sehr gute Beziehungen zwischen beiden voraussetzt.
Man hat übrigens auch auf eine Episode in L'Indacos Vita hingewiesen,[40] die der Begebenheit mit den Gehilfen beim Ausmalen der Sixtina – abgesehen vom Ausgang – verblüffend ähnelt.
Vasari erzählt in der *Vita*, Michelangelo hätte L'Indacos ständiges Geschwätz eines Tages nicht mehr ertragen können und habe ihn deshalb fortgeschickt, um Feigen zu kaufen. Als dieser gegangen war, soll er die Tür abgeschlossen und sich später geweigert haben, den Künstlergehilfen wieder hereinzulassen. L'Indaco wollte nach der Kränkung „mit Michelangelo viele Monate lang nicht mehr reden. Doch als er sich mit ihm schließlich ausgesöhnt hatte, war er mit ihm enger befreundet denn je".[41]
Dieser erfreuliche Ausgang, der bei der Beziehung zu einer Einzelperson wie L'Indaco völlig plausibel ist, wäre bei einer Gruppe schwer vorstellbar, um so mehr, als nicht nur rein private Interessen im Spiel waren. Man kann vermuten, daß die Episode mit der verschlossenen Tür, die in Michelangelos Biographie mehrfach auftaucht – es gibt eine dritte Version im Zusammenhang mit Julius II.[42] – nicht nur einen Charakterzug Michelangelos dokumentiert, sondern im Fall der Gesellen auch ein szenisch-literarisches Hilfsmittel darstellt, mit dem Vasari dort eine Lücke geschlossen hat, wo er nicht mehr genau Bescheid wußte. Der Mythos vom einsamen Genie und Übermenschen hielt sich dreihundert Jahre fast unverändert, und erst 1876 begann die Kritik mit H. Wilson[43] die Möglichkeit in Betracht zu ziehen, daß Michelangelo doch Mitarbeiter gehabt hatte. Die wichtigsten Untersuchungen führten zunächst E. Steinmann[44] und dann B. Biagetti[45] und C. De Tolnay[46] durch: Einen neueren Beitrag zum Thema mit einer minutiösen Rekonstruktion der Werkstatt und einer Auswertung der verfügbaren Dokumente hat W. Wallace geliefert.[47]
Sowohl Steinmann als auch Biagetti haben ihre Thesen anhand der Ergebnisse formuliert, die die beiden Restaurierungen in der Sixtina in der ersten Jahrhunderthälfte erbracht hatten: die erste 1904, die zweite in den zwanziger und dreißiger Jahren. Steinmann und später De Tolnay unternahmen mehrere gewagte Versuche einer Zuordnung, während sich Biagetti eher vorsichtig darauf beschränkte, die Bereiche anzugeben, in denen mit einiger Sicherheit Gehilfen gewirkt hatten.
Dank der Reinigungsarbeiten, die seit kurzem abgeschlossen sind, konnten Biagettis Ergebnisse überprüft und später geklärt werden, in welchem Umfang und mit welchen Ergebnissen die Gehilfen bei der Ausmalung der Sixtina mitgewirkt hatten.
Obwohl ihre Mitarbeit in gelungenen dekorativen Elementen der Rahmen und in den komplexeren vorgetäuschten Reliefs der Throne, der Tondi und in den biblischen Geschichten spürbar wird, ist vor allem hervorzuheben, daß die Arbeit der Gesellen ganz den Anweisungen des Meisters unterlag;

Michelangelo übte gnadenlos Kontrolle aus und realisierte oft persönlich unwichtige dekorative Elemente als Vorgaben, an die sich die Gehilfen zu halten hatten. Wichtigstes Instrument seiner Führung war eine Reihe besonders akkurat ausgemalter Kartons,[48] die für Eigeninitiative keinen Platz ließen und die Gesellen zwangen, sich sorgfältig an die vom Meister vorgegebene Arbeitsweise zu halten. Es ist kein Zufall, daß selbst für den architektonischen Rahmen um die biblischen Geschichten – wenn auch nur für die Anfangsphase – und für die Schmuckbänder mit Muschel- und Eicheldekor um die Stichkappen ein Karton angefertigt wurde: im Fall der – als erstes ausgeführten – Kapitelle über der *Delphischen Sibylle*[49] sah er ein komplizierteres Muster vor, das bei der Bemalung des Putzes allerdings verändert wurde – ein direkter Eingriff Michelangelos, der anfänglich offenbar sogar die Realisierung von eher sekundären Details streng überwachte.

Sehr anders – trotz zahlreicher Berührungspunkte – sah die Arbeitsweise der Werkstatt Domenico Ghirlandaios in der Kapelle Tonabuoni von Santa Maria Novella in Florenz aus, während das Vorgehen von Peruginos Werkstatt in der Stanza dell'Incendio im Vatikan mit der Michelangelos kaum noch etwas gemein hat.

In der Kapelle Tornabuoni,[50] an der der junge Buonarroti möglicherweise sogar mitgearbeitet hatte, waren die wichtigsten, im Blickfeld des Betrachters liegenden Bereiche teils von Ghirlandaio persönlich, teils von Gehilfen nach ziemlich detaillierten, vom Meister angefertigten Kartons ausgeführt worden, während die oberen, für den Betrachter weniger gut sichtbaren Bereiche ganz die Gehilfen übernommen hatten; zur Verfügung standen ihnen dazu sehr grob gezeichnete Kartons, die vornehmlich durch indirekte Ritzung übertragen wurden. Wann der Meister während der ausführenden Phase persönlich in Aktion trat, wurde im wesentlichen bestimmt durch die Wichtigkeit des Motivs und ob es für den Betrachter gut sichtbar war: Die Schüler hatten viel Freiheit in nebensächlichen Bereichen, wo man bei näherer Betrachtung denn auch unterschiedliche Malstile feststellt.

Nach ganz anderen Kriterien ging Perugino bei der Deckenbemalung in der Stanza dell'Incendio vor, die übrigens in den gleichen Jahren wie Michelangelos Deckenfresken in der Sixtina entstand. Der Beitrag des Meisters ist fast gleich Null und beschränkt sich auf die vorbereitende Phase mit der Anfertigung der Kartons – allerdings mit häufig wiederkehrenden Details, die zumindest in Teilen auf eine spätere Mitwirkung von Gehilfen schließen lassen – und wahrscheinlich auf die abschließende Feinarbeit.[51] Mehrere Gehilfen waren am Werk, und die Technik bestand aus Fresko mit anschließender Übermalung mit Sekko-Farben, was Perugino eine längere Verarbeitungszeit und damit die Möglichkeit bescherte, das Gesamtgefüge aus der zeitlichen Distanz heraus zu überprüfen, zu verfeinern und zu vereinheitlichen. Dennoch bleibt auch hier bei genauerer Betrachtunng die unterschiedliche Arbeit von einzelnen sichtbar.

Bei Michelangelos Fresken ist die Mitwirkung von Gesellen dank der Verwendung von sehr detaillierten Kartons und der erwähnten strengen Überwachung durch den Meister wesentlich weniger offenkundig. Die *garzoni* haben ihre stilistische Identität streng der des Meisters unterworfen – belegt durch die Tatsache, daß es in der Abfolge der Tagesproduktionen keine Sprünge oder Unterbrechungen gibt –, so daß es besonders schwierig und im allgemeinen strittig ist, einzelne Malweisen identifizieren zu wollen.

Dennoch wird die Mitwirkung von Gesellen deutlich erkennbar bei der ausführenden Technik, die sich oft von der des Meisters unterscheidet, und an spürbaren Einbußen beim schöpferischen Duktus, die in der Pinselführung und im Einsatz der – nach der Reinigung zum Vorschein gekommenen – Konturen als Begrenzungslinien zutage treten, die für Michelangelo undenkbar sind.

Ein besonders bedeutsamer Fall liegt bei der *Sintflut* vor, die Michelangelo, wie bei der Restaurierung bestätigt wurde, von den Szenen der Decke zweifellos als erste in zwei Phasen mit verschiedenen Techniken realisiert hat:[52] Anfangs zunächst teilweise mit Sekko-Technik, wobei er dann auf die Mischtechnik verzichtete und später ausschließlich echtes Fresko mal-

Unten: Detail mit Schmuckband eines Pendentifs. Zu beachten sind die indirekte Ritzung und rechts Spuren von Spolvero-Technik; sie verraten den Gebrauch von Kartons.
Ganz unten: Detail eines Kapitells über dem Thron der Delphischen Sibylle. Spuren der ursprünglich geplanten ornamentalen Linien sind noch sichtbar.

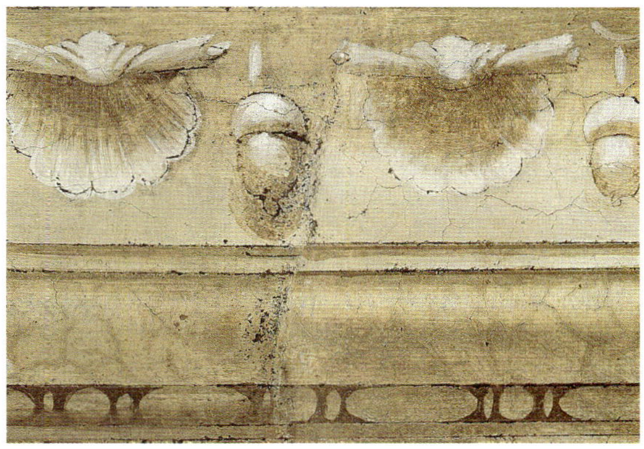

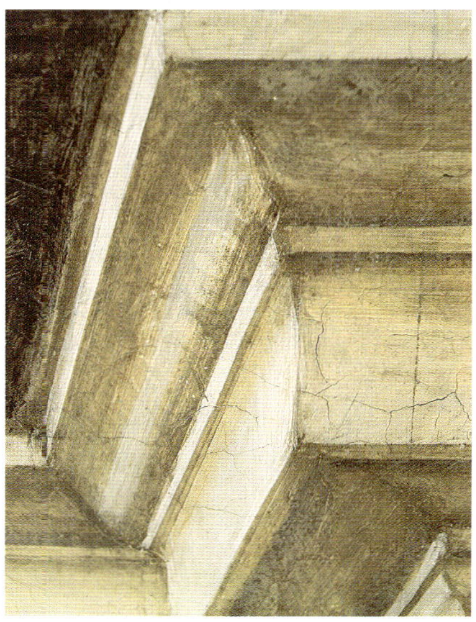

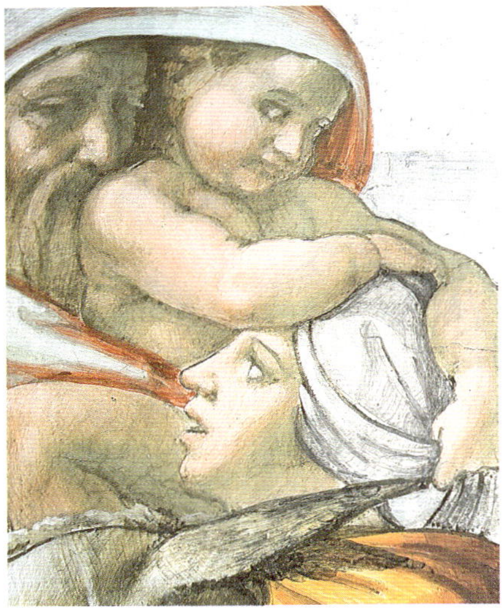
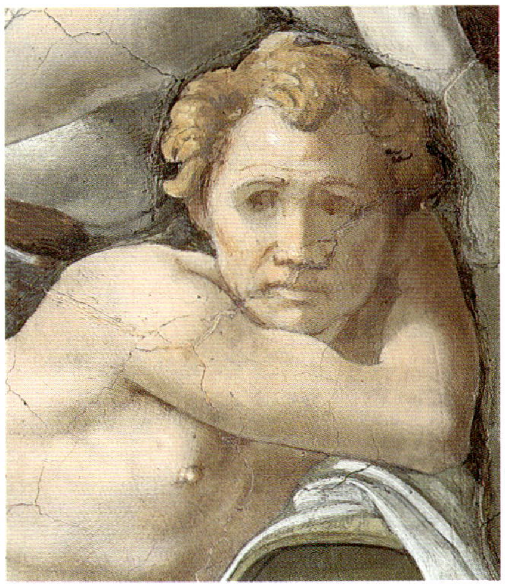
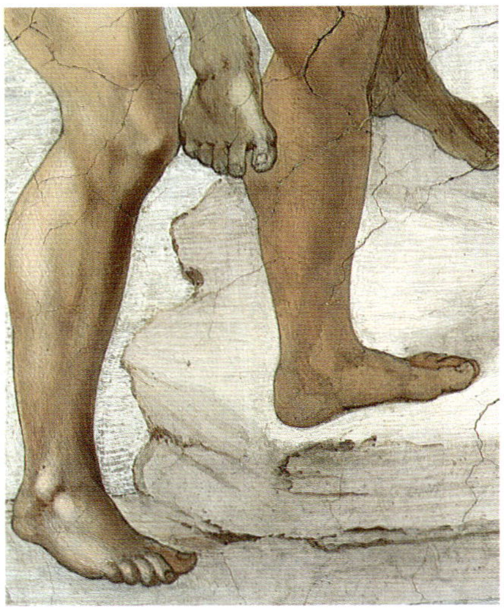
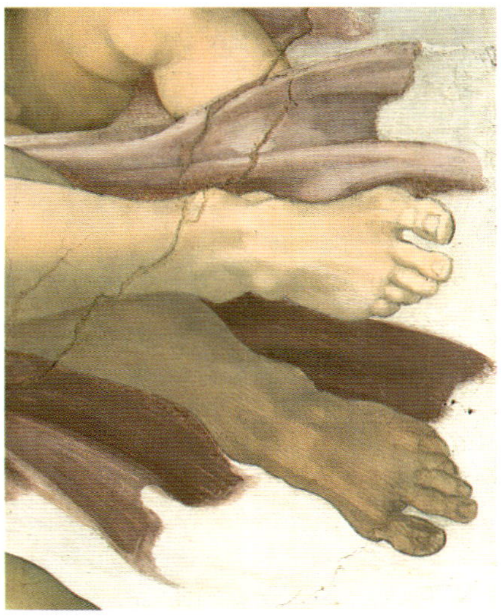

te. Die ursprüngliche Komposition wurde vom Meister aus Gründen, die wir nicht kennen, offenbar fast vollständig vernichtet. Verschont blieb lediglich der Bereich mit den Flüchtlingen auf der kleinen Insel, der in die endgültige – gegenwärtige – Version als erste der sechs *giornate* integriert wurde.[53]

Zeugnisse für Schwierigkeiten in der Anfangsphase sind auch die zahlreichen Nachbesserungen und übermalten Stellen, die man auf der linken Seite der Komposition findet; ganz anders dagegen die Unterschiede in der Technik von verschiedenen Bildbereichen. Sie werden besonders deutlich, wenn man einige Figuren links im Vordergrund mit den Flüchtlingen unter dem Zeltdach rechts vergleicht: erstere – vor allem die Gruppe der Familie mit Esel – zeigen eine kräftige, in der Gliederung der Bildebenen jedoch vereinfachte Modellierung. Die Figuren im Zelt dagegen sind mit sehr viel wäßriger, transparenter Farbe, mit fast pedantischer Akribie ausgeführt; ganz anders wiederum stellt sich die Technik bei der Figur des Alten dar, der den ertrunkenen Sohn auf die Insel trägt: Hier ist dank einer

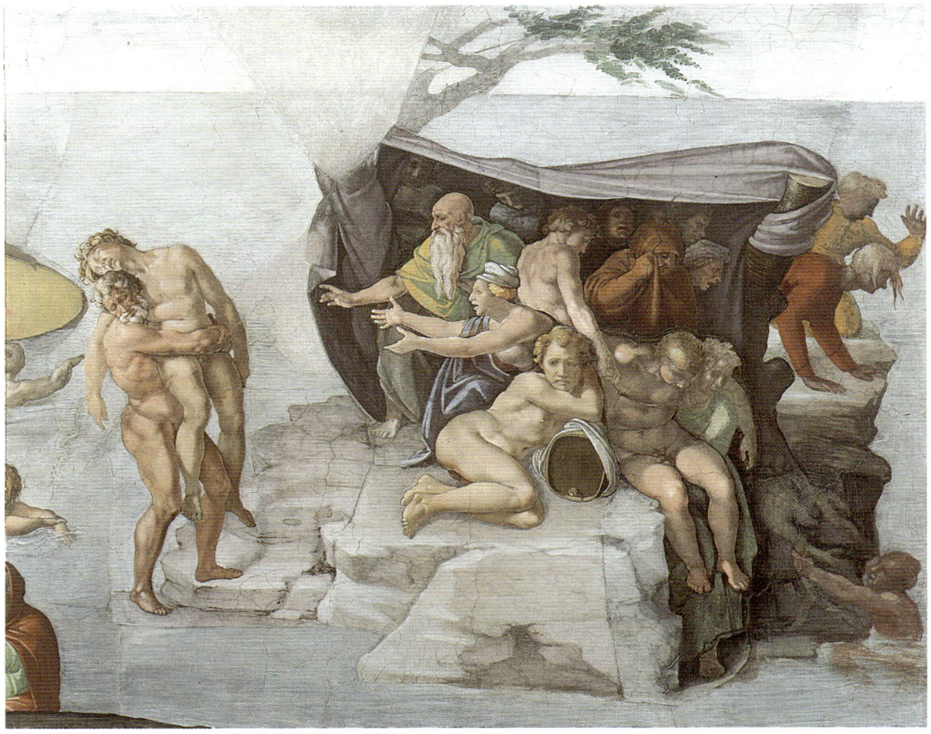

stärkeren Gliederung der Bildebenen die plastische Wirkung sehr viel stärker. Die Farbe wurde dabei je nach gewünschter Expressivität verdünnt oder auch satt aufgetragen, und der Pinselstrich – häufig Schraffuren – der Details präzise umrissen, betont vor allem die Elemente im Vordergrund, während hintere Bildbereiche an Detailreichtum und Schärfe verlieren.

Angesichts der uneinheitlichen Malweise kann man kaum davon ausgehen, daß die gesamte Szene von einem einzigen Künstler realisiert wurde, auch wenn dieser noch nach einem Stil suchte, was nach Vasari bei Michelangelo zu Beginn der Arbeiten an der Sixtina der Fall gewesen ist.[54] Die Unterschiede treten noch deutlicher hervor, wenn man die Technik mit der Manier der fast gleichzeitig entstandenen und sicher von Michelangelo persönlich stammenden Figuren der Propheten, Sibyllen und Ignudi vergleicht, die das Feld umgeben. Festzuhalten ist zudem, daß die Figur des Alten mit totem Sohn, sicher ebenfalls vom Meister, die gleiche Technik bei der Ausführung aufweist wie die Figuren in den sehr spät entstandenen Szenen der Schöpfungsgeschichte. Sie wurde, anders als die Gruppe der Familie mit Esel, die zum Schluß verwirklicht wurde, bereits in den ersten Tagen der Arbeit an dieser Szene verwirklicht. Wenn sie, wie es scheint, von Buonarroti ausgeführt wurde, so dürfte weder die Figur auf der linken Seite der Komposition noch die Gruppe im Zelt von ihm stammen: Die Szene wurde folglich mit Hilfe von Gesellen realisiert, dem hohen handwerklichen Niveau nach zu urteilen, vielleicht von Granacci und Bugiardini, den fähigsten der Gruppe. Der Stil von Gesellen – sicher der gleiche wie bei der *Sintflut* – wird auch in den umliegenden Szenen spürbar: in der Gruppe der Söhne im *Rausch* und im *Opfer des Noach*, vor allem in der Figur der Frau Noachs.

Im Gegensatz zu Vasaris Meinung blieben die Gesellen in kompletter Besetzung also eine Zeitlang auf dem Gerüst, und Michelangelo dachte gar nicht daran, ihr Werk zu vernichten. Vielmehr nutzt er ihre Mitarbeit möglichst lange, wahrscheinlich, wie wir noch sehen werden, bis Ende 1509.

Die Mitwirkung von Gesellen ist gut erkennbar im gesamten ersten Drittel des Gewölbes.[55] Am deutlichsten zeigt sie sich in den Tondi und vorgetäuschten Reliefs der Throne, wo Michelangelo weniger begabte Gesellen einsetzte. Bei den Thronen griff er selbst wohl nur bei dem des Propheten Sacharja ein, an dem er das vorgetäuschte Relief rechts ausführte und die linke Seite einem Gehilfen überließ.

Komplizierter ist die Situation bei den mit Sekko-Technik verwirklichten

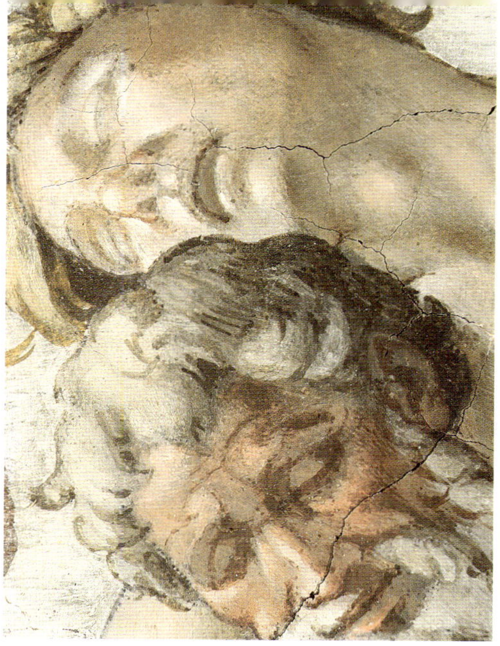

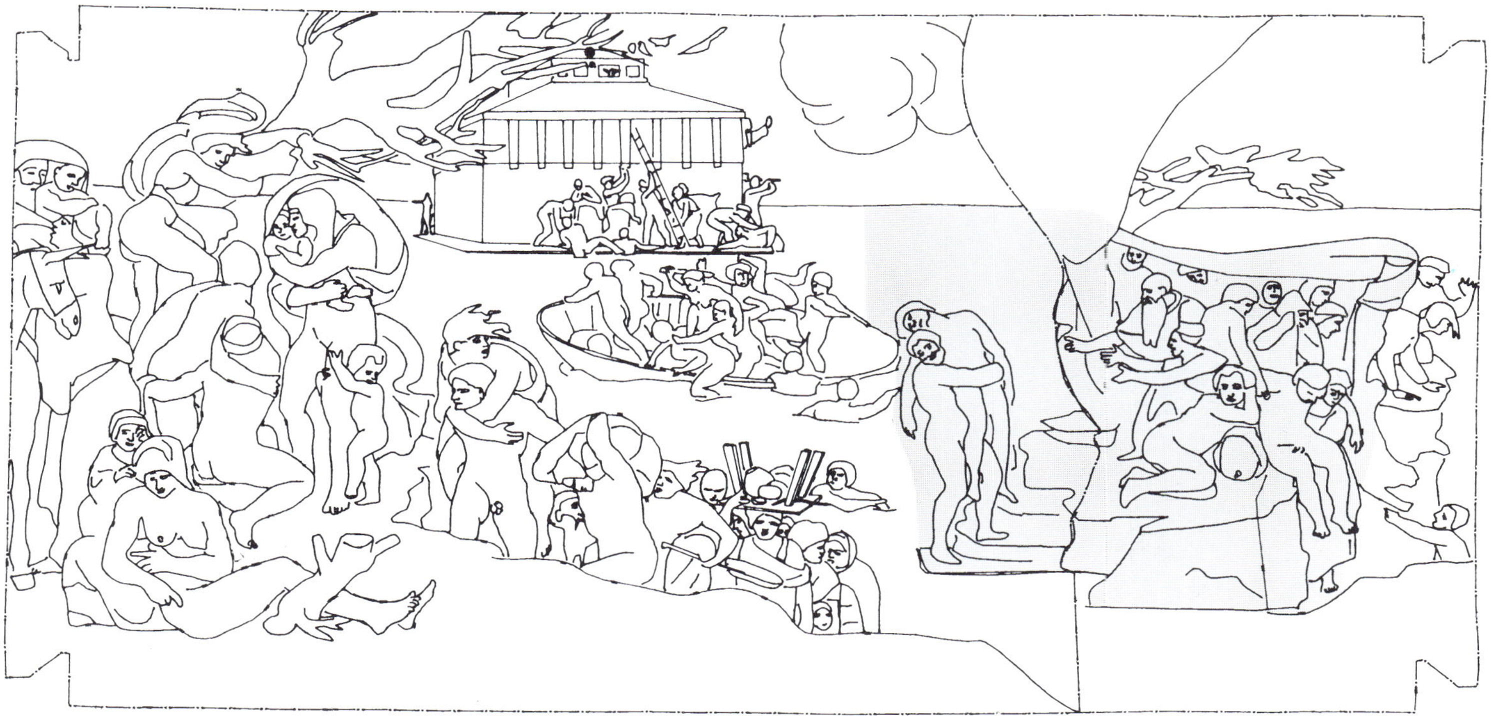

Tondi, die bei zurückliegenden Eingriffen stark beschädigt wurden und zahlreiche Nachbesserungen aufweisen.[56] Wenigstens haben die früheren Restauratoren stets versucht, durch Reinigungsarbeiten entstandene Verluste möglichst getreu zu rekonstruieren, so daß eine Beurteilung grundsätzlich noch möglich ist. So ist ziemlich evident, daß die Medaillons über der *Delphischen Sibylle* und über dem Propheten *Joël* von verschiedener Hand stammen, und daß ein dritter Künstler anscheinend für die folgenden Medaillons bis zur *Erschaffung Evas* verantwortlich ist.

Bei den Propheten, Sibyllen und Ignudi ist eine Mitwirkung von Gesellen völlig unwahrscheinlich, sowohl wegen des hohen künstlerischen Niveaus der Malerei als auch wegen der Ausmaße der Figuren. Ausgeschlossen werden muß eine Mitarbeit offenbar auch bei der Realisierung der *Vorfahren Christi*, die ohne Verwendung von Kartons entstanden.

Einen Sonderfall stellen die vier Ignudi in der ersten Spannweite dar; die großen Unterschiede zu den Jünglingen in den folgenden Spannweiten der Decke sind unter anderem das Ergebnis einer anfänglichen Orientierungsphase. Eher schwach, vor allem verglichen mit den gegenüberliegenden Ignudi, fallen die beiden Jünglinge über der *Delphischen Sibylle* aus, auch wenn sie früher wegen ihrer einfallsreichen Gestaltung besonders bewundert wurden. Immerhin sind sie von so hohem künstlerischem Niveau, daß es gewagt wäre, sie der Werkstatt zuzuschreiben. Vor einer grundlegend anderen Situation steht man bei den beiden Szenen, die als letztes vor der Versetzung des Gerüstes realisiert wurden: *Die Vertreibung*

Schema mit der Darstellung der giornate bei der „Sintflut": Der graue Bereich ist das Überbleibsel der Erstfassung der Szene.
Oben: Michelangelo, Detail der Köpfe des Alten und des ertrunkenen Sohnes in der „Sintflut".

Gegenüberliegende Seite, rechts: Michelangelo mit Werkstatt, Detail aus der „Sintflut" mit Gruppe auf der Insel, ausgemalt in den ersten sechs Tagen.
Links, von oben nach unten: Werkstatt Michelangelos, „Die Sintflut", Detail mit Frau und Kind neben dem Esel am linken Bildrand.
Werkstatt Michelangelos, Detail aus der „Sintflut": Junger Mann am Fäßchen aus der Gruppe unter dem Zelt.
Michelangelo, Detail aus der „Sintflut": Beine des Alten mit totem Sohn.
Michelangelo, Detail aus der „Erschaffung Adams": Figur Gottes.

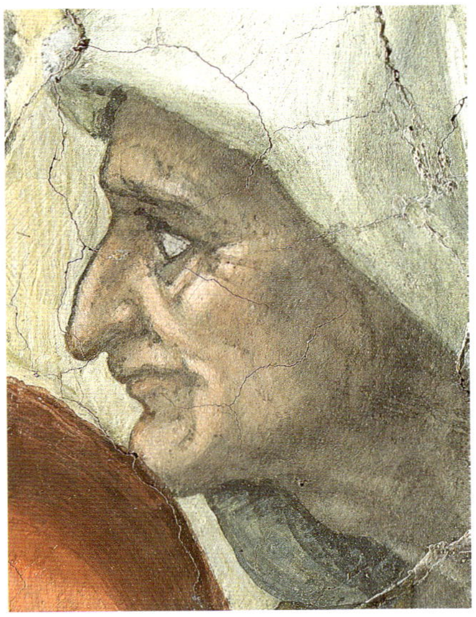

Werkstatt Michelangelos, Detail mit Ehefrau aus der Szene „Das Opfer des Noach".
Rechts: Werkstatt Michelangelos, Detail mit Söhnen in der Szene „Der Rausch des Noach".

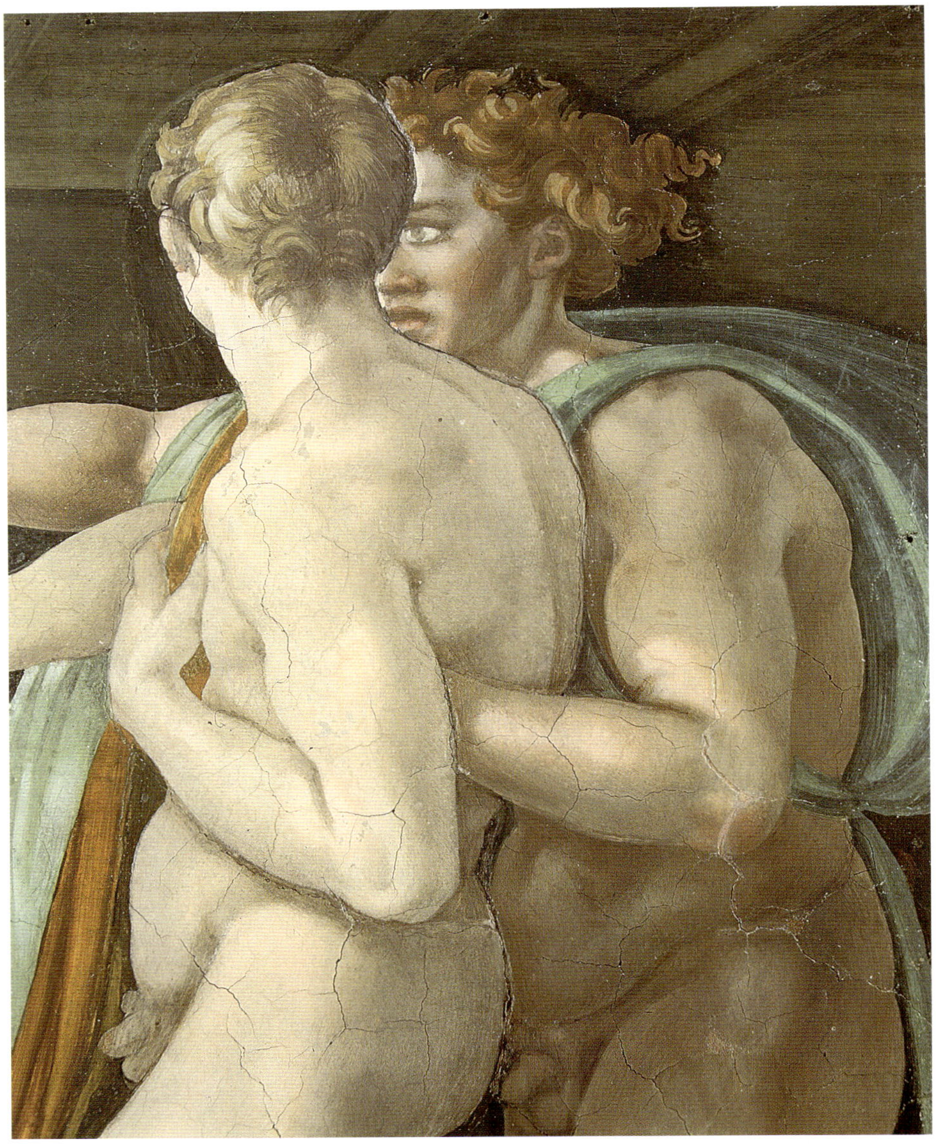

aus dem Paradies und *Die Erschaffung Evas,* Kompositionen mit deutlich weniger Figuren von merklich größeren Ausmaßen von bis zu über zwei Metern Höhe.[57] Beide Szenen wurden in unterschiedlichem Arbeitsrhythmus verwirklicht: Während sich der *Rausch* und das *Opfer des Noach* aus 13 beziehungsweise 12 Tagespensen zusammensetzen, sind es bei der *Erschaffung Evas* nur noch 4; die Tagesleistungen erreichen zudem Ausmaße, die nur noch von Michelangelo selbst bewältigt werden konnten – die Eva der *Vertreibung aus dem Paradies* und die Figur Gottes in der *Erschaffung Evas* sind ungefähr zwei Meter hoch und je als einziges Tagespensum verwirklicht worden. Dabei wurde das besonders hohe künstlerische Niveau in allen Details der Szenen ohne die harten Kontraste durchgehalten, denen man in den ersten drei Feldern begegnet. Wohl nicht zufällig ändert sich gerade hier die Reihenfolge bei der Entstehung der übergeordneten Komposition: Während beim *Rausch* und dem *Opfer des Noach* erst die Szene und dann die zugehörigen Ignudi entstanden, malte Michelangelo bei der *Erschaffung Evas* erst die nackten Jünglinge und dann die Szene aus.
Aller Wahrscheinlichkeit nach schränkte der Meister die Mitarbeit seiner Gehilfen erst ab diesem Punkt drastisch ein und übertrug ihnen nur noch nebensächliche Details.[58]
Die talentiertesten kehrten nach Florenz zurück und wurden bald durch weniger begabte Gesellen ersetzt, die sich angesichts der veränderten Vorgehensweise gerade deshalb besser eigneten: möglicherweise Giovanni Trignoli und Bernardino Zacchetti.
Wann genau dies geschah, ist nicht mit Bestimmtheit festzulegen. Condivi macht im bereits zitierten Passus seiner Biographie allerdings eine Zeitangabe, die Vasari in der Version von 1568 vielleicht deshalb nicht übernahm, weil sie, auf den gesamten Zyklus der Arbeit bezogen, keinen Sinn ergab.

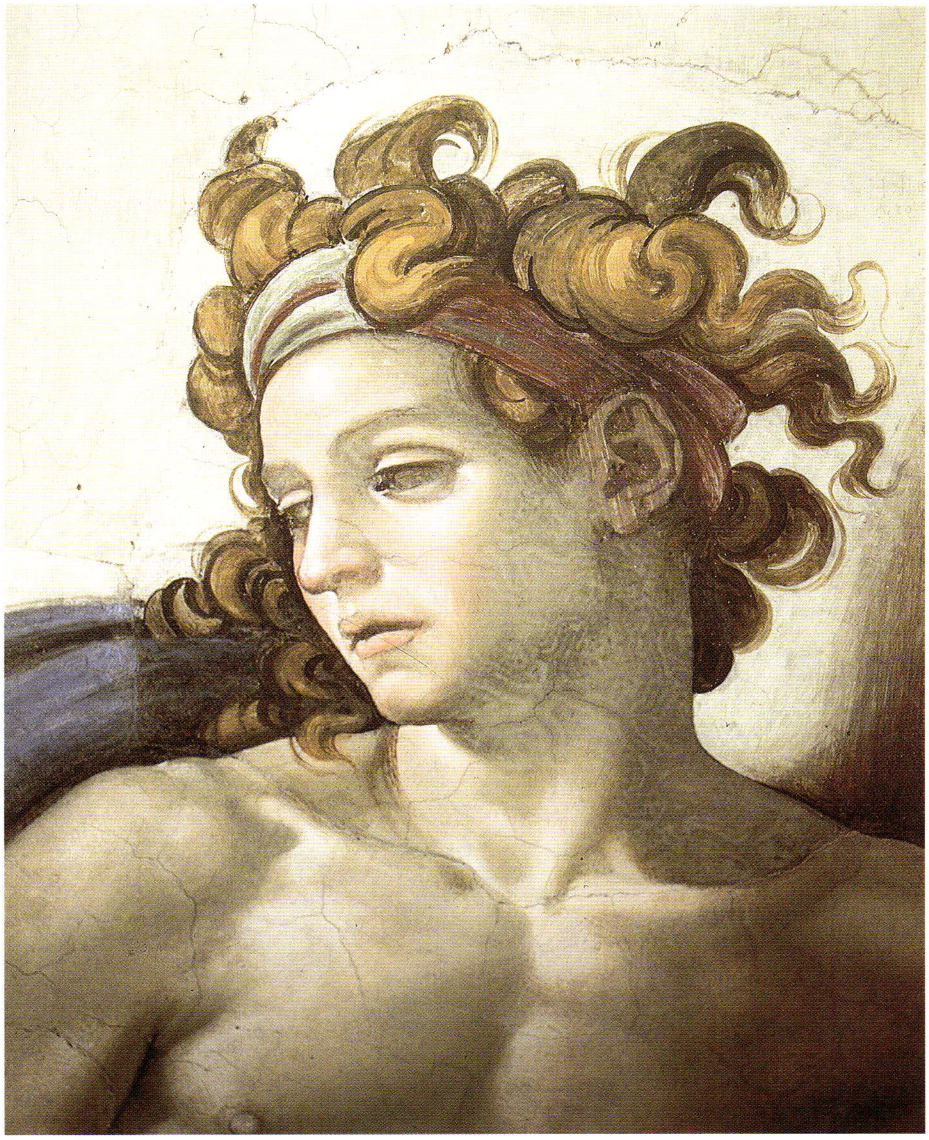

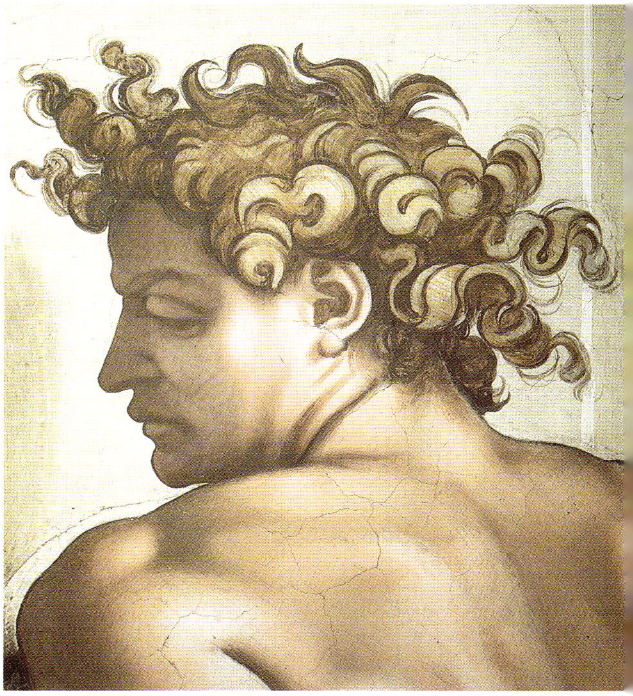

Michelangelo (?): Detail des Ignudo rechts über dem Propheten Joël.
Links: Michelangelo (?), Detail mit Ignudo über der Delphischen Sibylle.

Unten: Medaillon über der Delphica.
Ganz unten:
Medaillon über dem Propheten Joël.

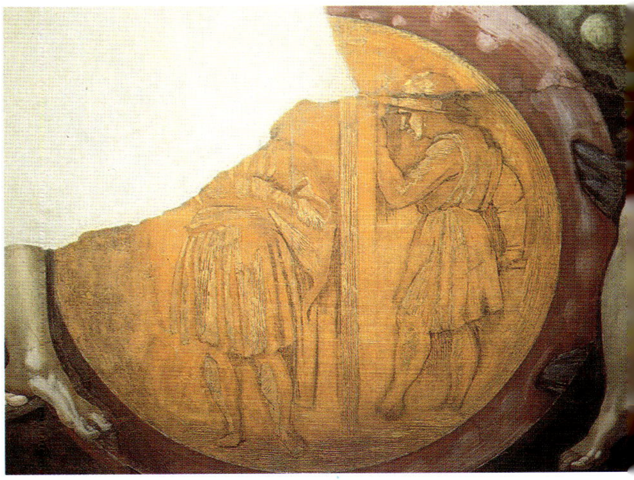

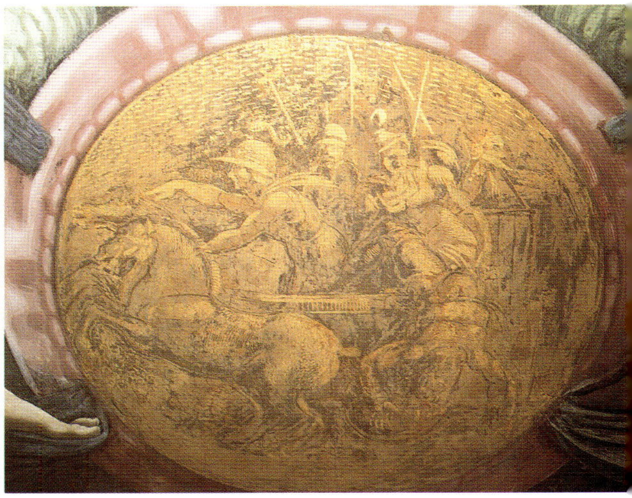

Auf die Abreise der Gehilfen bezogen, ist sie dagegen sehr aufschlußreich. Condivi behauptet jedenfalls, Michelangelo habe „dieses gesamte Werk in zwanzig Monaten vollendet". Sucht man in der Korrespondenz mit Michelangelos Vater und seinem Bruder Buonarroto nach Hinweisen auf die zeitliche Abfolge der Arbeiten, so erfährt man, daß der Künstler im August 1510 die erste Hälfte des Gewölbes ausgemalt hatte und die Arbeit im September wegen der Abreise des Papstes unterbrechen mußte. Jedenfalls schreibt Michelangelo seinem Bruder: „Ich lebe hier wie gewöhnlich und werde am Ende der nächsten Woche meine Malerei *[in der Sixtina]* beendigt haben, das heißt den Teil, den ich begonnen habe *[die Geschichten der Mittelwölbung sowie die Propheten und Sibyllen]*."

Am 5. September schreibt er dagegen seinem Vater: „Ich habe noch 500 Dukaten zu erhalten, die mir laut Vereinbarung als Gewinn zukommen, und ebensoviel sollte mir der Papst geben, um an den anderen Teil der Malerei *[Zwickel und Lünettenbilder]* Hand zu legen. Er jedoch ist von hier abgereist und hat mir keine Anweisung zurückgelassen, so daß ich ohne Geld bin und nicht weiß, was ich zu tun habe."[59] Die Beendigung der Arbeiten vor Versetzung des Gerüstes liegt folglich im Zeitraum zwischen dem Brief vom Juli/August und dem vom September.

Zu Mariä Himmelfahrt 1511 wurde das Gerüst abgebaut. Julius II. sah sich die fertigen Teile des Freskos an und zahlte Michelangelo am 1. Oktober 400 Dukaten. Das Datum geht aus dem Brief an den Vater vom Samstag, den 4. Oktober hervor: „Ehrwürdigster Vater. Ich ging am Dienstag *[30. September]* zum Papste zur Audienz; zu welchem Zweck, werde ich Euch bei größerer Muße mitteilen. Genug, am Mittwoch Morgen ging ich zum zweiten Mal zu ihm, und er ließ mir 400 Kammerdukaten in Gold auszahlen [...]. Bittet zu Gott, daß ich hier Ehre einlege und den Papst zufriedenstelle [...]."[60]

Ungefähr zu diesem Zeitpunkt wurden nach M. Hirst die Arbeiten auf dem Gerüst, das in der Zwischenzeit in der zweiten Hälfte der Kapelle erneut errichtet worden sein mußte, wieder aufgenommen. Allerdings: „In keinem der schriftlichen Zeugnisse findet sich ein Hinweis darauf, welche Fresken in welcher der beiden Malperioden entstanden. Das gab in der kunstgeschichtlichen Literatur Anlaß zu den verschiedensten Spekulationen."[61]

Genau ein Jahr später, in den ersten Oktobertagen 1512, konnte der Künstler dem Vater schließlich schreiben: „Ich habe die Kapelle, die ich ausmalte, beendet: Der Papst war recht zufrieden."[62]

Berücksichtigt man die Unterbrechung der Arbeit wegen der Abreise Julius' II. und rechnet die von Condivi erwähnten zwanzig Monate zurück, so kommt man auf den Zeitraum zwischen November und Dezember 1509

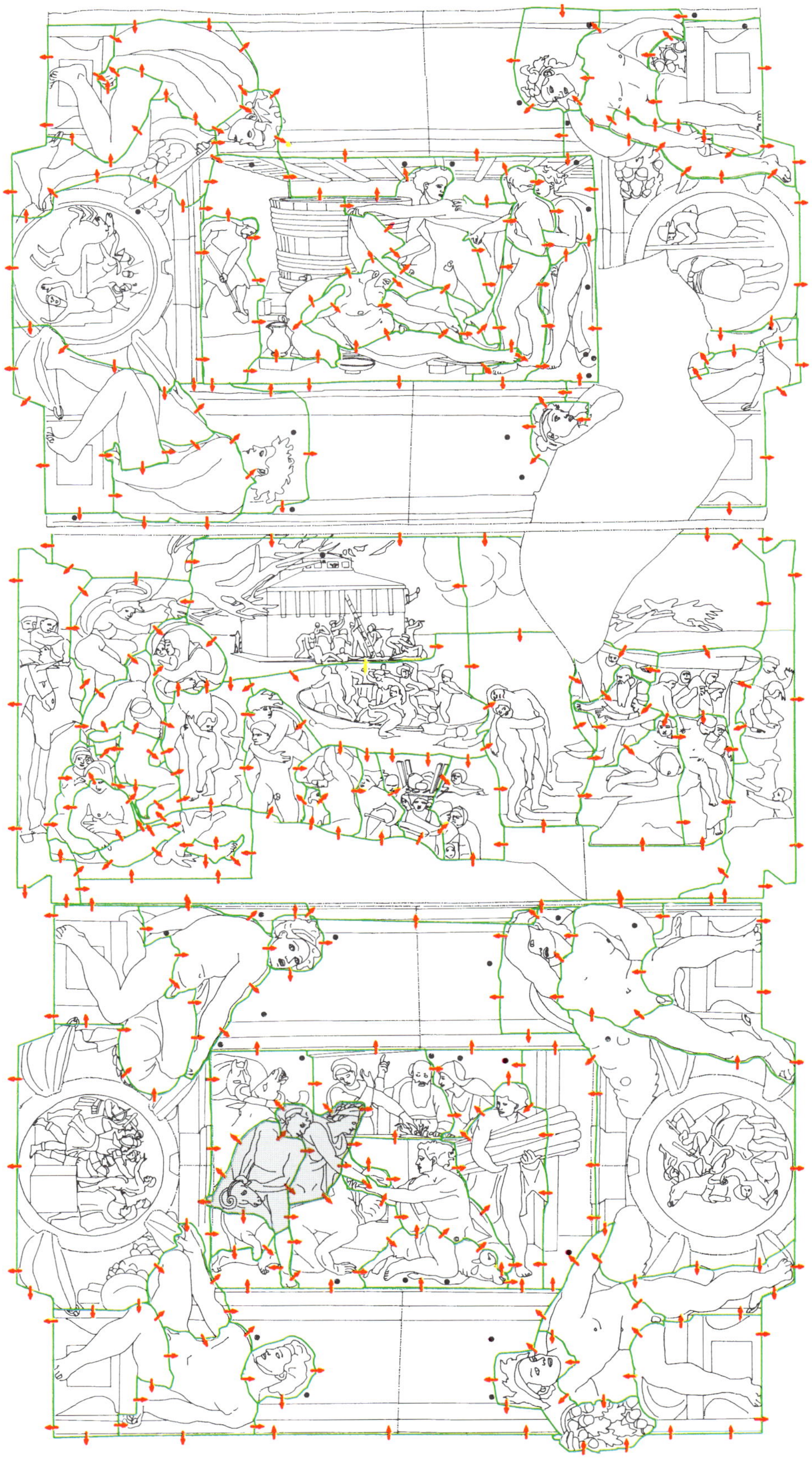

Schema mit Tagespensen im „Rausch des Noach", der „Sintflut" und dem „Opfer des Noach".

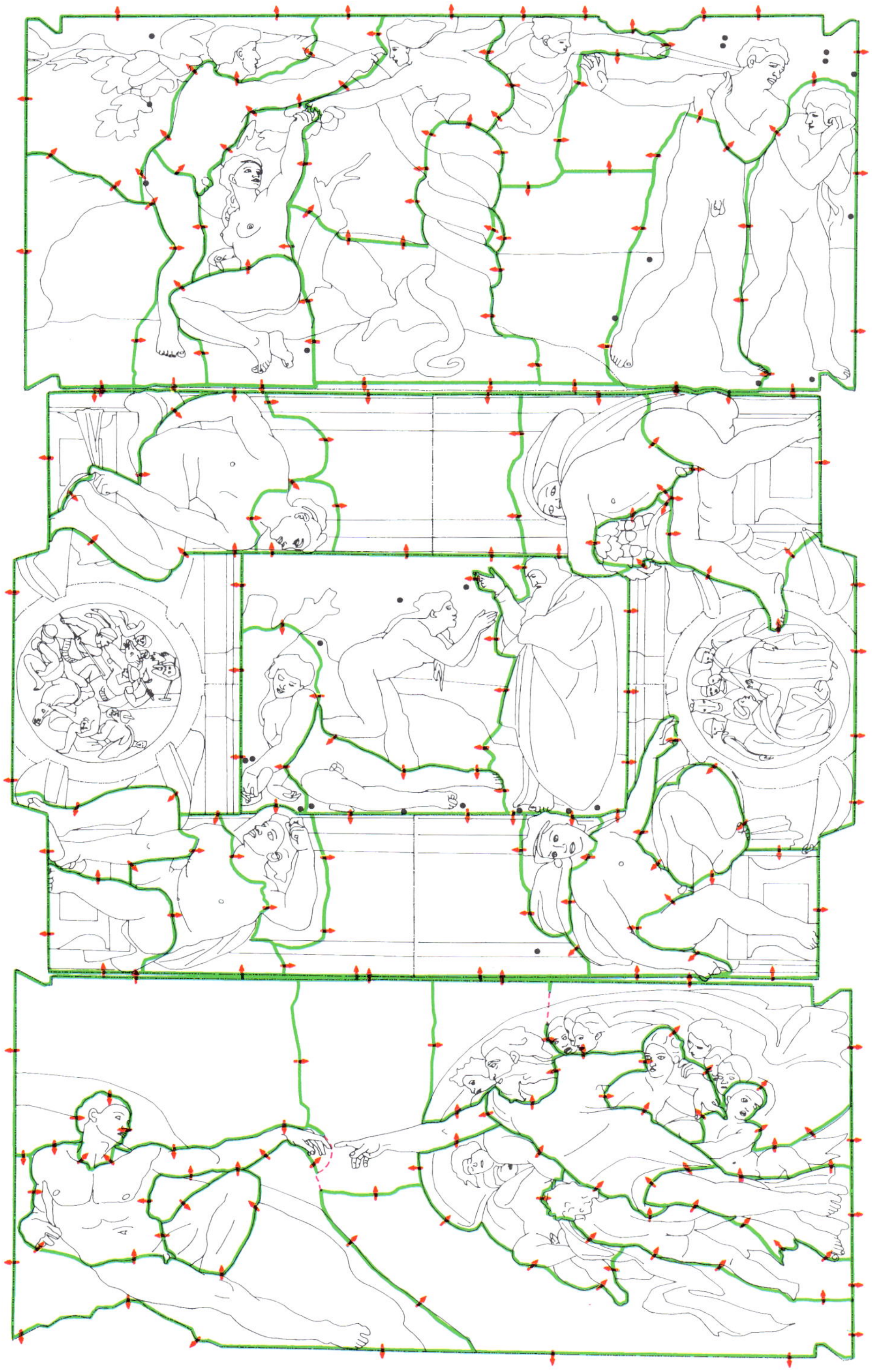

Schema mit Tagespensen im „Sündenfall", der „Vertreibung aus dem Paradies", der „Erschaffung Evas" und der „Erschaffung Adams".

als Zeitpunkt der Abreise der Gehilfen. Wenn es dafür auch keine sicheren Beweise gibt, so wird dies doch immerhin durch Indizien belegt. In einem Brief an den Bruder Buonarroto vom 17. November des Jahres entdeckt man Hinweise auf einen veränderten Arbeitsrhythmus und vor allem erneut auf Einsamkeit: „Ich bin hier in größter Kümmernis und unter schwerster körperlicher Mühsal. Ich habe keinerlei Freunde und will auch keine haben."[63]

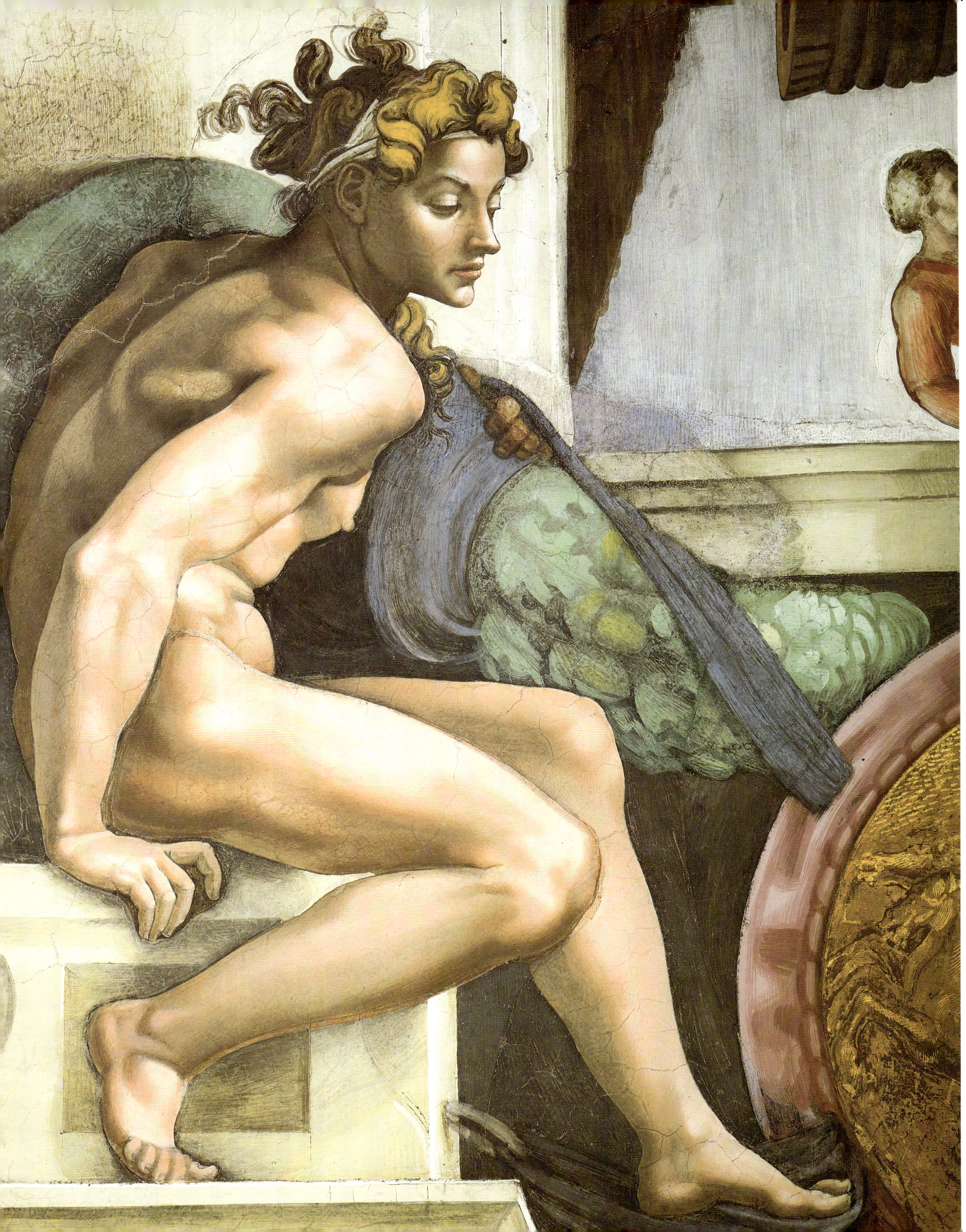

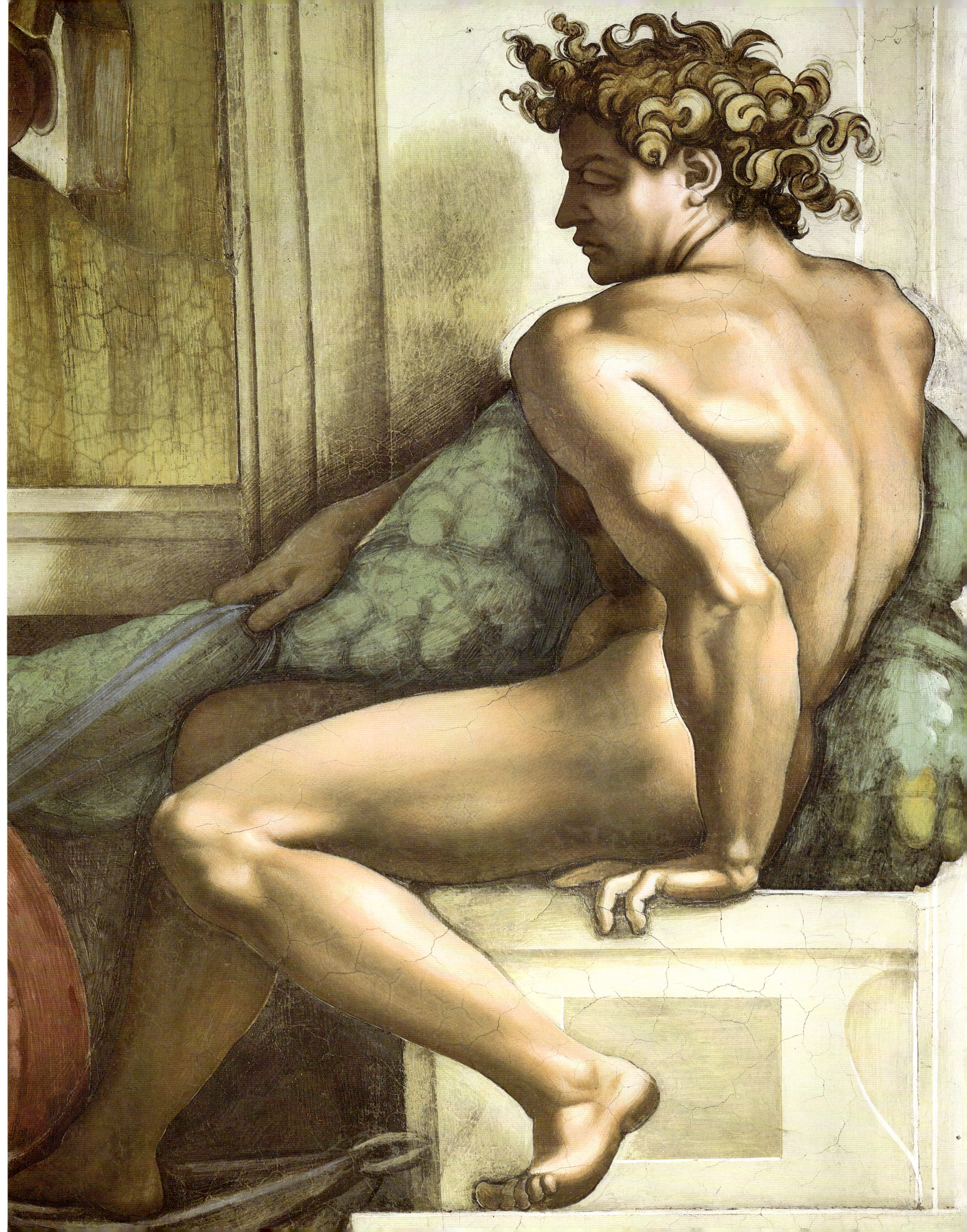

Noach wurde der erste Weinbauer und pflanzte einen Weinberg. Er trank von dem Wein, wurde davon betrunken und lag entblößt in seinem Zelt. Ham, der Vater Kanaans, sah die Blöße seines Vaters und erzählte davon draußen seinen Brüdern.

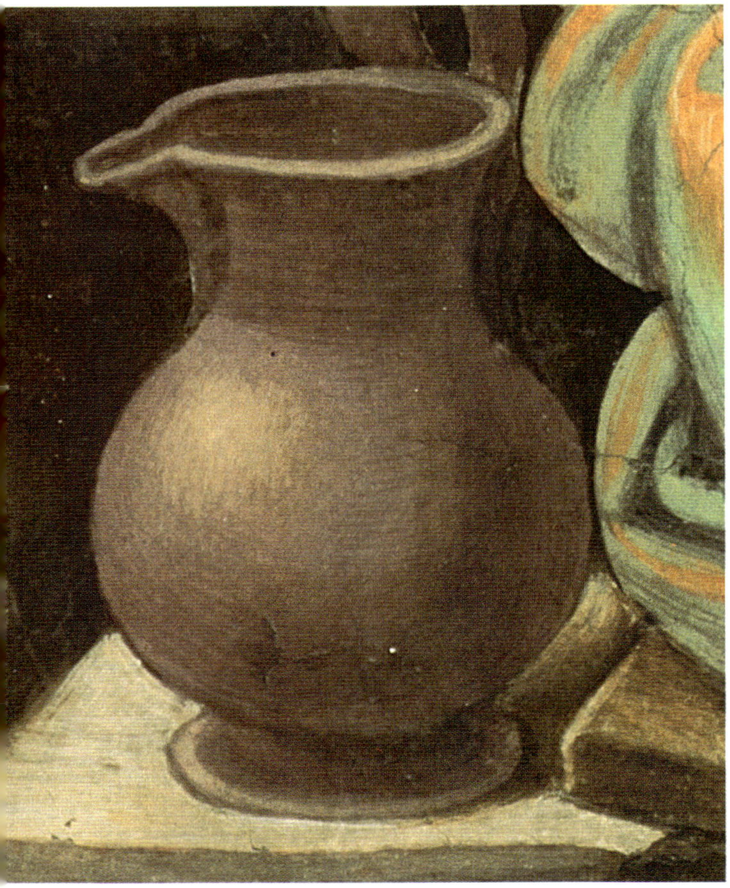

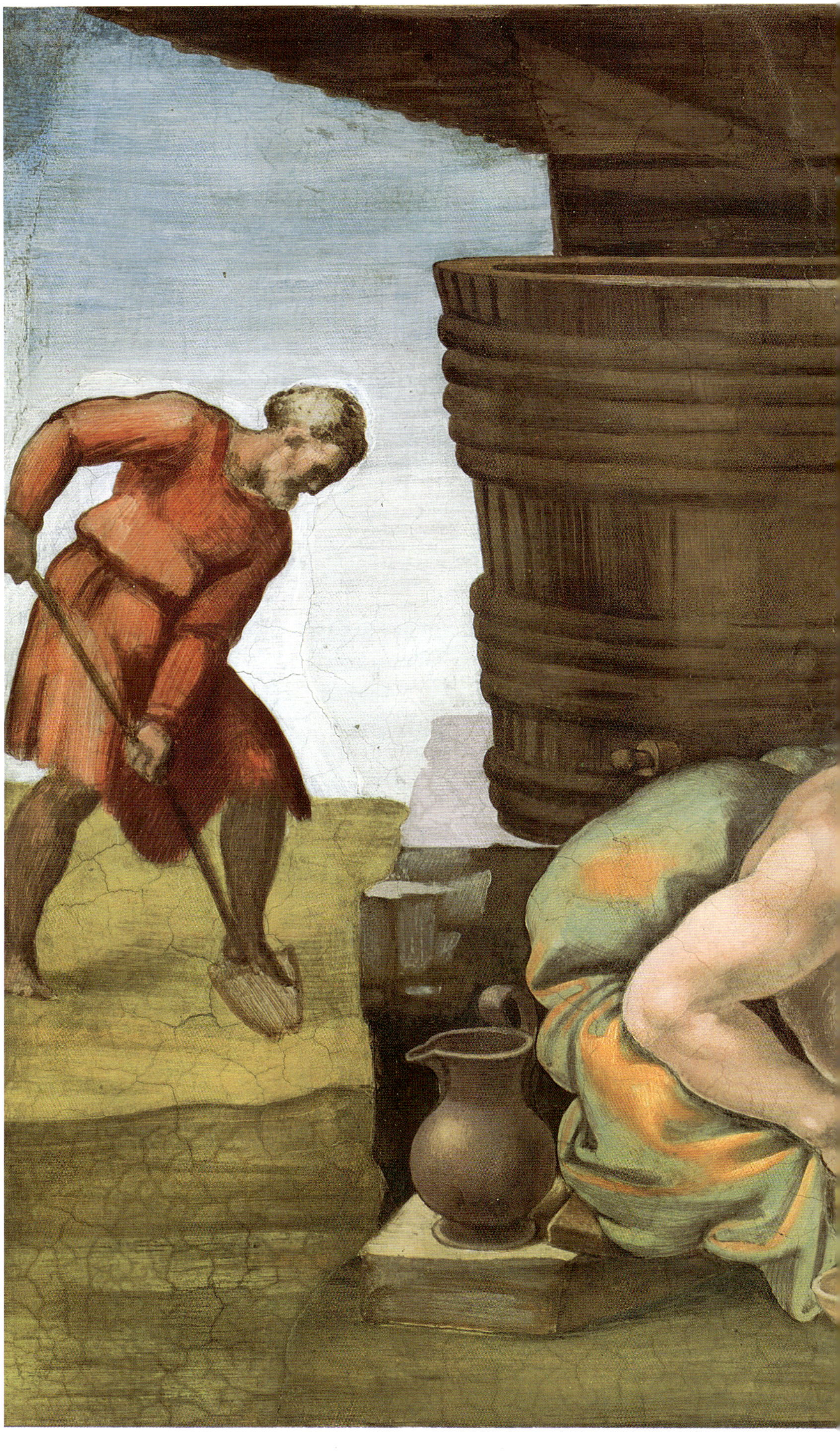

Die Geschichten Noachs, die zuerst ausgeführten Fresken, werden beim Betreten der Kapelle als erstes sichtbar. Chronologisch gesehen, stehen sie allerdings an letzter Stelle im Zyklus der Szenen, die der Genesis gewidmet sind. Die Abbildungen in diesem Band berücksichtigen diese verkehrte Reihenfolge, die auch bei einer typologischen Lesart der Episoden in den zentralen Feldern des Gewölbes gilt.
Michelangelo führte die Felder mit den Episoden um Noach als erste aus und fing dabei vermutlich mit der großen zentralen Szene der „Sintflut“ an. Es handelt sich um drei komplexe Kompositionen mit epischem und feierlichem Erzählrhythmus. Die Figuren, zahlreicher als in später verwirklichten Szenen, sind zwangsläufig von geringerer Größe. Bei einigen hat man die Mitwirkung von Gehilfen ausgemacht. Nachbesserungen zeugen von einer anfänglichen Orientierungsphase mit Unsicherheiten in der Vorgehensweise.

Oben: „Der Rausch des Noach“, Detail mit Krug.

Da nahmen Sem und Jafet einen Überwurf; den legten sich beide auf die Schultern, gingen rückwärts und bedeckten die Blöße ihres Vaters.

GENESIS 9, 20-23

Die Bibelzitate stammen aus der Einheitsübersetzung der Heiligen Schrift. Ihr folgt auch die Orthographie der Eigennamen aus der Bibel.

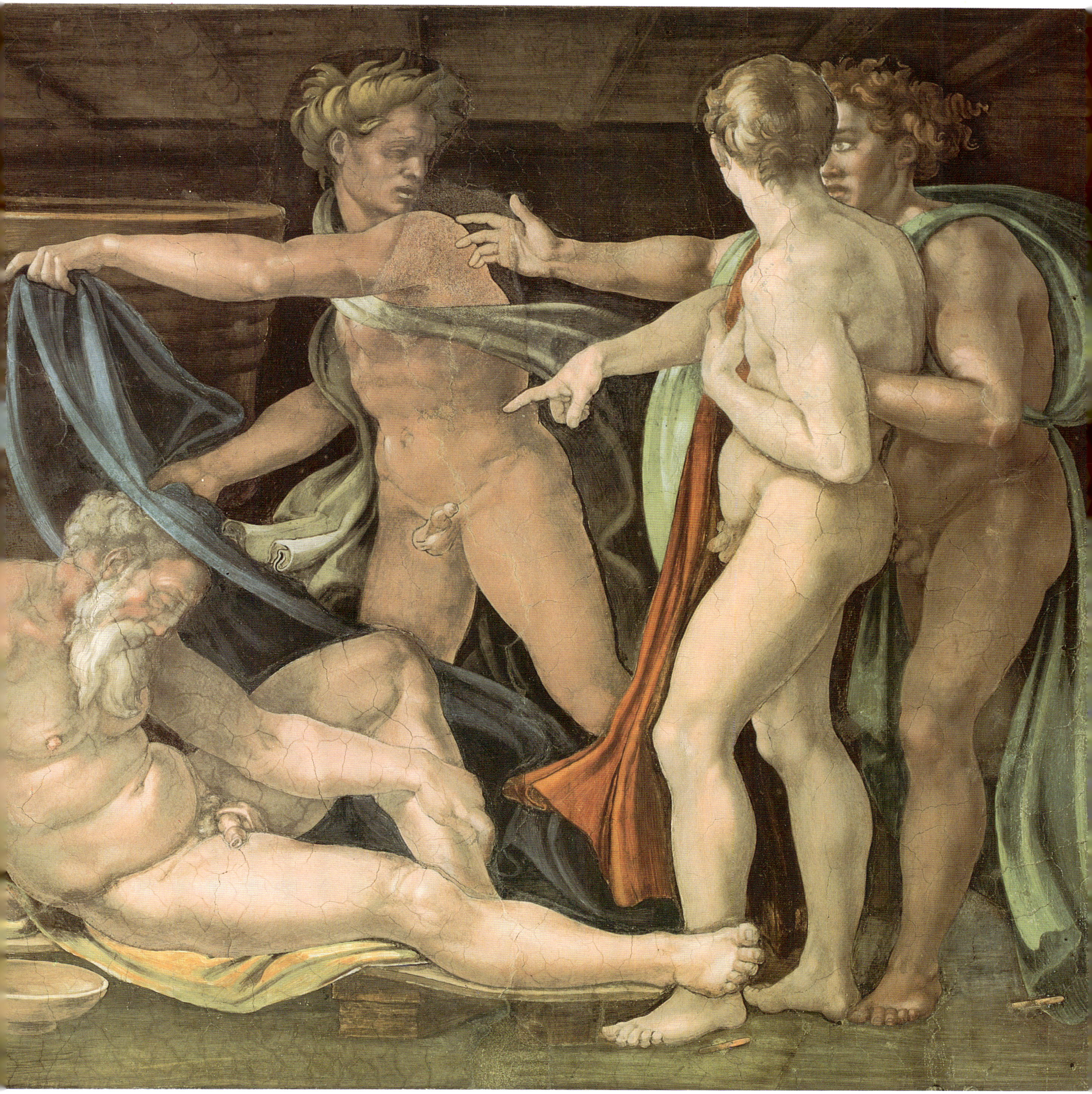

Unten: „Der Rausch des Noach", Detail mit schlafendem Stammvater. Der Wein ist besonders symbolträchtig. Im Alten Testament erscheint der Weinstock als Sinnbild Israels, im Neuen Testament als Symbol Christi: „Ich bin der wahre Weinstock..." (Johannes 15,1)

Der betrunkene Noach steht somit für die nach der Sintflut erneut sündig werdende Menschheit. Zugleich ist er aber auch ein Symbol für das Wort Gottes, das sich in der Verkörperung des „Weinstocks Israels" erniedrigt.

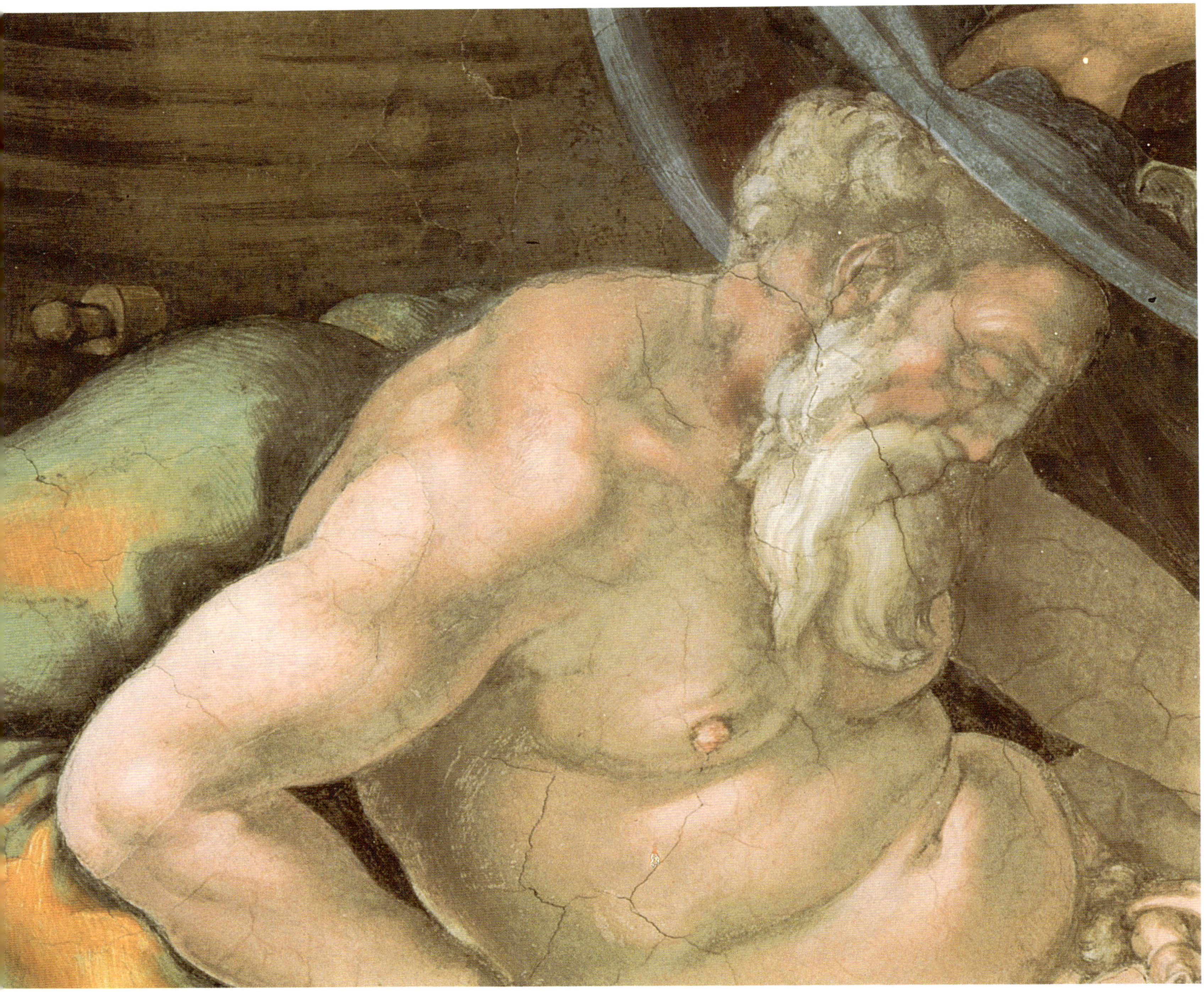

Gegenüberliegende Seite: „Der Rausch des Noach", Detail mit Söhnen. Die Verhöhnung Noachs durch den Sohn Ham, hier im Vordergrund, wird schon bei Augustinus als Vorausdeutung auf die Verhöhnung Christi begriffen.

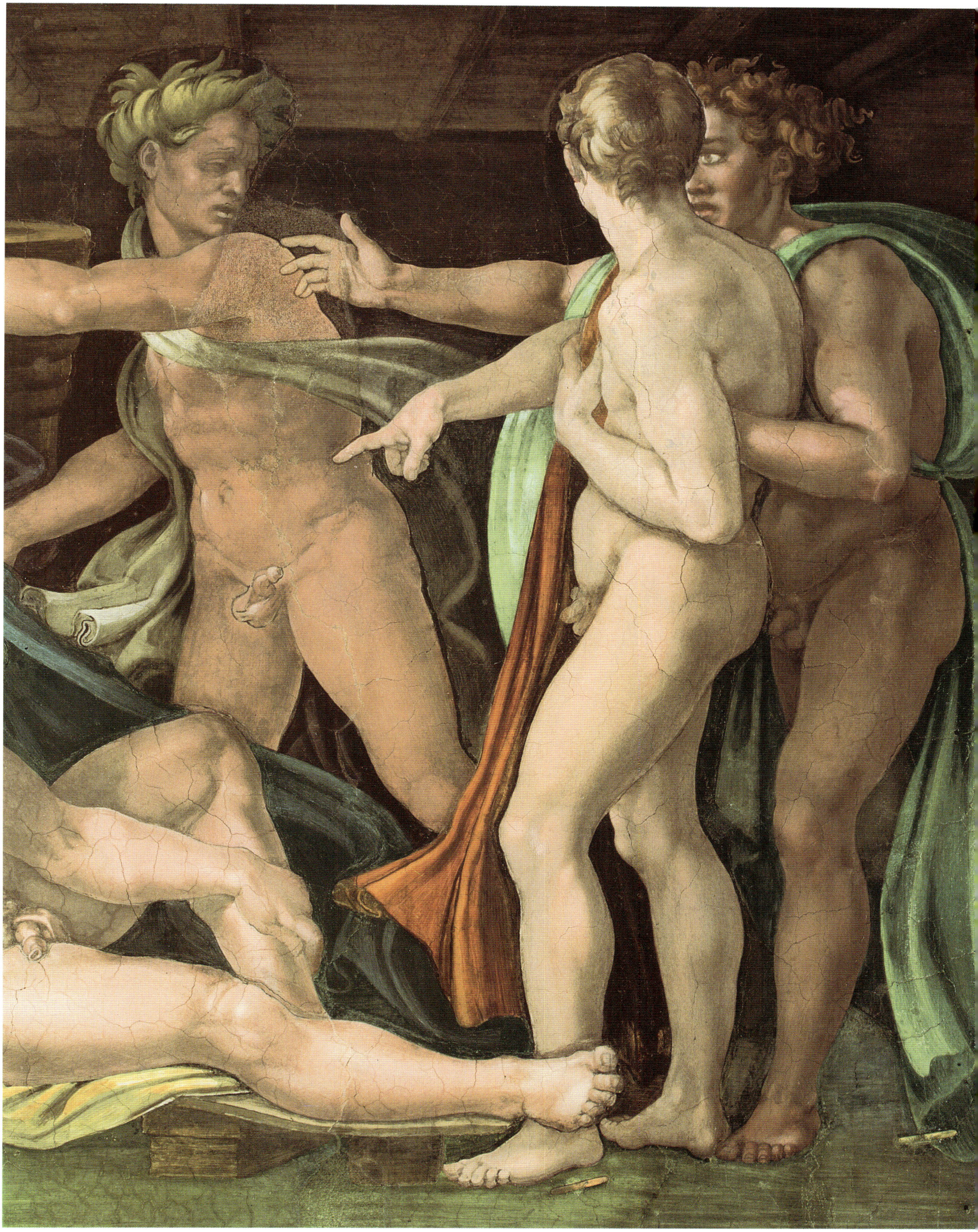

Unten: Die beiden Ignudi über der Delphischen Sibylle. Die linke Figur ist 1797 bei einer Explosion im Pulvermagazin der Engelsburg fast vollständig zerstört worden. Ein Stich aus dem Cinquecento zeigt allerdings, daß sie eine spiegelbildliche Pose zur anderen Figur eingenommen hat.
Das Medaillon, das beide halten, stellt Davids Neffen Joab dar, der Abner tötet. (2 Samuel 3,27)

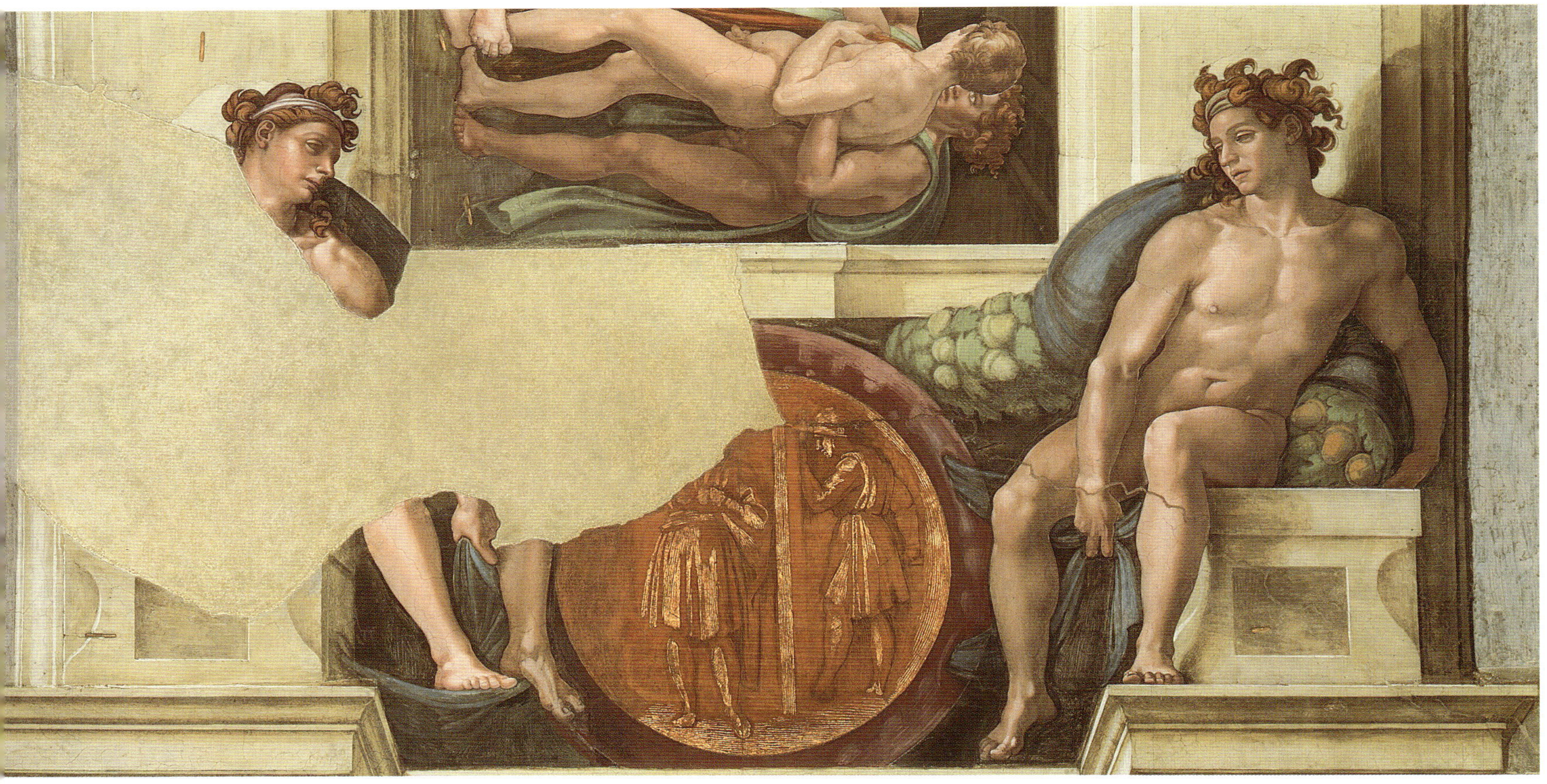

Die beiden Ignudi über der Delphischen Sibylle gehören zu den von Michelangelo zuerst verwirklichten. Obwohl im Cinquecento stark bewundert, zeigen sie kaum das hohe künstlerische Niveau später entstandener Ignudi. Bei diesen gelungenen Figuren, die Buonarroti besonders sorgfältig ausgearbeitet hat, handelt es sich wahrscheinlich um Bildnisse von Engeln: In der Hierarchie des Gewölbes stehen sie den sakralen Szenen am nächsten.

Gegenüberliegende Seite: Detail mit Gesicht des Ignudo rechts über der Delphischen Sibylle.

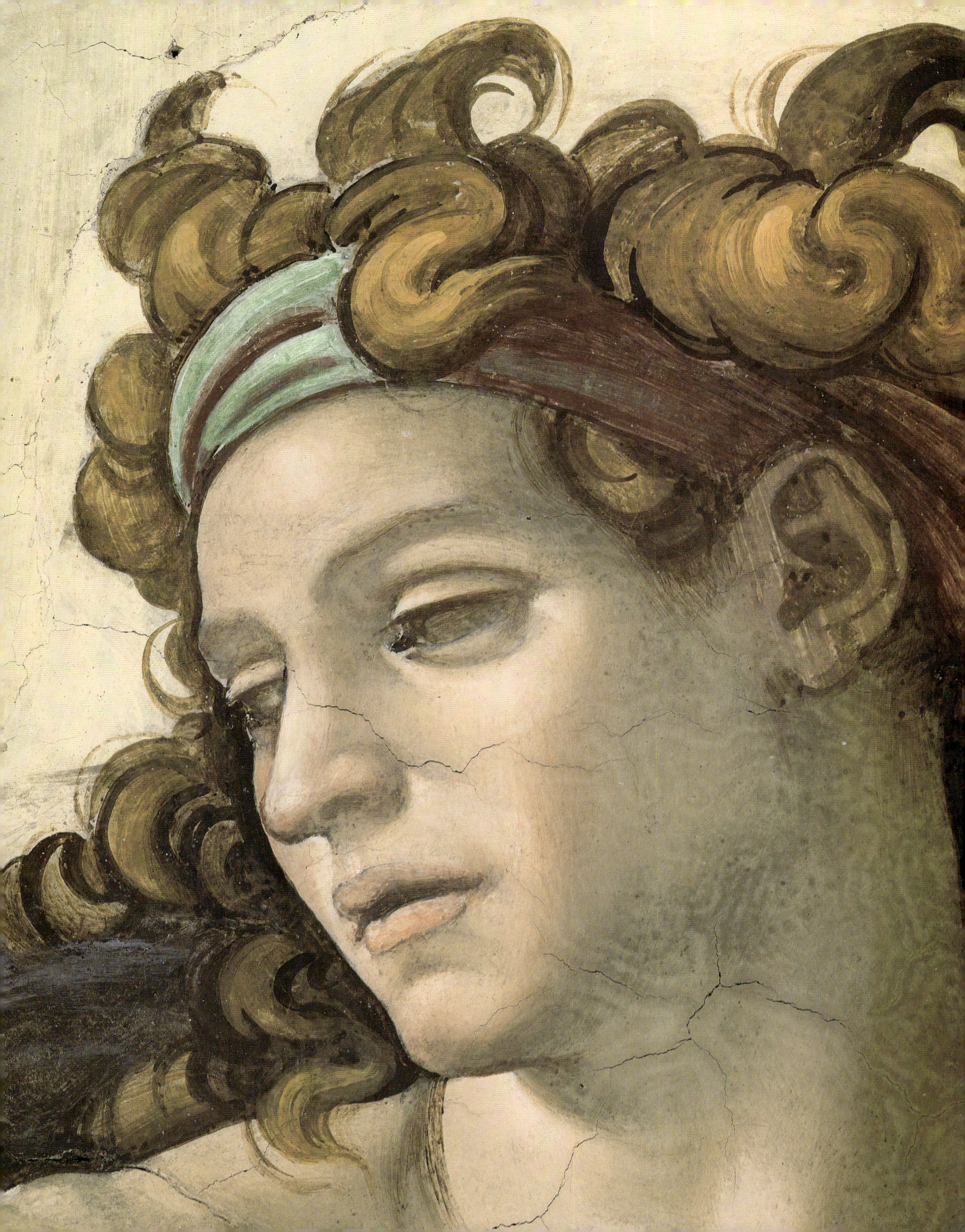

Sie waren zu Noach in die Arche gekommmen, immer zwei von allen
Wesen aus Fleisch, in denen Lebensgeist ist.
Von allen Tieren waren Männchen und Weibchen gekommen,
wie Gott ihm aufgetragen hatte.
Dann schloß der Herr hinter ihm zu.
Die Flut auf der Erde dauerte vierzig Tage.

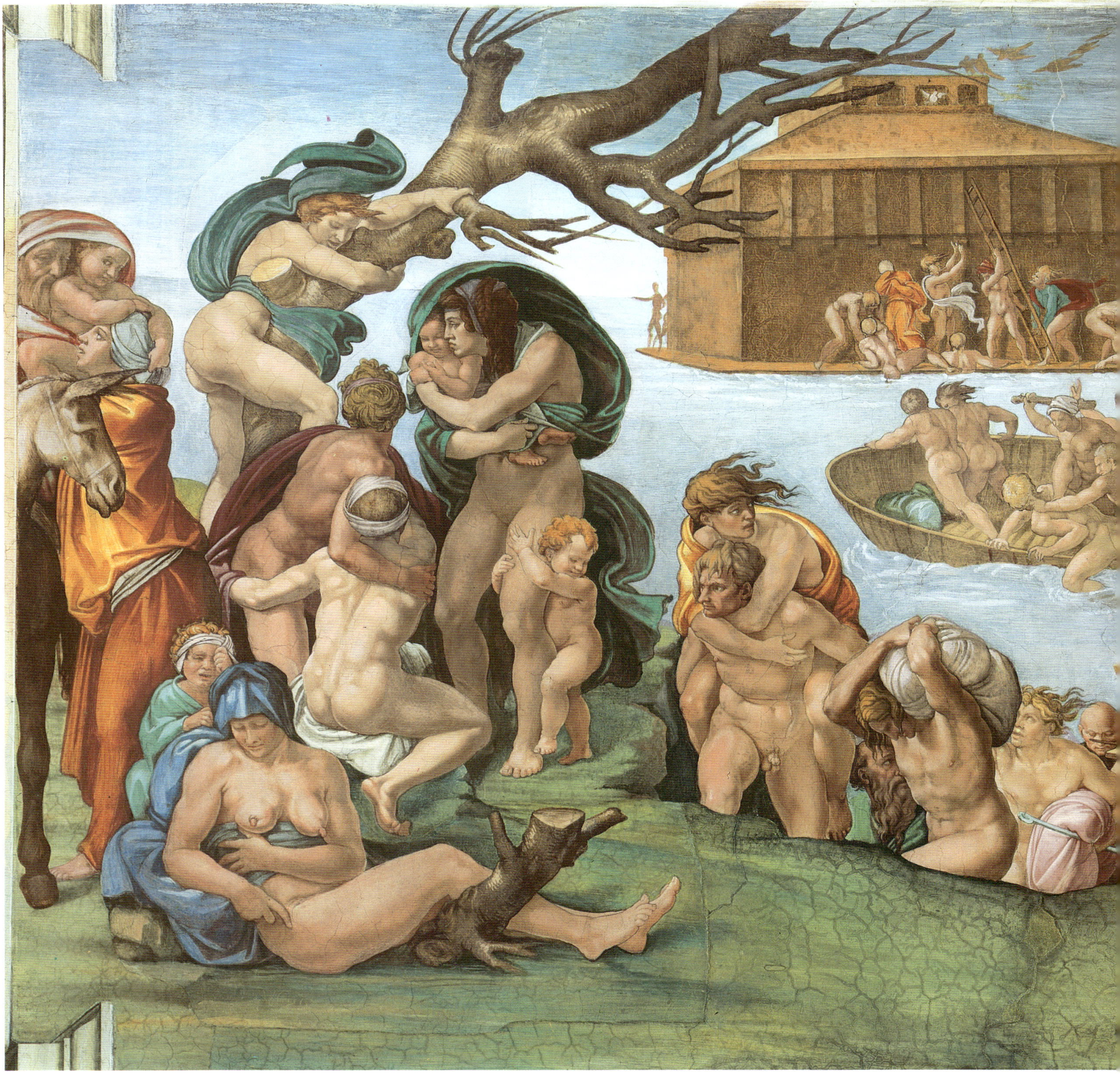

In der dynamischen, auf den Diagonalen aufbauenden großen Komposition rückt Michelangelo das Geschehen um die fliehenden Menschen in den Vordergrund, während die Arche im Hintergrund bleibt. Oben rechts fällt ein Stück fehlender Putz auf, ein Relikt der Pulverexplosion von 1797 in der Engelsburg. Direkt über dem Zelt, in dem eine kleine Gruppe von Menschen Schutz sucht, findet sich eine Inschrift Michelangelos: „...der Zorn Gottes, der sie mit Wasser,

Das Wasser stieg und hob die Arche immer höher über die Erde. [...]
Das Wasser war auf der Erde gewaltig angeschwollen
und bedeckte alle hohen Berge,
die es unter dem ganzen Himmel gibt.

GENESIS 7,15-19

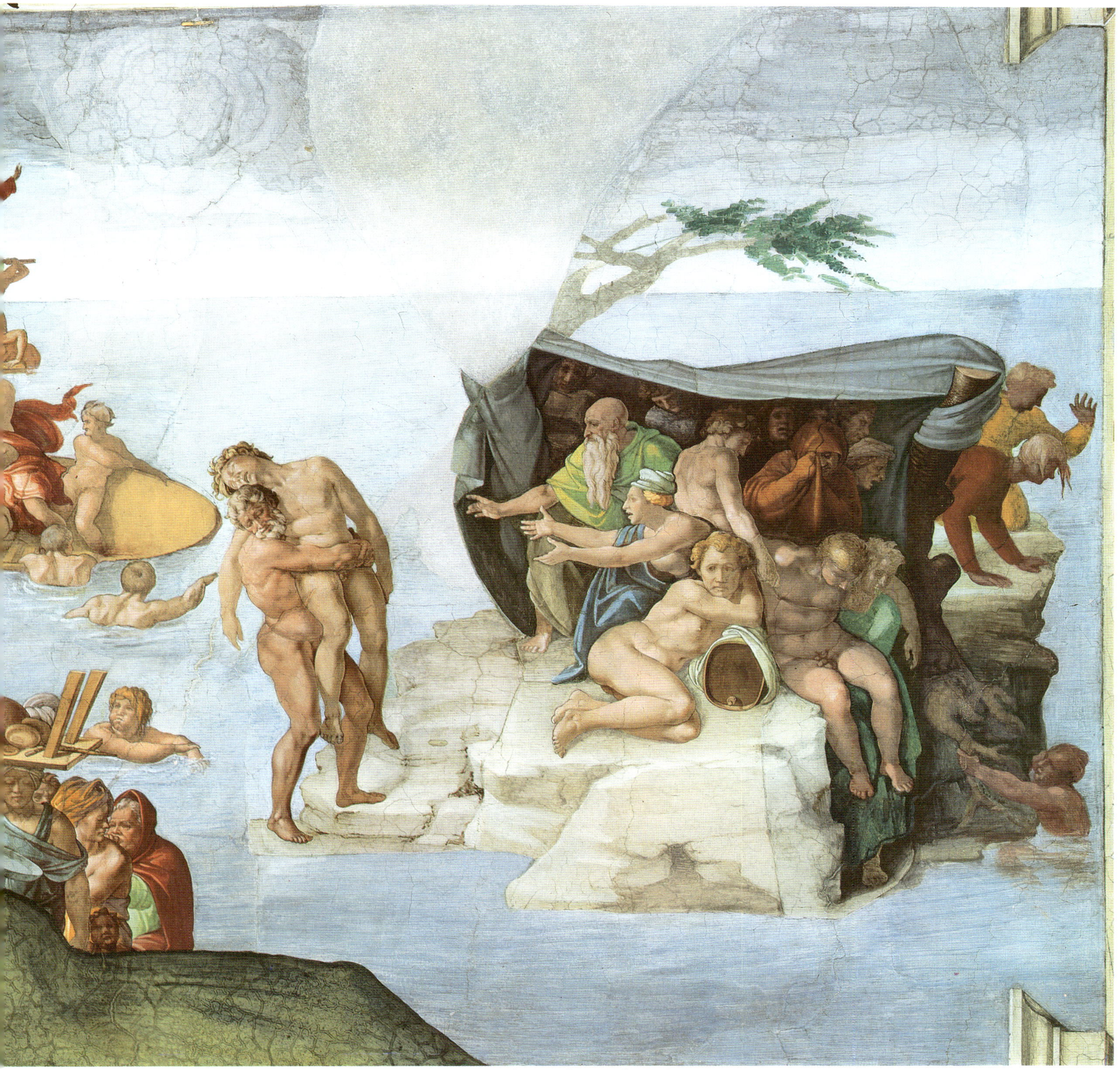

Blitz und Donner trifft." Der Blitz, den Condivi erwähnt, findet sich noch auf einer Kopie aus dem Cinquecento im Louvre.
Die symbolische Deutung der Szene liegt auf der Hand: Das Wasser der Sintflut, das die Sünder von der Erde vertilgt, ist Sinnbild der Taufe, die von der Erbsünde reinigt und sie auslöscht. Die Arche ist Symbol der Kirche, die den Menschen vor der Verdammnis errettet.

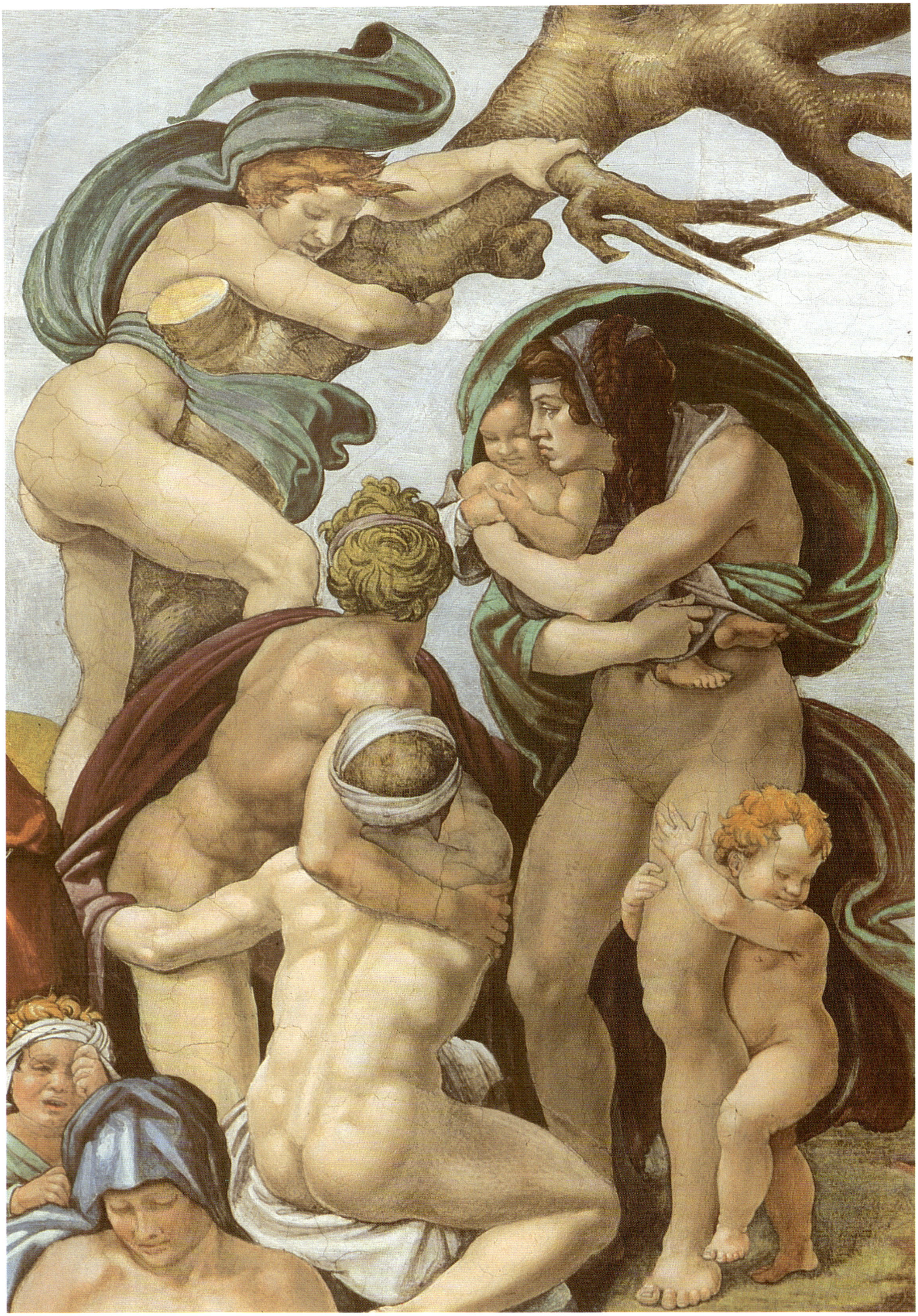

„Die Sintflut", Details mit fliehenden Menschen im Vordergrund links.

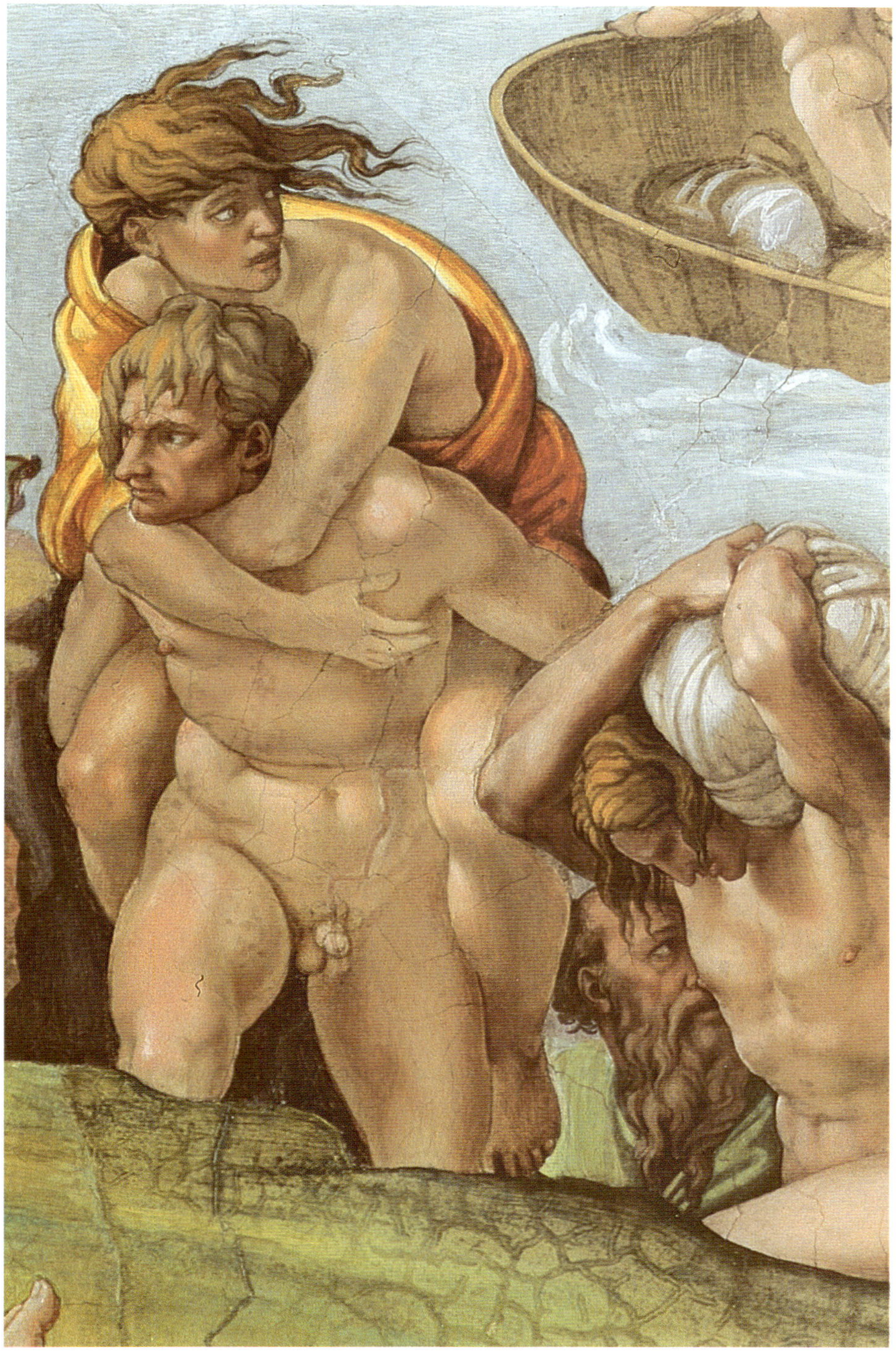

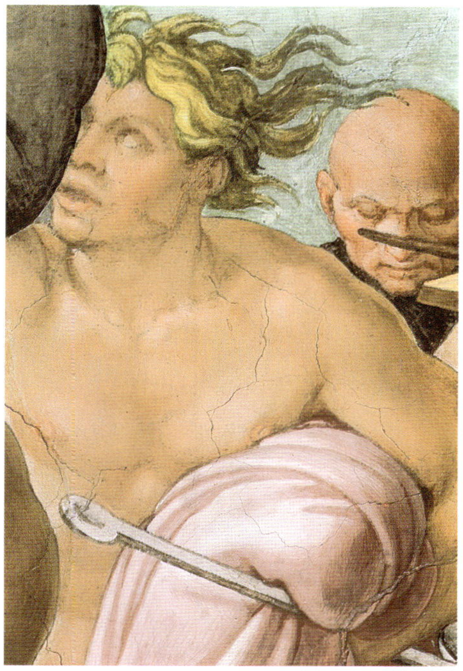

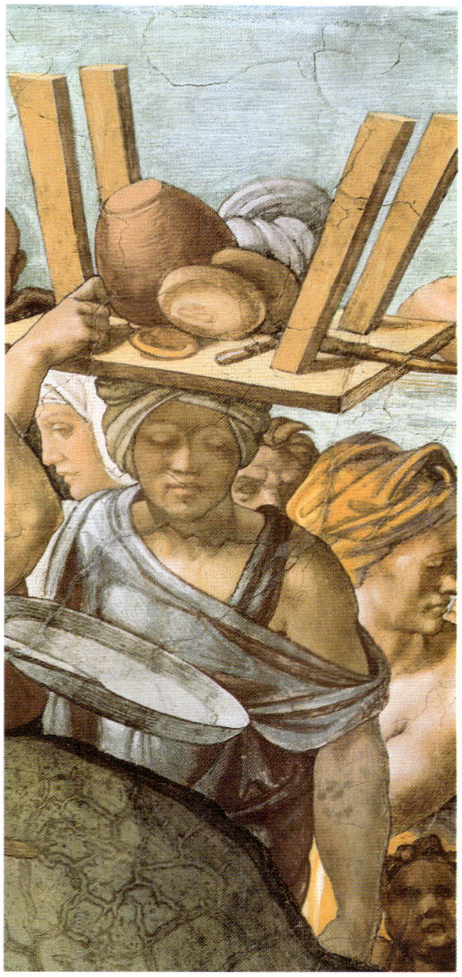

Michelangelo widmet dem individuell-menschlichen Aspekt in seiner Darstellung viel Platz. Die Sünder erscheinen nicht als von Grund auf böse. Die Menschen, die sich auf den Berg zu retten versuchen, helfen einander und spenden sich Trost. Allerdings hängen sie an materiellen Dingen: Sie schleppen ihre Habe mühselig den Berg hinauf.

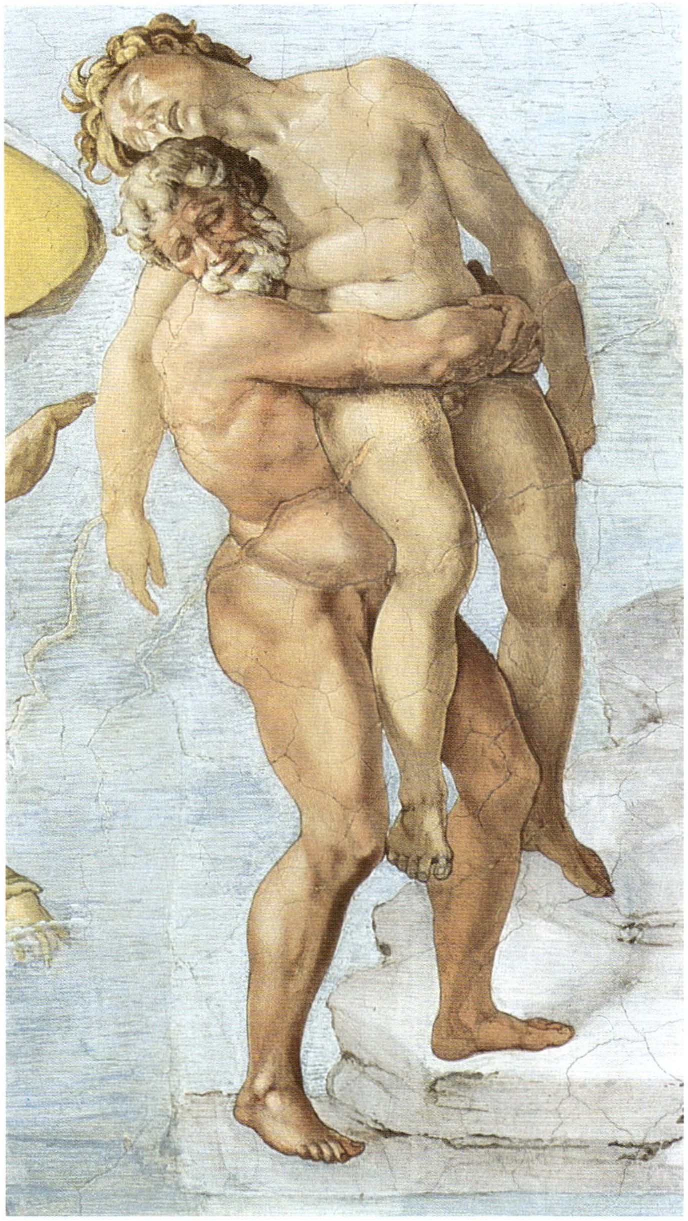

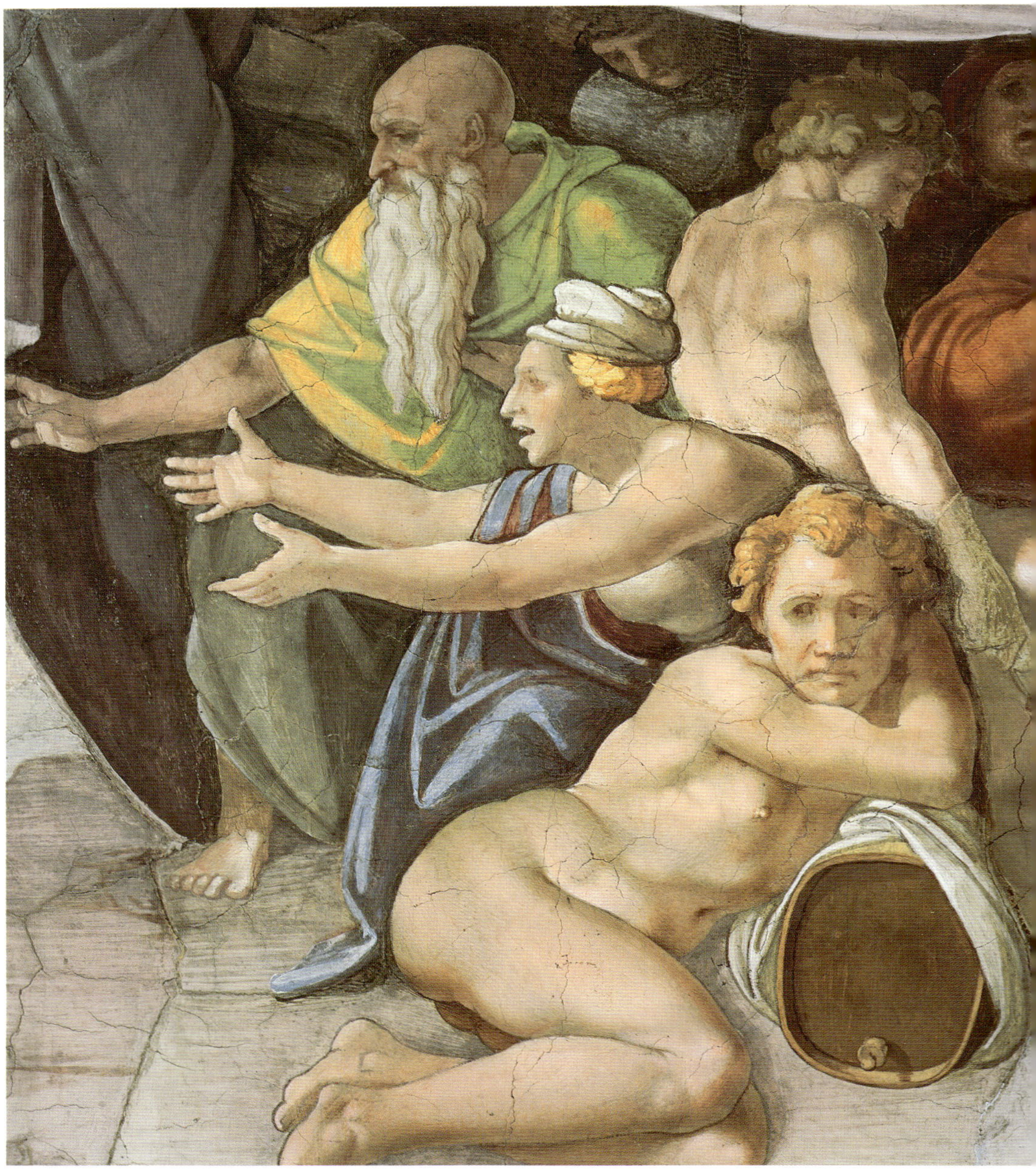

„In der Geschichte der Sintflut […] erscheinen verschiedene dem Tode Geweihte, die, entsetzt über die Schrecken der Tage, ihr Leben, so gut es geht, auf verschiedene Art zu retten suchen. […] Viele Barmherzige sieht man, die, Sicherheit heischend, einander auf die Spitze eines Felsens helfen: darunter einer, der einen Halbtoten umschlungen haltend, diesen möglichst zu erretten versucht, wie die Natur sie nicht besser hätte zeichnen können.“
(Vasari, Vita di Michelagnolo Buonarroti)

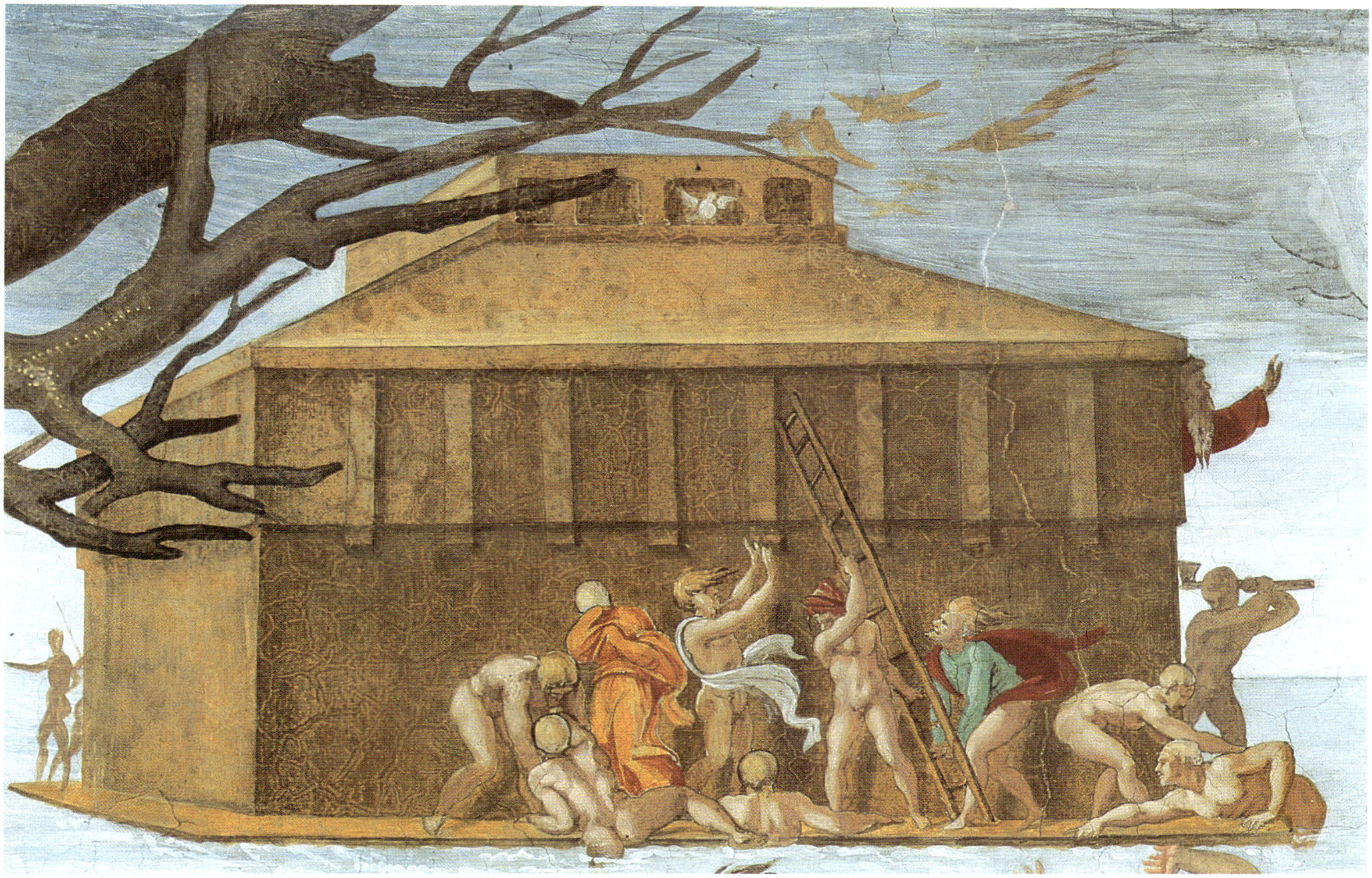

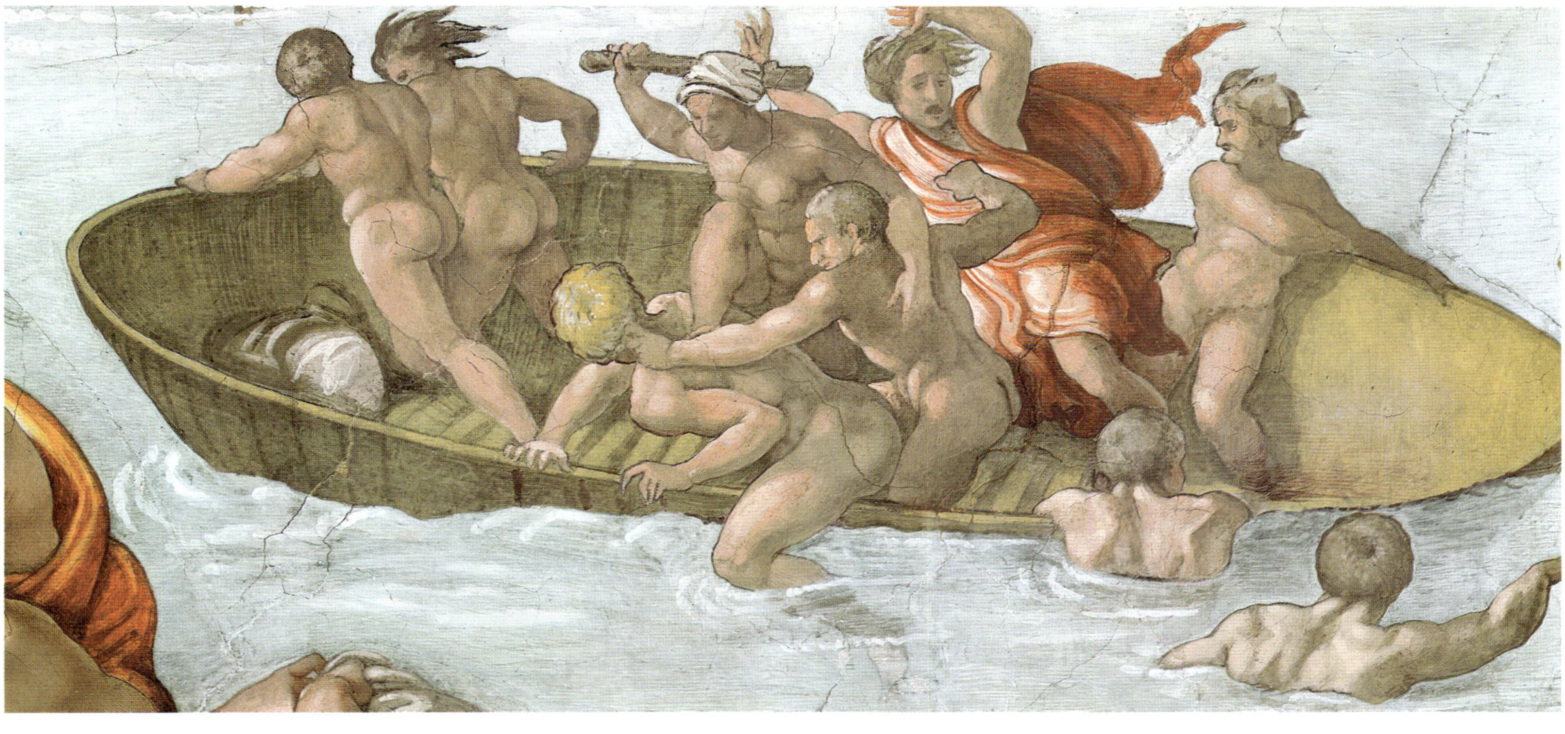

Auf den folgenden Seiten: Die beiden Ignudi über der Eritreischen Sibylle. Die beiden Figuren in ganz ähnlichen Posen weisen völlig unterschiedliche Farbkontraste auf.

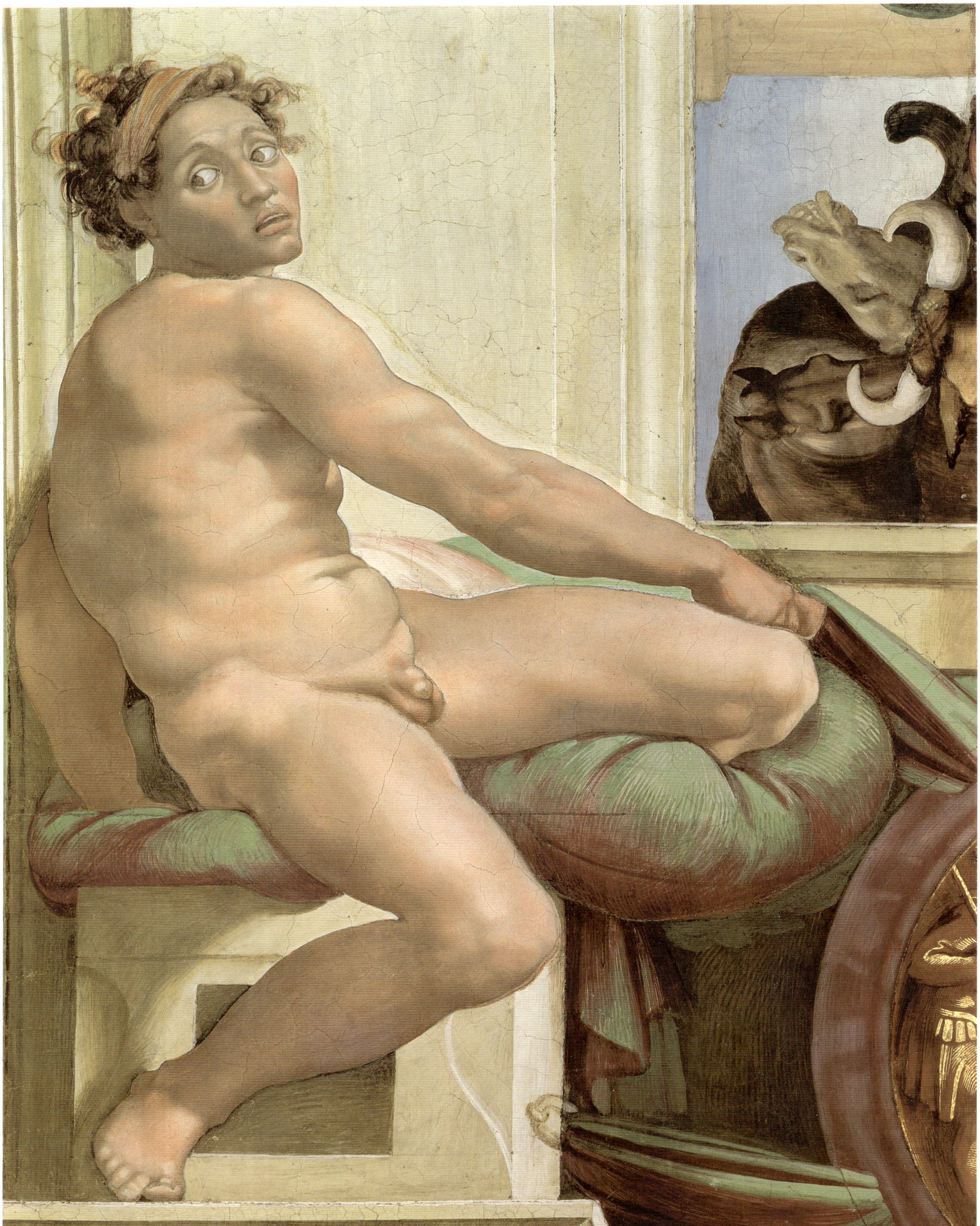

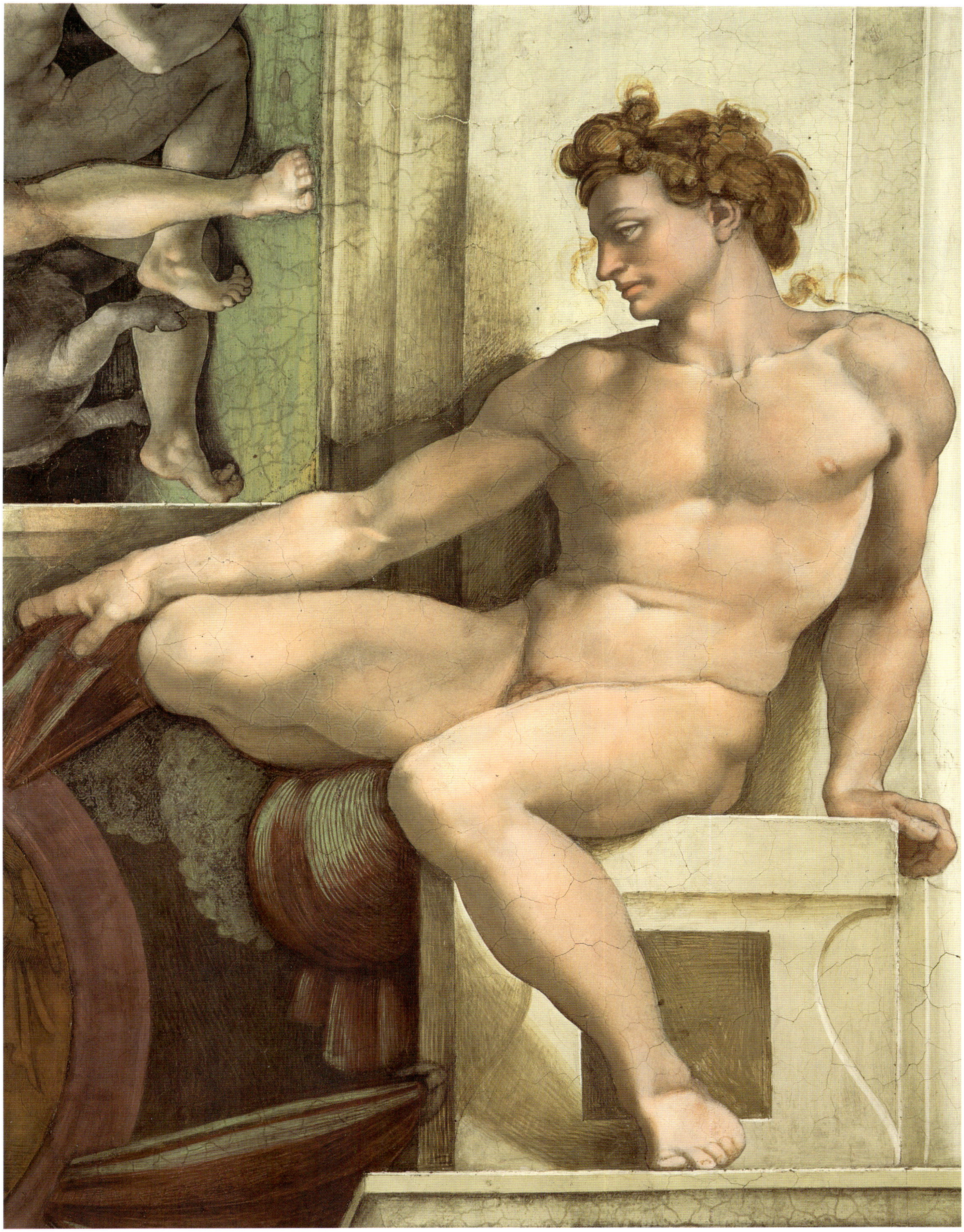

DAS OPFER DES NOACH

Dann baute Noach dem Herrn einen Altar,
nahm von allen reinen Tieren und von allen reinen Vögeln
und brachte auf dem Altar ein Brandopfer dar.
Der Herr roch den beruhigenden Duft,
und der Herr sprach bei sich:

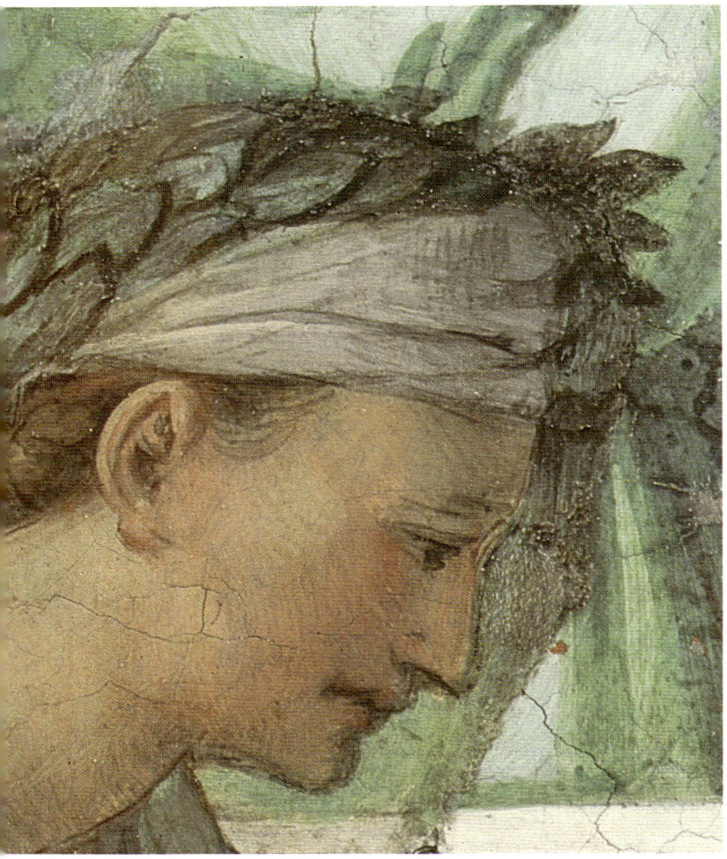

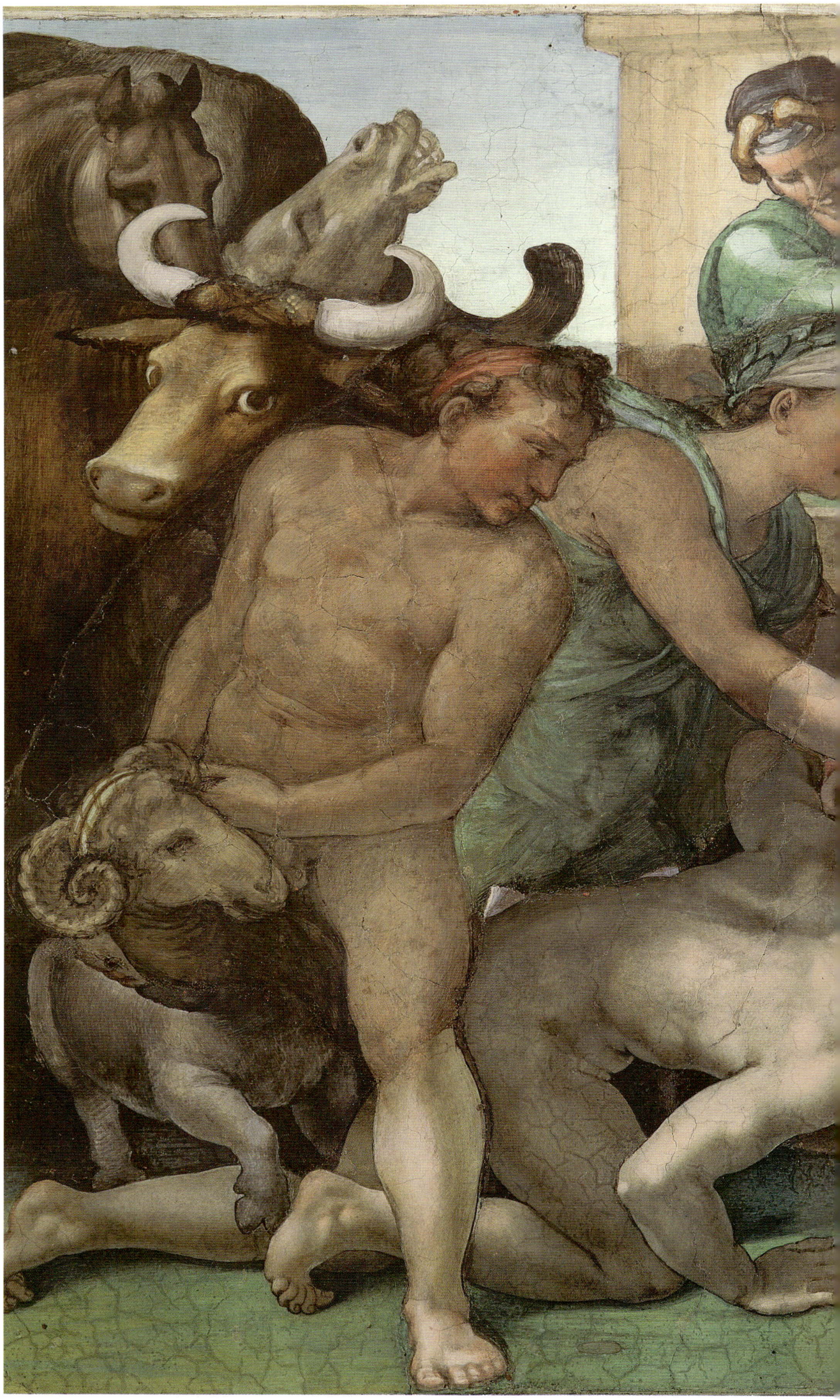

Die Opferszene Noachs, der dem Herrn für die Errettung vor der Sintflut dankt, hätte der chronologischen Ordnung nach hinter der Szene mit der Sintflut eingefügt werden müssen. Statt dessen geht sie ihr voran und verweist somit auf die symbolische Lesart des Zyklus in umgekehrter Reihenfolge. Die Episode ist als Opfer Christi zu deuten. Vom Eingang zum Altar hin betrachtet, symbolisiert das Triptychon der Geschichten Noachs Fleischwerdung, Taufe und Opfer des Wortes.

Oben: Detail mit Gesicht des jungen Mannes, der die Eingeweide des Opfertiers empfängt.

Ich will die Erde wegen des Menschen nicht noch einmal verfluchen;
denn das Trachten des Menschen ist böse von Jugend an. Ich will künftig
nicht mehr alles Lebendige vernichten, wie ich es getan habe.

Genesis 8,20-21

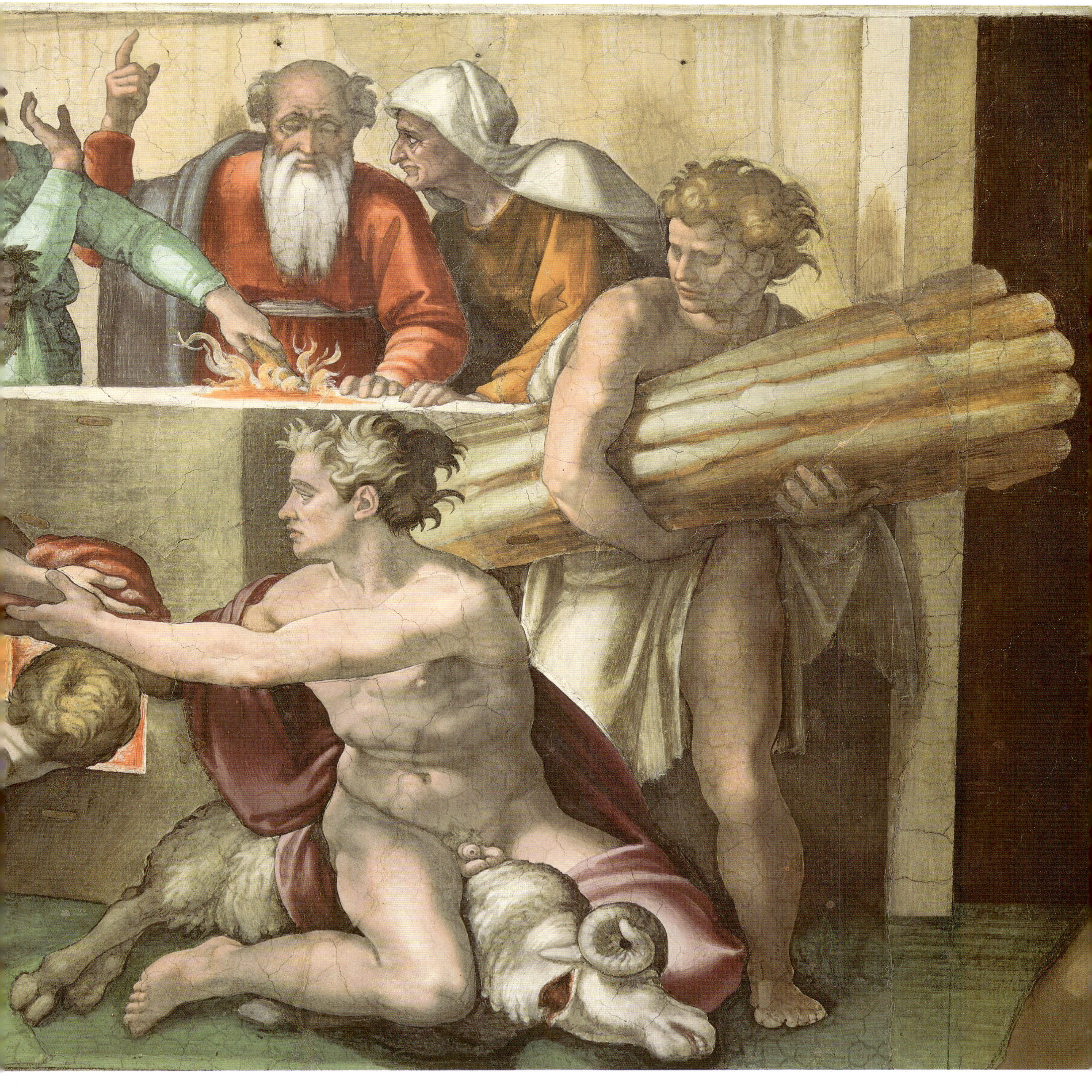

In der sinnfälligen Komposition sind die Gebärden bei der Opferhandlung zirkulär miteinander verknüpft. Im Zentrum des Geschehens steht Noachs feierlicher und gebieterischer Gestus.

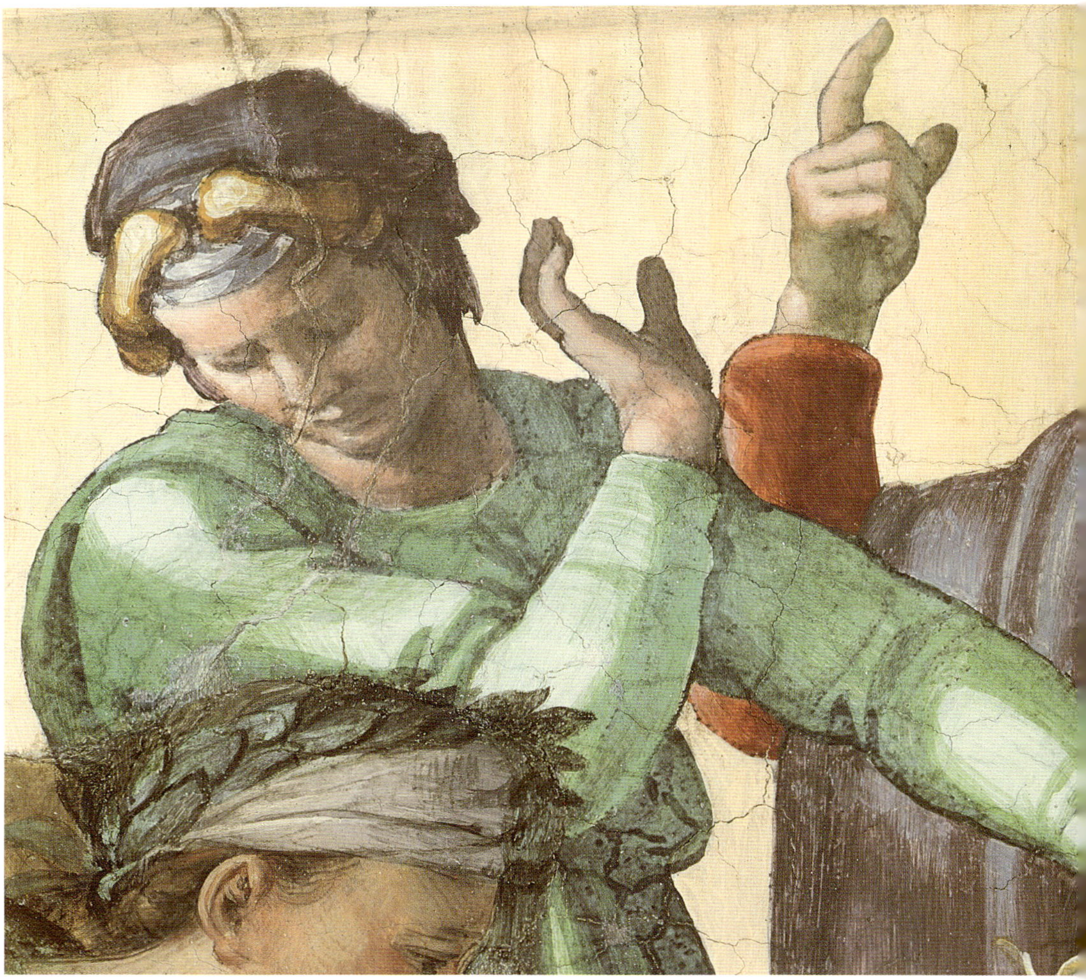

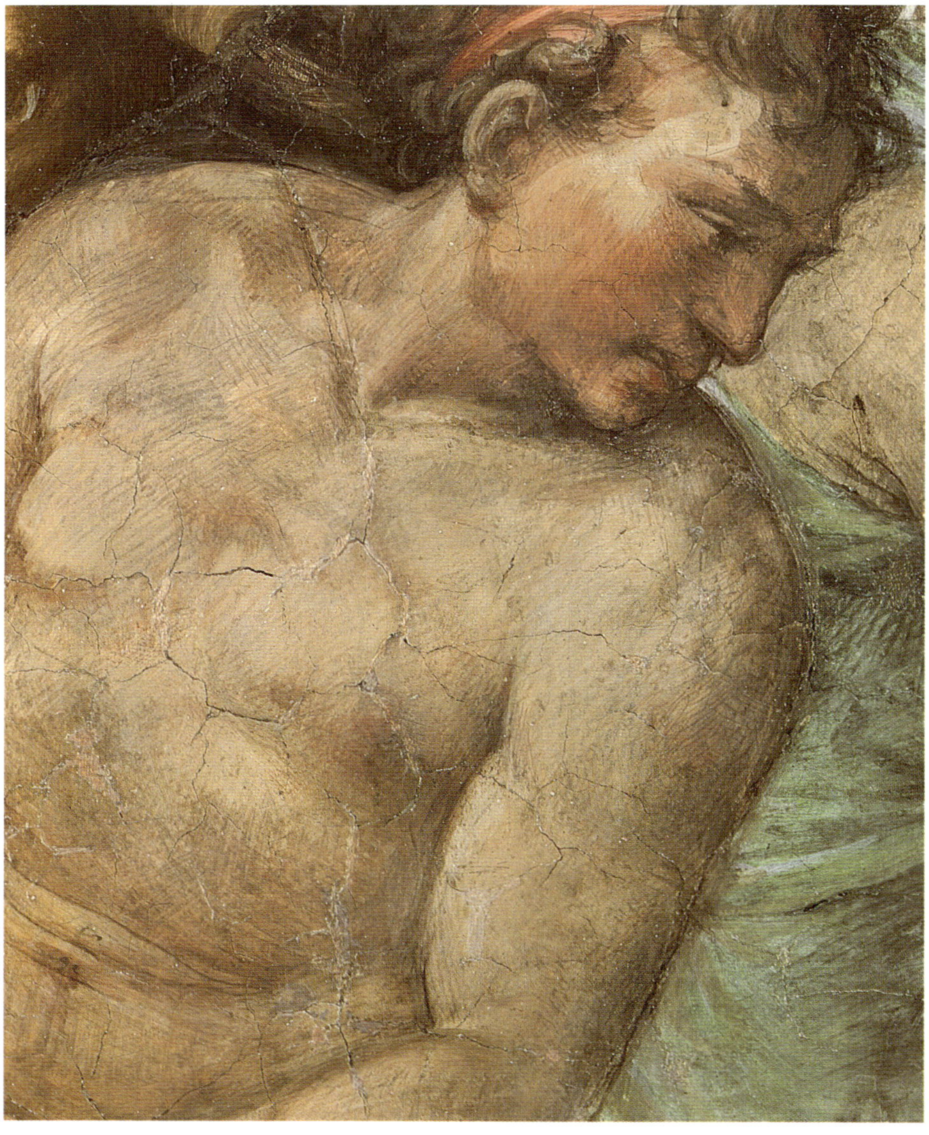

„Das Opfer des Noach", Details. Nach Vasari und Condivi stellt die Szene das Opfer von Kain und Abel dar. Vermutlich wurden sie von der falschen chronologischen Einordnung der Szene getäuscht, die sich anstelle der Darstellung der Sintflut direkt an die „Vertreibung aus dem Paradies" anschließt.

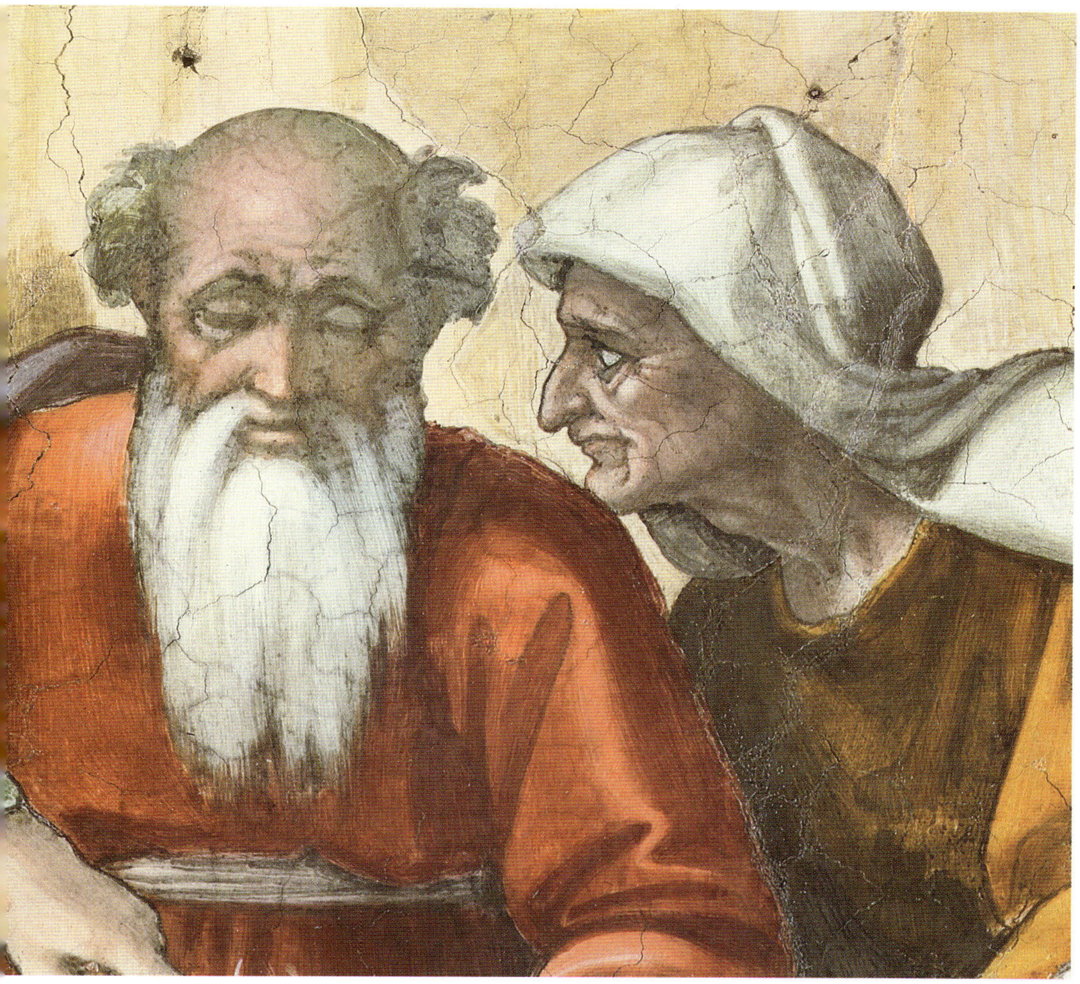

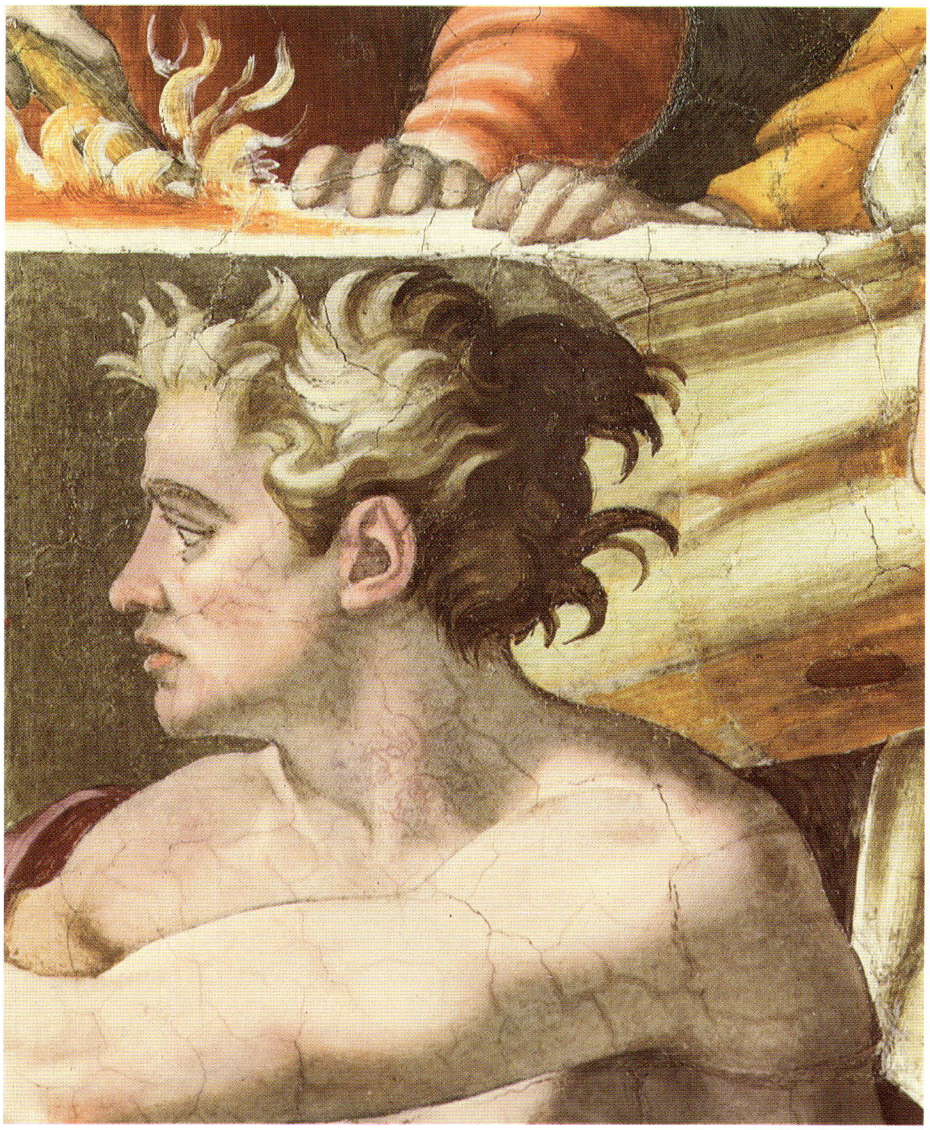

„Das Opfer des Noach", Detail mit opfernder Gruppe. Die aufwärtsdeutende Geste Noahs wird vom pyramidalen Aufbau der dreiteiligen Figurengruppe hervorgehoben. Vor allem die Handhaltung, mit der sich die Frau links vor Hitze und Funkenschlag schützt, unterstreicht die Dynamik der Armbewegung Noachs.

Auf den folgenden Seiten: Ignudi über dem Propheten Jesaja. Detail mit Gesichtern der Jünglinge. „Er malte sie in allen Altern, unterschiedlich in Aussehen und Gestalt, in der Miene wie in den Zügen." (Vasari)

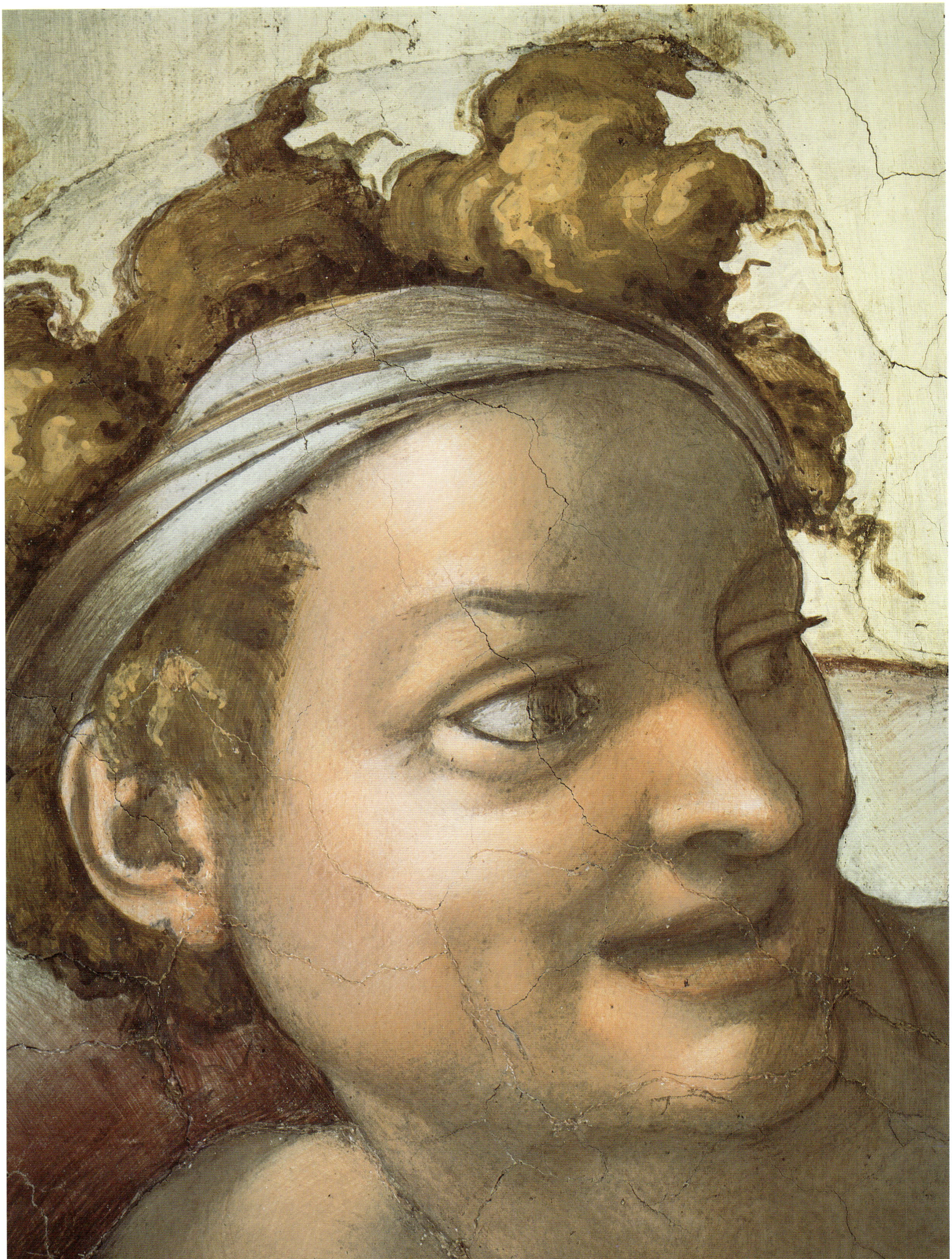

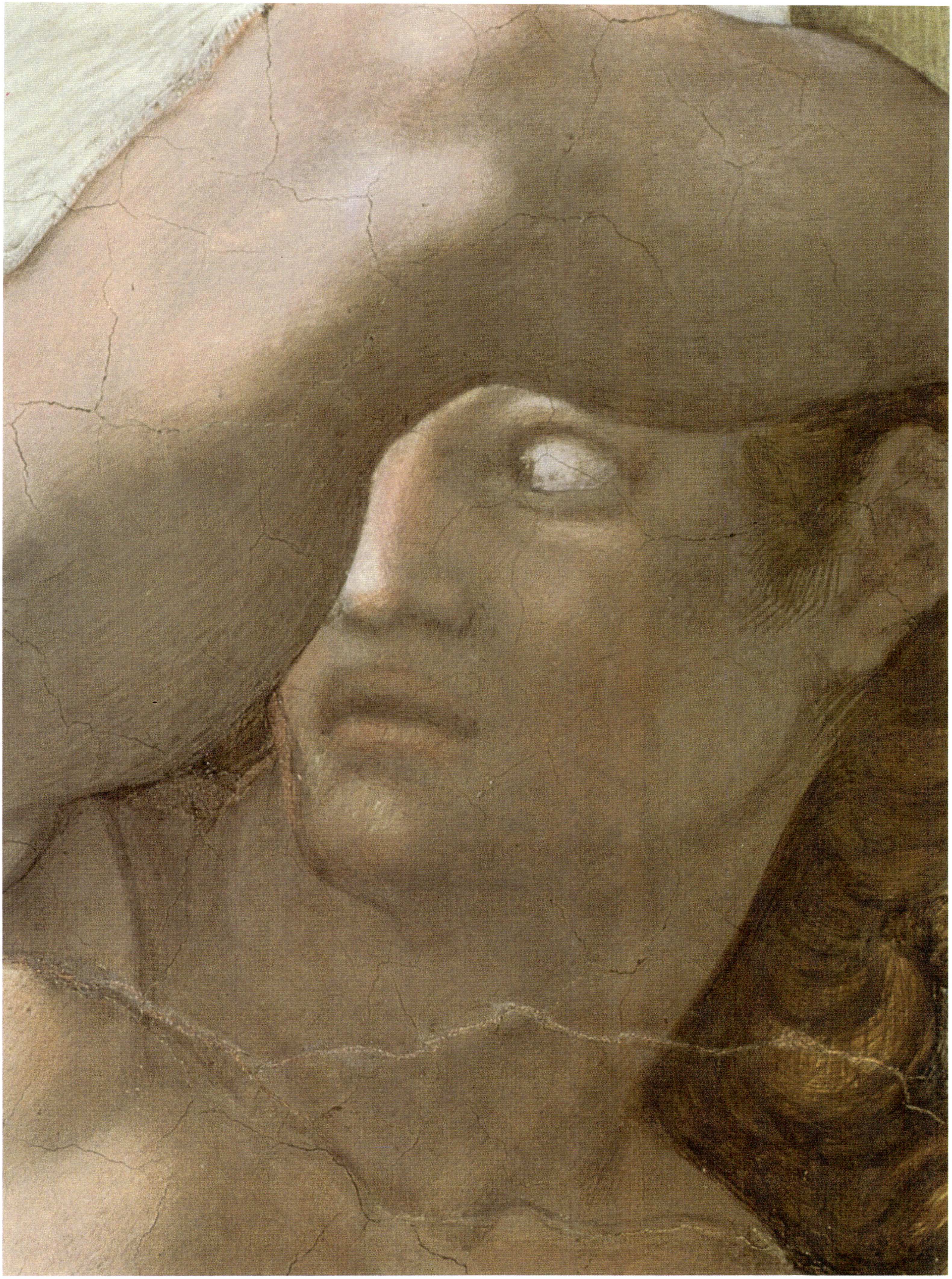

Michelangelo: die Funktionen der Farbe

John Shearman

Gegenüberliegende Seite : „Die Vertreibung aus dem Paradies", Detail mit verführender Schlange.

Daß die Beschäftigung mit der Farbe von Mystifikationen und Klischees befreit werden muß, ist alles andere als ein Gemeinplatz. Mag man die meisten Klischees unberührt lassen, so muß mit einem besonders schädlichen hier sofort aufgeräumt werden: Es geht um die Meinung, daß Farbe in der florentinischen Malerei weniger wichtig sei als in der venezianischen, daß die florentinische, überspitzt formuliert, nur farbige Zeichnung ist. Kein Körnchen Wahrheit ist an dieser Ansicht, war noch nie an ihr, nicht einmal zu der Zeit, als die Fresken in der Brancacci-Kapelle und die im Gewölbe der Sixtina kaum zu erkennen waren. Denn seit jeher, um ein grundlegendes und formales Argument ins Feld zu führen, hing die Form vom Vorhandensein von Farbe ab, bei Masaccio wie Bellini, Michelangelo wie Giorgione. Das heißt natürlich nicht, daß dies immer auf die gleiche Weise funktioniert.

Grundlegend möchte ich festhalten, daß folgende Überlegungen zu Michelangelos Farbgebung in der Kapelle vor den Fresken und nicht anhand von Fotografien oder Dias entstanden sind. Diese Feststellung ist wichtig, weil die meisten ersten Reaktionen auf die frisch gereinigten Deckenfresken anders zustande gekommen sein dürften. Die heftigsten Kritiker der Kampagne zum Erhalt der Fresken bildeten sich ihre Meinung offenbar anhand von leuchtenden Farbfotografien, Details vor allem, anstatt sich das Gewölbe von unten her und ohne künstliches Licht anzusehen. Doch ist gerade dies die Voraussetzung für eine richtige Einschätzung und Bewertung der Funktionsweise von Michelangelos Farbgebung. Ich stimme keineswegs mit dem überein, was vielfach gesagt worden ist. Wenn ich die Deckenfresken vom Boden aus betrachte, sehe ich weder grelle Farben noch starke Kontraste, jedenfalls weniger, als ich erwartet hatte.[1] Ich entdecke vielmehr ungewöhnlich klar modellierte Formen, Ausdruckskraft und Dynamik sowie ein harmonisches, von der steinfarbenen Haut der Ignudi dominiertes Gefüge von Farben.

Wenn man die Deckenfresken lieber von unten her und in natürlichem Licht statt vom Gerüst oder auf Farbreproduktionen betrachtet, muß man sich vor allem bewußt machen, daß in der Oberfläche und Atmosphäre Veränderungen stattgefunden haben. Die Oberfläche hat sich durch die unregelmäßig feinen, aber nicht zu vernachlässigenden Risse in der harten Kristallhaut über dem Fresko verändert. Mit Veränderungen der Atmosphäre sind vor allem die kleinen, aber vielleicht bedeutsamen Unterschiede im Licht gemeint, das ja nie völlig natürlich war. Die heutigen Fensterscheiben aus Buntglas sind blasse Rekonstruktionen, geschaffen nach den *weniger* farbfrohen Fenstern an der Eingangswand, die mit den Originalen nicht übereinstimmen. Im neunzehnten Jahrhundert hat man diese gerade deshalb entfernt, um die bereits stark verschmutzten Fresken wieder sichtbar zu machen.[2] Jetzt, nach ihrer Reinigung, müssen wir eine Korrektur der Beleuchtung eher in Erwägung ziehen, weil die subtilen, besonderen

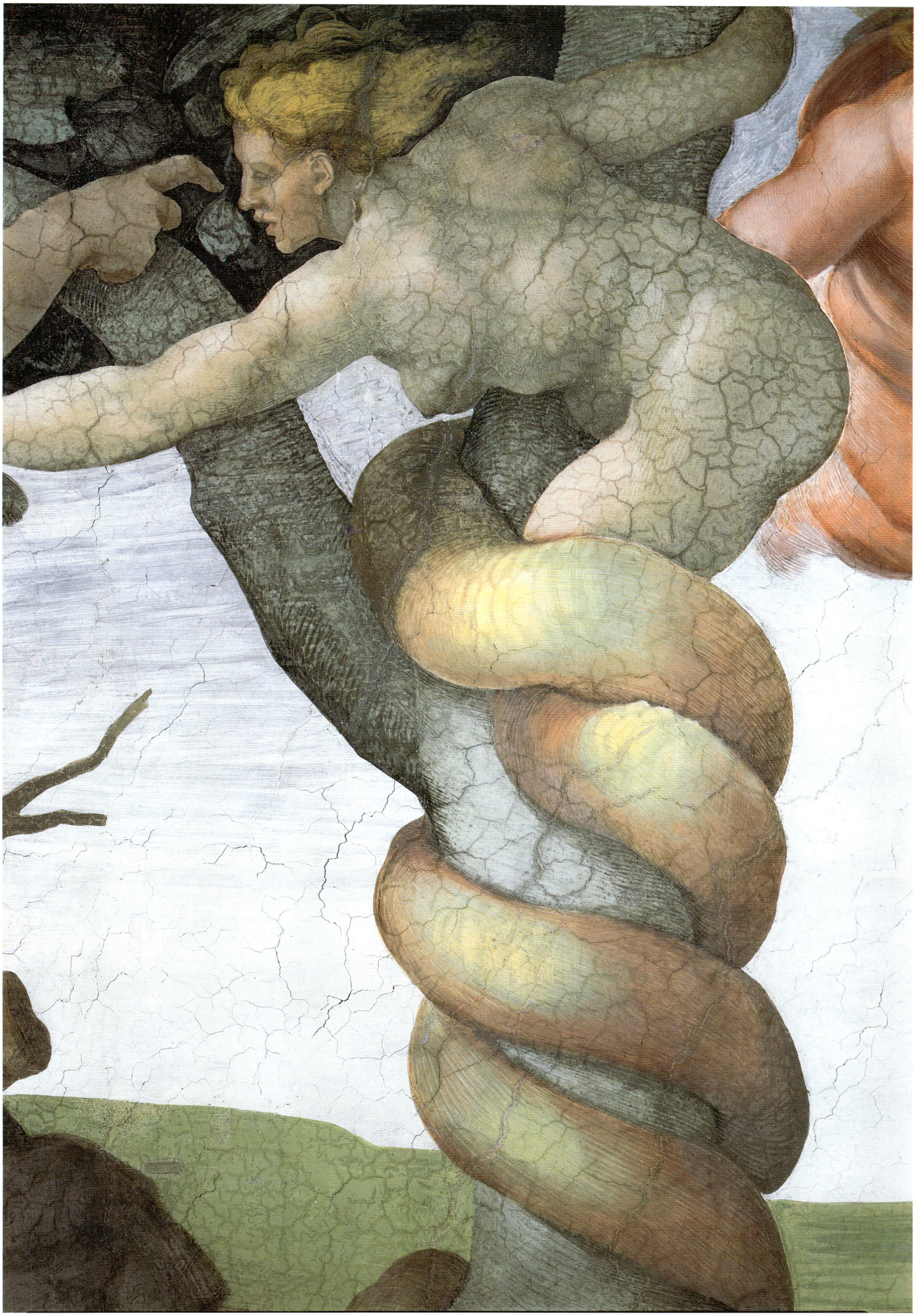

Lichteffekte um so wirkungsvoller sind. Als Michelangelo seine Deckenfresken malte – und das zeitgenössische Publikum sie betrachtete – herrschte in der Kapelle möglicherweise ein farbigeres und facettenreicheres Licht, als wir es heute sehen. Der kombinierte Effekt von Veränderungen in der Oberfläche und Beleuchtung verringert möglicherweise die Vielfalt des ursprünglichen Farberlebnisses.

Wenn ich im folgenden nun die drei Hauptfunktionen der Farbe in den Deckenfresken zu erläutern versuche, gehe ich stillschweigend von einer entsprechenden Korrektur der Lichtverhältnisse aus. Zuvor möchte ich zwei weitere Funktionen erwähnen, die nicht *en detail* behandelt werden können. Angesichts der jetzt zum Vorschein gekommenen Farbe ist es wichtig, die manifeste Funktion von Michelangelos Farbgebung zu erwähnen, nämlich das Auge zu erfreuen, wie dies beispielsweise ein Blumenstrauß tut. So überraschte denn am meisten die Entdeckung, daß Michelangelo als zweiter Barocci Freude bereiten möchte, eine Einsicht, die wohl der radikalste Teil der notwendigen Neubewertung des Malers Michelangelo ist. Diese ist allerdings nur dann nachzuvollziehen, wenn man eine innere Entwicklung des Künstlers bei der Arbeit am Sixtinischen Gewölbe mit in Betracht zieht. Zwar wußte man von jeher, daß die Farbe der Deckenfresken nach einer Reinigung wie das *Tondo Doni* mit der Leuchtkraft reiner Pigmente erstrahlen würde, aber diese Malerei stammte eben nicht von Barocci, der die innere Poesie der Farbe aufzupüren vermochte. Michelangelo war in dieser Schaffensperiode eben noch nicht beeinflußt durch die künstlerischen Diskussionen, die aus der Rivalität mit Leonardo entstanden waren. Und als er, mit der *Delphica* oder dem *Sacharja* beginnend, das Gewölbe der Sixtina auszumalen begann, so war er, das muß man sagen, ein noch wenig phantasiebegabter Maler, für den Farbe vornehmlich einen strukturellen und verdeutlichenden Wert hatte. Doch dann erwachte in ihm Schritt für Schritt der herausragende Künstler, vor allem nach der Unterbrechung der Arbeit, als die Polemiken in Florenz verstummten. So übergoß er gleichsam die *Libica* neben dem Pendentif gegenüber seinem Schutzpatron wie aus einem Füllhorn und mit der vollen Absicht zu gefallen, mit prachtvollsten Farben, und kaum weniger den *Jeremia* und *Jona.*

Sehr viel schwieriger ist eine Beantwortung der Frage, ob die Farbgebung an der Decke eine strukturelle, im weiteren Sinne eine kompositorisch-strukturelle Funktion hat. Genauer gesagt, ob Michelangelo die Absicht hatte, das weite Gewölbefeld mit seiner schwierigen Aufteilung durch isochromatische Wechsel und Variationen zu gliedern.[3] Ein solches System war in Ghirlandaios Werkstatt üblich und hatte eine lange Tradition in der toskanischen Kunst, die insofern bereits fast untergegangen war, als sie sich auf einen Absolutheitsanspruch der Farbe stützte, der seit ungefähr 1500 praktisch nicht mehr vorhanden war. In den zuerst entstandenen Bereichen des Gewölbes findet man Hinweise auf eine solche gliedernde Vorgehensweise der farblichen Gesamtkomposition. Gleichwohl scheint sich der Künstler innerhalb des Kompositionsprinzips Freiheiten zu erlauben: Die Abstimmung der einzelnen Farben ist nur unvollkommen oder angenähert, was Skeptiker zur Infragestellung des gesamten Prinzips veranlassen könnte, gäbe es da nicht Fälle wie Duccios *Rucellai Madonna.* Eine Entwickung mit abschließender Auflösung macht beispielsweise eine gelb-grüne Sequenz durch, die das Deckenfresko in den zuerst entstandenen Bereichen diagonal durchläuft:[4] In der mittleren Achse mit dem *Sacharja* beginnend, wechseln das Gelbbraun des Untergewandes und das Apfelgrün des Überwurfs bei der *Delphica* links, die ein grün-rotbraunes Gewand und ein blaßgelb-apfelgrünes Untergewand trägt, regelmäßig ihre Lage. Die Sequenz läßt sich ohne Lagewechsel weiterverfolgen zur *Erithraea* (gelb-graues Gewand) und zurück zur *Cumaea* (gelb-braunes Gewand), worauf sich die Spur verliert. Und das blaßgelb-apfelgrüne Kleid der *Delphica* wiederholt sich farblich fast identisch im Gewand der *Erithraea* schräg gegenüber und erneut in einem einfachen Grün des Gewandes der *Cumaea* schräg gegenüber und schließlich wieder schräg gegenüber im reinen Apfelgrün des Gewandes der *Persica.* Da solche Untersuchungen schlechterdings unlesbar sind, soll hier nur noch rasch eine gegenläufige Sequenz skizziert werden, die der anderen Diagonalen

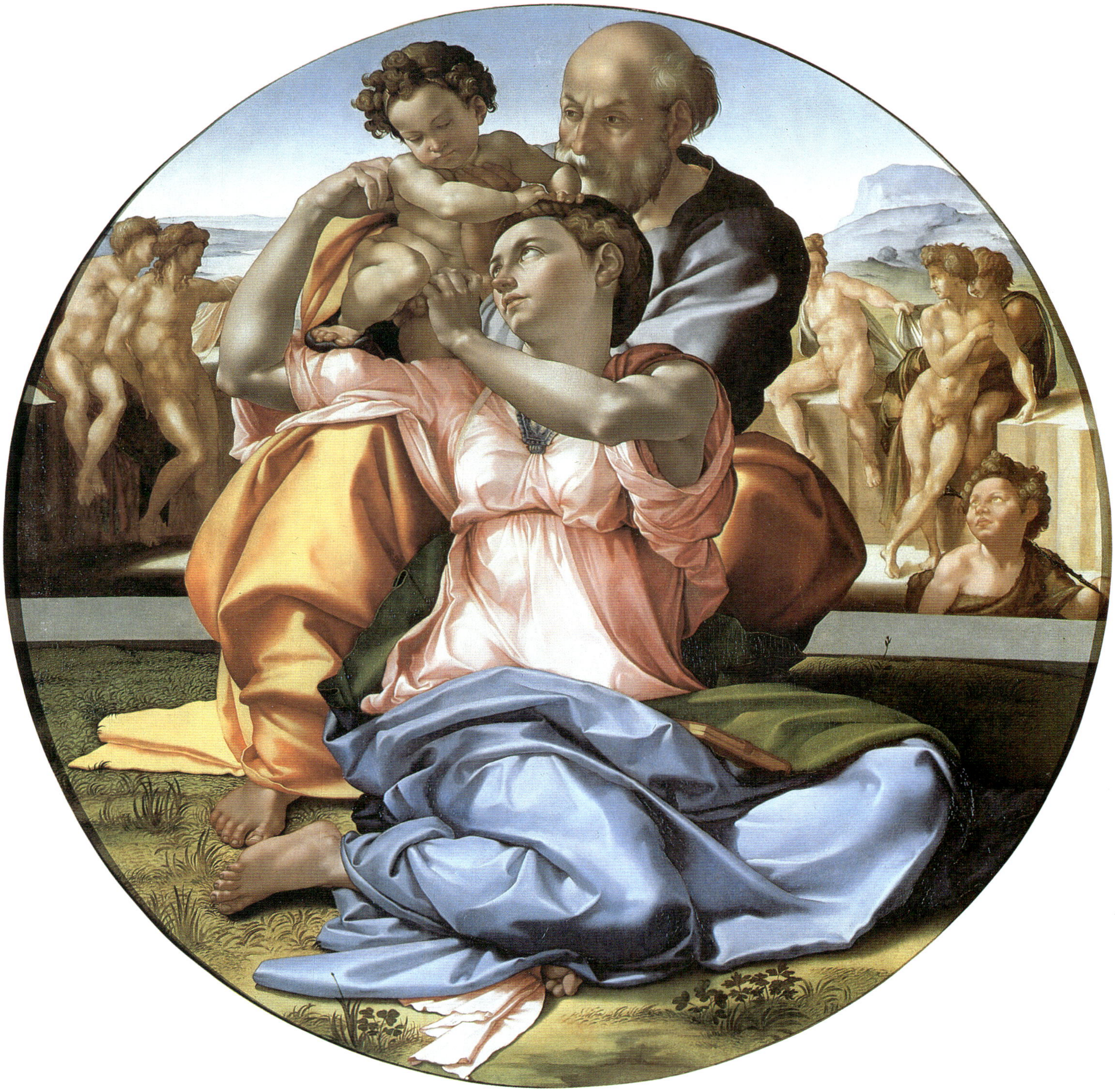

folgt: eine rot-rosa Serie beginnt als dritter starker Farbakzent in *Sacharja* in der mittleren Achse, verläuft rechts zum *Joël,* schräg durch das Gewölbe zum *Jesaja,* wieder hinüber zum *Ezechiel* und erneut hinüber zum *Daniel,* wo sie sich in Violett auflöst. Violett und Grau ziehen sich als weiterer Faden durch die Sequenz. Doch scheinen diese Bezüge, die die Bewegungen koordinieren, wenn auch durch lineare und plastische diagonale Verschiebungen verstärkt, nach und nach schwächer zu werden und einem vom Künstler beabsichtigten System farblicher Einheit Raum zu geben. Dieses neuere System beruht weniger auf Kontrasten und einem strukturierbaren chromatischen Separatismus als vielmehr auf einer strukturellen Beziehung und Übereinstimmung im eigentlichen Gefüge der einzelnen Farben. Allerdings sind diese Beobachtungen nicht für die gesamten Arbeiten an der Sixtina ganz zutreffend. Daß Michelangelo die Komposition von Anfang an durch isochromatische Strukturen zu organisieren beabsichtigte (die Buntglasscheiben gaben eine Organisation bereits vor), ist somit als Hypothese aufzufassen. Sofern überzeugend, lenkt sie die Aufmerksamkeit auf eine Funktion der Farbe, die in der abendländischen

Michelangelo: „Tondo Doni" nach der Restaurierung, Florenz, Uffizien.

Malerei und der bildenden Kunst überhaupt eine bedeutende Tradition hat.

Der formschaffende Effekt der Farbe ist die erste der drei Funktionen, die ich eingehend beschreiben möchte. Die für den künstlerischen Ausdruck bedeutsamen Formen der Deckenfresken sind tendenziell durch ein oder zwei Systeme der Farbmodellierung realisiert, die sich beide aus der Mosaiktradition herleiten und beide in voller Schönheit in der Florentiner Malerei der Gotik eingesetzt wurden. Beide Systeme lassen sich nicht einfach als ein Lichteffekt deuten. Das einfachere von beiden ist ein System der Farbsättigung: Die Raumwirkung schaffenden (und die Richtung des einfallenden Lichts angebenden) Veränderungen im Ton wurden dabei durch eine stärkere oder schwächere Sättigung einer einzigen Farbe erzeugt, also eines einzigen Pigmentes oder einer konsistenten Pigmentmischung. Die Skala der Abtönung fällt dabei mit der Skala der Sättigung zusammen. In der Praxis findet man dieses unkomplizierte, einfache System reiner Farbmodellierung besonders bei Künstlern wie beispielsweise Ghirlandaio; dennoch gibt es auch im Gewölbe der Sixtina viele Bereiche, wo das System effektiv angewandt wurde, vor allem in den zuerst ausgemalten Zonen, wo die Technik fast den Purismus des *Tondo Doni* erreicht. Das System der Sättigung wirkt licht- und formschaffend vom Farbton her, *nicht* von der Farbe selbst.

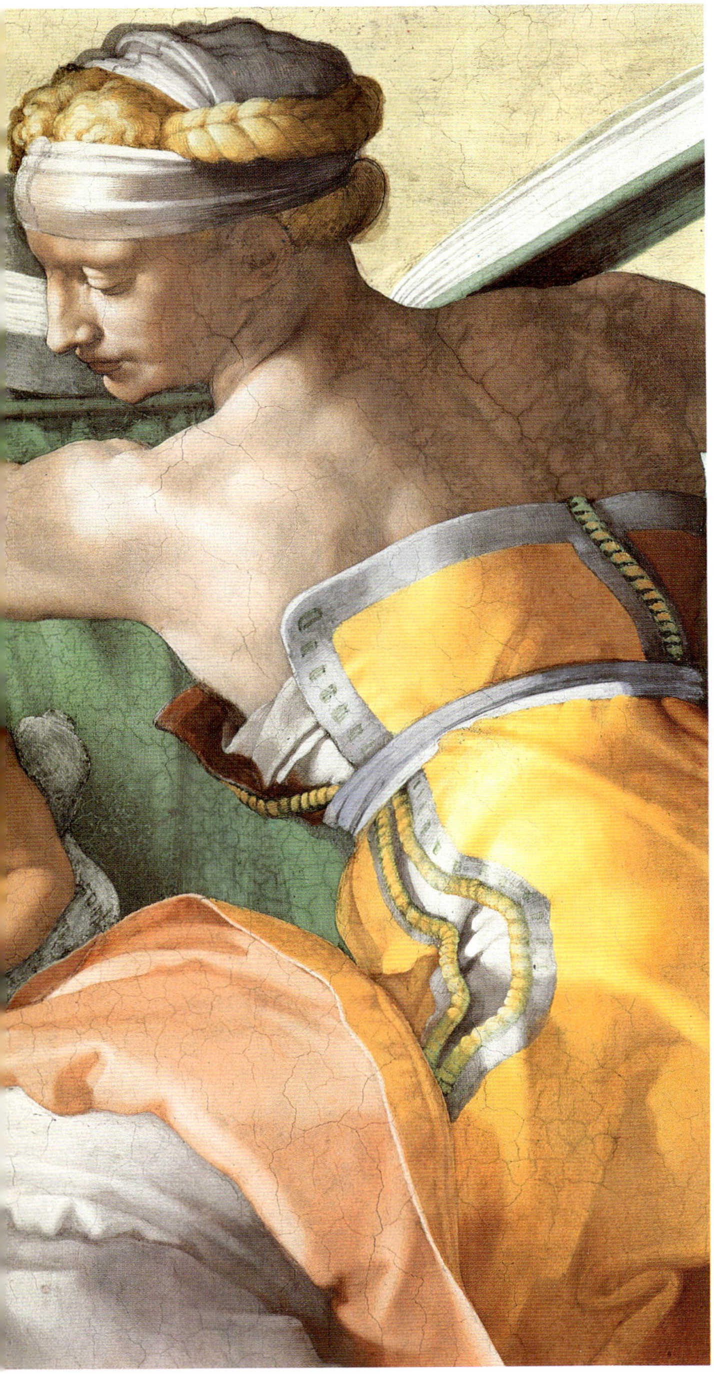

„Libysche Sibylle", Detail.

Für das zweite, häufig *cangianti* genannte System der Farbmodellierung ziehe ich den anschaulicheren Ausdruck „Farbwechsel" vor, und zwar hauptsächlich deshalb, weil der durchaus treffende italienische Begriff inzwischen einen unnötig mystifizierenden Beigeschmack hat. Historisch und vom realen Vorkommen her betrachtet, wird der Farbwechsel fast nie zur Darstellung changierender Seide oder eines Gewebes oder Materials eingesetzt. Er ist lediglich ein – mit einigen Vorteilen verknüpfter – Ersatz für den Sättigungswechsel, der in gleicher Weise formschaffend wirkt. Er taucht im Mosaik der Spätantike auf und erlebt seine Blütezeit in der gotischen Malerei. Um seine Wirkungsweise zu erklären und ihn von den seltenen Fällen von Darstellungen schillernder Stoffe zu unterscheiden, müssen wir zunächst einen Blick auf die besonderen Eigenschaften der Pigmente werfen.

Ob von Natur aus oder weil man es so gelernt hat, neigt der Mensch zur Einordnung der Farben in ein Spektrum, das von Blau über Grün und Gelb bis hin zum Rot reicht. Es gibt allerdings auch ein anderes Klassifikationssystem. Ausgehend von den Tonwerten der Pigmente, läßt sich eine Skala erstellen, die sich von den Gelbtönen abwärts über Zinnober (Vermillon), Grün, Rosenrot (Färberröte) bis hin zu den Blautönen und anderen erstreckt. Signifikante Unterschiede in dieser Skala werden nun durch Modellierung mit vollständig gesättigten Farben erzielt, von denen einige für Lichter, andere für Schatten eingesetzt werden. Wie zuvor schafft die Änderung des Farbtons räumliche Tiefe; allerdings entsteht sie diesmal durch eine Veränderung der Farbe selbst und nicht durch einen Wandel in der Sättigung. Einige Künstler setzten zur Schaffung von Raumwirkung ausschließlich auf die Skala der Farbtonwerte. Die meisten wie Michelangelo dagegen verdünnten die Farbe, wenn sie beispielsweise einem beschatteten Bereich in Rot, das einen geringeren Farbwert hat, mit dem vom Ton her stärkeren Blau ein Licht aufsetzten. Bei den Deckenfresken der Sixtina respektierte Michelangelo allerdings meistens die farbeigene Tonabstufung, und dies aus einleuchtendem Grund: Sie ermöglicht reinere Farbwerte. Es ist angezeigt, den Sonderfall der Farbe Gelb zu betrachten, die nicht wirksam auf sich selbst modelliert werden kann, weil die verschiedenen gelben Pigmente untereinander in den Farbwerten nur unbedeutende Unterschiede aufweisen. Diese Farbe bedarf stets einer Ergänzung, entweder durch eine andere Farbe – zumeist Rot, Rotbraun oder Grün – oder (mit schrecklichem Ergebnis) durch Mischen mit einer anderen Farbe. Das Ergebnis beim System des Farbwechsels entspricht dem des Sättigungswechsels: eine auf dem Farbton und nicht auf dem Farbwert beruhende Wiedergabe von Helligkeit und Form, keine Darstellung von Textur, Substanz oder Lichtwirkung. Dies sorgt natürlich für eine Vervielfachung der Farben und kann auch zum Gebrauch reinerer Farbwerte führen.

Wollte man die sehr beschränkte darstellende Intention oder die Bedeutung des Farbwechsels festlegen, so würde dies einen breiten historischen Überblick über sein Vorkommen im Mosaik und der Malerei erfordern. Es möge genügen, wenn wir hier auf den ausgiebigen Gebrauch in der gotischen Malerei bei den Fresken der Gebrüder Salimbeni im Oratorio von San Giovanni in Urbino verweisen, wo durch *cangianti* nicht nur Stoffe, sondern auch Architektur und Felsen entstehen.[5] Dieser nicht ungewöhnliche Fall ist durchaus bedeutsam. Felsen bestehen nicht aus changierender Seide. Um 1500 wird der Farbwechsel gewöhnlich nur bei der Darstellung von Stoffen eingesetzt, vielleicht deshalb, weil er überall sonst auf eklatante Weise unrealistisch wirkt. Betrachtet man die Anwendung des Farbwechsels allerdings von einem historischen und realistischen Standpunkt aus, so stellt man fest, daß dieses System fast niemals zur Darstellung der Eigenschaften eines Gewebes eingesetzt worden ist.

Gibt es objektive Kriterien, anhand derer man erkennt, ob der Künstler Lichteffekte wie bei changierender Seide oder dem noch selteneren des Irisierens von Fischschuppen darstellen wollte? Vielleicht sollten wir uns auf den spektakulärsten – zumindest am häufigsten reproduzierten – Fall im Gewölbe der Sixtina konzentrieren, auf die unleugbar bizarre Hose des Eleasar in der Lünette an der Ostwand. Die modellierende Farbfolge besteht hier aus Weiß, Apfelgrün und Pflaumenblau. Eine eingehende Betrachtung zeigt, daß die Sequenz genau mit dem Licht und seinem Fehlen zusammenfällt – das heißt, daß sie nicht nur Form (Falten und die Rundung des Schenkels) schafft, sondern auch Schatten (wie den der Hand auf dem Knöchel) darstellt. Würde es sich um die Darstellung einer Hose aus changierender Seide oder einem ähnlichen Material handeln, wäre dies nicht der Fall.

Den Unterschied verdeutlicht man wohl am besten mit dem Hinweis, daß es in der Malerei (und im Druck) der Renaissance eine genau festgelegte Tradition bei der Darstellung changierender Seide gab. Die Künstler wußten genau, was sie darstellen wollten, und taten es nur in einem sehr beschränkten ikonographischen Zusammenhang. Man findet solche Fälle häufig im Kreis um Giovanni Bellini bei der Darstellung des Futterstoffs von Gewändern; ein besonders schönes römisches Beispiel ist das Futter im Gewand des Hohenpriesters von Baroccis *Darstellung Mariä* in der Chiesa Nuova. Die Künstler wußten, daß das komplizierte optische Phänomen, das von sehr fein strukturierten Oberflächen und Geweben hervorgerufen wird, durch einen Farbwechsel unabhängig vom Lichteinfall dargestellt werden muß, da die Veränderung des Farbtons in diesen Fällen mit der Neigung der Oberfläche oder der Fäden des Gewebes verbunden ist. Ein Effekt des Schillerns liegt somit sicher dann – und nur dann – vor, wenn sich der Farbwechsel unabhängig von den Lichtverhältnissen im umgebenden größeren Kontext vollzieht, in dem die Gesetze der Abtönung nach Licht und Schatten beachtet werden.

Diese Überlegung wird auch von anderer Seite bestätigt. Da es eine durch den Farbton bestimmte Komponente des Farbwechsels gibt, kann der Effekt des Schillerns auch monochromatisch wahrgenommen und durch ein monochromatisches Medium dargestellt werden. So ist es für die virtuose Gestaltung der Holzschnitte des reifen Dürers kennzeichnend, daß in sehr beschränkten (mimetisch korrekten) Bereichen die Gesetze des modellierenden Systems, das einheitliche Lichtverhältnisse wiedergibt, zur lokal begrenzten Wiedergabe einer Textur plötzlich außer Kraft gesetzt werden: Ein schönes Beispiel sind die Ärmel Marias in der *Verlobung Mariens* (B.82) aus dem Zyklus des *Marienlebens,* ein weiteres, unauffälliges das Innere des Ärmels der Salome in der *Enthauptung Johannes' des Täufers* (B.125).[6] Die Beispiele beweisen, daß die Künstler das optische Phänomen begriffen hatten und vom Betrachter eine entsprechende Deutung ihrer Malerei erwarteten.

Wendet man das Kriterium für den Effekt des Schillerns – Farbwechsel unabhängig von Lichtverhältnissen – auf die Deckenfresken der Sixtina an, so entdeckt man diese darstellerische Absicht nicht einmal bei so ausgefallenen Beispielen wie der Hose des Eleasar. Das berühmt gewordene Kleidungsstück steht durchaus nicht im Widerspruch zum umgebenden System der Lichtverhältnisse, ja es fügt sich in sie ein und betont sie. Wer

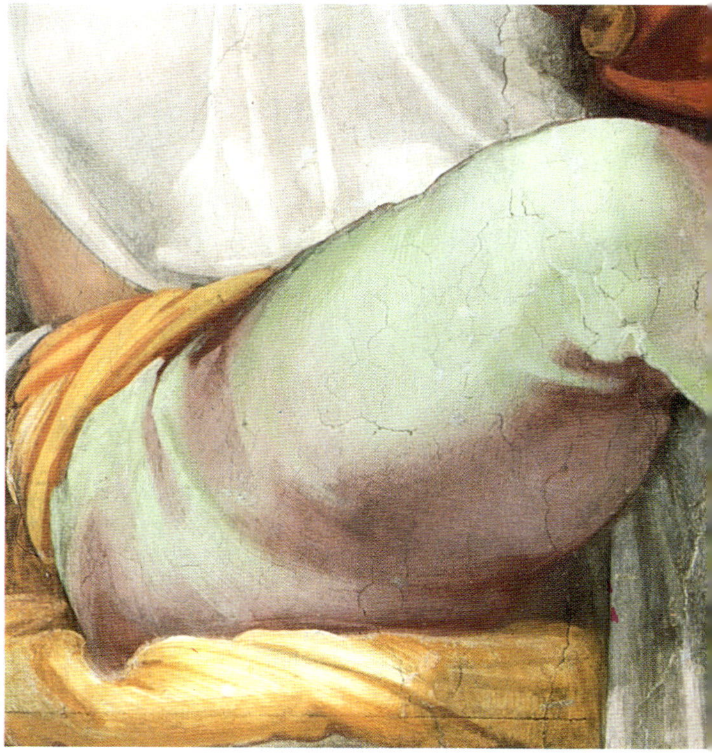

Lünette „Eleasar-Mattan": Detail mit Beinkleid Eleasars.

davon ausgeht, daß man es dennoch mit der Darstellung changierender Seide oder eines ähnlich schillernden Materials zu tun hat, müßte behaupten, Michelangelo habe etwas anders gemalt, als er wollte, oder habe nicht gewußt, wie er es malen solle – eine *reductio ad absurdum,* zu der eine solche Deutung letztendlich führen muß. Im gesamten Fresko gibt es, so stellt sich heraus, nur wenige Fälle des besagten Phänomens. Eine mimetisch korrekte Ausnahme entdeckt man in den schuppigen Windungen der Schlange im *Sündenfall.*

Man wird an die Studien des jungen Michelangelo auf dem Fischmarkt erinnert, als er seine gemalte Kopie von Schongauers *Versuchung des heiligen Antonius* mit den schuppigen Ungeheuern vorbereitete. Condivi vermerkt dazu: „Michelangelo verwendete solchen Eifer darauf, daß er keinen Teil kolorierte, bevor er ihn nicht an der Natur studiert hätte. So ging er zum Fischmarkt, stellte Überlegungen zu Form und Farbe der Flossen der Fische an, zur Farbe ihrer Augen sowie zu sämtlichen anderen Teilen, und stellte sie in seinem Gemälde dar…" Man kann davon ausgehen, daß er sich ebenso eifrig mit der Machart ausgefallener Stoffe vertraut machte. Man muß sich von der falschen Vorstellung befreien, Michelangelo habe den Jona als einen Mann konzipiert, der eine gefährliche, im Bauch eines Wales endende Seereise und eine Nacht im Freien unter einem Rizinusstrauch in kostbaren Seidengewändern übersteht. Besser deutet man die Absicht des Künstlers, wenn man die dahinter stehende vitale, ausgereifte Tradition sieht: Der effektive Unterschied zwischen seinen *cangianti* und denen der Vorgänger im fünfzehnten Jahrhundert liegt weniger im Einsatz oder der Skala seiner Farben als vielmehr in seiner Freskiertechnik. Peruginos Werk, zum Beispiel im Fresko der *Geburt Christi,* das 1503 für San Francesco in Montefalco entstand, zeigt ganz ähnliche Farbkombinationen wie die Sixtina: am heiligen Josef ein gelb-rosa-violettes Gewand über einem blaßblau-roten Untergewand, das gelb-rote Gewand eines Engels und ein rötlichorange-grünes Gewandfutter. Ein reichhaltiges Repertoire solcher Kombinationen gibt es in den Werken Ghirlandaios, Melozzos, Benozzo Gozzolis und anderer. Man findet auch Vorläufer für die gelegentlich dreifarbigen Sequenzen wie für das weiß-taubengrau-grüne Gewand der Judit im nordöstlichen Pendentif: Es erinnert an geschickt kombinierte Sequenzen wie das rosa-graublau-grauviolette Gewand in Benozzos *Geburt des heiligen Franziskus.* Diese leicht nachahmbare Tradition wandelt sich in einigen herausragenden Fällen im Deckenfresko der Sixtina – die Hose des Eleasar ist ein gutes Beispiel – für einen besonderen Sfumato-Effekt: es handelt sich um ein durch die Farbabstufung erreichtes Verschwimmen, das erneut eine polemische Reaktion auf Leonardos kurz zuvor entstandenes achromatisches Beispiel darstellt.

Jedenfalls greift Michelangelo – um zur Funktion zurückzukehren – eine Tradition wieder auf, bei der reine Farbe zu konstruktiven Zwecken eingesetzt wird, wobei im Hinblick auf seine Intention kein grundlegender Unterschied darin besteht, ob es sich um eine mehrfarbige Sequenz wie beim weiß-gelb-grünen Überwurf der *Erithrea* handelt, oder um einen Sättigungswechsel wie im Rot ihres Gewandes. Der Künstler sah im Einsatz des Farbwechsels möglicherweise den quantitativen und qualitativen Vorteil: Er sorgt für eine vielfältige Farbgebung und erreicht die Modellierung durch klarere und reinere Farben. Den Vorzug einer reinen Farbmodellierung im Sinne größerer Deutlichkeit zeigt das Experiment, das Michelangelo in der Lünette *Azor-Zadok,* der ersten auf der Nordseite, durchgeführt hat. Der gelb-ockerfarbene Umhang links ist mit Sättigungsunterschieden der gleichen Farbe modelliert und bildet damit den undeutlichsten Übergang der Lünette. Die Form ist deutlich weniger plastisch als das blaugrau-rosarote Gewand der gleichen Figur oder ein ähnlicher gelber Umhang rechts, der durch ein blasses Violett modelliert wird. Dieses im Fresko nicht wiederholte Experiment sorgte, vor allem von unten betrachtet, für eine „blinde" Stelle.

Aber Michelangelo nutzt die Farbe nicht nur zur Modellierung von Figuren. Bei ihm erfüllt sie eine weitere Funktion: Sie wirkt verdeutlichend, daß heißt, sie sorgt dafür, daß die einzelnen Komponenten des Bildes stets gut erkennbar bleiben. Diese verdeutlichende Funktion der Farbgebung hat nun zwei Aspekte: In der Malerei hatte die Farbe – das heißt reine Farbe – stets die potentiell nützliche Aufgabe, Form von Form zu unterscheiden, also unterschiedliche Einheiten zu kennzeichnen. Diese Funktion der Vielfarbigkeit wird von Michelangelo im Gewölbe der Sixtina besonders gut ausgenutzt, eine Tatsache, die auch seine besondere Vorliebe für die reine Farbmodellierung erklärt. Farbliche Unterschiede und Gegensätze tragen gewaltig zu einer Verdeutlichung komplex aufgebauter Bildbereiche wie der Figur der *Libica* bei, das heißt, sie verdeutlichen die strukturelle Wirkung unterschiedlicher Komponenten ihres Körpers und ihrer Gewänder. Die besonders kompliziert aufgebaute Figur wirkt in Farbe deutlich plastischer und lebendiger als auf einer Schwarzweißfotografie. Dasselbe gilt auch für kleinere Einheiten. Kehrt man zur Lünette *Azor-Zadok* zurück, so entdeckt man, daß die besondere formale Komplexität in der Kopfbedeckung der Mutter mit einer besonders starken und vielfältigen Farbmodellierung mit kontrastreichem Farbwechsel einhergeht. Ein Gleiches gilt für den Kopf der Frau in der Lünette *Hiskija-Manasse-Amos*, der dritten auf der Nordseite. Die Wirksamkeit der Farbmodellierung zeigt sich daran, daß diese Details auch aus großer Entfernung, d.h. von unten her gesehen, phänomenale Deutlichkeit behalten und einzelne Formen noch immer klar unterscheidbar sind. Aus dem gleichen Grund – das heißt zur deutlichen Gliederung und schärferen Trennung der Einheiten – setzt Michelangelo, so meine ich, auch in größeren und komplexeren Figurenkompositionen wie im Pendentif der *Kupfernen Schlange* auf kräftige Farben und starke Kontraste. Andernfalls wäre diese Szene von unten her kaum zu erkennen.

Der zweite Aspekt der verdeutlichenden Funktion der Farbe, insbesondere des Farbwechsels, ist folgender: Farbwechsel sorgen für Sichtbarkeit nicht nur aus der Entfernung, sondern auch in verschiedenen Bereichen, in dunklen Ecken und im Gegenlicht um die Fenster. Ich halte es für möglich, daß Michelangelo bei dieser Praxis auf die handwerkliche Tradition einer Werkstatt zurückgriff, wahrscheinlich auf die seiner Lehrzeit bei Ghirlandaio. In der toskanischen Tradition, so scheint es, wurden Gewölbe und Bereiche im Gegenlicht gewöhnlich mit kräftigeren Farben und deutlicheren Kontrasten ausgemalt. Man denke vor Ghirlandaio und Benozzo Gozzoli an Spinello Aretino, dessen *Evangelisten* im Gewölbe der Sakristei von San Miniato al Monte sich diesbezüglich von den *Geschichten des heiligen Benedikt* an den Wänden abheben.

Sehr wahrscheinlich ist gerade die Sixtinische Kapelle für diese Tradition beispielhaft, insofern die Papstporträts zwischen den Fenstern und der erzählende Zyklus darüber eine unterschiedlich starke Kolorierung zeigen, was man allerdings auch auf eine uneinheitliche Reinigung zurückführen könnte. Ein solcher praktischer Kunstgriff wäre, sofern allgemein eingesetzt, jenem Hilfsmittel vergleichbar, das Giovanni Pisano, Donatello und auch Michelangelo in der Bildhauerei einsetzten (selektive Betonung für eine suggestive Wirkung), wenn ihre Figuren aus großen Entfernungen sichtbar bleiben sollten.

Michelangelo, so scheint es jedenfalls, hat dieses Verfahren, ob traditionell oder nicht, programmatisch verfolgt. Die lebendige Klarheit und die deutlichen Kontraste, die dem Betrachter der frischgereinigten Fresken vom Gerüst aus so grell erscheinen, gleichen, von unten gesehen, Entfernung und ungünstige Lichtverhältnisse aus. Wendet sich der Blick nach oben, bleibt nach meinem Empfinden nichts Hartes übrig, vielmehr kommen Plastizität, Bewegung, Ausdruckskraft und einzelne Details *außergewöhnlich* gut zur Geltung. Obwohl man sich vor dem Trugschluß hüten muß, daß Wirkungen auf bestimmten Intentionen beruhen, ist es doch vernünftig, von einer Motivation auszugehen, wenn dies größere Probleme lösen hilft.

Mit anderen Worten: Das massive Auftreten kräftiger Farbwechsel in den Lünetten nahe den Fenstern und Papstporträts läßt sich besser durch ihre Funktion als durch die (wie auch immer geartete) zeitliche Reihenfolge ihrer Entstehung erklären. Ich glaube, die Reinigung der Fresken der Sixtina hätte weniger für Überraschung gesorgt, wenn man nicht bei den Lünetten begonnen hätte. Und noch mehr spricht für diese Deutung von Michelangelos Farbgebung: Bei seinem Besuch in Rom um 1520 hat der Maler Pontormo aus diesem Kunstgriff offenbar gelernt. Als er kurz zuvor

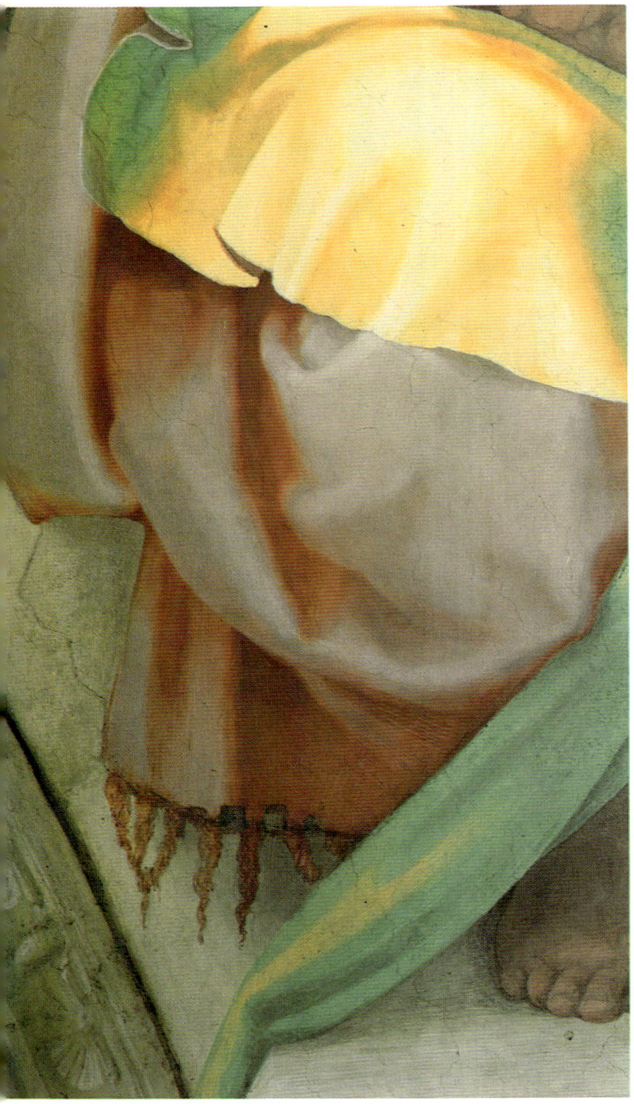

„Prophet Daniel": Detail mit rechtem Bein und Knie.

das (in farblicher Hinsicht) leonardeske Altarbild in San Michele Visdomini fertiggestellt hatte, dürfte er kaum weniger enttäuscht gewesen sein als wir heute, wenn wir in der dunklen Kirche das dargestellte Geschehen zu erkennen suchen. Daß Pontormo in der Kapelle Capponi (begonnen 1525) Michelangelos Farbgebung in den Lünetten der Sixtina nachgeahmt hat, ist bereits angemessen beachtet worden. Allerdings verstehen wir erst jetzt auch den besonderen Unterschied zwischen dem im Gegenlicht liegenden Fresko *Mariä Verkündigung* und dem besser beleuchteten Altarbild, ein Unterschied, der dem zwischen den Lünetten und den Pendentifs in der Sixtina ähnelt und den eigentlichen Grund der Nachahmung verrät.

Es ist ungewöhnlich und möglicherweise unpopulär, von einer Rhetorik der Farbe zu sprechen. Im Sinne einer Akzente setzenden Variierung der Bildschärfe kann man diesen Gedanken allerdings weiterverfolgen, um einen dritten funktionalen Aspekt der Farbgebung Michelangelos zu beleuchten. Ich möchte hier eine während der Arbeit an den Deckenfresken zusehends feiner werdende Differenzierung zwischen größeren und kleineren Formen beschreiben, also zwischen Massen und oberflächlichen Details. Mehr der Bequemlichkeit als der Eleganz wegen werde ich in diesem Zusammenhang von Makroform und Mikroform sprechen.

Im *Tondo Doni* und der *Delphica* werden Formen mit entsprechenden Rundungen durch Sättigungswechsel oder Farbwechsel mit annähernd dem gleichen Ausschnitt in der Farbtonabstufung aufgebaut, unabhängig von den Unterschieden in der absoluten Skala. Im Falle der *Delphica* kann die Ansammlung kleiner Falten um die rechte Hand hinsichtlich der Stärke der Modellierung mit dem größeren Bereich ihres linken Beines verglichen werden. Das Ergebnis ist hier und im *Tondo Doni* eine Menge von Details, von denen keines besonders hervorgehoben wird, und eine gewisse Undeutlichkeit der größeren Form. Die wohldosierte Modellierung von Details, die die Makroform besser zur Geltung bringt, wird hernach offenbar zum allgemeinen Anliegen, zu einer allgemeinen Strategie, die durch eine Verringerung der durch Farbintensität betonten Mikroform erzielt wird. Betrachtet man das Gesims an der Nordseite des Gewölbes, so zeigt sich entsprechend ein deutlicher Unterschied zwischen der *Delphica* am Anfang und der *Libica* am Ende: Im letzten Fall ist die Abtönung (also die Farbintensität) bei den Fältchen über dem Knie gegenüber der größeren Form des Knies deutlich verringert, ebenso bei den Fältchen an der Hüfte gegenüber der Makroform des Oberkörpers. Diese unterschiedliche Behandlung der kompositorischen Bestandteile wird systematisch betrieben und bleibt auch bei sehr unterschiedlichen Farben wirksam. Sie läßt sich ebenfalls sehr schön bei der letzten Sibylle an der Südseite, der *Persica,* beobachten. Allerdings beginnt diese subtil gesteuerte Farbmodellierung eindeutig schon in der ersten Gewölbehälfte mit *Jesaja.* Analoges gilt für die Wirkung von Massen, wo die größere Form betont wird, hin zu einer immer deutlicher werdenden *unione* der Farbe als solcher.

Ich denke, daß jeder, der die Farbgebung von Michelangelos Deckenfresken eingehend betrachtet, die schematische Vereinfachung, die als erster heuristischer Schritt notwendig ist, schließlich zwangsläufig aufgibt. Die rastlose Experimentierfreude des Künstlers bringt so manche Inkohärenz hervor. Eine letzte Bemerkung betrifft ein solches Experiment oder eine Inkohärenz, die offenbar aus der Suche nach einer farblichen Lösung für die unterschiedliche Behandlung von Makroform und Mikroform hervorgegangen ist. Der ungewöhnliche Umhang des *Joschafat* in der vierten Lünette auf der Nordseite ist ein anschauliches Beispiel für das meiste, was ich bisher zu sagen versucht habe. In dieser einzigen Form oder dem einzigen Objekt – dem Umhang – weist Michelangelo verschiedenen Arten der Farbmodellierung unterschiedliche Aufgaben zu: Den Aufbau der Mikroform übernimmt der Sättigungswechsel (grünliches Ocker hellt sich zum Weiß hin auf), während ein größeres System des Farbwechsels (grünliches Ocker zu Orange) die Makroform, den Mantel als Ganzes, aufbaut. Die kontingente Natur dieser experimentellen Neuerung wird besonders deutlich bei einer Wiederholung im *Daniel* links darüber (also in der zweiten Hälfte der Kapelle, wo die Lünetten meiner Meinung nach gleichzeitig mit dem Gewölbe ausgemalt worden sind). Die auffällige Gestaltung findet sich in diesem Fall im Bereich über Daniels rechtem

Knie, wo erneut Sättigungswechsel (weiß-ocker) die Mikroform aufbaut, während die Makroform aus dem Farbwechsel (weiß-ocker-grün) hervorgeht. Die beiden sich überlagernden und unabhängig voneinander funktionierenden Systeme, die normalerweise als Alternativen eingesetzt werden, wirken erneut im Sinne einer Betonung der größeren Form, einer Art Rhetorik der Farbe.
Michelangelo, der sich hier offenkundig mit grundlegenden Fragen der Farbgebung auseinandergesetzt hat, erweist sich mit diesem Experiment als voll ausgereifter Maler. Ich glaube allerdings nicht, daß es geglückt ist. Und so kehrt der Künstler denn auch nach dem vorübergehenden Versuch in einer letzten Phase zu einer eher den Regeln entsprechenden Realisierung eines Kompositionsprinzips zurück, das auf außerordentlich kreative Weise eine unterschiedliche Behandlung der verschiedenen Bildelemente umfaßt, einer Behandlung, die die größere Form bevorzugt und damit einmal mehr eine verdeutlichende Antwort auf die Schwierigkeiten des Betrachters in der Kapelle gibt. Daß man das Fresko erkennt, hat für Michelangelo verständlicherweise höchste Priorität, und dazu bedient er sich der Farbe als Werkzeug. Wenn wir starkes künstliches Licht bräuchten, um von unten aus etwas zu sehen, wäre der Künstler gescheitert.

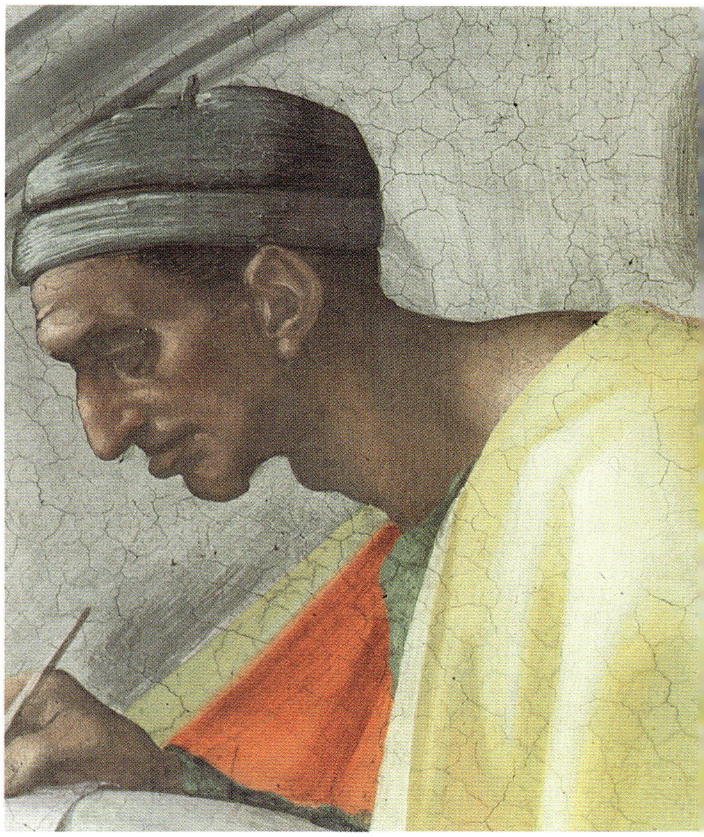

Lünette „Asa-Joschafat-Joram": Detail der Figur links.

DIE VERTREIBUNG
AUS DEM PARADIES

Die Frau entgegnete der Schlange:
Von den Früchten der Bäume im Garten dürfen wir essen; nur von den Früchten des Baumes, der in der Mitte des Gartens steht, hat Gott gesagt: Davon dürft ihr nicht essen, und daran dürft ihr nicht rühren, sonst werdet ihr sterben.

GENESIS 3,2-3

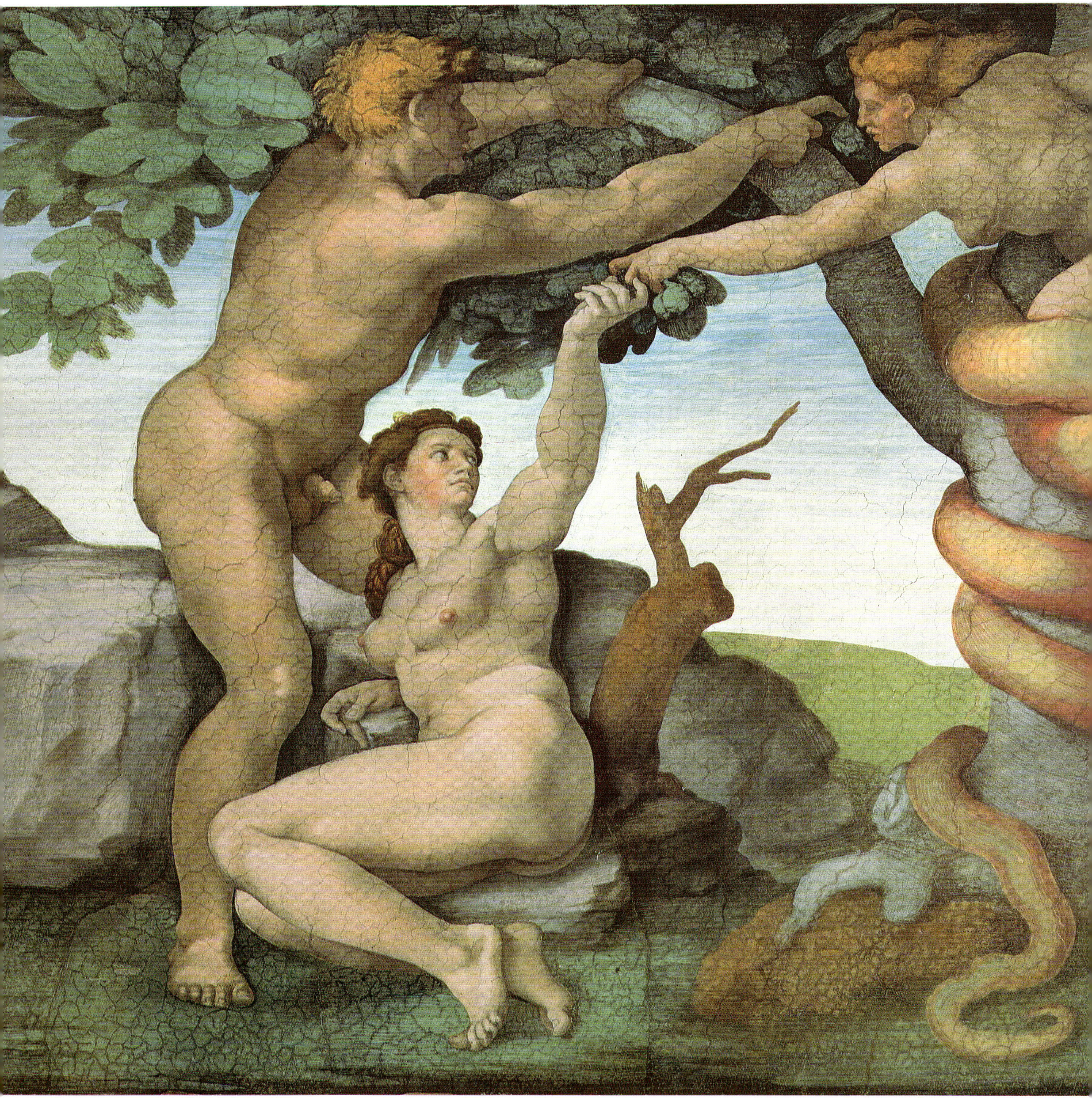

Die große rechteckige Bildfläche wird durch den Baum der Erkenntnis – ein deutliches Symbol des Kreuzes – in zwei Teile geteilt. Links die Szene des Sündenfalls mit Adam, der den verbotenen Baum berührt, und Eva, die die Frucht von der Schlange empfängt – eine der schönsten von Michelangelo gemalten weiblichen Figuren. Das Paradies ist als Ort voller Leben dargestellt: Ein üppig belaubter Baum steht in einer Felsenlandschaft. Rechts werden Adam und Eva vom Engel in eine gottlose Einöde hinausgetrieben.

Folgende Seiten: Details. Auffällig ist der Gegensatz zwischen der anmutigen, noch nicht sündig gewordenen Eva und der stark gealterten Frau, die der Versuchung erlegen ist: Bei Michelangelo ist physische Schönheit äußeres Anzeichen seelischer Vollkommenheit.

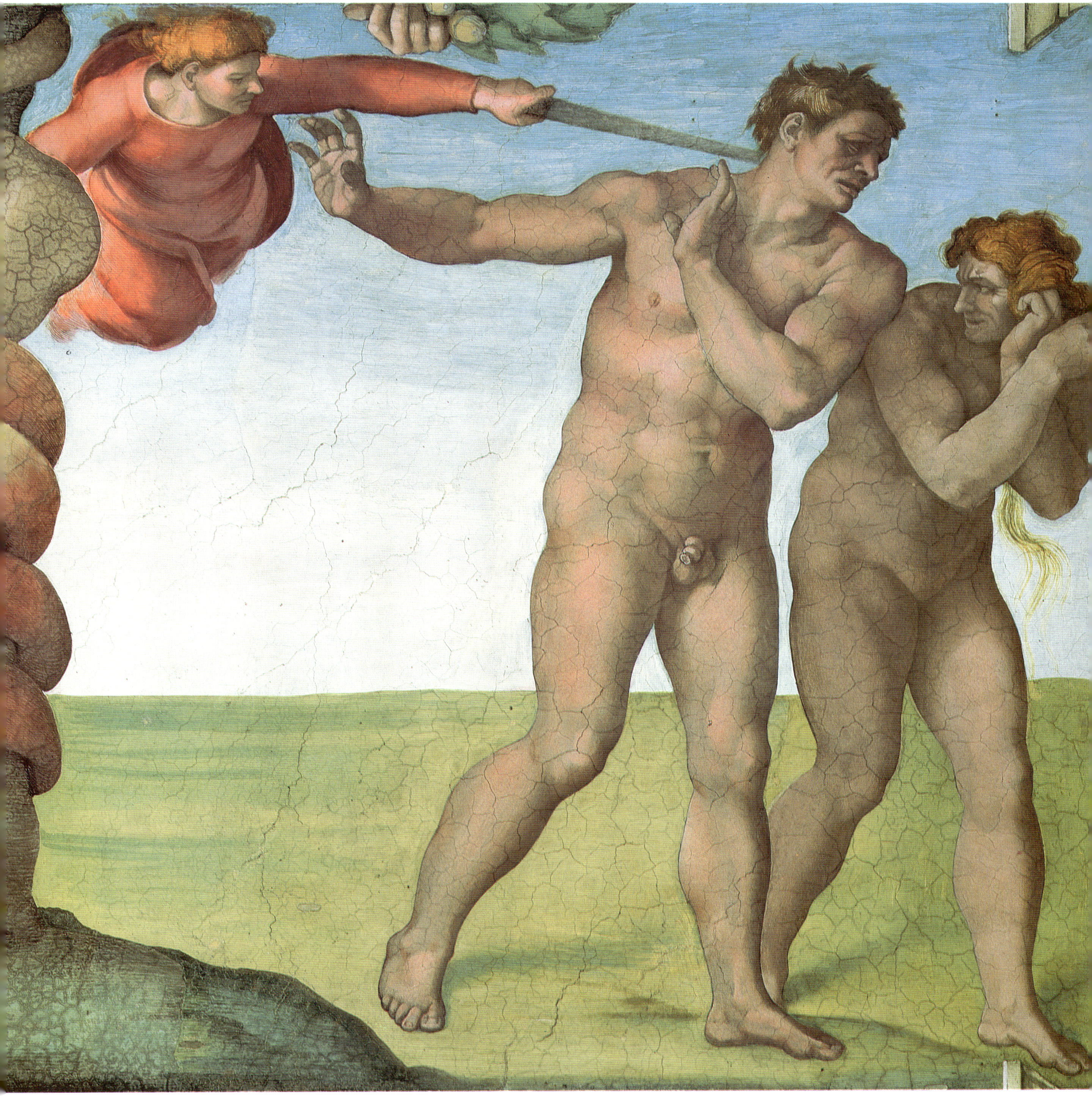

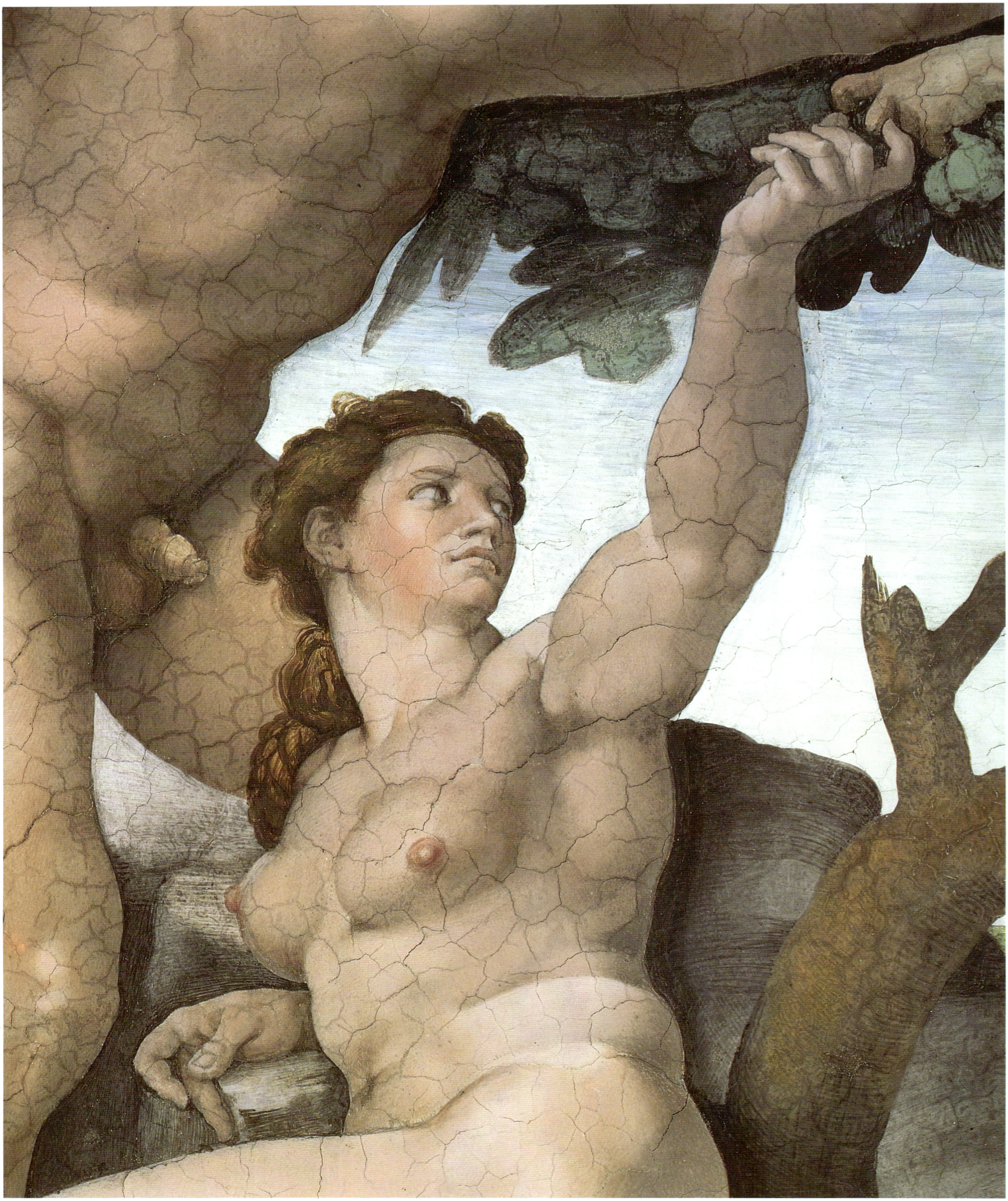

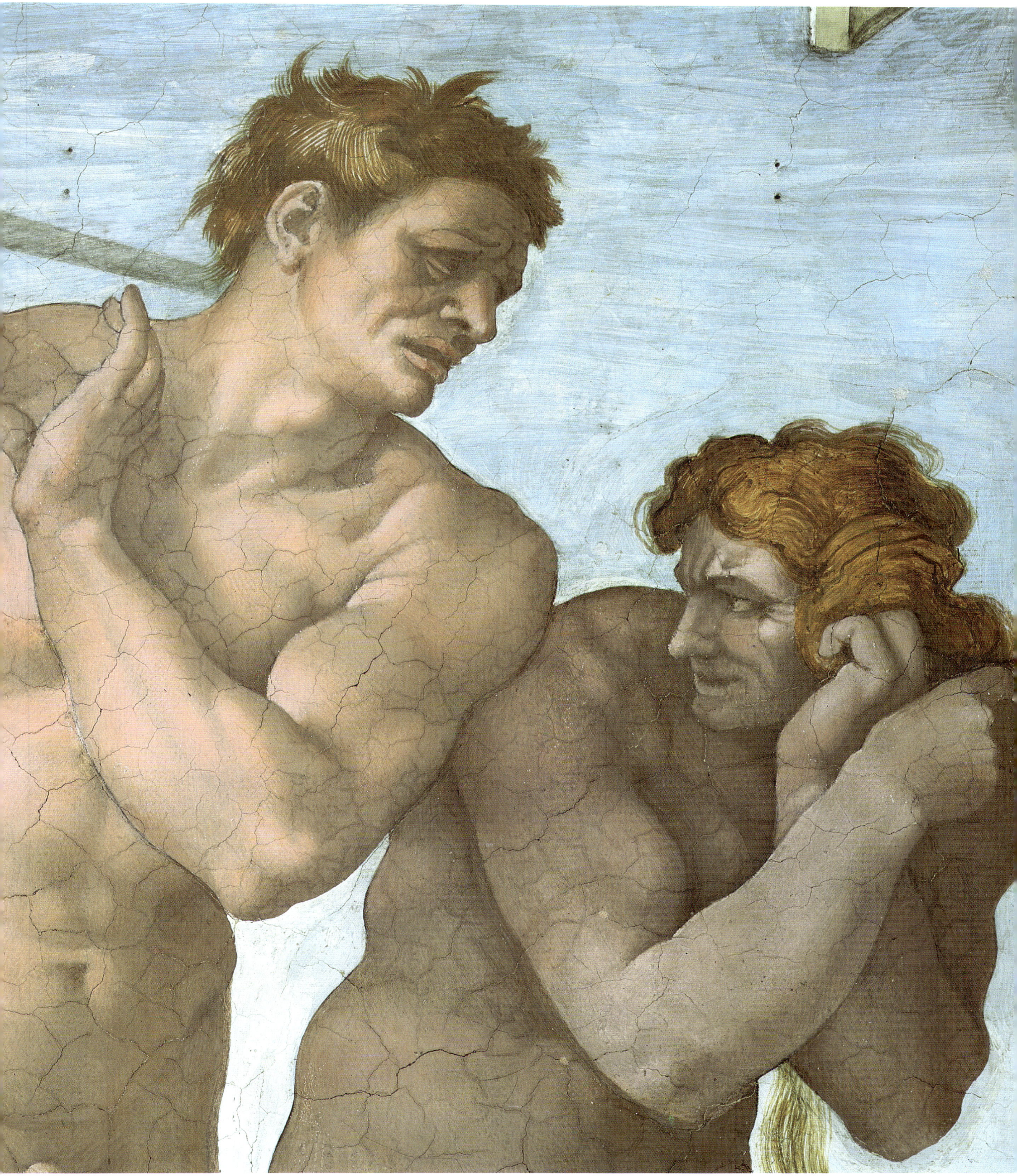

DIE BRONZEFARBENEN MEDAILLONS

Die insgesamt zehn Medaillons, die jeweils von zwei Ignudi gehalten werden, haben einen Durchmesser zwischen 130 und 140 Zentimeter. Sie stellen alttestamentliche Szenen aus den Büchern Genesis, Samuel, Könige und Makkabäer dar. Wegen ihrer Zahl und der runden Form sind sie als Anspielung auf die Zehn Gebote oder die Eucharistie gedeutet worden. Ausgeführt teils in Fresko-, teils in Sekko-Technik, wurden sie im Lauf der Zeit mehrfach restauriert, in einigen Fällen übermalt. Es ist wiederholt bezweifelt worden, daß es sich um Originalmalereien Michelangelos handelt: Für einige soll der Meister zumindest den Entwurf erstellt haben.

Du hast den Hetiter Urija mit dem Schwert erschlagen
und hast dir seine Frau zur Frau genommen;
durch das Schwert der Ammoniter hast du ihn umgebracht.
Darum soll jetzt das Schwert auf ewig nicht mehr
von deinem Haus weichen.

2 Samuel 12,9-10

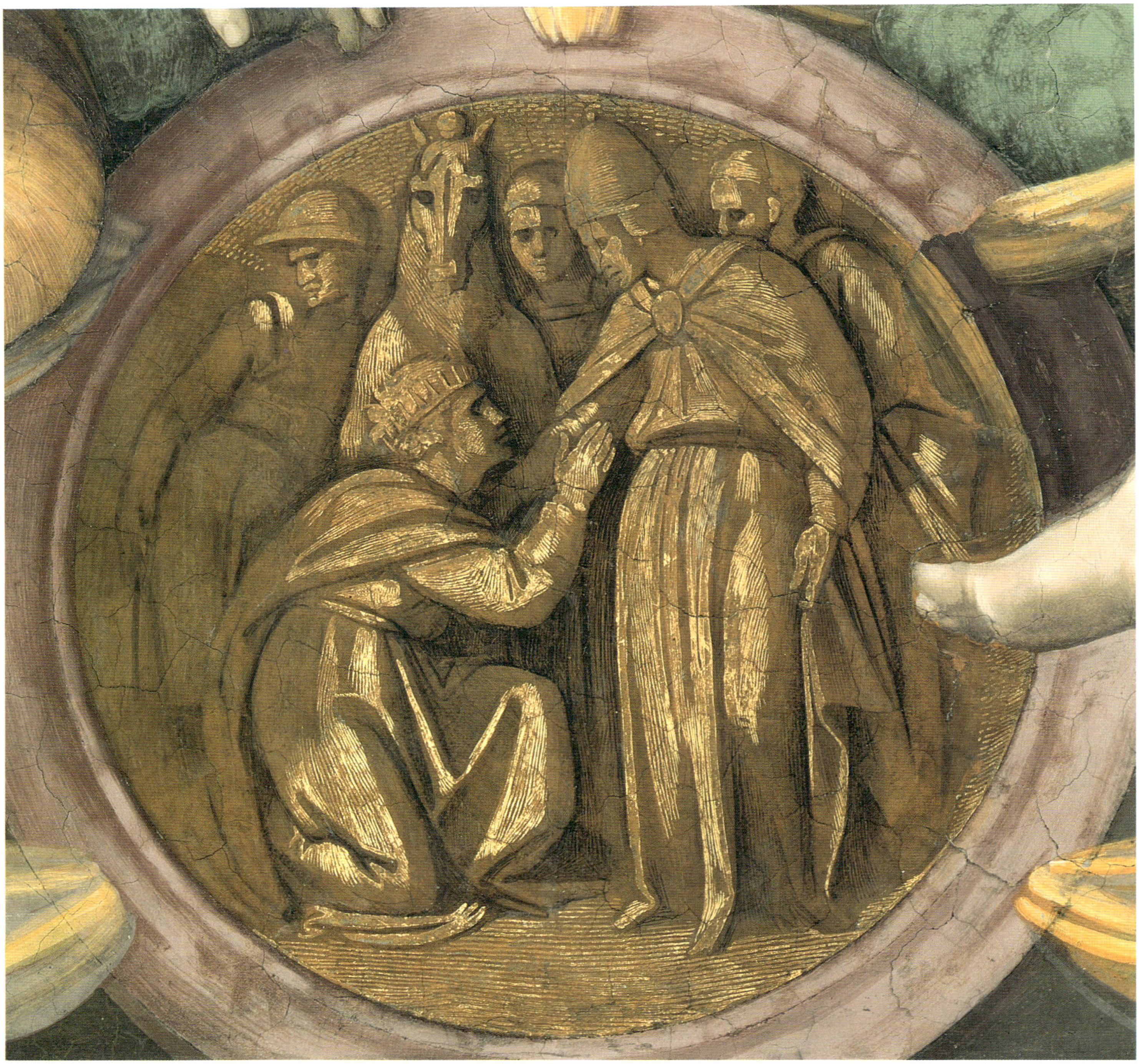

… und sagte: Komm mit mir,
und sieh meinen Eifer für den Herrn!
So ließ er ihn bei sich im Wagen fahren.
Als er nach Samaria kam, ließ er alle erschlagen,
die vom Haus Ahab dort noch übriggeblieben waren.

2 Könige 10,16-17

Gegenüberliegende Seite: Medaillon zwischen den Ignudi über der Cumäischen Sibylle, eine Darstellung Davids, der den Propheten Natan kniend um Verzeihung für seine Sünde bittet.
Unten: Medaillon zwischen den Ignudi über Ezechiel. Die Komposition mit den sich gut ins runde Bildfeld einfügenden Bewegungen stellt die Vernichtung von Ahabs Geschlecht dar.

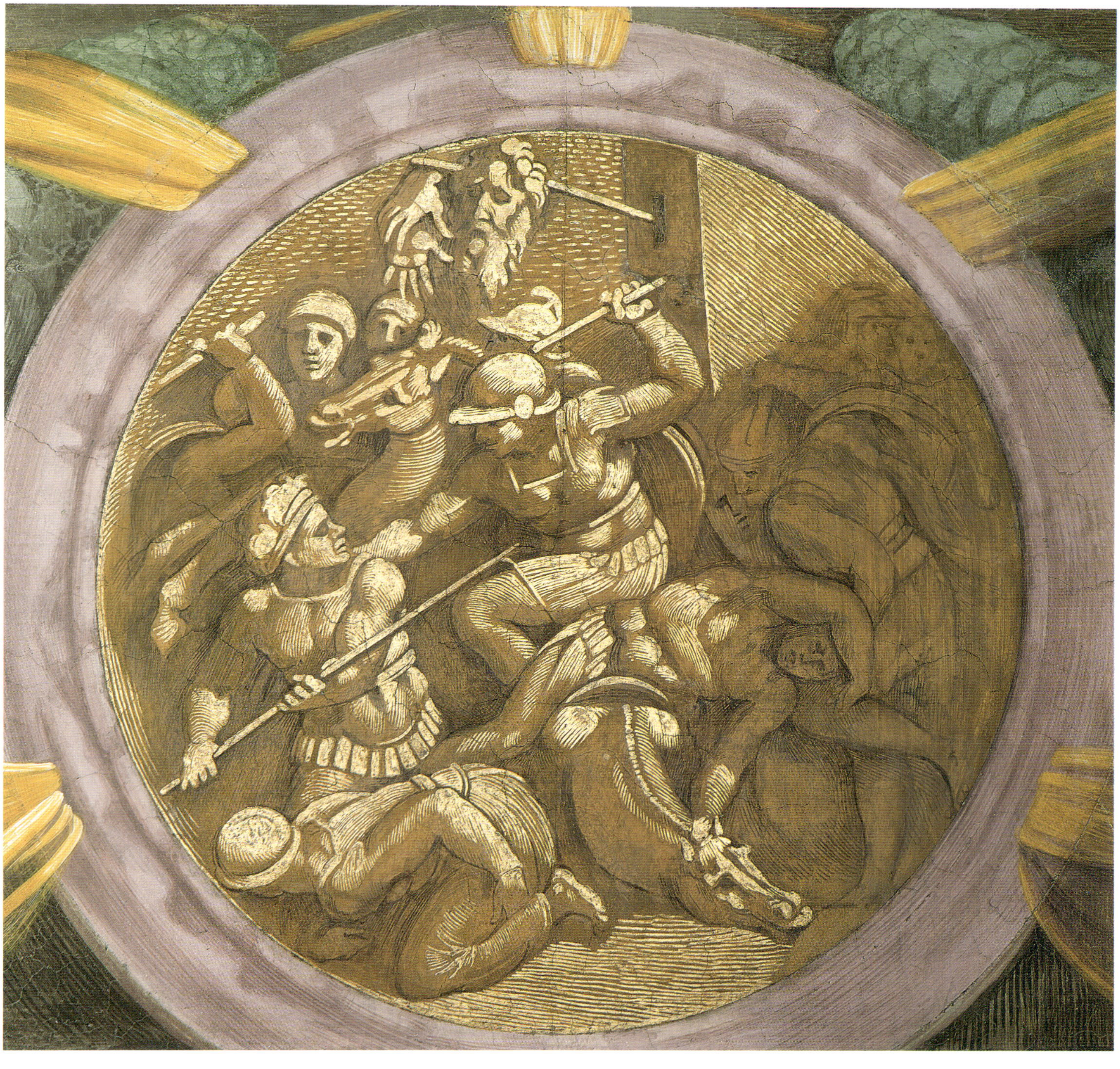

Folgende Seiten: Die beiden Ignudi über dem Propheten Ezechiel.

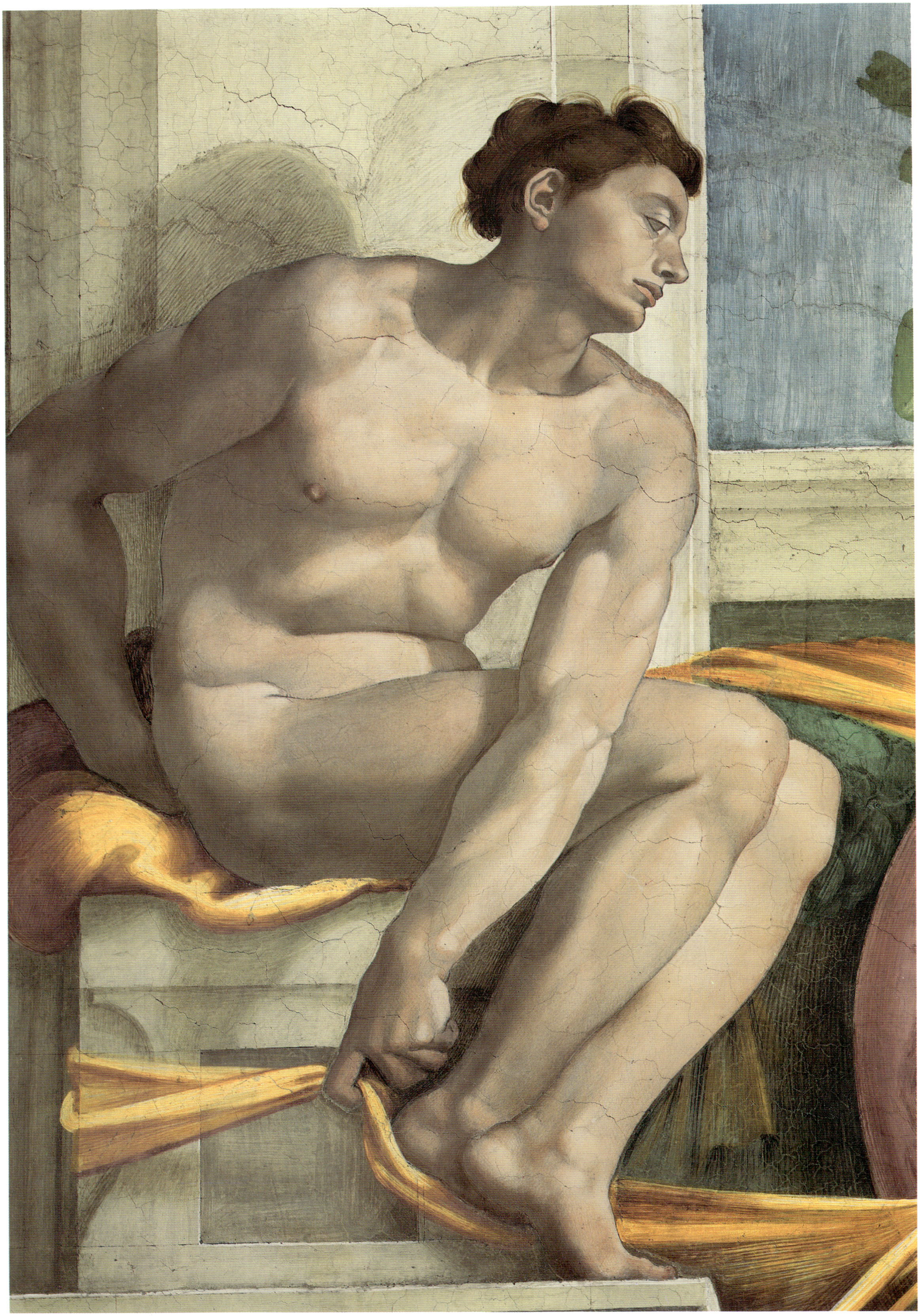

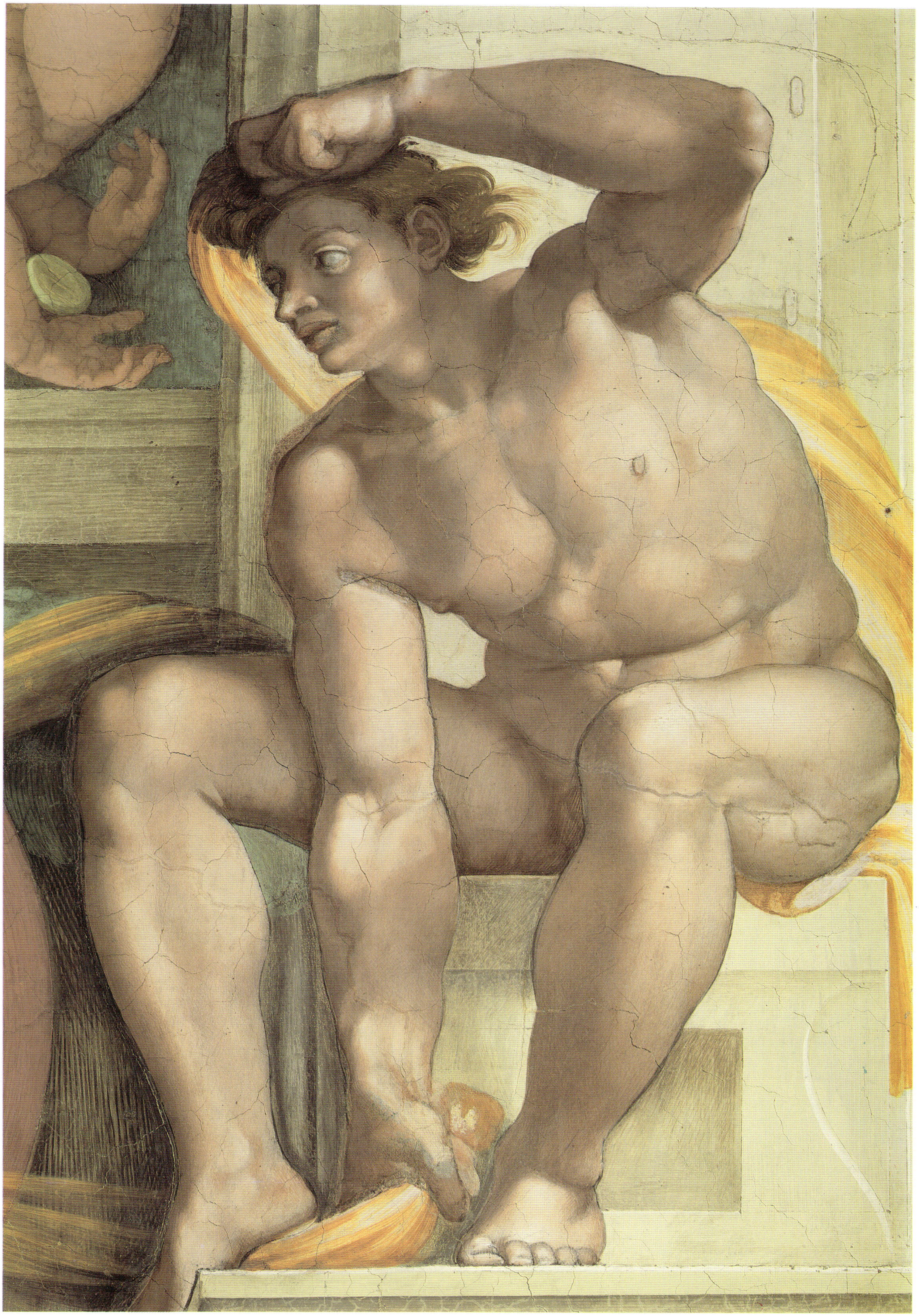

Da ließ Gott, der Herr, einen tiefen Schlaf auf den Menschen fallen,
so daß er einschlief, nahm eine seiner Rippen
und verschloß ihre Stelle mit Fleisch.
Gott, der Herr, baute aus der Rippe,

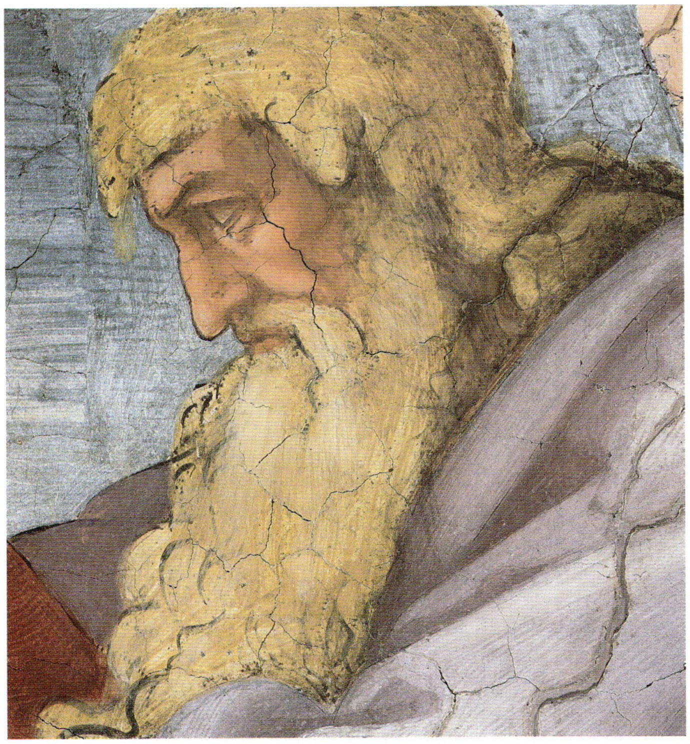

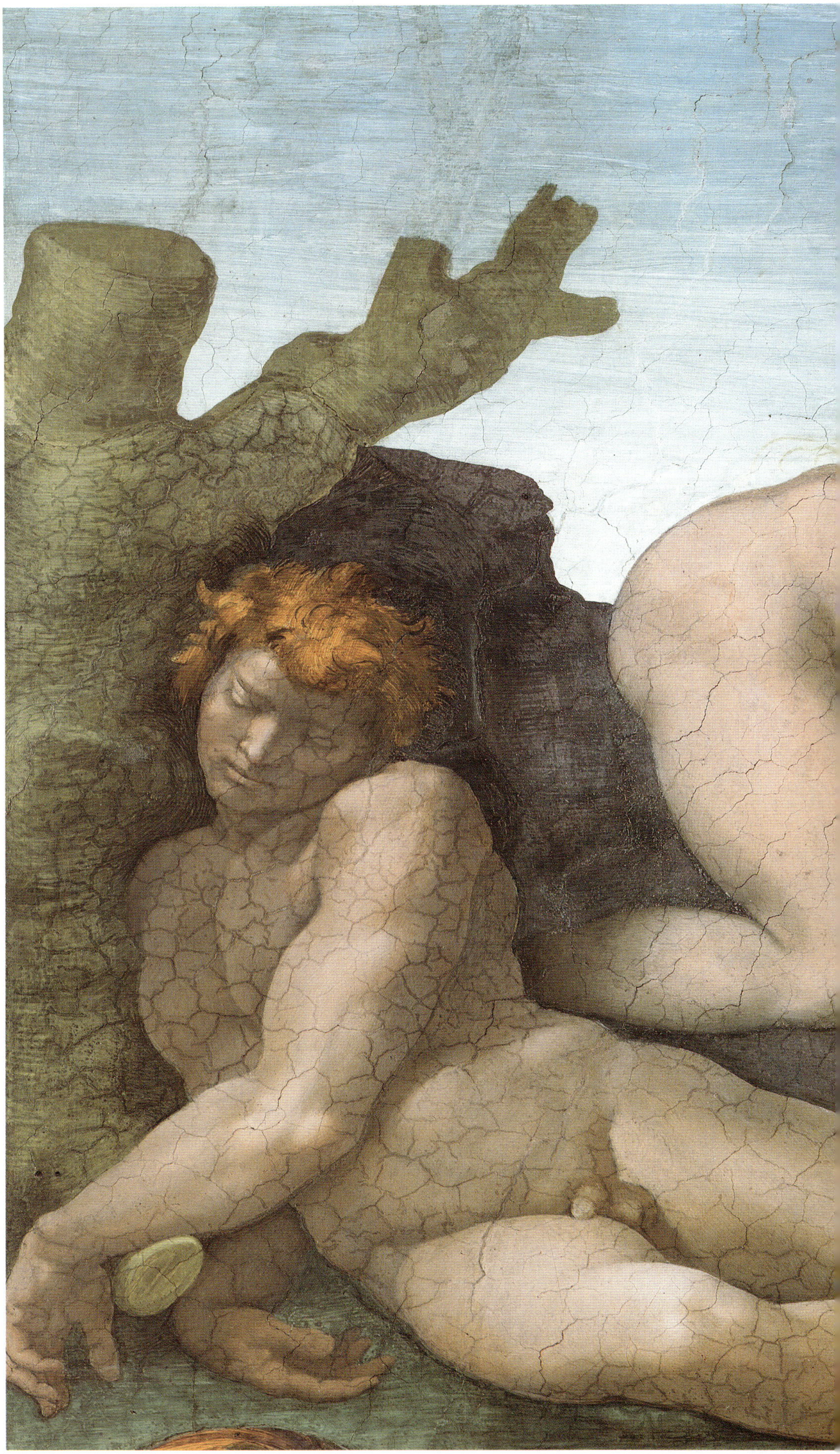

„Die Erschaffung Evas". Es wird allgemein angenommen, daß Michelangelo diese Szene bei der Wiederaufnahme der Arbeiten 1511 als erstes ausgemalt hat. Die Arbeit war für längere Zeit unterbrochen worden, da der Papst Rom verlassen hatte, um Krieg gegen die Franzosen zu führen.
„Am Pinselstrich dieses herrlich einfallsreichen Kunstwerkes geht einem der ganze Unterschied vom Schlaf zum Wachzustand auf, und wie dauerhaft und beständig, menschlich gesprochen, göttliche Meisterschaft erscheinen kann." (Vasari, „Vita di Michelagnolo Buonarroti")
Die typologische Deutung des biblischen Geschehens dürfte den gebildeten Besuchern der Sixtina zur Zeit Julius' II. bekannt gewesen sein. Die Erschaffung Evas aus Adams Rippe kann als Anspielung auf die Entstehung der Kirche aus dem Blut, das aus der Seite des Gekreuzigten floß, verstanden werden.

Oben: „Die Erschaffung Evas", Detail mit Figur des Schöpfers.
Bei den Szenen aus der Genesis, die in der Mitte des Gewölbes und näher an der Altarwand liegen, handelt es sich um Darstellungen der Schöpfungsgeschichte, beherrscht von der Figur Gottes.

die er vom Menschen genommen hatte,
eine Frau und führte sie dem Menschen zu.

GENESIS 2,21-22

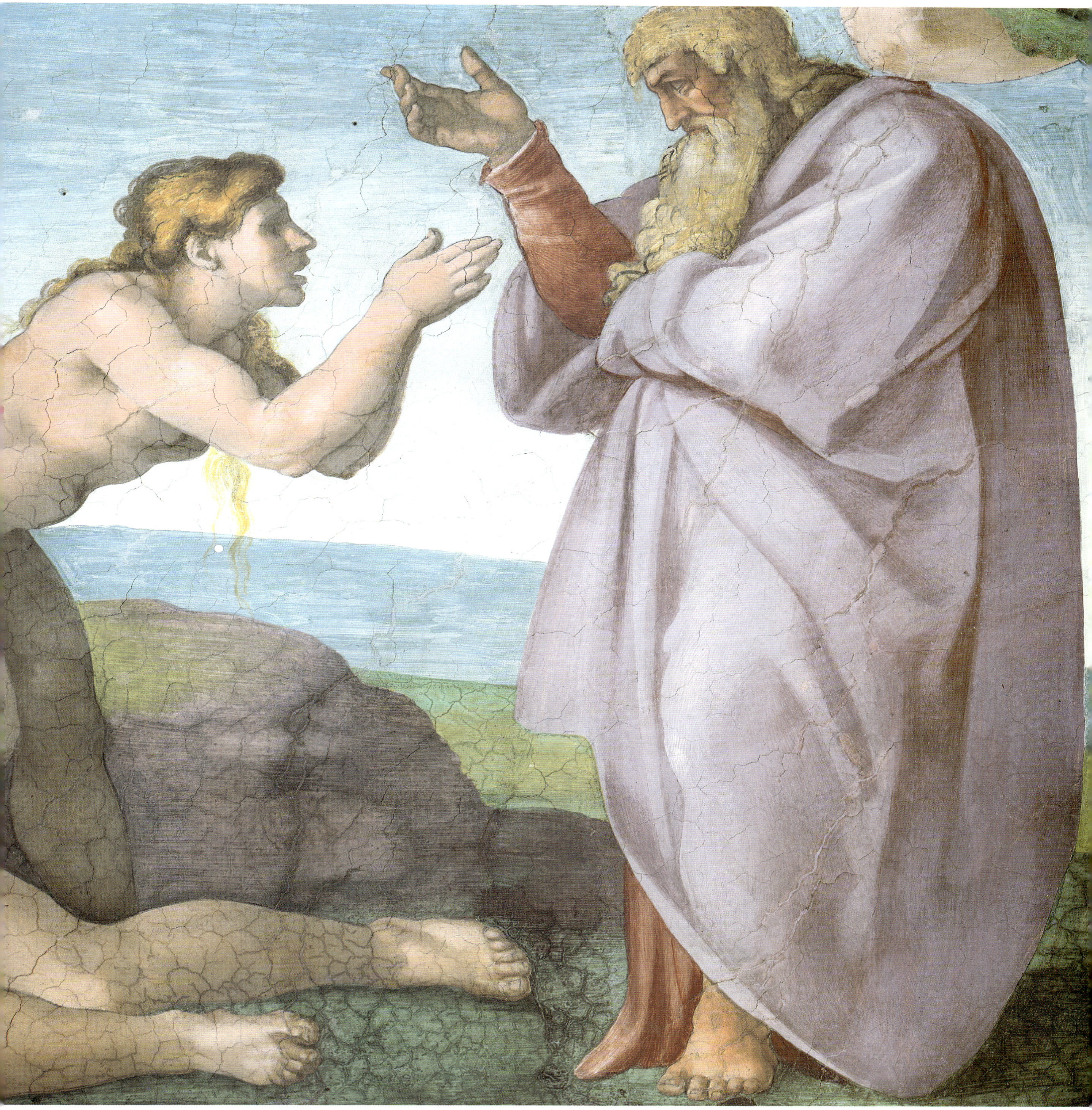

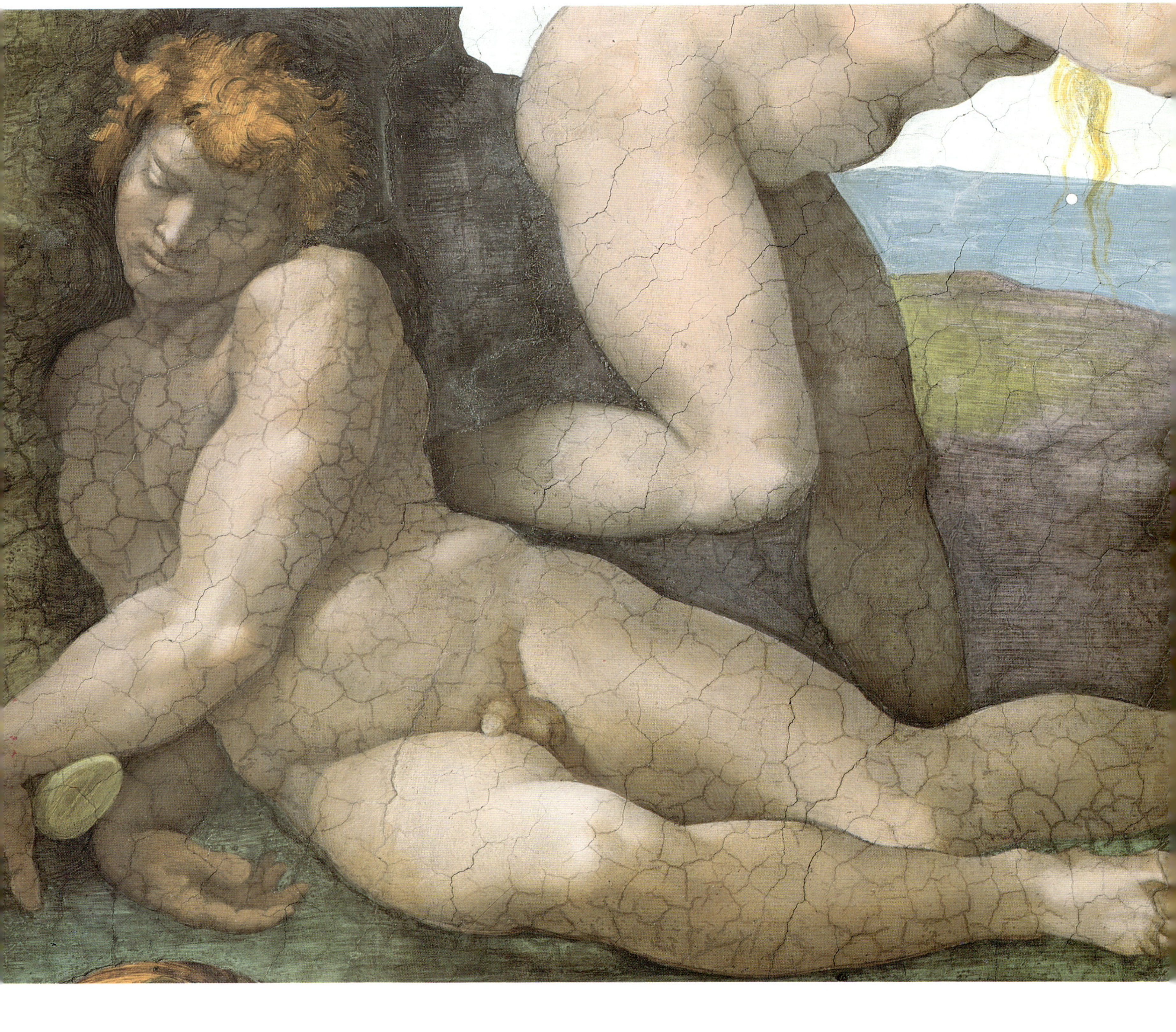

„Die Erschaffung Evas", Detail mit schlafendem Adam.

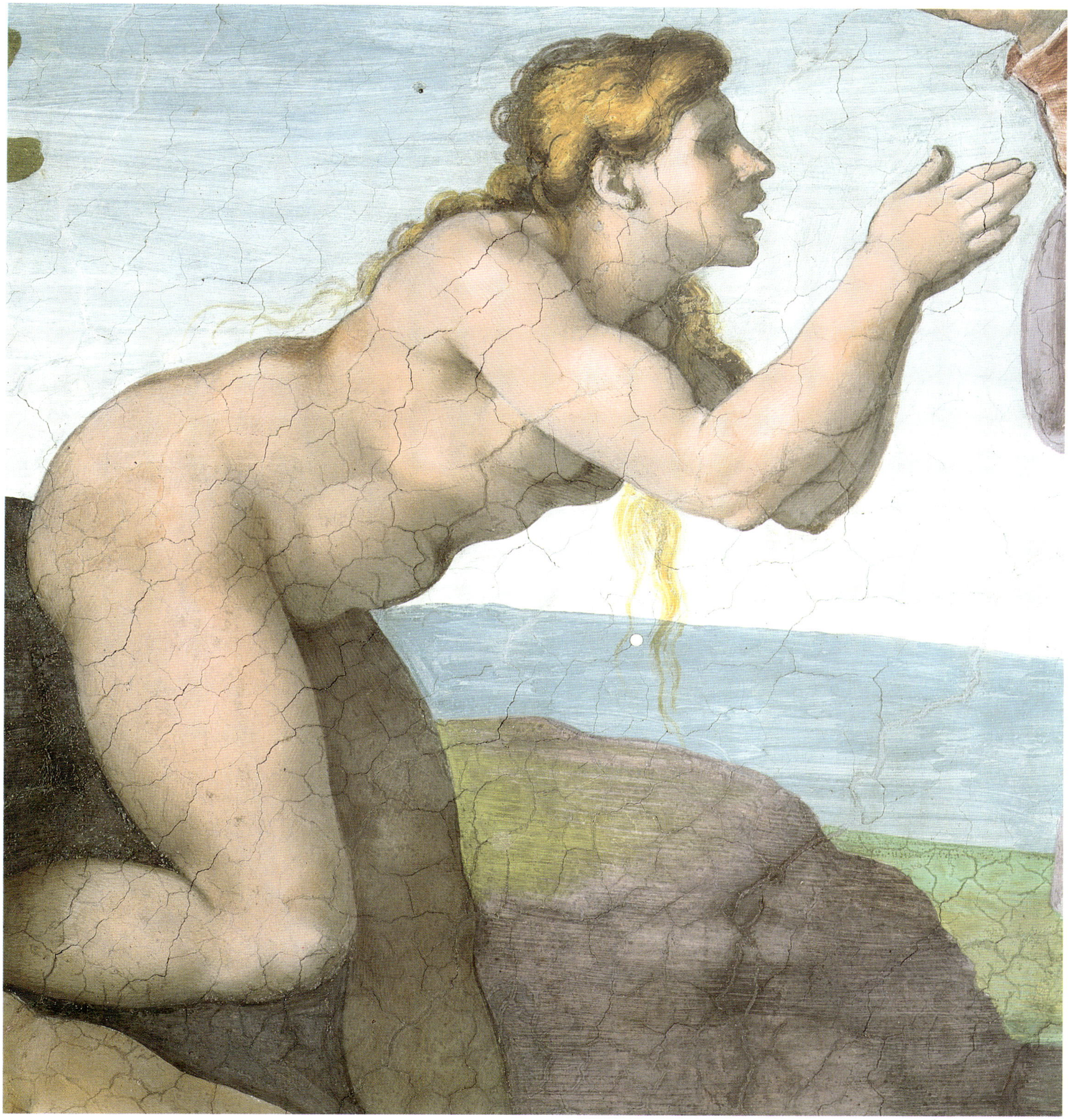

„Die Erschaffung Evas", Detail mit Figur der Eva.
„... sie verneigt sich mit gefalteten Händen und anmutiger Gebärde vor dem Herren, als ob sie ihm danke und er sie segne." (Condivi, „Vita di Michelangelo Buonarroti")

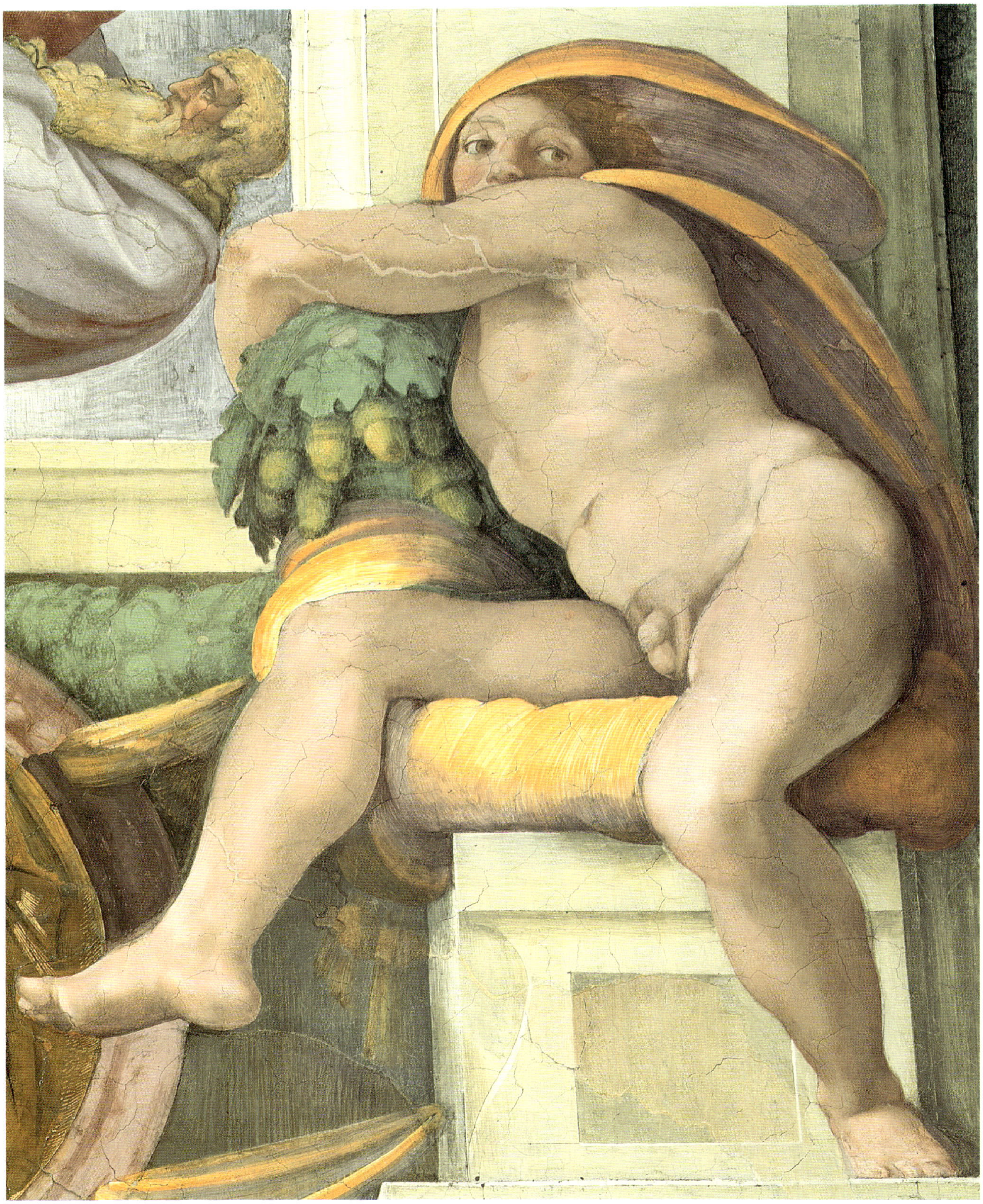

Oben: Ignudi über der Cumäischen Sibylle. Gesamtansicht der Figur zur Rechten.
Gegenüberliegende Seite: Detail mit Gesicht des Pendants zur Linken.

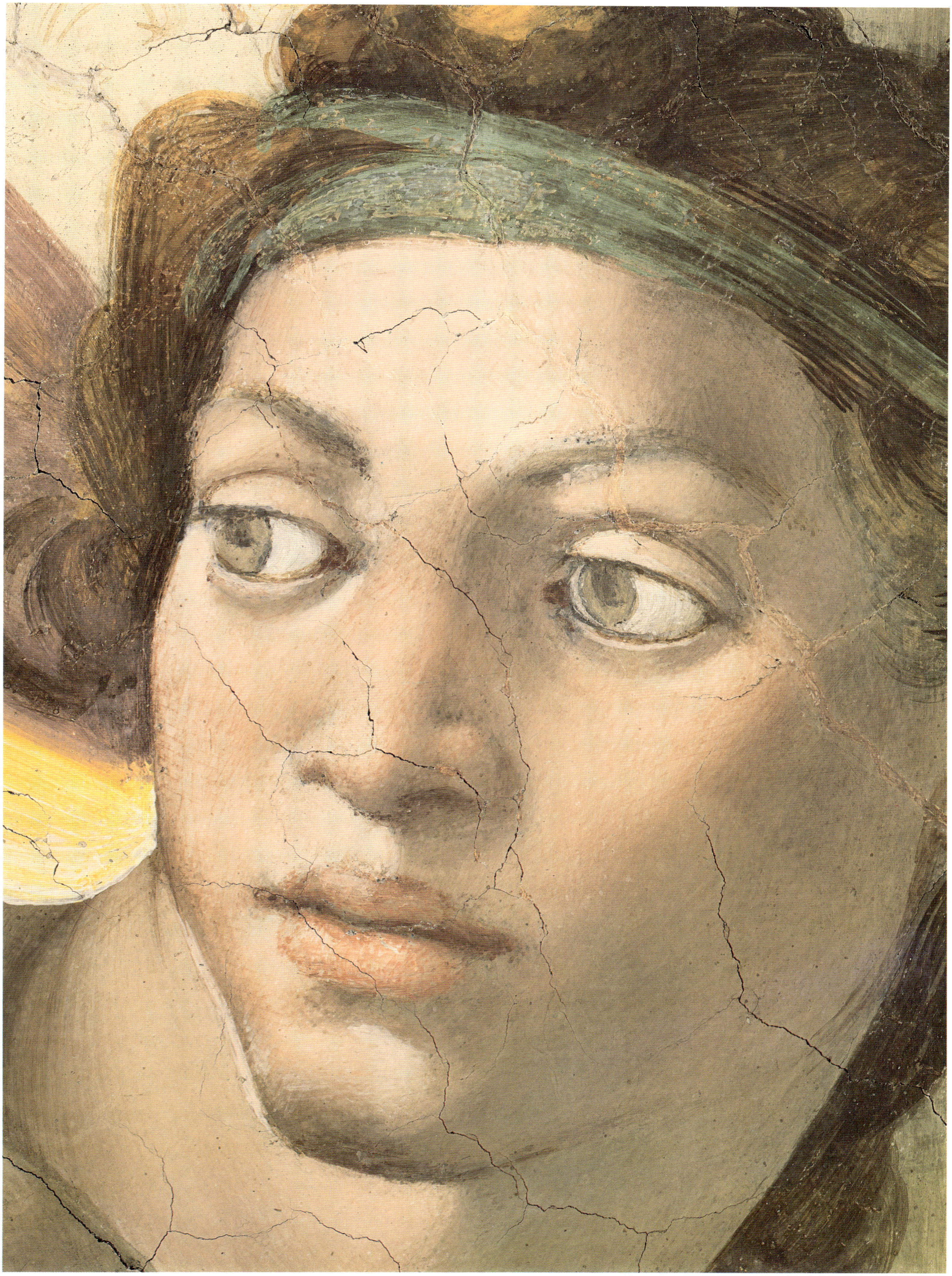

DIE ERSCHAFFUNG ADAMS

Da formte Gott, der Herr,
den Menschen aus Erde vom Ackerboden
und blies in seine Nase den Lebensatem.
So wurde der Mensch
zu einem lebendigen Wesen.

GENESIS 2,7

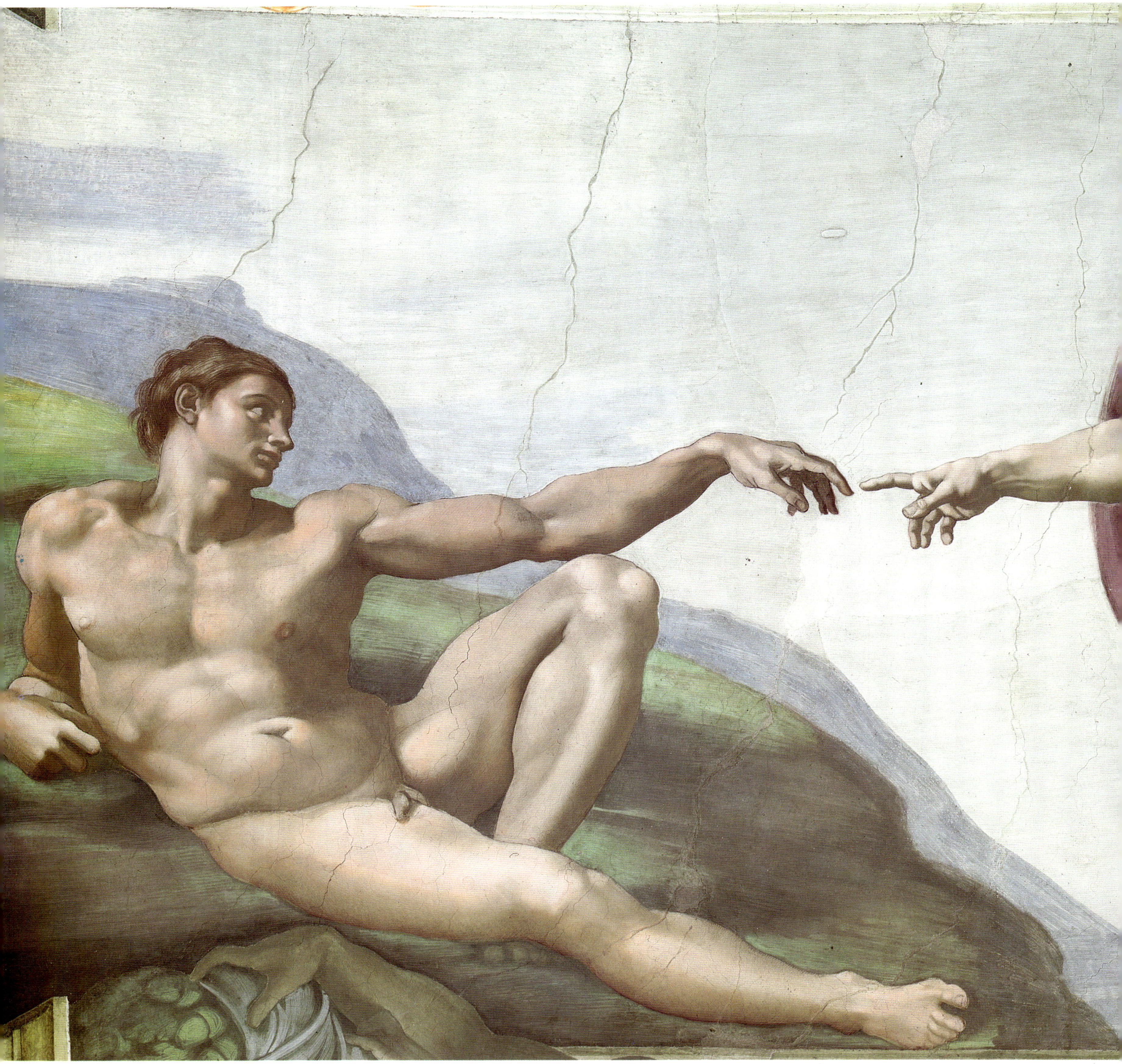

„An Schönheit, in der Haltung, dem Beiwerk und den Eigenschaften
ist er solchermaßen gestaltet, daß es den Anschein hat,
als sei er eher ein zweites Mal von seinem höchsten und ersten Schöpfer
erschaffen worden als von Pinsel und durch den Entwurf
eines ebensolchen Menschen."

VASARI, Vita di Michelagnolo Buonarroti

Michelangelos großes kompositorisches Geschick kommt in dieser Szene beispielhaft zum Ausdruck. Der Mittelpunkt des Geschehens, die vom Bildzentrum leicht nach links verschobenen Hände kurz vor der Berührung und der Schwerpunkt mit der diagonal verlaufenden Figur des Schöpfers bringen die Dynamik dieses Augenblicks der Spannung und Erwartung hervorragend zur Geltung.

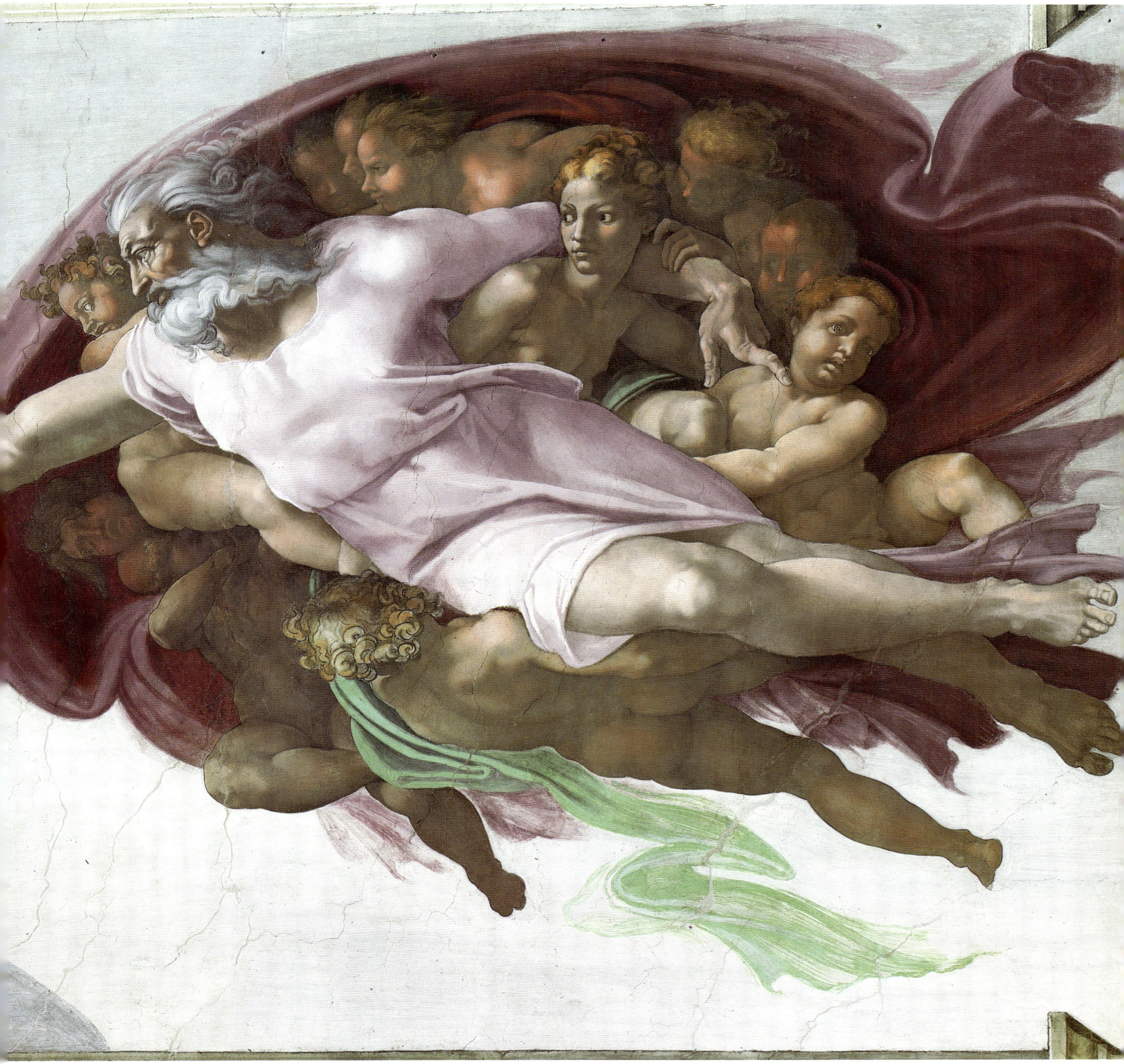

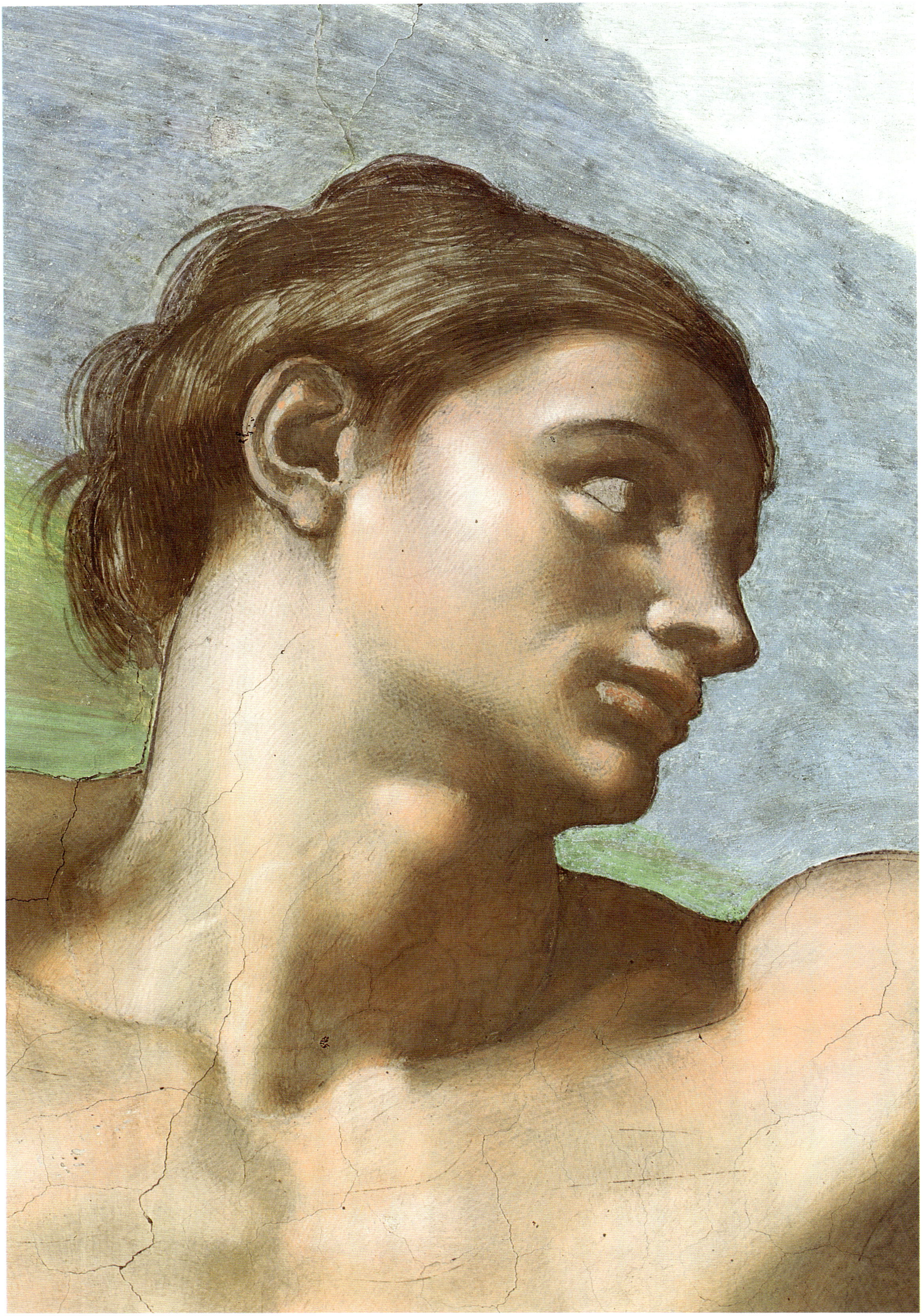

Gegenüberliegende Seite: Detail mit Gesicht Adams.

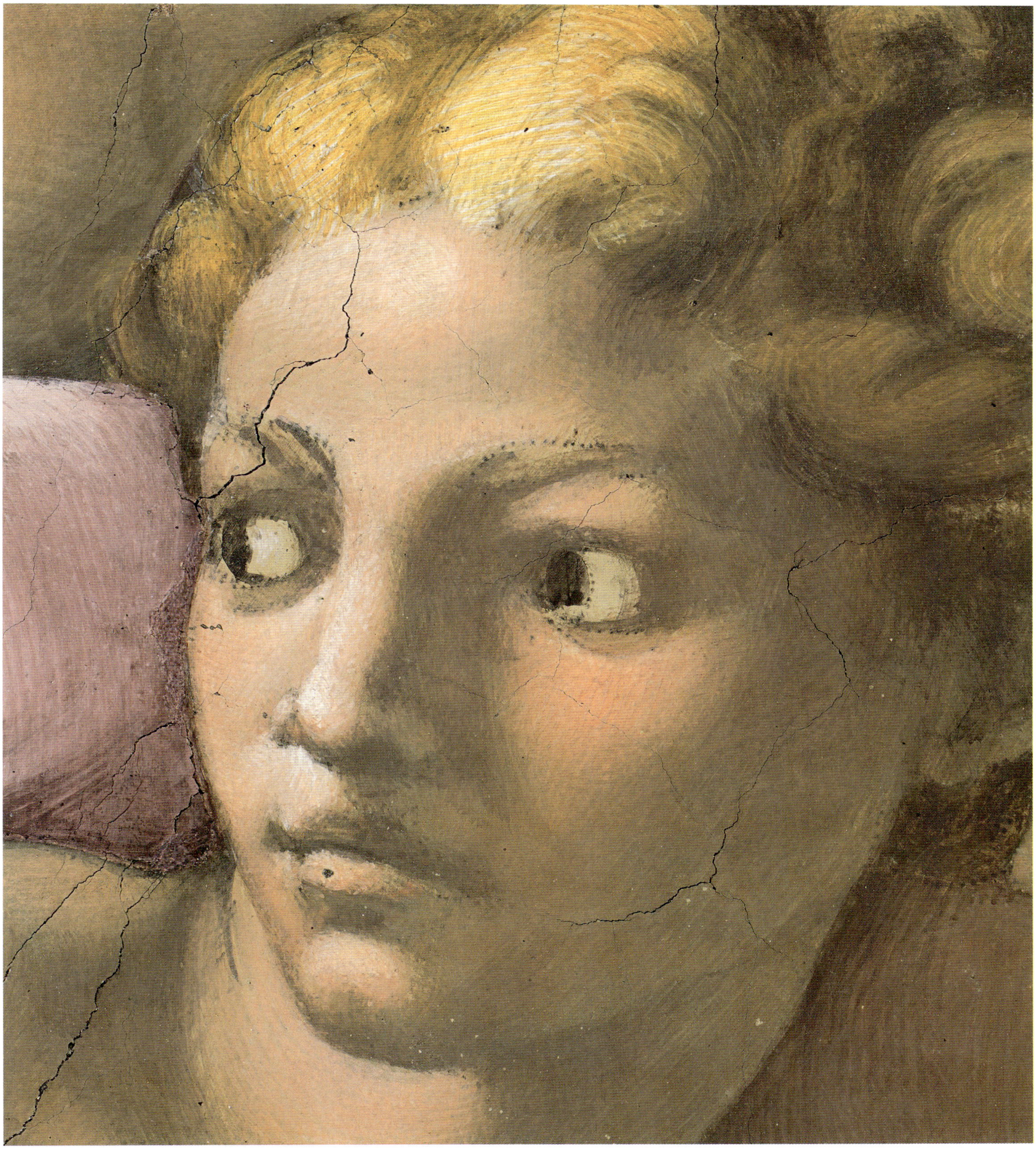

„Die Erschaffung Adams", Detail. Bei der Frau mit dem hübschen Gesicht soll es sich nach Ansicht einiger Gelehrter um eine Darstellung der noch nicht erschaffenen, im Geist Gottes aber bereits vorhandenen Eva handeln. Die Figur umfaßt mit einer Hand den Arm, den ihr der Schöpfer um die Schultern legt. Unter dem rosa Mantel beobachtet sie mit den Engeln die Erschaffung des Menschen.

Unten: „Die Erschaffung Adams", Detail mit der Hand Gottes, der dem Menschen das Leben eingibt. Von den alttestamentlichen Szenen, die als Vorwegnahme der Erlösungsgeschichte gedeutet werden können, ist der Lebenshauch, den Gott Adam spendet, ein Pfingstsymbol, eine Anspielung auf die Herabkunft des Heiligen Geistes auf die Apostel.

Im vierten [Gemälde] ist die Erschaffung des Menschen dargestellt,
wo man Gott sieht, der Adam mit dem Arm
und der ausgestreckten Hand gleichsam die Gebote mitteilt,
was er tun und nicht tun darf.

CONDIVI, Vita di Michelangelo Buonarroti

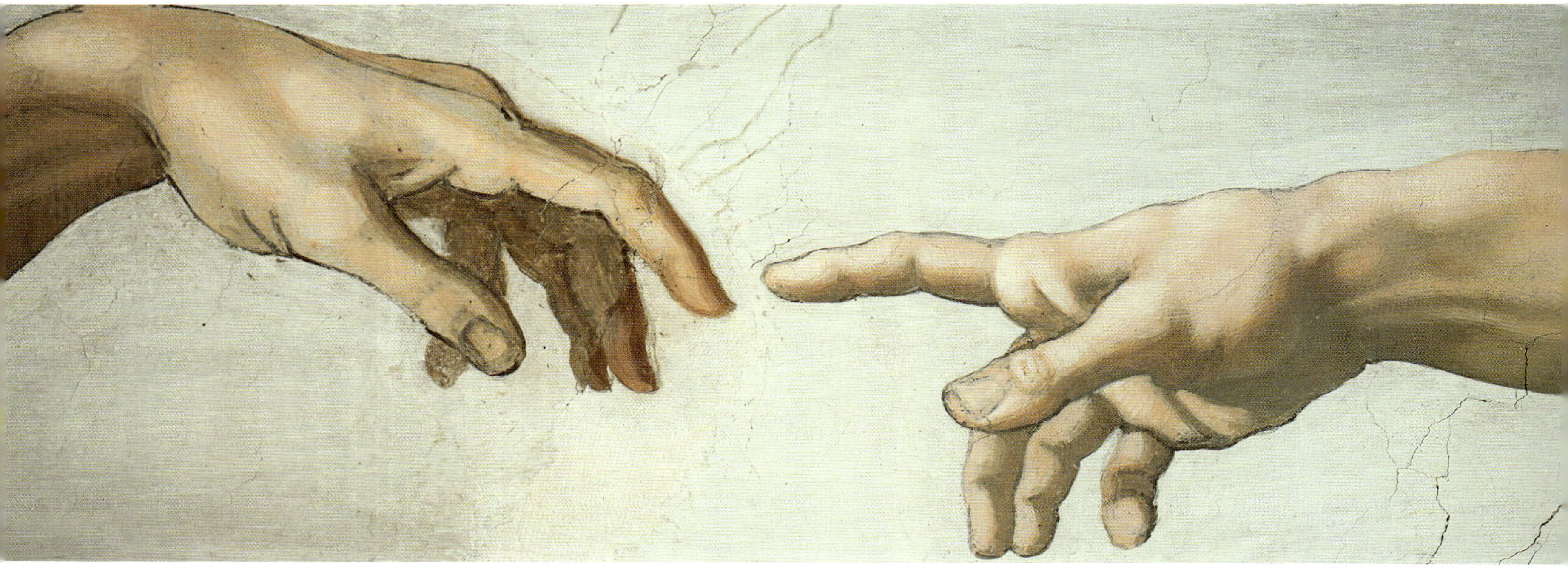

Gegenüberliegende Seite: „Die Erschaffung Adams", Detail mit Gesicht des Schöpfers.

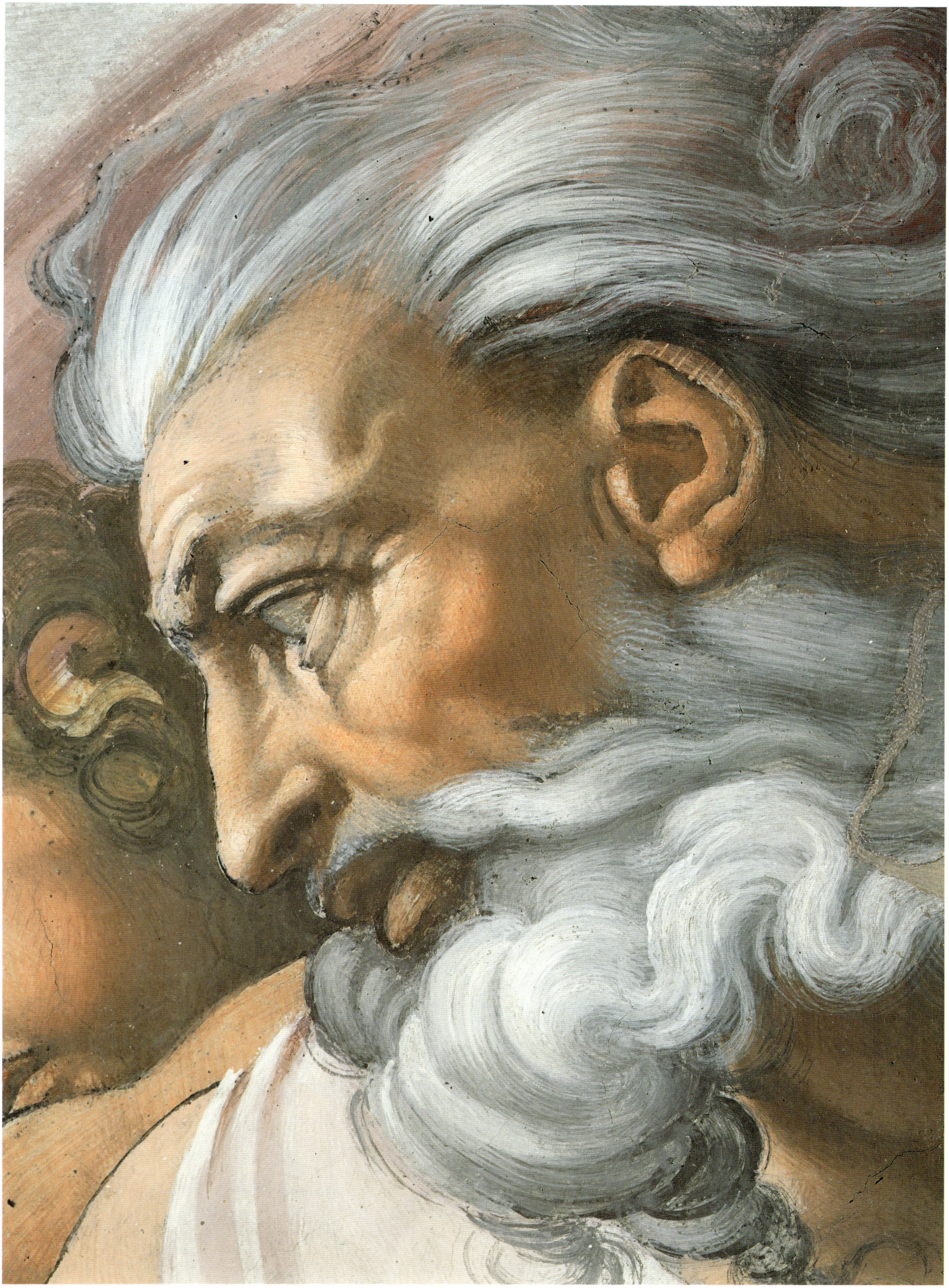

Jona: die Körpersprache

Matthias Winner

Schon 1550 hob Vasari in seinem oft zitierten Lob auf die Figur des Propheten Jona hervor, daß die Neigung seines Körpers nach hinten die optische Wirkung der Krümmung des Gewölbes aufhebt.[1] Dank des Kontrapostes seiner Bewegung erscheine es gerade. Vasari wies gleichwohl nicht auf den illusionistischen Effekt durch die gemalte Architektur hin, welche die Wahrnehmung des Beobachters merklich mitbeeinflußt. Michelangelo hatte nämlich ursprünglich die Absicht, die konkaven Bereiche des Gewölbes zwischen den Stichkappen über den einzelnen Fenstern mit Nischen auszumalen.[2] Ihre geplanten flachen Kalotten in den Zwickeln zwischen den Stichkappen und den Lünetten der Seitenwände hätten die Mauer als zurückweichend erscheinen lassen und somit eine Scheinarchitektur mit stärkerer optischer Wirkung als das gemalte, noch heute sichtbare architektonische System geschaffen. Die Blickrichtung des Betrachters von unten nach oben wäre dabei mitberücksichtigt worden: Ein weiterer Plan, die Medaillons als Rundfenster zu gestalten und mit geflügelten Genien zu flankieren, hätte ebenfalls für eine Betonung der Wand im Sinne einer illusionistischen Raumwirkung gesorgt.[3] Mit der Figur einer Sibylle oder eines Propheten besetzt, hätten Michelangelos gemalte Nischen einen stärkeren Bezug zu den früheren darunter mit den Päpsten aus der Zeit Sixtus' IV. erhalten. Dennoch scheint sich Michelangelo in diesem Abschnitt des Deckenfreskos für Mauern eher im Hinblick auf ihre Oberfläche oder ihre Funktion als Hintergund interessiert zu haben als für ihre räumliche Tiefe. Bei den Rückwänden der Throne, auf denen Jona und die anderen Propheten und Sibyllen sitzen, und bei den vorgetäuschten verbindenden Wänden zwischen ihnen ist die räumliche Tiefe nicht einschätzbar: Die Raumwirkung beschränkt sich auf das gekröpfte Gesims über den Köpfen der Figuren. Es umläuft als Einheit die Längs- und Schmalseiten der Decke und erzeugt so die Illusion einer Attika über vier Wänden. Was die Perspektive angeht, so ist jeder Thron unabhängig vom anderen aufgebaut und verfügt über einen eigenen, über den Knien der sitzenden Figur liegenden Fluchtpunkt. Der Betrachter blickt von oben auf die Konsole unter ihren Füßen, während die Ignudi auf ihren Sockeln von unten her und leicht verkürzt dargestellt sind. Es sind somit menschliche Gestalten, die als Vermittler für den Eindruck von räumlicher Tiefe und Relief fungieren. Durch ihre Stellung an verschiedenen Punkten im Gewölbe, in den Lünetten, über Zwickeln oder im Zentrum der Decke erhalten sie eine bestimmte Qualität im Hinblick auf verschiedene Grade an optischer Realität. Der aus der Sala Regia eintretende Besucher hat den Eindruck, als seien die Figuren der Propheten und Sibyllen realer als die Szenen der Genesis, die als Bild im Bild erscheinen. Der nach einem Orientierungspunkt suchende Betrachter entdeckt sicher die Figur des Jona, dem hier eine wichtige Vermittlerrolle zukommt: In seinem Zwickel, der auf einem zur Architektur der Sixtina gehörigen, ebenfalls eingemauerten

Gegenüberliegende Seite: Giulio Clovio zugeschriebene Kopie des „Propheten Jona", Rugby School of Art.

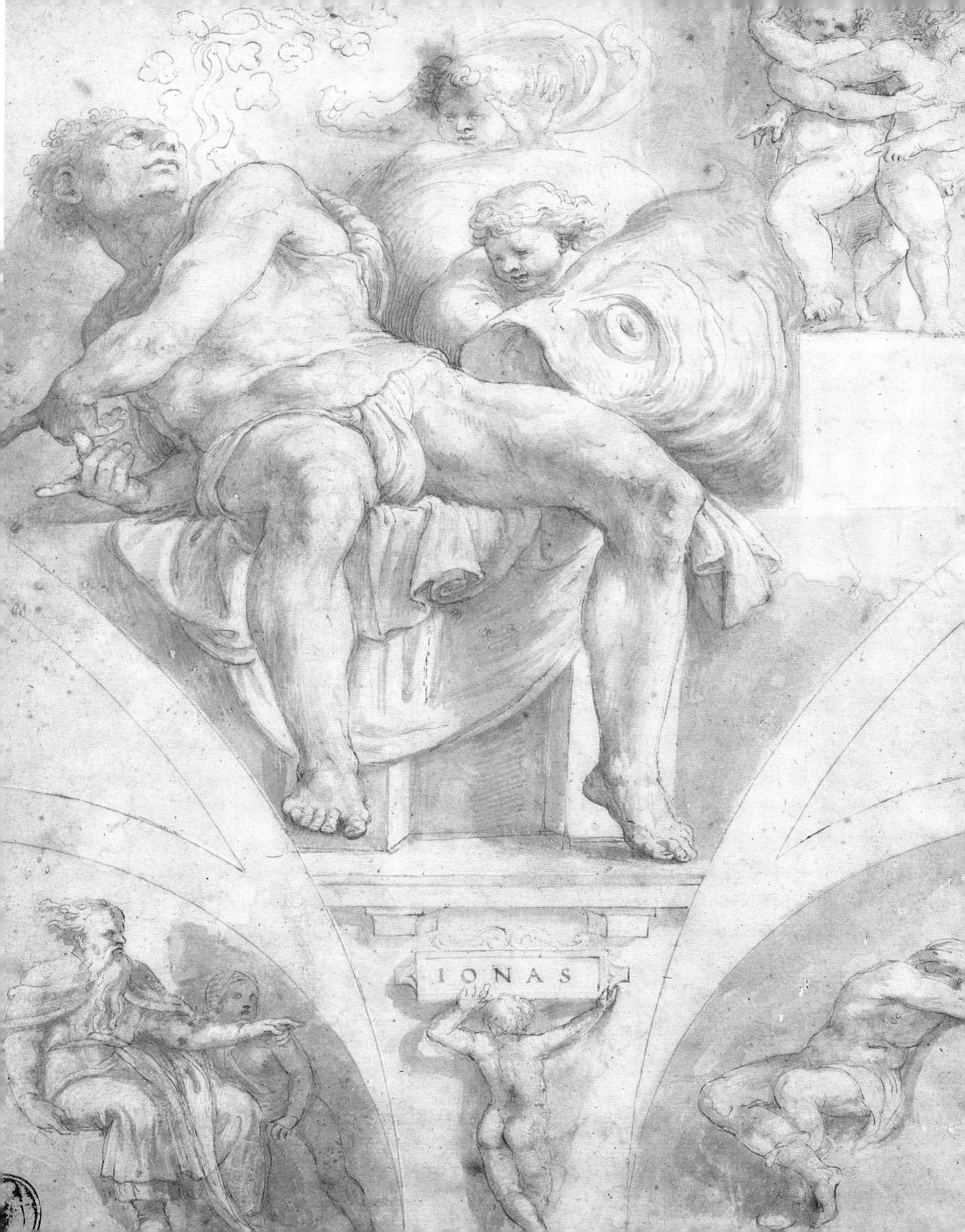
IONAS

Pilaster sitzt, neigt er sich, den linken Pfeiler seines gemalten Thrones leicht verdeckend, diagonal nach hinten und nimmt dabei gleichsam den gesamten zentralen Bereich der Decke in Augenschein. Über den Pfeilern seines Thrones fehlen jene Podeste, auf denen an den Längsseiten der Kapellen Ignudi sitzen. Die perspektivische Verkürzung der Figur, durch welche die erregte Geste der aneinandergelegten Hände mit den wie Hörner aufragenden Zeigefingern eher noch hervorgehoben wird, sorgt erst

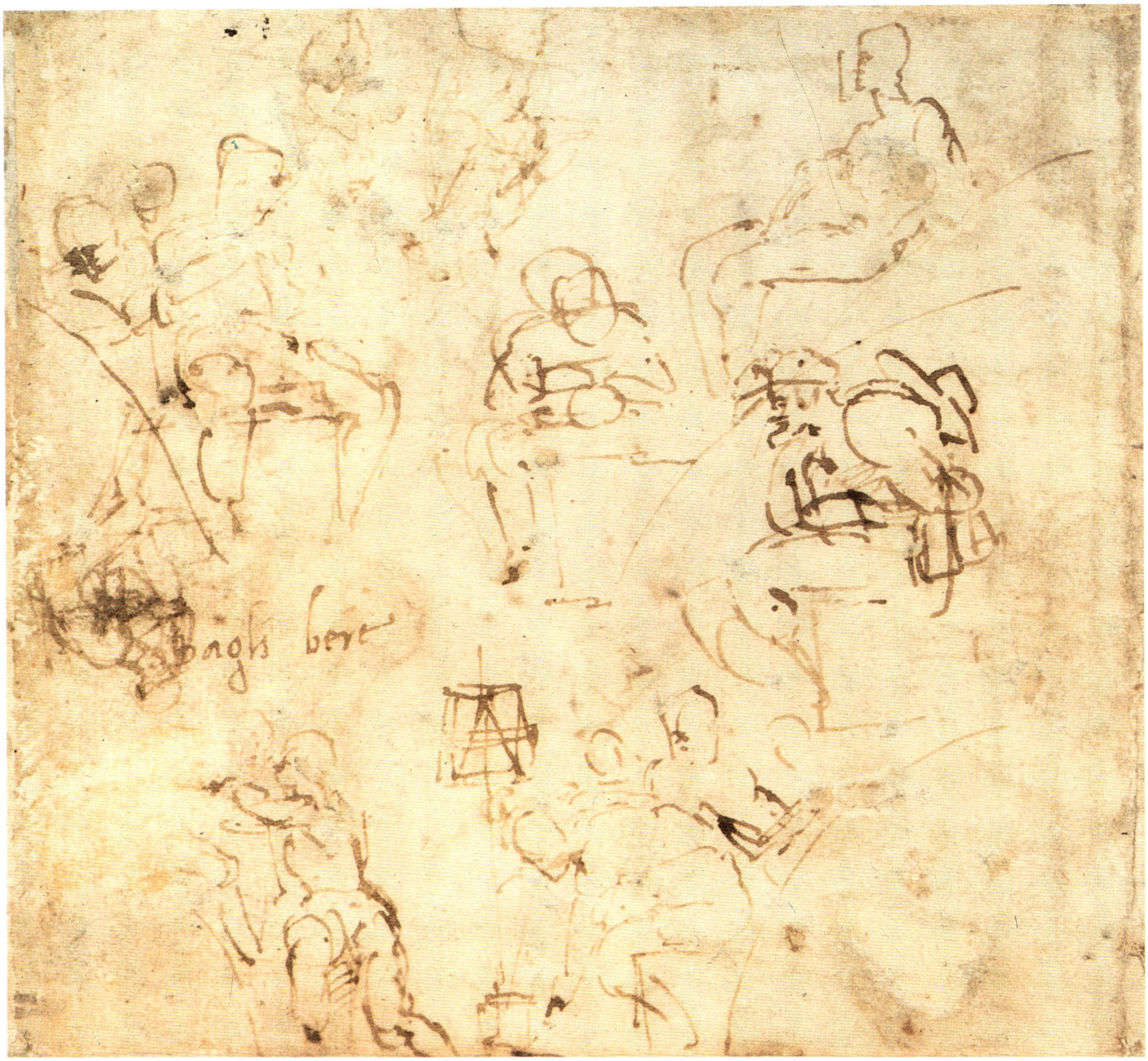

richtig für die räumliche Tiefe des Körpers. Die stark verkleinerten Abmessungen des Wales und die beiden Köpfe der Putten daneben unterstreichen das azentrische Pathos der nach links gewandten Gebärdensprache. Fast materiell treten die nackten Beine aus der Bildebene heraus, während der ausgestreckte linke Arm, in den dunklen Hintergrund der gemalten Mauer neben dem Thron deutend, schräg den Rumpf überkreuzt. In Jonas Haltung verwandelt sich die vertikale Achse der sitzenden Gestalt in die horizontale oder zumindest diagonale Achse einer liegenden Figur. Die potentielle horizontale Ausrichtung der gemalten Thronsimse an der Schmalseite des Gewölbes fügt sich so in die Parallelen der horizontal ausgerichteten Szenen der Genesis.

Michelangelo, Skizzen mit Feder und Bister, 138 x 143 mm (Corpus 170 Rekto; *Oxford, Ashmolean Museum*). *Links oben flüchtige Skizze eines sitzenden Aktes, der Haltung nach möglicherweise eine Studie zum Jona.*

Die Figur des Jona weist zahlreiche *pentimenti* auf, wenn diese auch nicht häufiger sind als an anderen Figuren im Gewölbe. Auch für diesen Propheten hat Michelangelo einen Karton angefertigt: Die Spuren von Spolvero-Technik sind mit bloßem Auge, vor allem im Bereich von Kopf und Rumpf, erkennbar. Mit seinen nackten Körperpartien verweist er, trotz der vergrößerten, kolossalen Ausmaße, thematisch auf die Ignudi im Gewölbe.

Es ist durchaus möglich, daß Michelangelo die rechte Schulter und das Schlüsselbein der Figur ursprünglich unbedeckt darstellen wollte: So eng schmiegt sich das grüne Gewand an den Leib des Propheten, daß Muskeln und Nabel durch den Stoff hindurchschimmern. Bei späteren Nachbesserungen wurde das Volumen von Füßen und Waden gegenüber der durch Ritzungen und Spolvero übertragenen Figur des Kartons vergrößert.
Im sogenannten Oxforder Skizzenbuch finden sich für die Figur des Jona

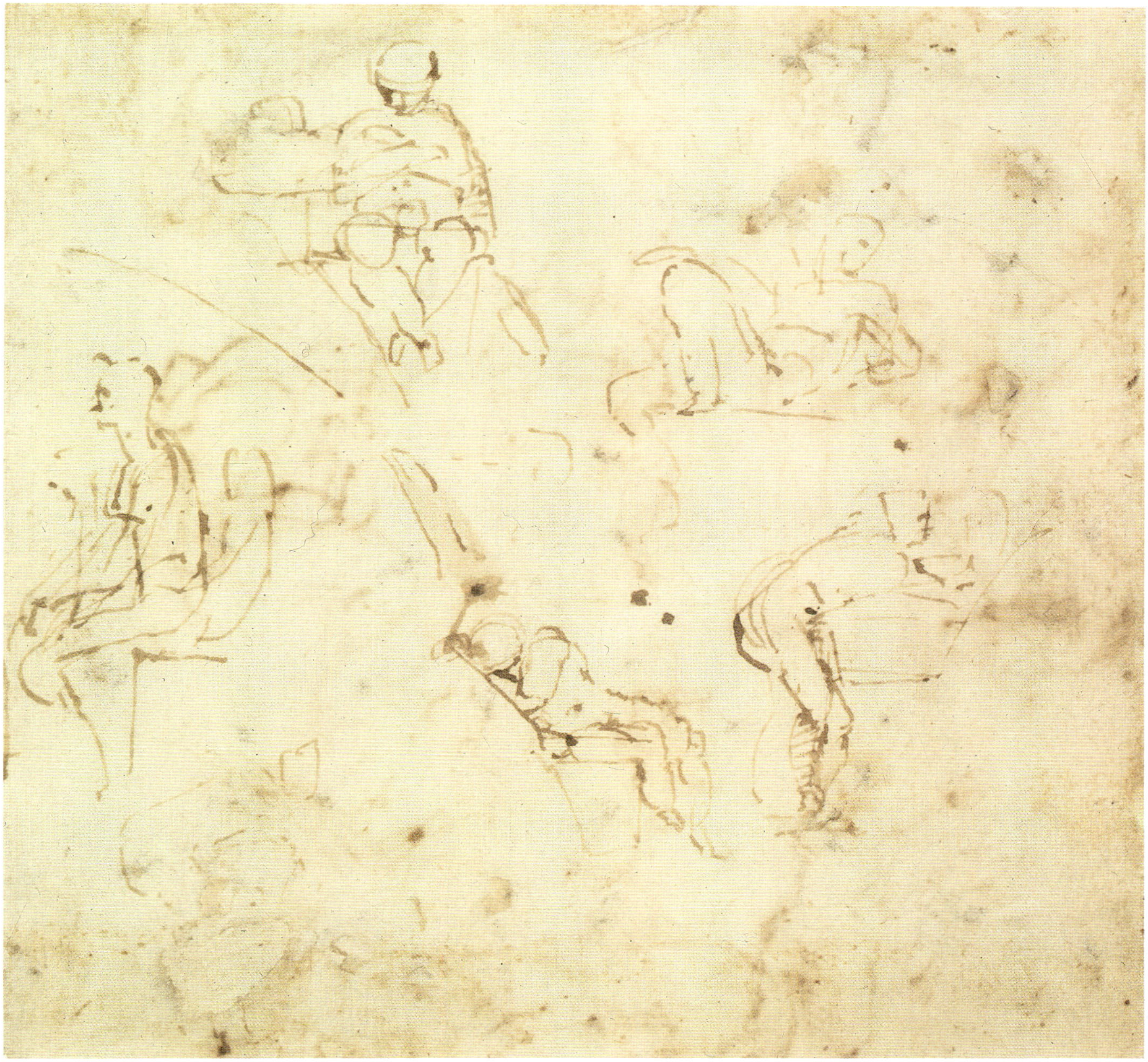

drei verschiedene Haltungen.[4] Das Verso von Blatt 168, Corpus De Tolnay, zeigt auf der rechten Seite eine alternative Lösung mit einer aufrecht sitzenden Figur, die sich leicht nach rechts neigt und das angewinkelte linke Bein am Thron aufstützt. Mit der Skizze links daneben, eine sich äußerst weit nach hinten lehnende Figur, scheint die endgültige Haltung für den Oberkörper des Jona gefunden. Gleichwohl befindet sich das linke Bein in Übereinstimmung mit der vorigen Skizze in höherer Position als das rechte. Der Kontrapost dieser angedeuteten Figur liegt jedenfalls zwischen den beiden Pfeilern eines Thrones, so daß sie nicht mit einem Ignudo in Verbindung gebracht werden kann. Michelangelo entwickelte die Figur abgestimmt auf die Körperhaltung des schlafenden, auf dem gleichen Blatt mit Rötel skizzierten Hezron, der seinen Platz rechts unter dem Jona in der später zerstörten Lünette der Vorfahren Christi hätte finden sollen. So bleiben die verschiedenen Figuren, obwohl verschiedenen malerischen Ebenen angehörig, in den Körperhaltungen aufeinander bezogen. Konzipiert waren die Skizzen zum Jona für den Kämpfer an der Schmalseite des Gewölbes, während der schlafende Ahn für die vertikale Wand der Lünette

Michelangelo, Skizzen mit Feder und Bister, 138 x 143 mm (Corpus 170 Verso; *Oxford, Ashmolean Museum). In der Mitte unten Skizze für die schlafende Figur in der zerstörten Lünette „Perez-Hezron-Aram". Die Position ist allerdings seitenverkehrt.*

mit ihrem zweibogigen Fenster vorgesehen war. Seine nach rechts verlaufende Position richtete sich nach der Linie des Fensterbogens. Auf einem anderen Blatt des Oxforder Skizzenbuchs findet man die gleiche schlafende Figur seitenverkehrt nach links geneigt.[5] Sie ist offenbar in einer früheren Planungsphase für die Bildaufteilung entstanden, denn für das Fresko wurde die nach rechts gerichtete Position der schlafenden Figur gewählt. Auf dem Rekto des gleichen Blattes taucht eine weitere künstlerische Idee

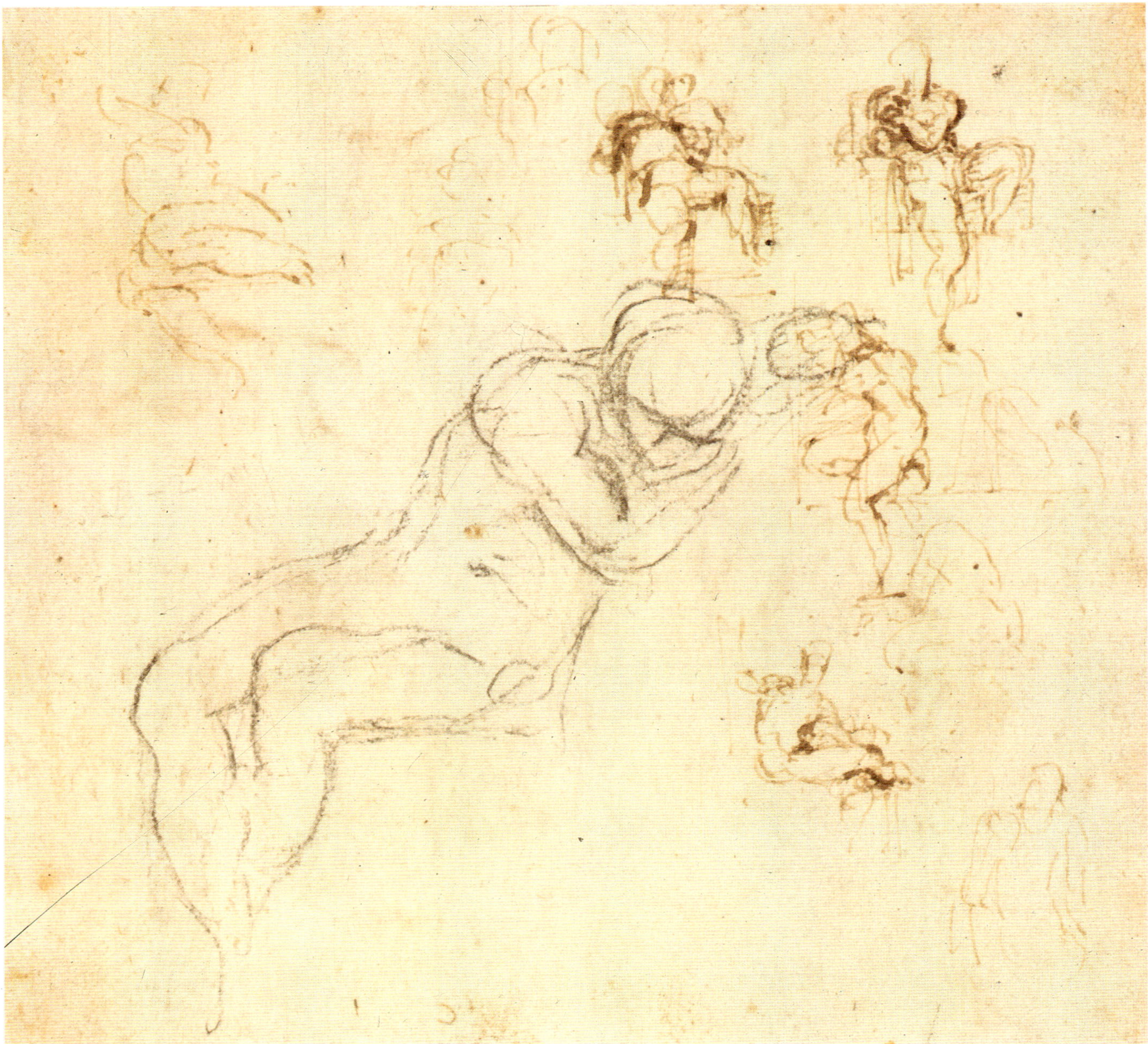

für den Jona oder einen Ahnen Christi in drei Varianten mit verschiedenen Kopfhaltungen auf.[6]

Nach Michael Hirsts Untersuchung zum Oxforder Skizzenbuch sieht es so aus, als seien diese Zeichnungen alle nach der Unterbrechung der Arbeiten an der Sixtina im September 1510 oder erst nach dem September 1511 entstanden, als Michelangelo den ersten Teil der Fresken enthüllte.[7] Man hat oft darauf hingewiesen, daß die Figuren im Gewölbe in Beziehung zueinander entworfen wurden. Die Bezüge zwischen individuellen Körperhaltungen der Figuren, die auf ikonographischer Ebene verschiedenen Wirklichkeiten angehören und unterschiedliche Dimensionen aufweisen, waren vom Künstler beim Entwurf für die Deckenfresken von Anfang an vorgesehen. Die Posen der Ignudi über den Thronen zeigen dies: Jeder von ihnen muß im Kontext mit seinem ihm gegenüber befindlichen Pendant, mit der größeren Figur unter ihm und mit dem spiegelbildlich gegenüberliegenden Paar in der gleichen Spannweite betrachtet werden. Dennoch bilden die Szenen aus der Schöpfungsgeschichte vom Geschehen her abgeschlossene Einheiten für sich, zum Beispiel die Darstellung der *Sintflut* mit

Michelangelo, große Skizze mit Kohle und acht weitere mit Feder und Bister, 140 x 142 mm (Corpus 168 Verso; *Oxford, Ashmolean Museum). Oben rechts zwei Skizzen für die Figur des Jona. In der Mitte Studie für die schlafende Figur in der zerstörten Lünette „Perez-Hezron-Aram“.*

ihren zahlreichen nackten Leibern. Die vier Ignudi auf den illusionistischen Gurtbögen des Gewölbes wenden der narrativen Szene den Rücken zu und dringen nicht in das Bildfeld ein. In der folgenden Spannweite mit dem kleineren Feld, dem *Rausch des Noach,* hebt Michelangelo die handelnde Einheit der vier paarweise angeordneten Ignudi hervor, die alle vier aufmerksam die Bänder der Medaillons halten und sanft die Girlanden mit dem Eichenlaub berühren. Keiner lehnt sich über das gemalte

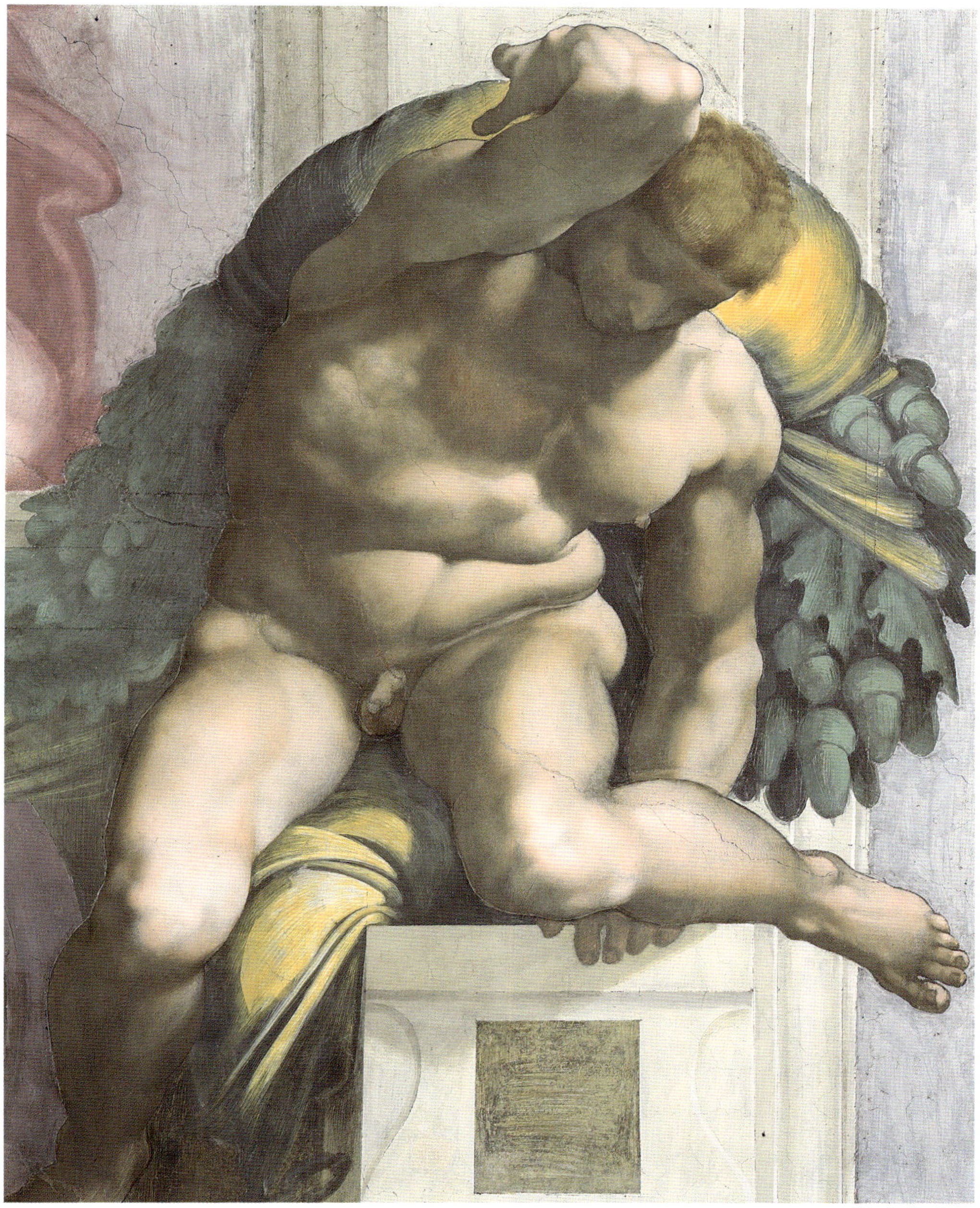

Ignudo rechts über dem Propheten Jeremia.

Gesims der Scheinarchitektur hinaus oder dringt in das Bildfeld mit der Geschichte Noachs ein.

Bedeutsam scheint in diesem Zusammenhang, daß durch Vasari die Existenz eines Kartons überliefert ist, den Michelangelo dem jungen Bindo Altoviti geschenkt hat.[8] Alle anderen Kartons sind verschwunden oder von Michelangelo vernichtet worden, weil es sich bei ihnen nicht um Vorzeichnungen für eine komplette Einzelszene handelte.

Die markanten Schatten, die die Köpfe der Ignudi auf die hellen Gurtbögen hinter ihrem Rücken werfen, zeigen deutlich, daß sich bereits in dieser Phase der Arbeit eine zweite, die Scheinarchitektur umfassende Ebene der dargestellten Realität herausgebildet hatte. Michelangelo malte die Schatten hinter den Ignudi freilich schon in der zweiten Spannweite weniger deutlich und verzichtete zum Altar hin schließlich völlig auf sie. Er wollte die Gebärden ganz unabhängig von der umgebenden vorgetäuschten Architektur sprechen lassen. Tatsächlich hat man darauf hingewiesen, daß die eng aufeinander bezogenen Gebärden der nackten Jünglinge mit jeder Spannweite immer ungestümer werden, bis die Figuren schließlich in die

Bildfelder mit den Szenen der Schöpfungsgeschichte eindringen. Ihre Körpersprache dient offenbar zur Steigerung der Ausdruckskraft der ersten Geschichten aus der Genesis: Der Schöpfergott und die vier lebendigen Figuren in den Ecken des Rahmens treten gleichsam in medialen Kontakt zueinander. Die Ignudi wenden den Rücken stets den breiteren Szenenfeldern der Joche zu, wobei immer die beiden auf den Pfeilern des Throns nebeneinander sitzenden Figuren über den Sibyllen und Propheten aufeinander bezogen sind. In den nach der Zeitspanne zwischen 1510–1511 ausgemalten Jochen, also ab der Szene der *Erschaffung Evas,* wird die Intensivierung ihrer Körperbewegungen spürbar. Mit der Szene *Die Scheidung von Land und Wasser* dringen sie, lebhaft gestikulierend, in das angrenzende Bildfeld ein. Der Ignudo neben Adam, der vom göttlichen Finger berührt wird, nähert die Hand dem Stammvater so sehr, daß beide als Elemente einer gleichen bildlichen Realität betrachtet werden könnten. Obwohl die Darstellungen verschiedenen Ebenen entsprechen, stimmen die Körper auch in den Größenverhältnissen überein. Die Haltung des ausgestreckten Beins des Ignudo ähnelt der liegenden Figur Adams. Der Ignudo rechts über dem Thron der Persischen Sibylle wird nicht nur wegen der notwendigen formalen Übereinstimmung mit seinem Pendant links von hinten dargestellt, sondern auch wegen der Entsprechung mit der dynamischen Figur Gottes im Bildfeld der Genesis über ihm. Im letzten gemalten Joch über dem Kämpfer mit Jona hat Michelangelo die Figur des Licht und Finsternis scheidenden Gottes gegenüber dem Propheten in vertikaler Position und von unten mit erhobenen Armen dargestellt. Nur hier ist die horizontale Richtung des Bildfeldes negiert. Seine schwebende Gestalt weist eine Beziehung zur Gebärdensprache Jonas auf, der mit ekstatischem Blick die entfliehende Figur Gottes, die in einer anderen Bildeinheit angesiedelt ist, zu suchen scheint. Ein Ignudo, der in spiegelbildlich gedrehter Haltung auf Jona herabblickt, fungiert als Mittler zwischen beiden Ebenen der Darstellung. Eine vertikale Achse verbindet den Propheten Jeremia auf dem Thron mit den beiden Ignudi darüber und mit der Figur Gottes, die das gesamte Bildfeld der Szene aus der Genesis einnimmt. Die Libysche Sibylle, Jeremia gegenüber, fügt sich in die gleiche Achse. Die Haltung, in der sie das Buch über die Sitzfläche des Thrones hält, weist offenkundig einen Bezug zur Bewegung des Schöpfers auf, der im Bildfeld darüber auf gleicher vertikaler Achse die Arme in die Höhe streckt. In der Szene des ersten Schöpfungsaktes agiert Gott in seinem Bildfeld auf horizontaler Achse. Die vertikale Achse des letzten Jochs der Propheten und Sibyllen fällt mit der horizontalen der ersten Szene aus der Genesis zusammen. Michelangelo hat den Konflikt, der sich aus der rechtwinkligen Stellung des Thrones von Sacharja an der Schmalseite am Eingang der Kapelle gegenüber den Thronen der Propheten an den Längsseiten ergibt, nicht gelöst und über den beiden Pfeilern, auf denen an den Längsseiten Sockel für Ignudi sitzen, einen Streifen Himmel gesetzt. Er taucht erneut am anderen Ende der Kapelle über der Figur des Jona auf, wo allerdings die Ignudi in diesen Himmelsstreifen hineingreifen. Die Aktfigur am Kopf des Propheten, die das Knie am Sockel abstützt, streckt den Fuß, scheinbar am gekröpften Gesims über dem Propheten Halt suchend, in den gemalten Himmel hinein, während der untere Teil des Beins in verkleinertem Maßstab Motiv und Ausrichtung des riesigen Beines wieder aufnimmt, das Jona vom Thron herabbaumeln läßt. Auf diese Art werden die rechtwinklig aufeinanderstoßenden Achsen der Ausrichtung der Throne in ein lebendiges System gegenläufiger Haltungen von Figuren eingebunden. In dieser letzten Jochbreite über der Altarwand scheint der Kontrast zwischen den einzelnen Bildfeldern, die von Scheinarchitektektur umschlossen werden, und den monumentalen sitzenden Figuren vor den gemalten Thronen aufgehoben.

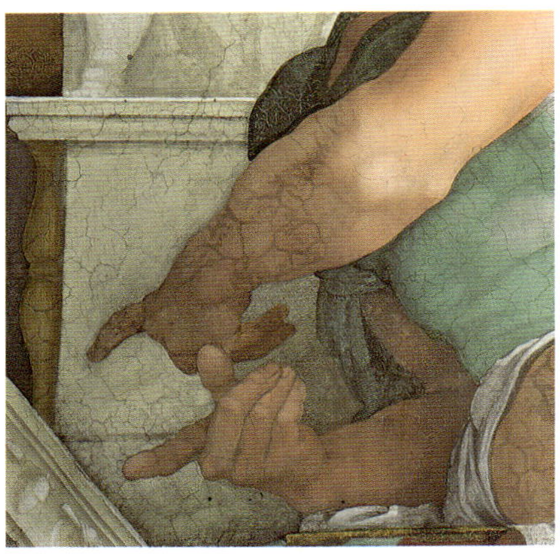

Detail mit expressiver Handhaltung des Propheten Jona.

Stärker als durch die rahmende Scheinarchitektur wird die dreidimensionale Realität der gesamten Decke durch die Gebärdensprache Jonas spürbar. Von seinem Körper ausgehend, organisieren sich die einzelnen Figuren in diesem Abschnitt des Gewölbes zu einer logischen Struktur, wobei das architektonische Gefüge der Decke als rein ornamentaler, gliedernder Rahmen für das Geschehen um die Figuren zu betrachten ist. Michelangelo hat den Grundaufbau des äußeren Rahmens der Malerei in den beiden

Phasen der Arbeit mit Ausnahme von unbedeutenden Korrekturen bei den Abmessungen einzelner Bildbereiche nicht verändert. Was er als gegliederte Abfolge einzelner Felder mit ihrer architektonischen Einbindung konzipiert hatte, geriet zu einem streng durchkomponierten, die ganze ausgemalte Decke überspannendes Gesamtgefüge von höchster Dramatik. Die Figur des Jona mit der nach hinten gerichteten Neigung hebt nicht nur, wie schon Vasari bemerkte, die reale konkave Krümmung

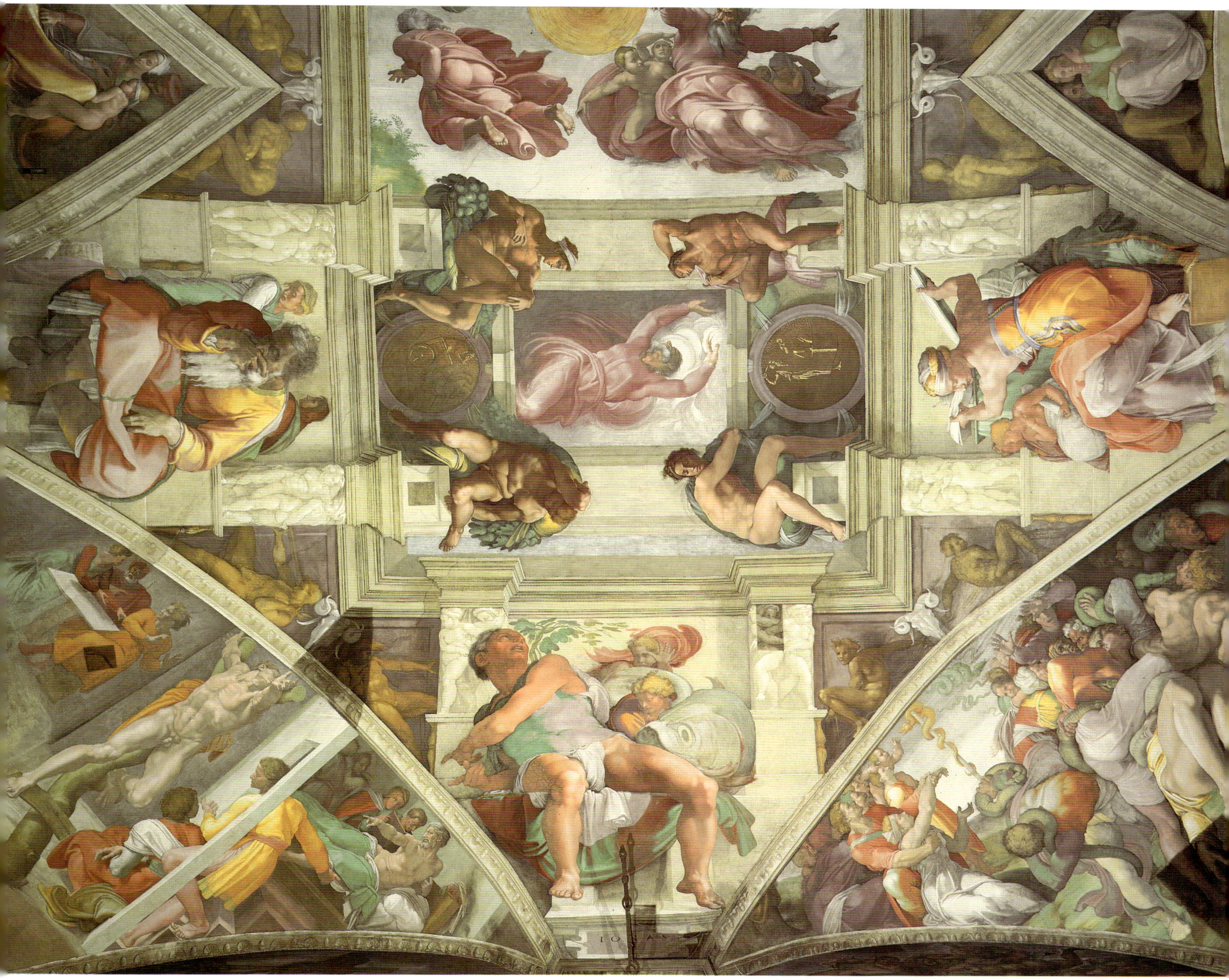

des Gewölbes auf, sie regiert mit ihrer Aktion auch sämtliche gemalten Details der Decke, die man vom Eingang der Kapelle her erblickt.
Condivi, der Vasaris Eloge wiederholt, versichert, dieser Effekt sei „Michelangelos Fähigkeit" zu verdanken, „gekrümmte Linien in perspektivischer Verkürzung" darzustellen.[9] Eine Steigerung des menschlichen Kontrapostes trifft man in den Szenen in den Pendentifs neben Jona an. Der gekreuzigte Haman links scheint nach einem Gegenstand außerhalb der Bildebene zu greifen, ein plastischer Effekt, der noch verstärkt wird durch die Rückenansicht der Figur vor ihm. Im Gewimmel der von Schlangen gebissenen Menschen in der Szene der *Kupfernen Schlange* im Pendentif rechts daneben lassen sich ineinandergreifende Paare kaum

Gewölbe der Sixtinischen Kapelle: Gesamtansicht der letzten drei Joche vor der Altarwand.

trennen. So verschmilzt eine von hinten dargestellte Person mit den Beinen mit einer anderen, in äußerster Verkürzung dargestellten darunterliegendenden gleichsam zu einem Ungeheuer mit Rücken und nach vorn zeigenden Beinen. Der Kunstgriff gemahnt an ein übliches Mittel in der Bildhauerei: Bei menschlichen Skulpturen, deren Rumpf und Glieder stark gegeneinander verdreht sind, entsteht ein eindringlicher räumlicher Gesamteindruck auch dann, wenn der Betrachter (etwa bei einer Figur in einer Nische) auf einen Beobachtungspunkt festgelegt ist.
Absichtlich setzte Michelangelo die stark verkürzte Frontalansicht des Jona variationsreich in Kontrast zu den Körperhaltungen der Figuren in den benachbarten Bildfeldern. Wir werden später noch sehen, daß Michel-

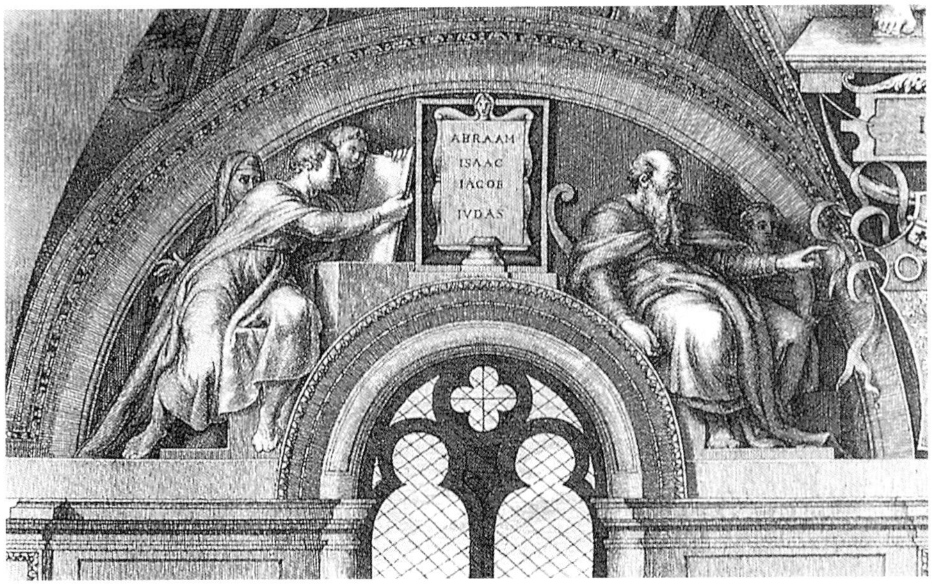

Kopie der zerstörten Lünette „Abraham-Isaak-Jakob-Juda" aus den sogenannten Ottley-Stichen des neunzehnten Jahrhunderts.

angelo einen ähnlich einfallsreichen Gegensatz zwischen Figuren mit verschiedenen Körperhaltungen ursprünglich möglicherweise auch für das Bildfeld am Kämpfer mit Jona vorgesehen hatte.
Es wird allgemein davon ausgegangen, daß ein Wappen der Della Rovere, wie es heute an der Eingangswand zu Füßen des Propheten Sacharja prangt, auch unter dem Jona eingemauert war. Wappen Sixtus' IV. waren schon in Pier Matteo d'Amalias Plan, die Sixtina mit einem Sternenhimmel auszuschmücken, für die beiden Schmalseiten der Kapelle vorgesehen.[10]
Sollte das Wappen der Della Rovere tatsächlich auch an der Altarwand geprangt haben, dürfte es im Zuge der Vorbereitungen zu ihrer Ausschmückung mit dem *Jüngsten Gericht* vom Künstler entfernt worden sein. Die Konsole, die sich heute unter der Figur des Jona befindet, stammt wahrscheinlich aus der Zeit nach 1534. 1550 wird das Wappen, das sich hier befunden haben müßte, von Vasari noch nicht erwähnt. Dagegen berichtet der Biograph 1568, Paul III. habe „gewünscht, daß unter dem Jona in der Kapelle, wo sich das Wappen von Papst Julius II." befinde, das seiner Familie, der Farnese, „angebracht werde; auf die Aufforderung entgegnete [Michelangelo], der Julius und Klemens nicht unrecht tun und es deshalb an dieser Stelle nicht anbringen wollte, es passe dort nicht hin. Und seine Heiligkeit gab sich damit zufrieden …"[11] Vasari bezog diese Informationen von Condivi, der seine *Vita* nach persönlichem Gespräch mit Michelangelo geschrieben hatte. Dort heißt es allerdings: Papst Paul „wollte, daß [Buonarroti] durchführe, was er schon zur Zeit Klemens' begonnen hatte: So ließ er ihn die Hauptwand der Kapelle des Sixtus ausmalen, die er bereits vom Boden bis unter das Gewölbe mit Rauhputz beworfen und mit Brettern verschlossen hatte. Da dies Werk aber ein Einfall des Papstes Klemens gewesen war und zu seiner Zeit hatte begonnen werden können, brachte er das Wappen Papst Pauls, obwohl dieser ihn darum ersucht hatte, dort nicht an.[12] Bei Condivi ist somit also nur von der Weigerung Michelangelos die Rede, die Altarwand über dem *Jüngsten Gericht* mit dem Wappen der Farnese zu schmücken. Daß sich dort bereits das Wappen Julius' II. befand, lesen wir erst bei Vasari: Beweise für diese Behauptung lassen sich nicht erbringen.

Die einzigen bildlichen Darstellungen, die das Vorhandensein der beiden Lünetten mit den Vorfahren Christi neben dem Jona belegen, sind die sogenannten Ottley-Stiche aus dem neunzehnten Jahrhundert.[13] Man weiß nicht, nach welcher Vorlage aus dem Cinquecento sie entstanden sind, aber sie zeigen jedenfalls unter dem Propheten Jona, entsprechend der Eingangswand mit Sacharja, das Wappen der Della Rovere. Freilich hat Arnold Nesselrath kürzlich in England eine aus dem Cinquecento stammende Kopie der gesamten Spannweite mit der Darstellung des Jona aufgespürt. Sie zeigt einen Putto, der anstelle des Wappens mit beiden Händen eine Tafel mit dem Namen des Propheten hochhält.[14] Die Analogie mit den männlichen und weiblichen Putten unter den anderen Propheten und

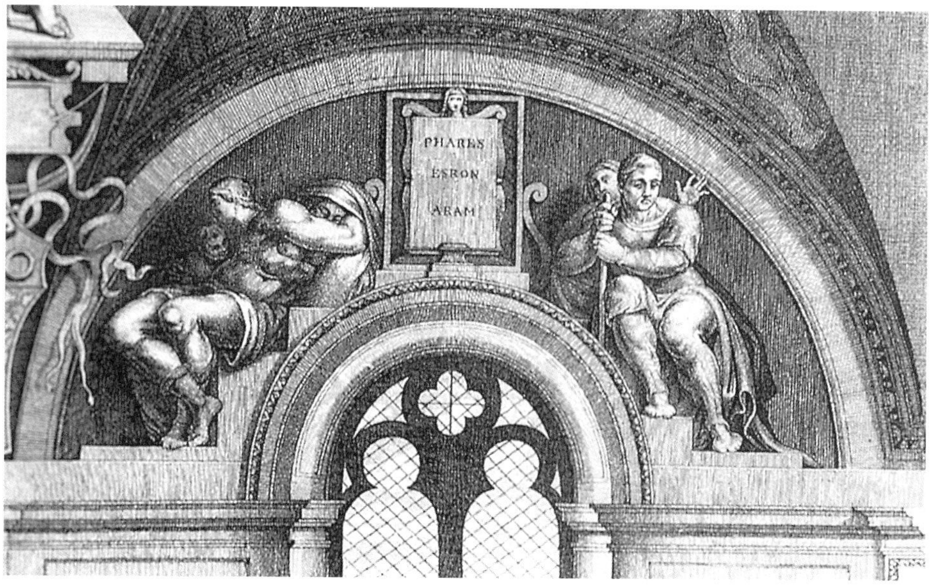

Kopie der zerstörten Lünette „Perez-Hezron-Aram", die sich ursprünglich rechts auf der Altarwand befand.

Sibyllen ist offenkundig. Dennoch unterscheidet sich diese Figur von den anderen dadurch, daß sie stehend von hinten mit gekreuzten Beinen dargestellt ist, eine Haltung, die ganz im Gegensatz zur extrem verkürzten Vorderansicht des breitbeinig auf dem Thron sitzenden Jona steht und deshalb als *scherzo pittorico* aufgefaßt werden kann. Selbst so gedeutet, dürfte der Einfall kaum vom kopierenden Künstler stammen. Er geht entweder auf einen nicht erhaltenen Orignialentwurf Michelangelos oder auf einen ganz am Ende der Ausmalung des Gewölbes verwirklichten Teil des Freskos zurück. Eine solche humoristische Darstellung mußte natürlich weichen, als die Altarwand mit dem ernsthaften Thema des unter Klemens VII. geplanten und unter Paul III. verwirklichten *Jüngsten Gerichtes* ausgemalt wurde. Der Putto wurde wie die Lünetten daneben sicher schon bei den technischen Vorbereitungen zur Ausmalung der Altarwand zerstört. „In diesem Werk des Jüngsten Gerichtes", so sagt Condivi, habe Michelangelo alles dargestellt, „was man in der Kunst der Malerei mit einem menschlichen Leib tun kann, ohne eine Handlung oder Gebärde außer acht zu lassen". Hätte man Buonarrotis künstlerische Intention bei der Darstellung der Körper in den zwanzig Jahre zuvor entstandenen Deckenfresken besser ausdrücken können?

Juble laut, Tochter Zion!
Jauchze, Tochter Jerusalem!
Siehe, dein König kommt zu dir.
Er ist gerecht und hilft; er ist demütig
und reitet auf einem Esel, auf einem Fohlen,
dem Jungen einer Eselin.

SACHARJA 9,9

Das äußere, das Gewölbe umlaufende gekröpfte Gesims schmücken die größten Figuren der gesamten Komposition. Die Sibyllen, heidnische Wahrsagerinnen, und die Propheten aus dem alten Testament, die alle die Ankunft eines Heilandes und seine Mission verkündeten, verkörpern die universelle Gültigkeit der Erlösung: Es gibt einen einzigen Gott für alle, für Ungläubige und Juden. Die Figuren sind sämtlich mit ihren Schriften dargestellt, sie halten alle ihr eigenes Werk in Händen oder lesen in der Schriftrolle die göttliche Botschaft, deren Überbringer sie sind. Kleine Figuren neben ihnen sind vielleicht die Engel oder Geister, die in vielen prophetischen Büchern als Mittler zwischen Gott und Mensch fungieren. Die Figuren der Propheten und Sibyllen geben den im Gewölbe dargestellten Szenen der Genesis einen weiterreichenden, tieferen Sinn als Symbol und Vorwegnahme des Erlösungswerkes Christi von der Fleischwerdung bis zum Weltende.
Wie die anderen Figuren der Komposition werden auch diese zum Ende des Gewölbes hin größer, ihre Gebärden gelöster und komplexer. Michelangelos Pinselführung ist hier so leicht und sicher wie sonst nirgendwo.

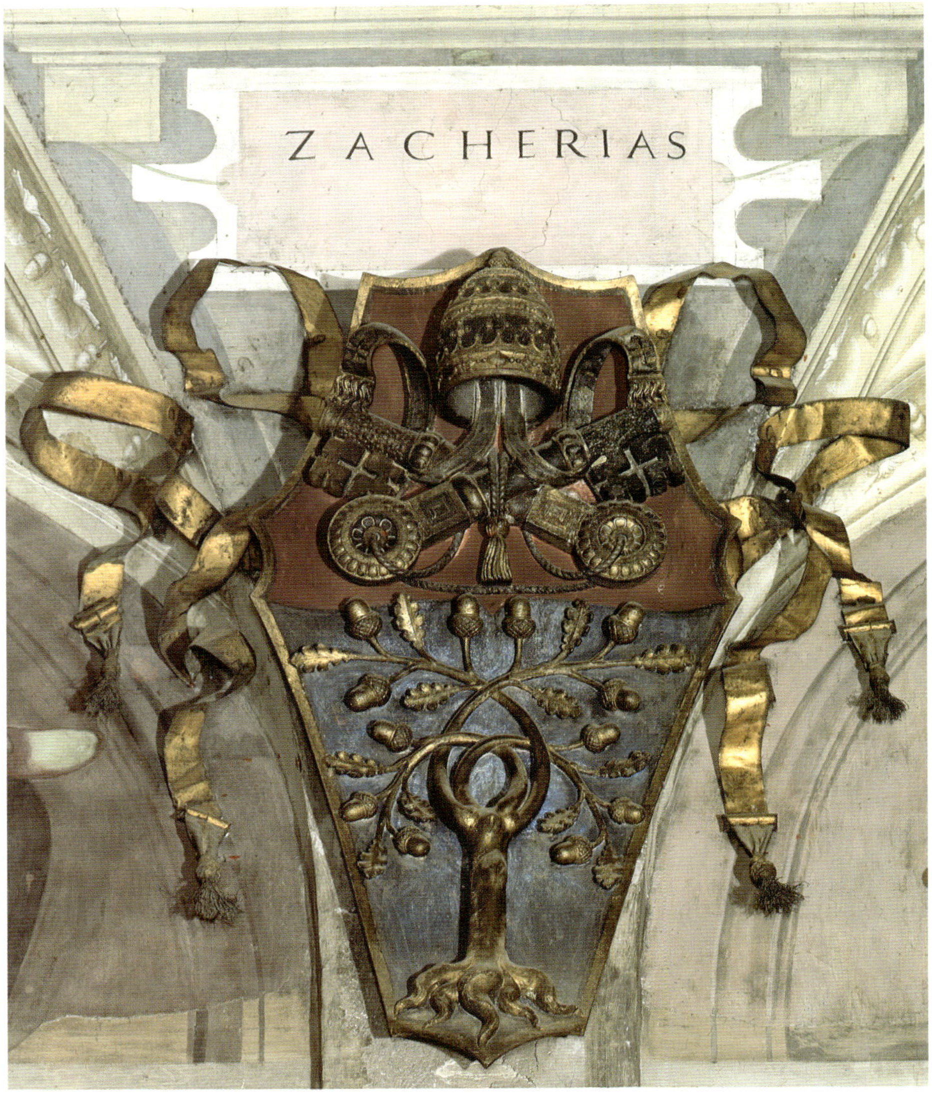

SACHARJA

Sacharja, der den Einzug Christi nach Jerusalem voraussagte, ist an der Eingangswand plaziert, möglicherweise eine Anspielung auf seine Prophetie.

Oben: Namenstafel des Propheten über den Insignien des päpstlichen Auftraggebers Julius II. Della Rovere.
Folgende Seiten: Gesamtansicht und Detail.
Nach Vasari sucht der dargestellte Prophet „im geschriebenen Buch etwas, das er nicht findet".

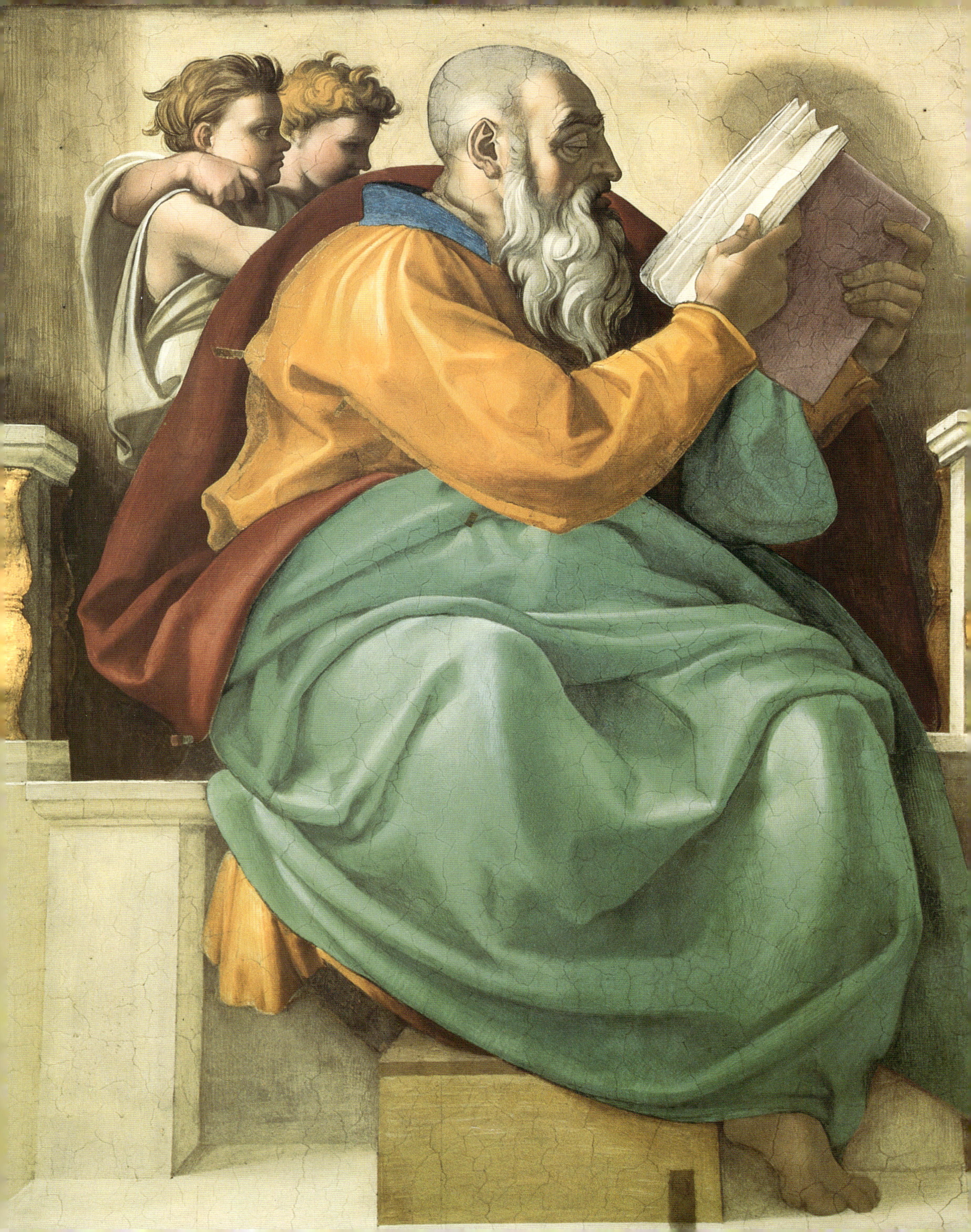

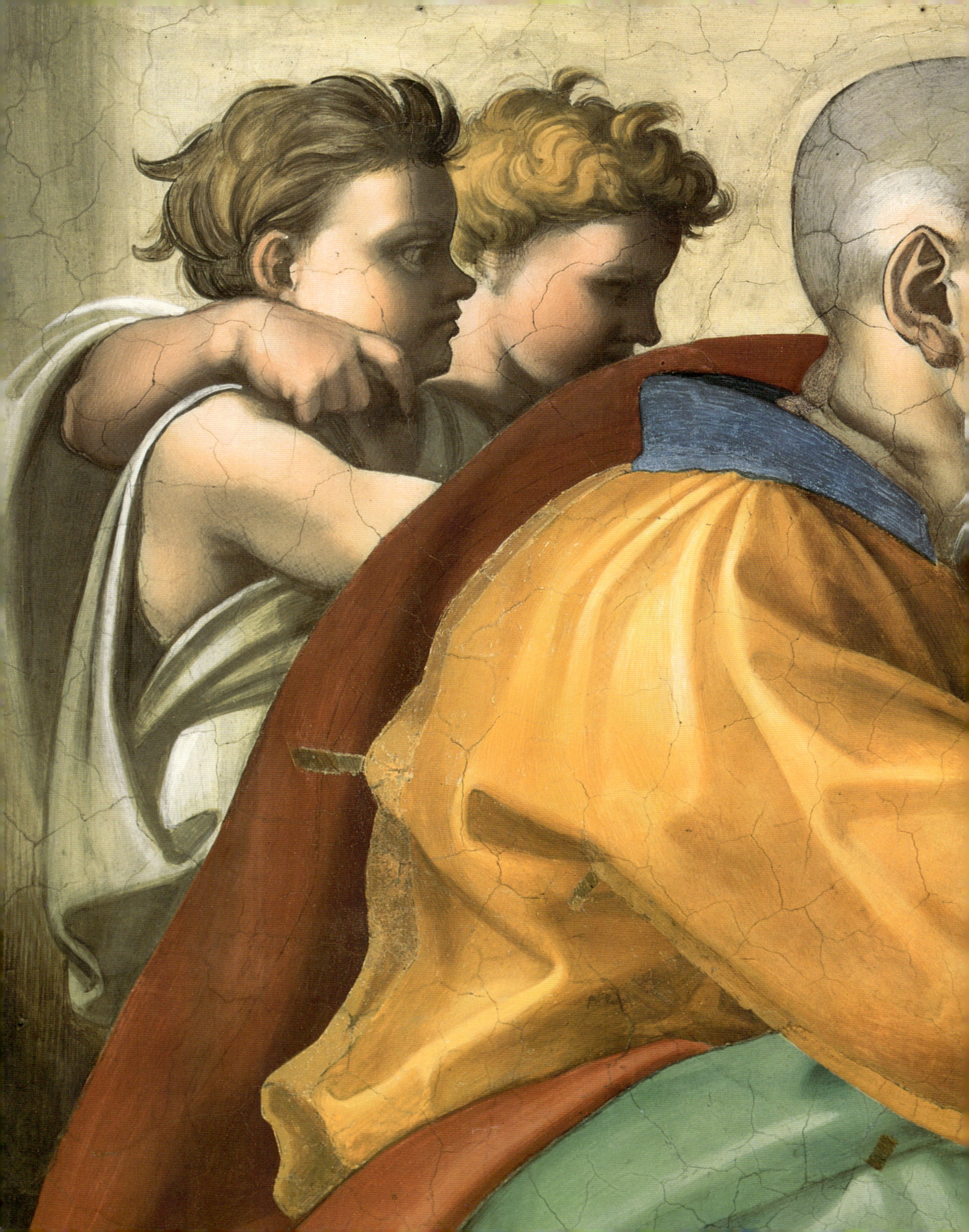

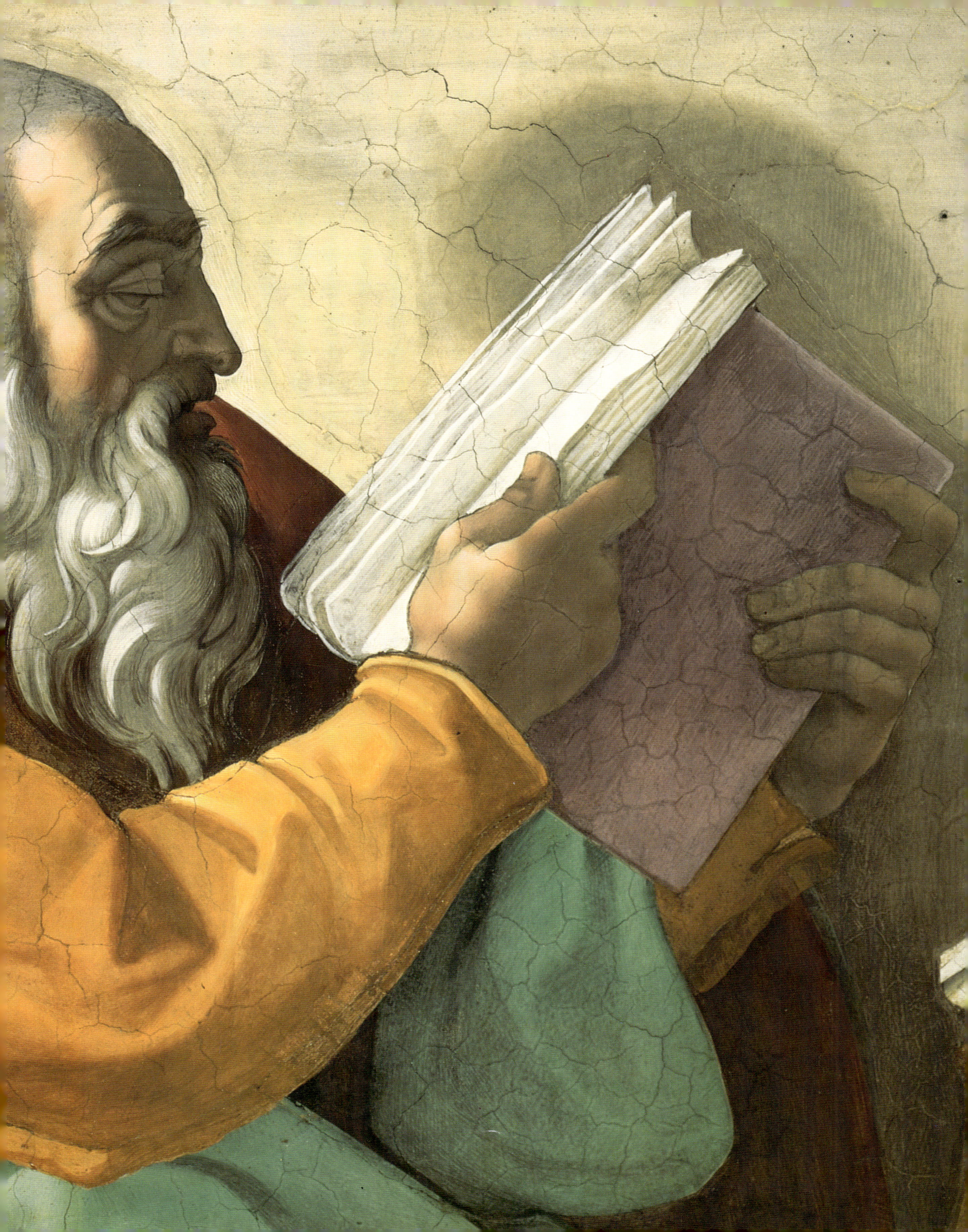

Vorn umschließt zunächst ein Band den Schopf
dort, wo das Haar, das auf dem Rücken gelöst,
von einer makellosen Haube gehalten, die delphischen
Lorbeer birgt.
[…]
Sie dreht noch immer,
die Blicke schweifen lassend, die wilden Augen
durch die Lüfte; bald ängstlich das Gesicht,
bald finster, bald bedrohlich, und zu jedem Anblick
stets anders.

M. A. LUCANUS, *Bellum civile* oder *Pharsalia*

Die Sibylle trägt als Anpielung auf ihre griechische Herkunft eine Tunika, die unter der Brust gegürtet und an der Seite von einer runden Brosche zusammengehalten wird. Nach den Oracula Sibyllina prophezeite sie die Ankunft eines Erlösers, „qui traditur in manus infidelium et corona spinea coronabitur". Wohl nicht zufällig erscheint sie über der Wand rechts vom Eingang unter der Szene vom Rausch des Noach. Die Episode mit dem vom Sohn verhöhnten Noach ist eine symbolische Vorwegnahme des verspotteten Christus, von dem die Delphica im Orakel spricht.

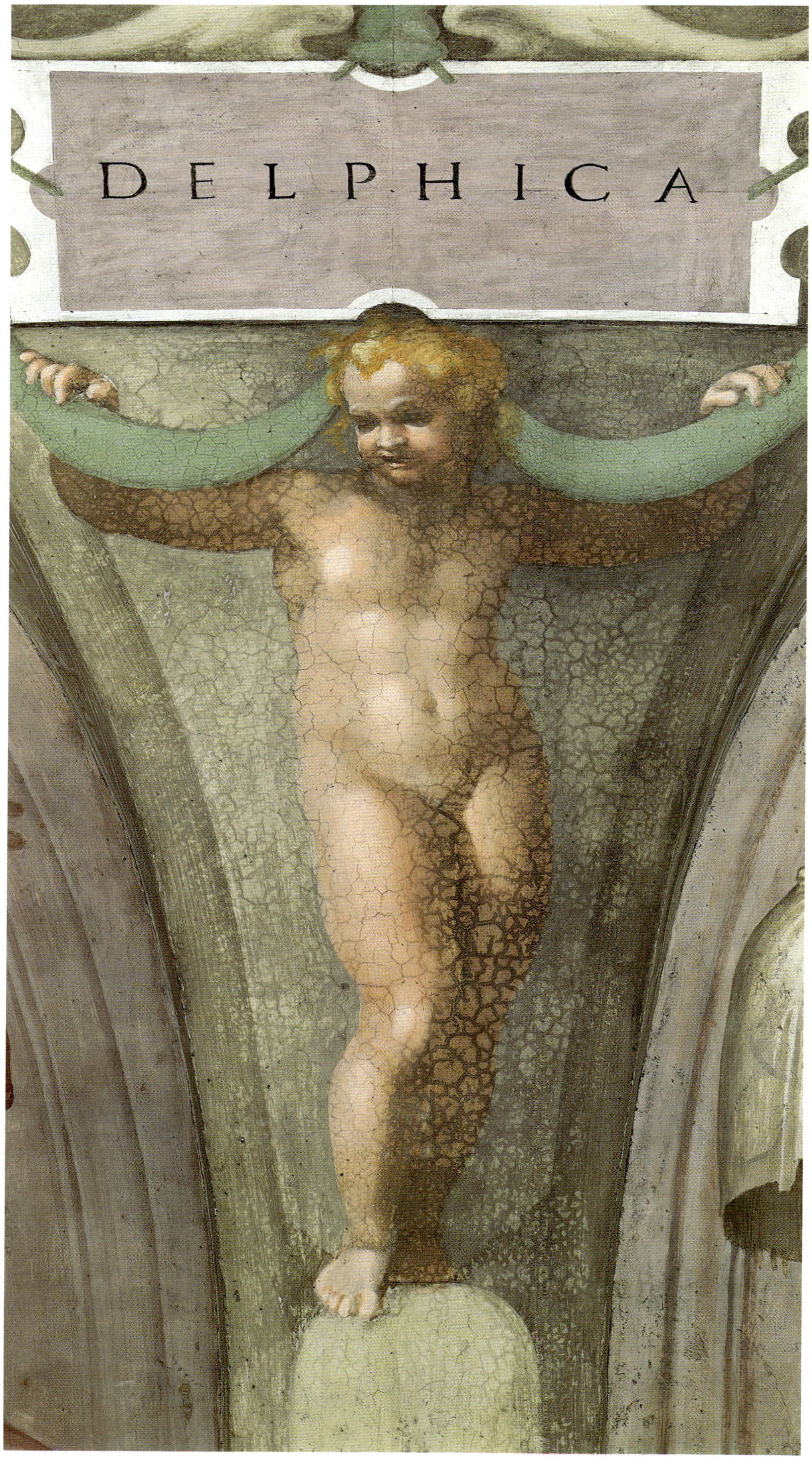

Auf dieser Seite: Tafeltragender Putto unter der Delphica.
Gegenüberliegende Seite: Delphische Sibylle.

Folgende Seiten: Detail mit Putten hinter der Sibylle und Detail mit dem auffallend jugendlichen Gesicht der Delphica. Es erinnert stark an die Formensprache des jungen Michelangelo.

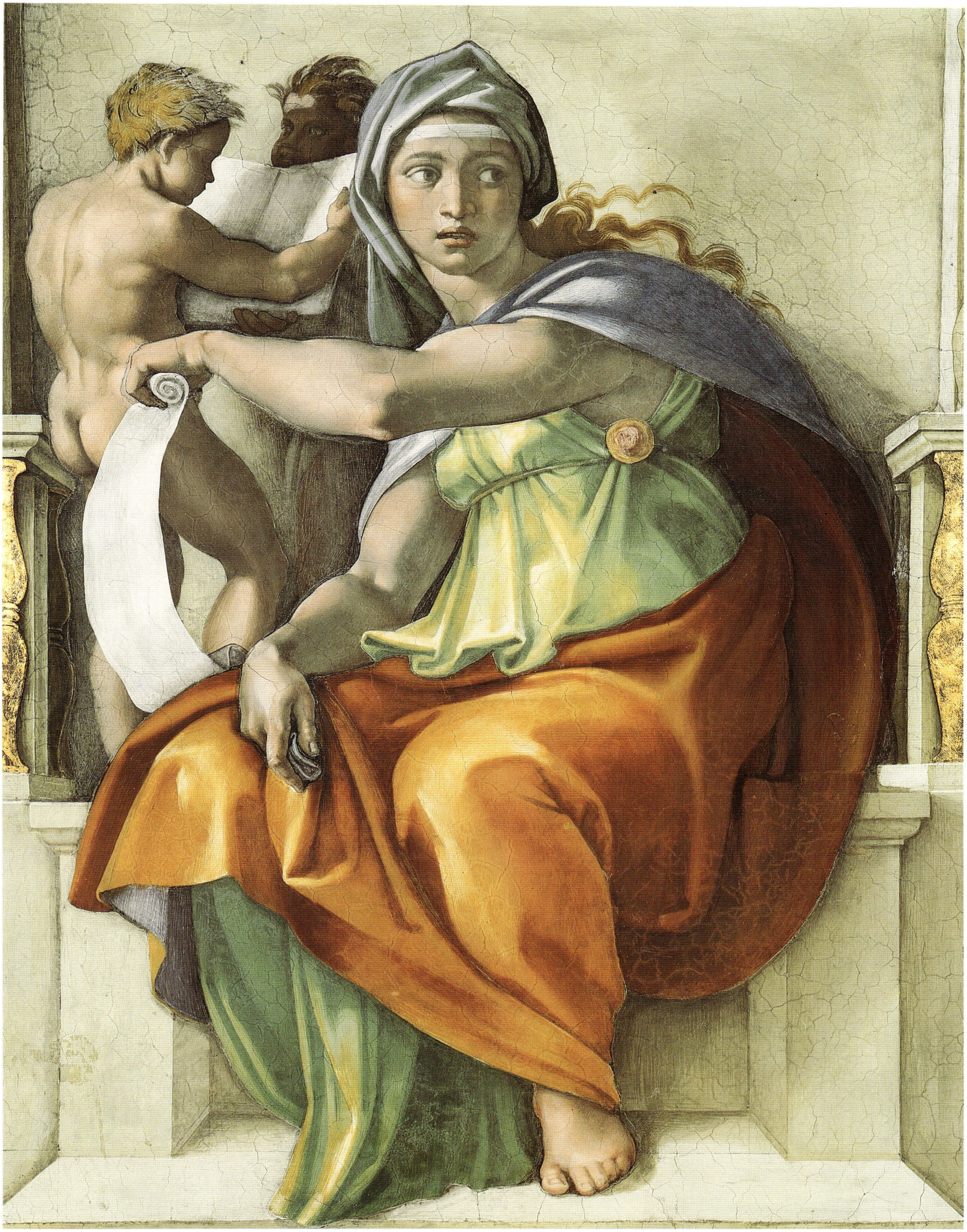

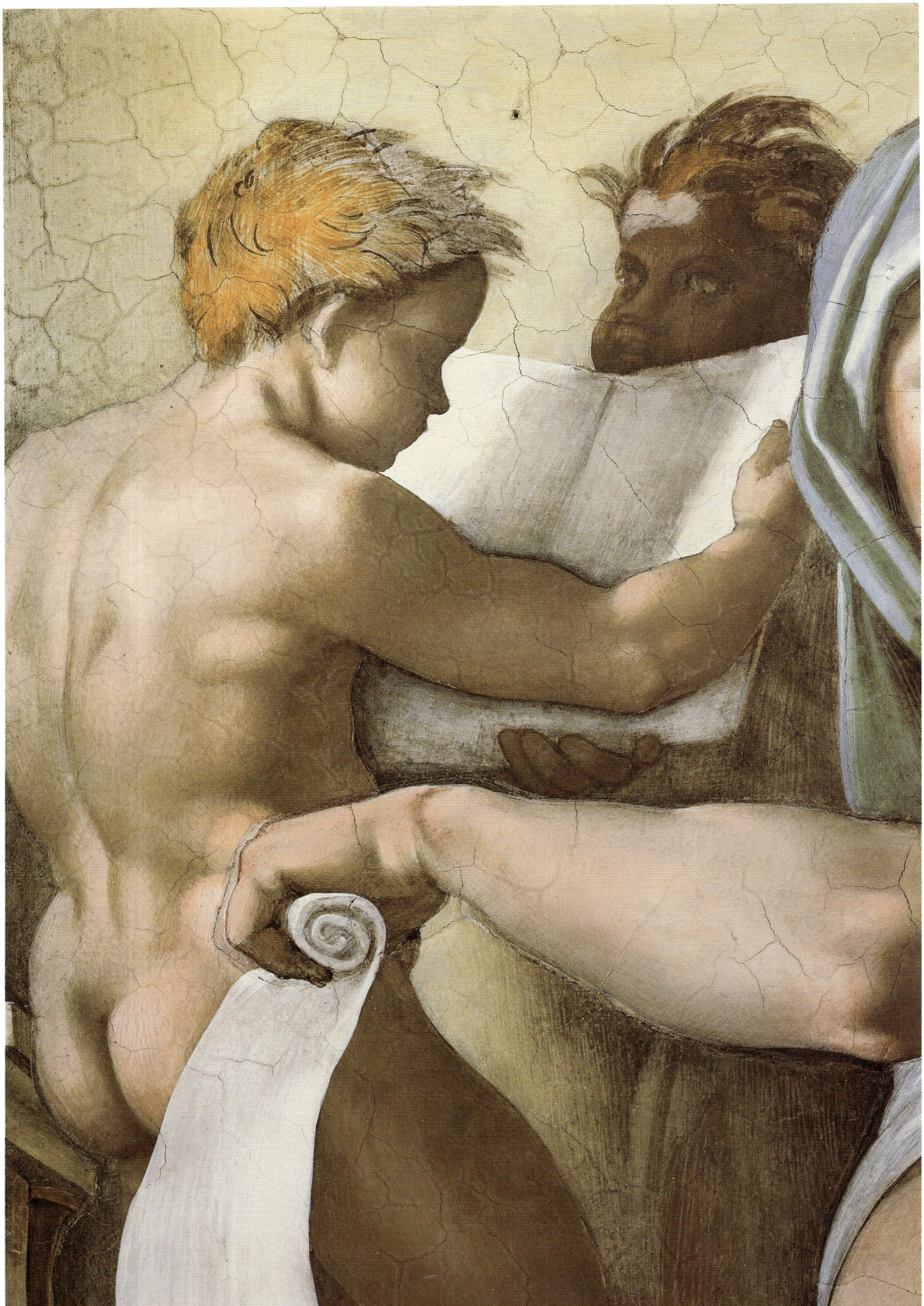

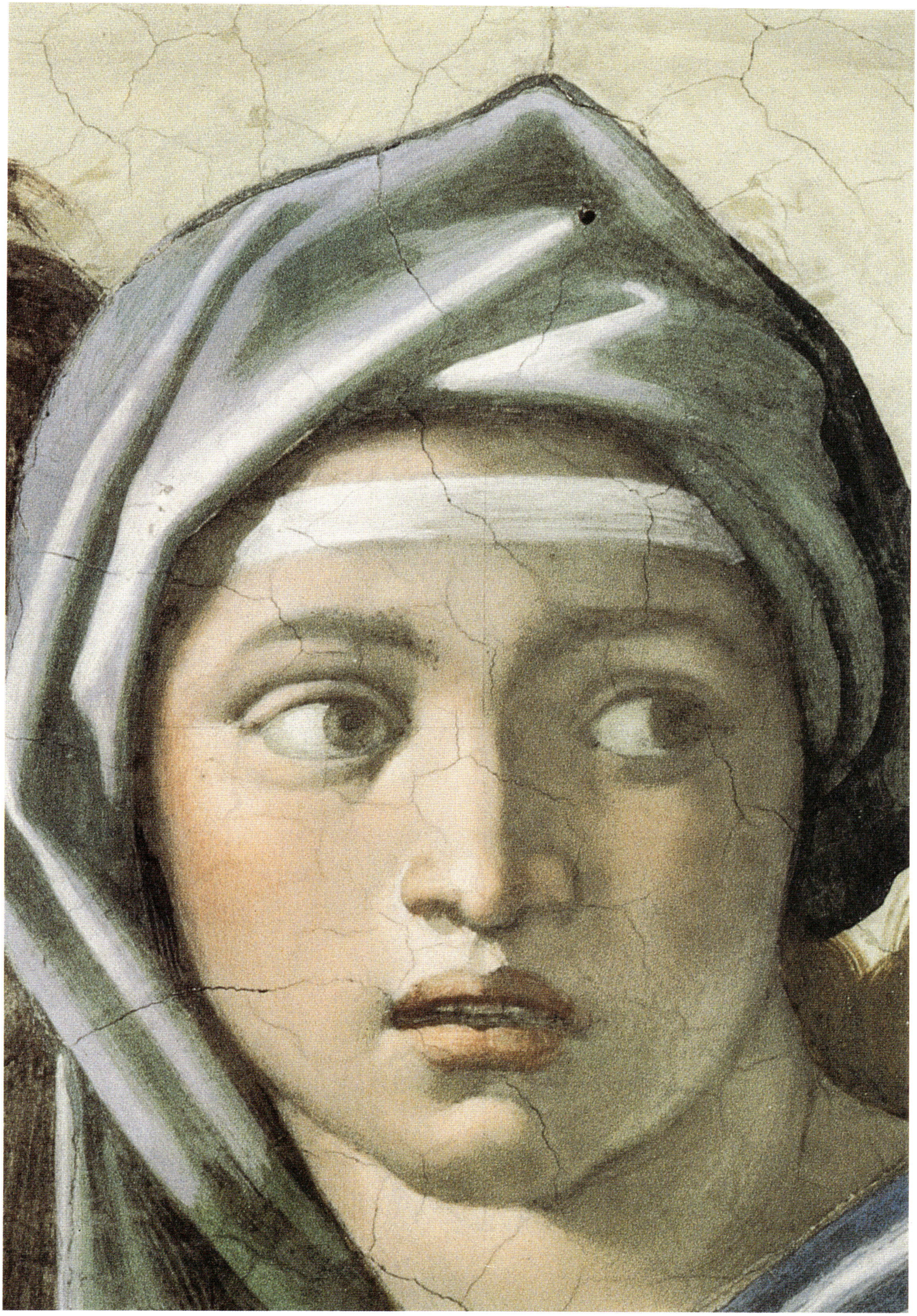

Seht, ich sende euch Korn, Wein und Öl,
damit ihr euch daran sättigen könnt.
Ich gebe euch nicht mehr der Schande preis unter den Völkern.

JOËL 2,19

Die Figur des Joël befindet sich links vom „Rausch des Noach" und gegenüber der Delphischen Sibylle. Eine Beziehung zur biblischen Szene ist im Symbol des Weinstocks erkennbar. Joël verkündet Israel in seinem Buch die Vernichtung der Weinstöcke und Ernten, eine göttliche Strafe, auf die allerdings als Zeichen der göttlichen Barmherzigkeit die Verheißung von Wohlstand folgt.

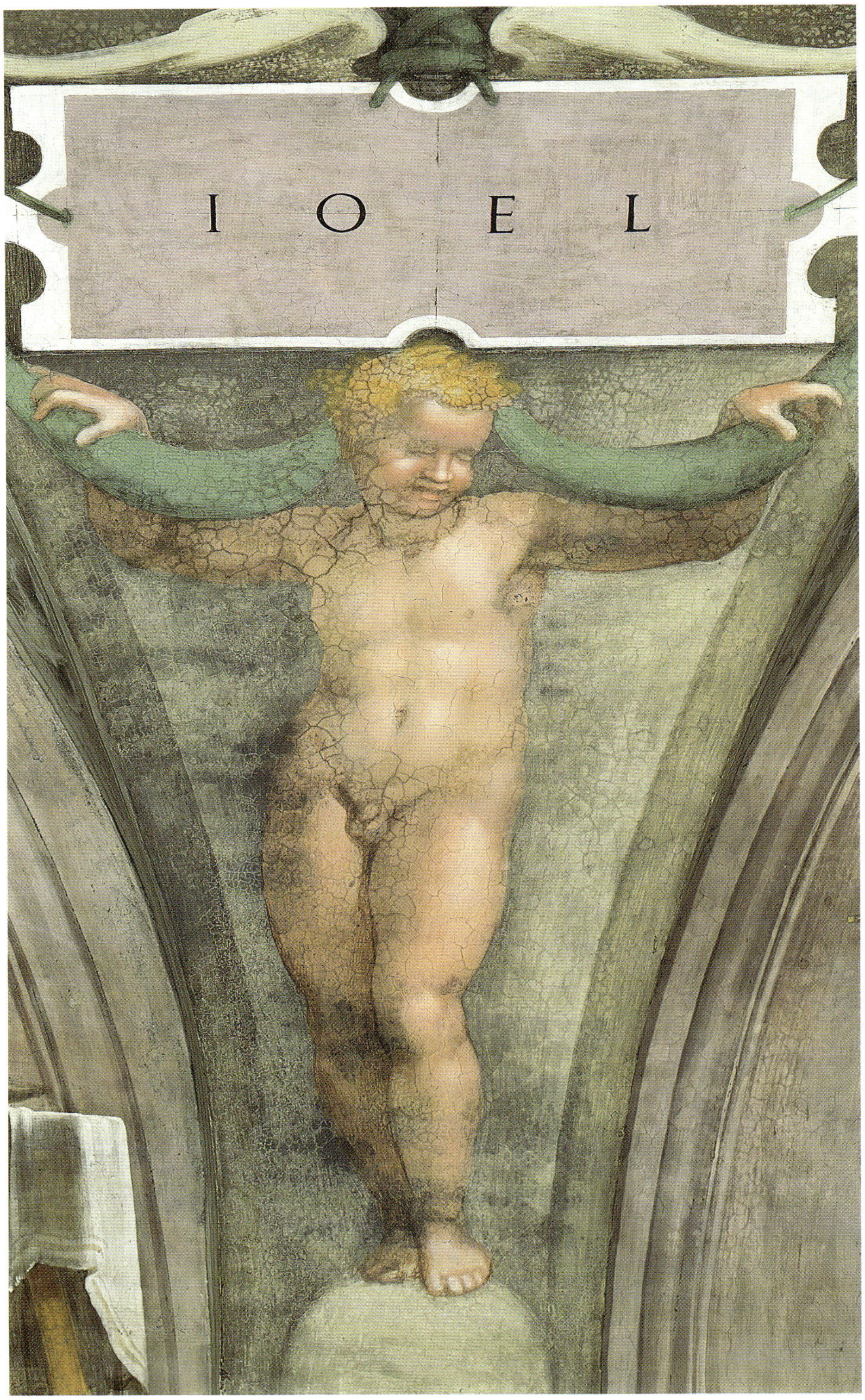

Auf dieser Seite: Tafeltragender Putto unter dem Propheten.
Gegenüberliegende Seite: Prophet Joël.
Folgende Seiten: Detail mit lesendem Propheten und „Gehilfen" im Gespräch.

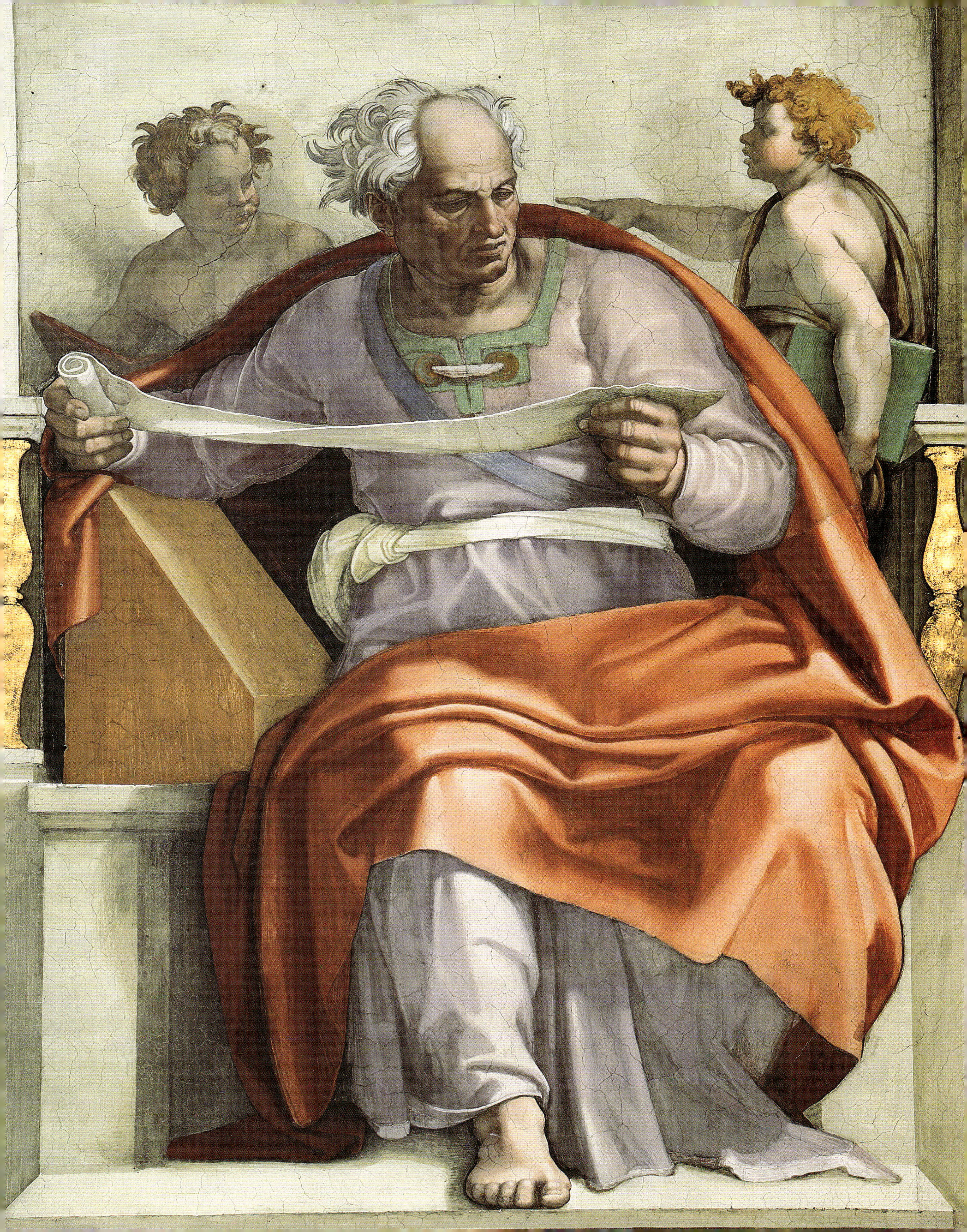

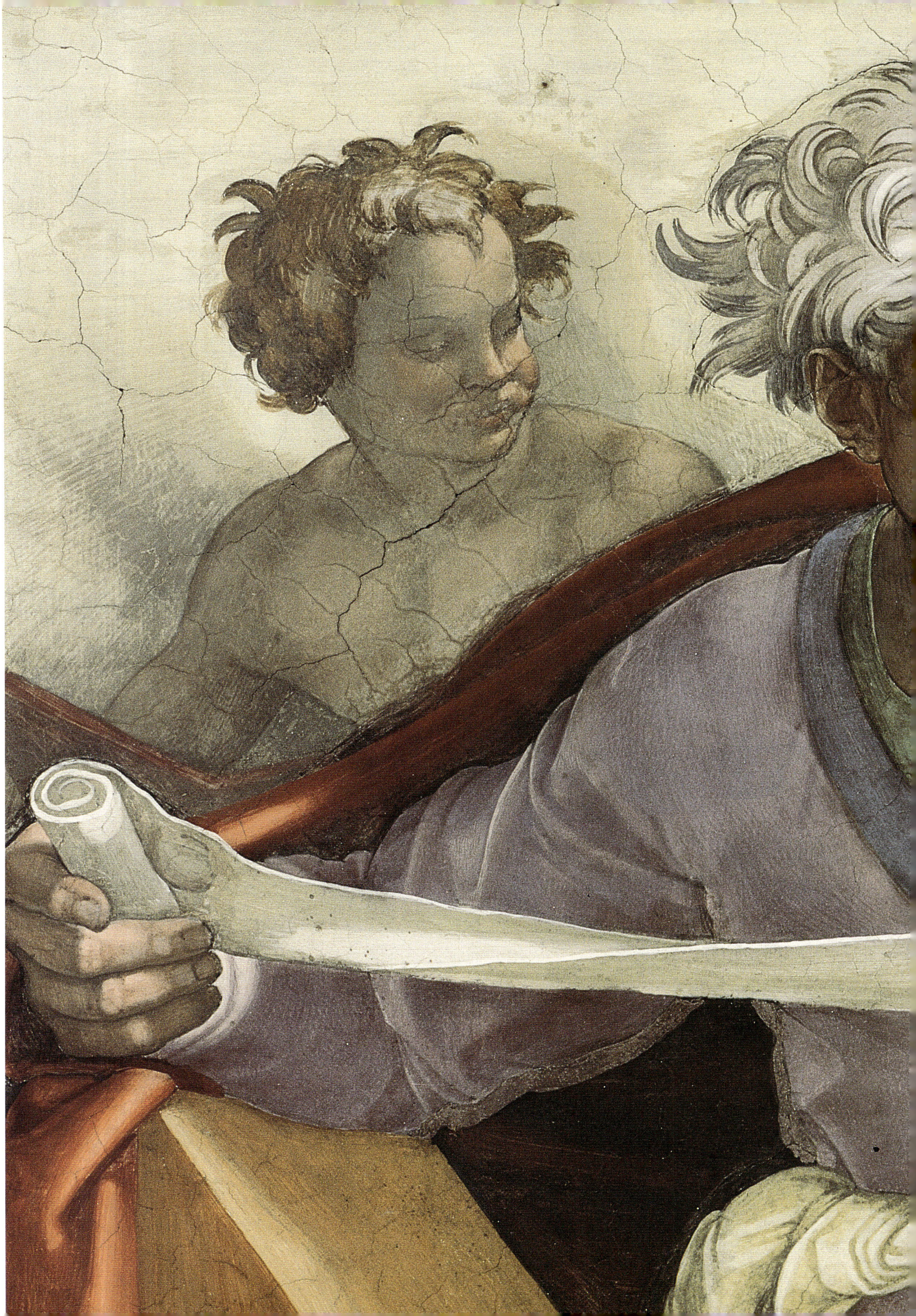

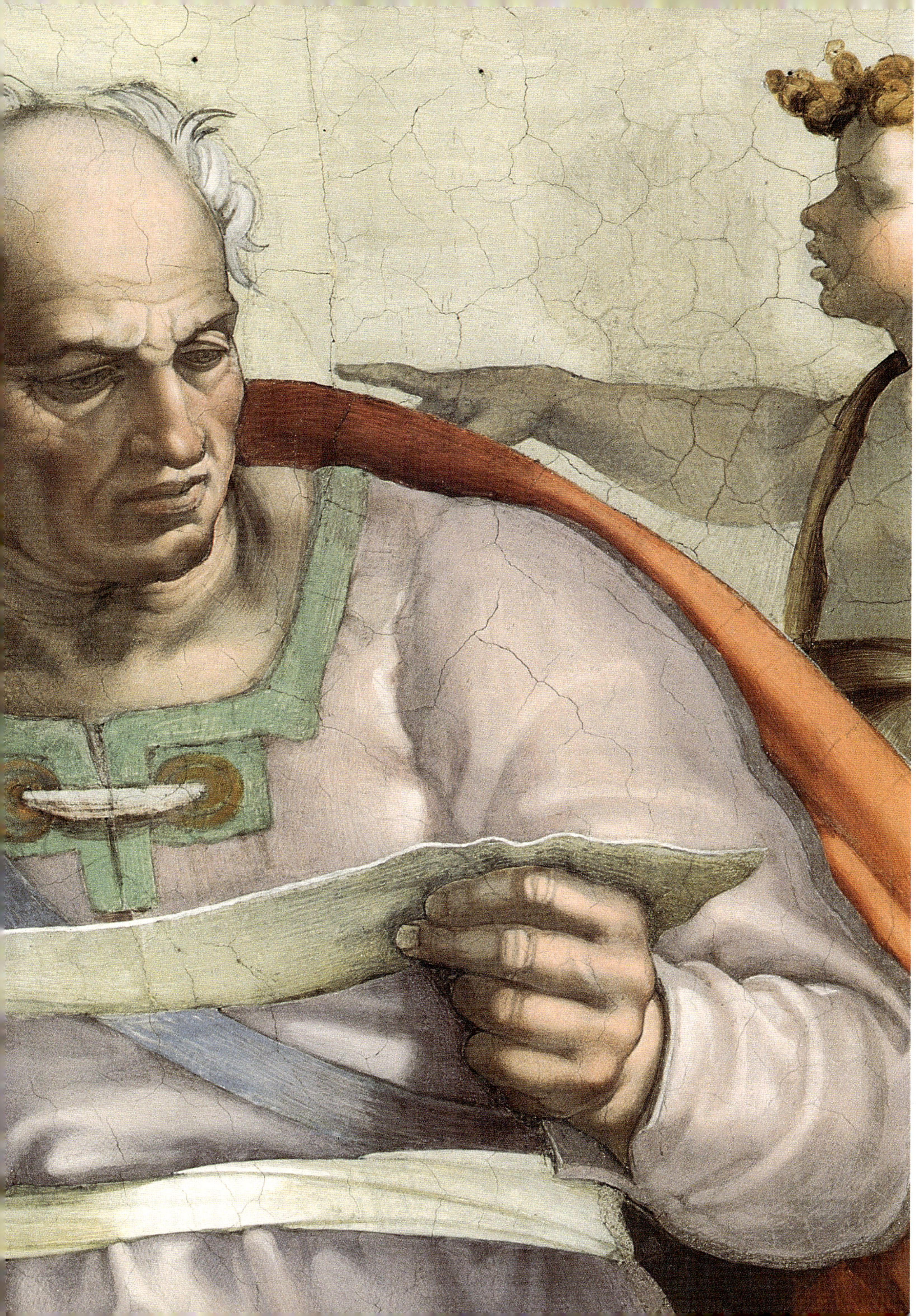

Doch er wurde durchbohrt wegen unserer Verbrechen,
wegen unserer Sünden zermalmt.
Zu unserem Heil lag die Strafe auf ihm,
durch seine Wunden sind wir geheilt.

JESAJA 53,5

Die prophetische Botschaft ist im wesentlichen in den „Liedern vom Gottesknecht" niedergelegt. In den lyrischen Bibelpassagen predigt ein Diener Gottes den wahren Glauben, sühnt mit dem Tod die Sünden des Volkes und wird von Gott glorifiziert. Christen erkennen darin eine Vorwegnahme der Mission Jesu. Erkennbar ist auch die Beziehung zwischen den Worten des Propheten Jesaja mit der Szene darüber, dem „Opfer des Noach", Symbol für das Opfer des Wortes.

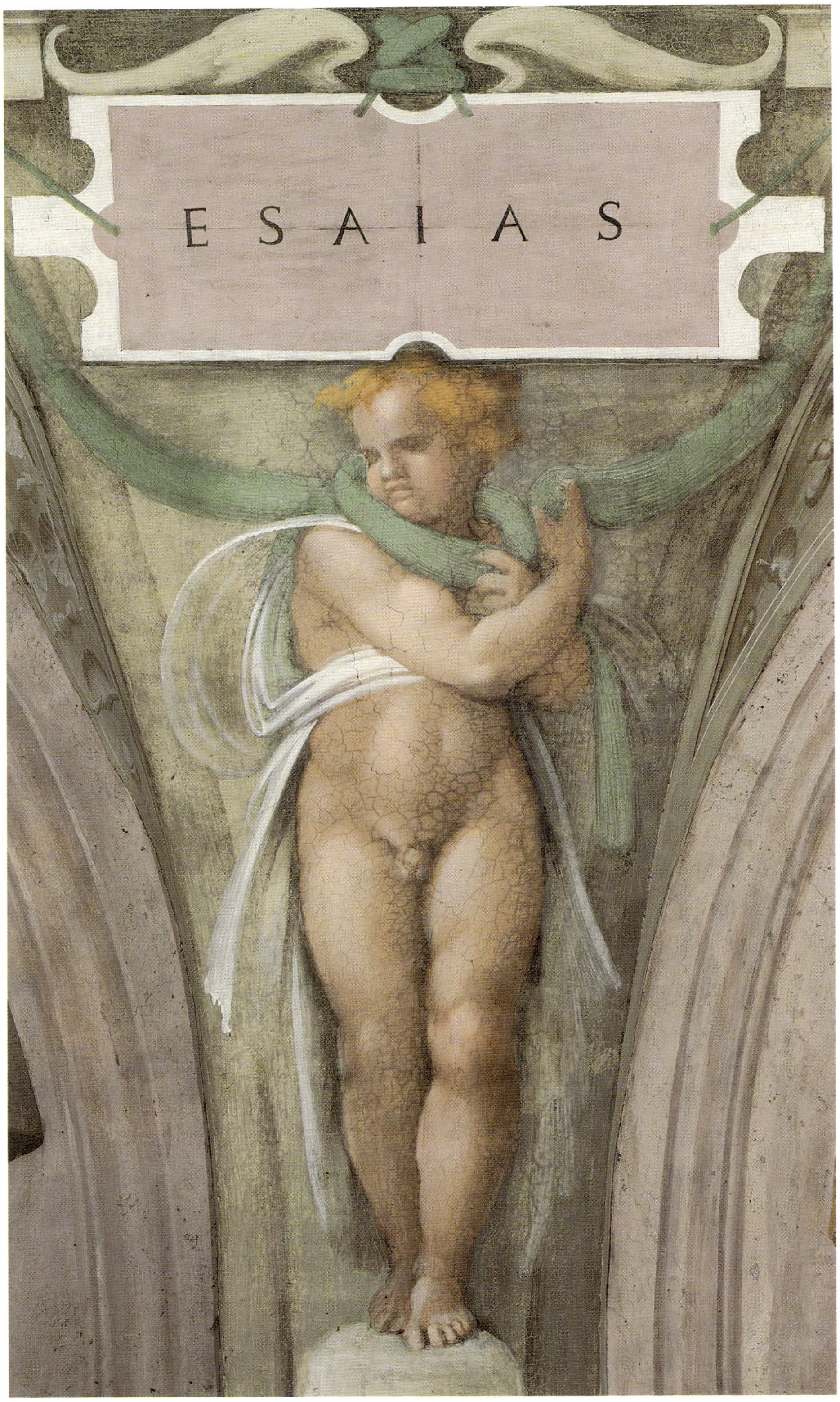

Auf dieser Seite: Tafeltragender Putto unter dem Propheten.
Gegenüberliegende Seite: Prophet Jesaja.

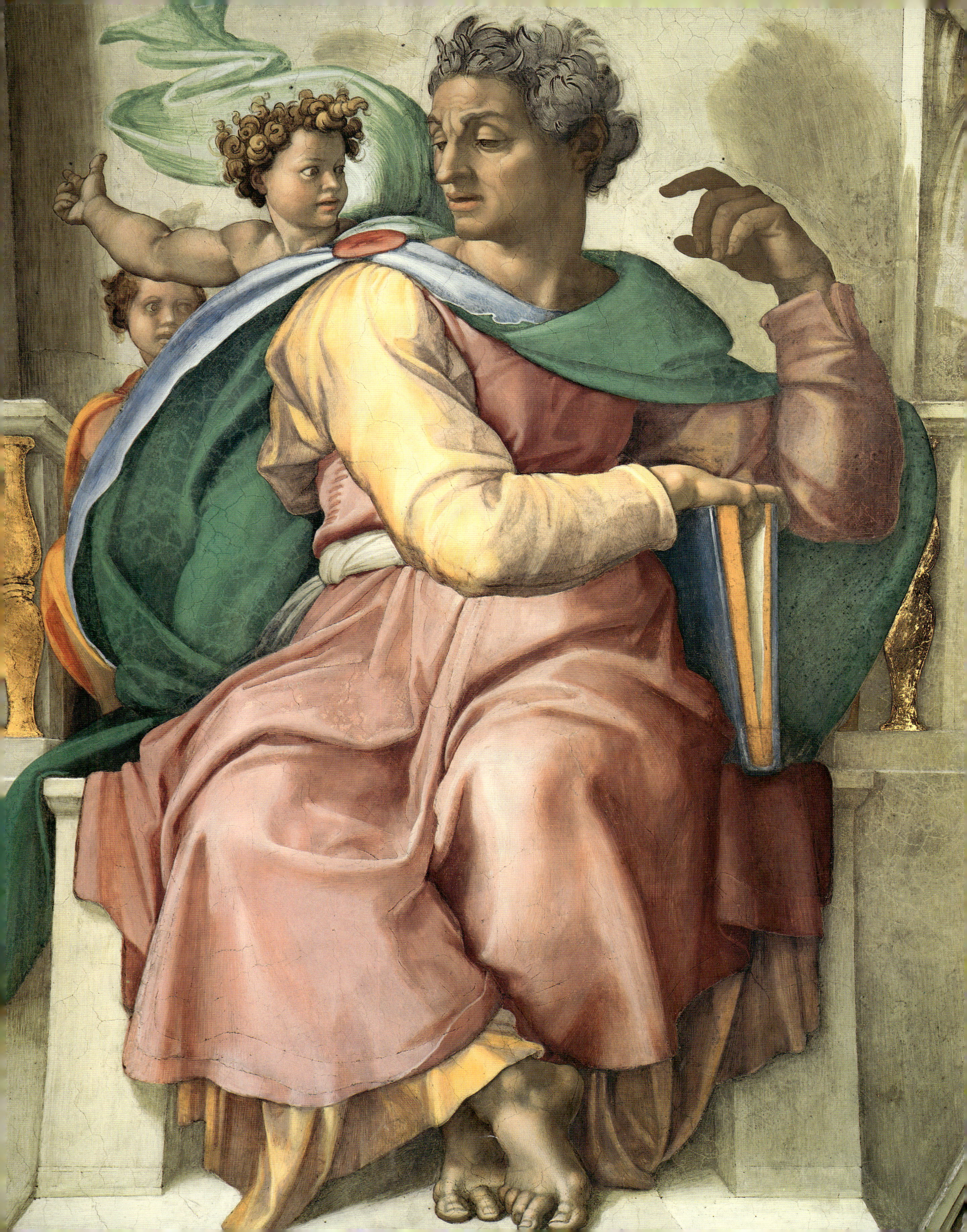

Ganz in Gedanken hält er die Beine überkreuzt, hat soeben zum Zeichen, wo er las, die Hand ins Buch gesteckt und, mit dem Ellenbogen des anderen Armes sich abstützend, die Wange auf die Hand gelegt, als er, gerufen von einem der Putti hinter ihm, nur den Kopf wendet, ohne um weiteres sich zu kümmern.

VASARI, Vita di Michelagnolo Buonarroti

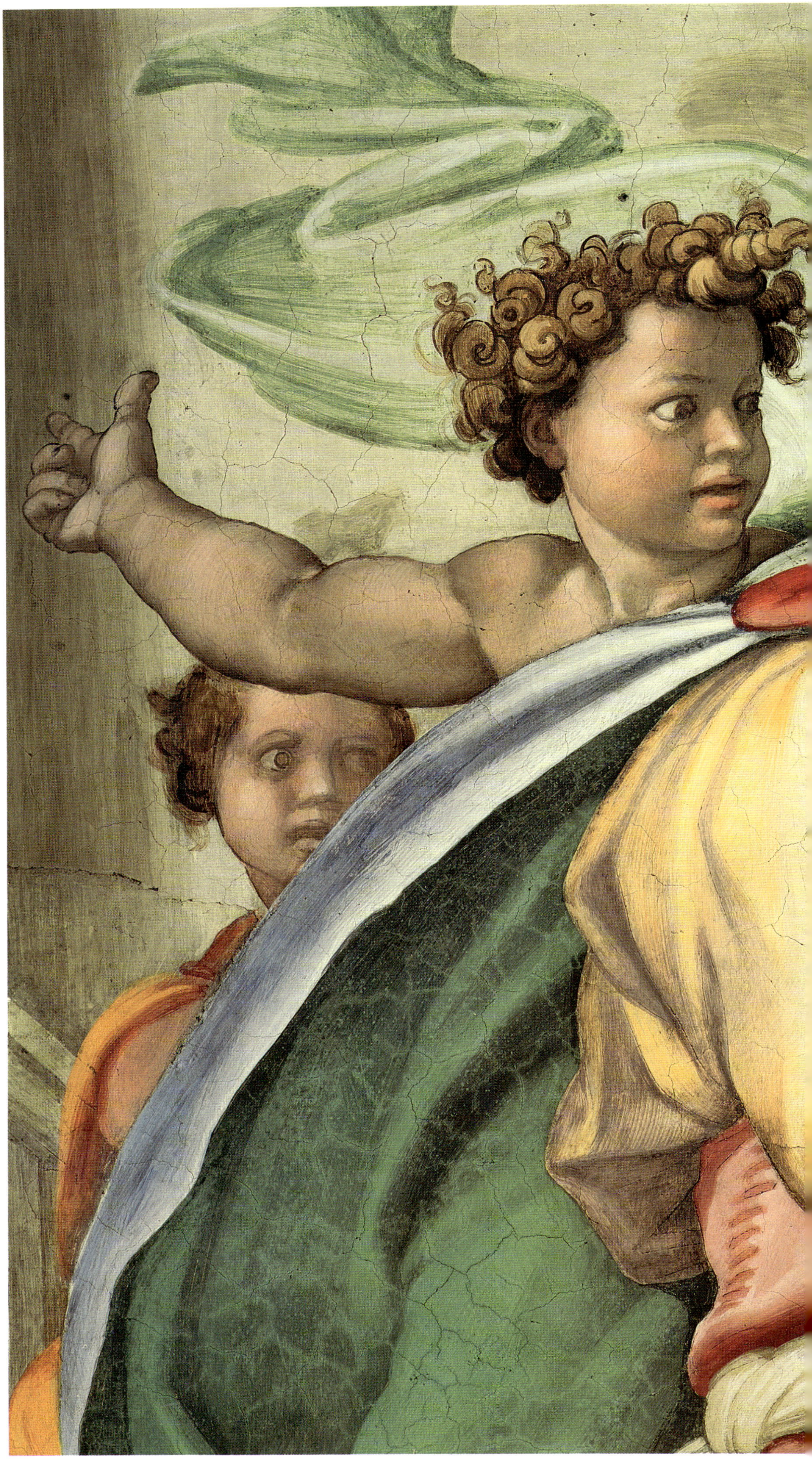

Jesaja im Gespräch mit einem „Gehilfen". Die Putten bei den Propheten und Sibyllen sind offenbar Gottesboten. Michelangelo setzt sie als integrierenden Bestandteil der Komposition ein, mit dem er die Dynamik steigert, die Spannung erhöht oder für eine ausgewogene Bildaufteilung sorgt.

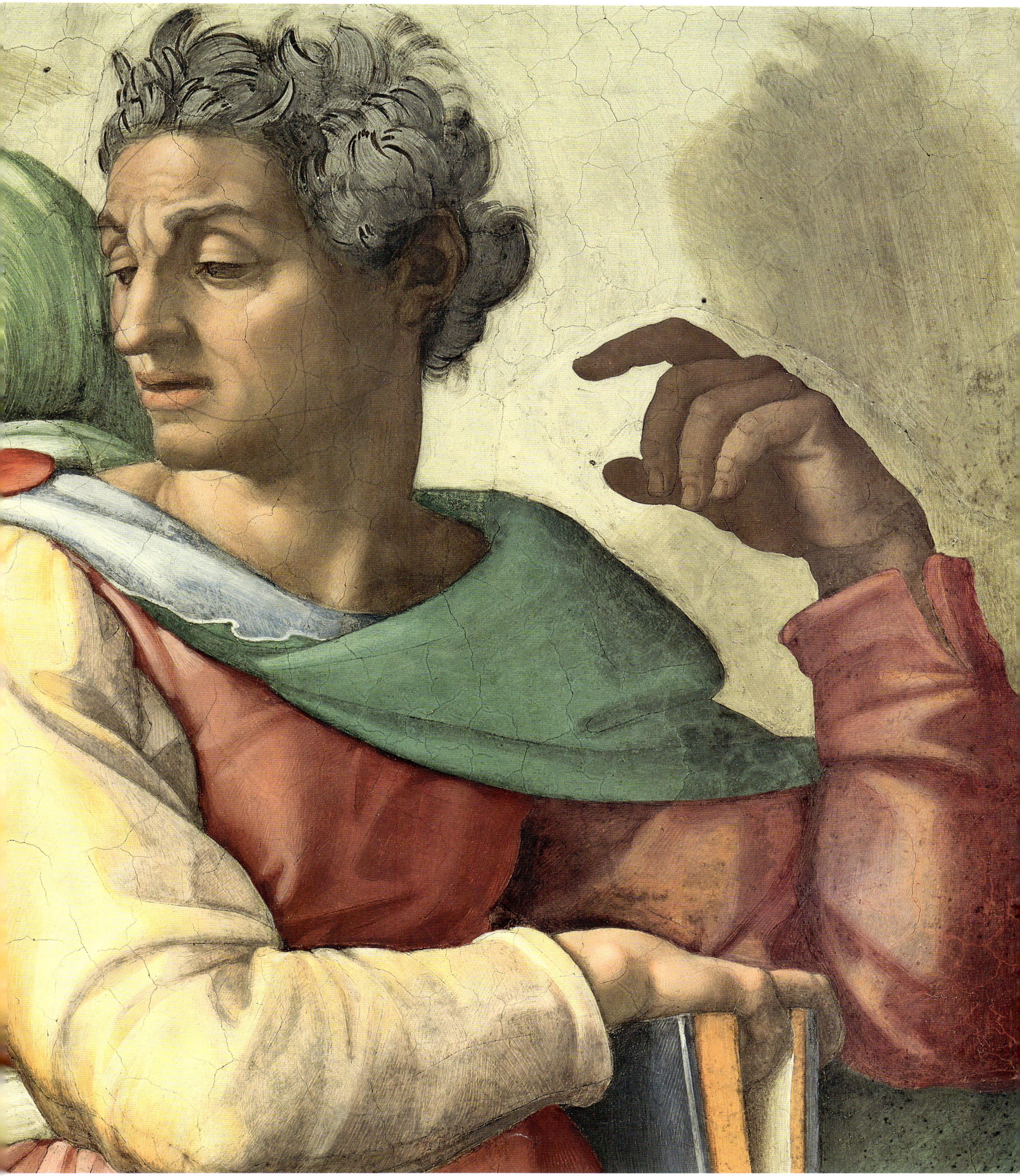

Das Buch weit von sich haltend, hält sie beim Umblättern
mit übereinander geschlagenen Beinen inne
und denkt ernsthaft nach, was sie schreiben soll,
während ein Putto hinter ihr auf einen brennenden
Holzscheit bläst und die Laterne entzündet.

VASARI, Vita di Michelagnolo Buonarroti

Obwohl die Figuren der Propheten und Sibyllen relativ hoch in der Krümmung des Gewölbes liegen, entsteht beim Betrachter der Eindruck, als stehe er direkt vor ihnen: Die Konsole unter ihren Füßen erscheint in der Sicht von oben.

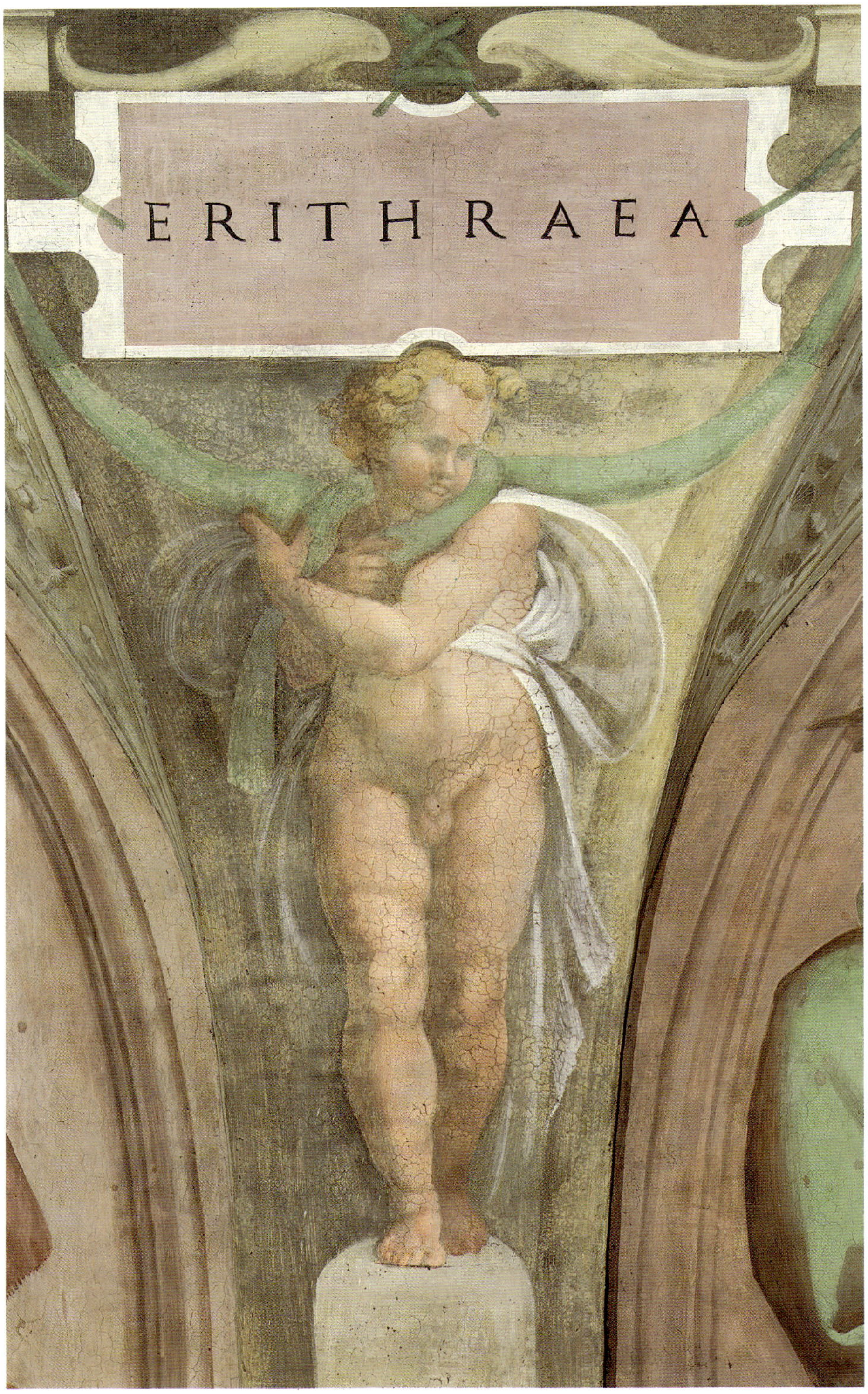

Auf dieser Seite: Tafeltragender Putto. Gegenüberliegende Seite: Eritreische Sibylle.

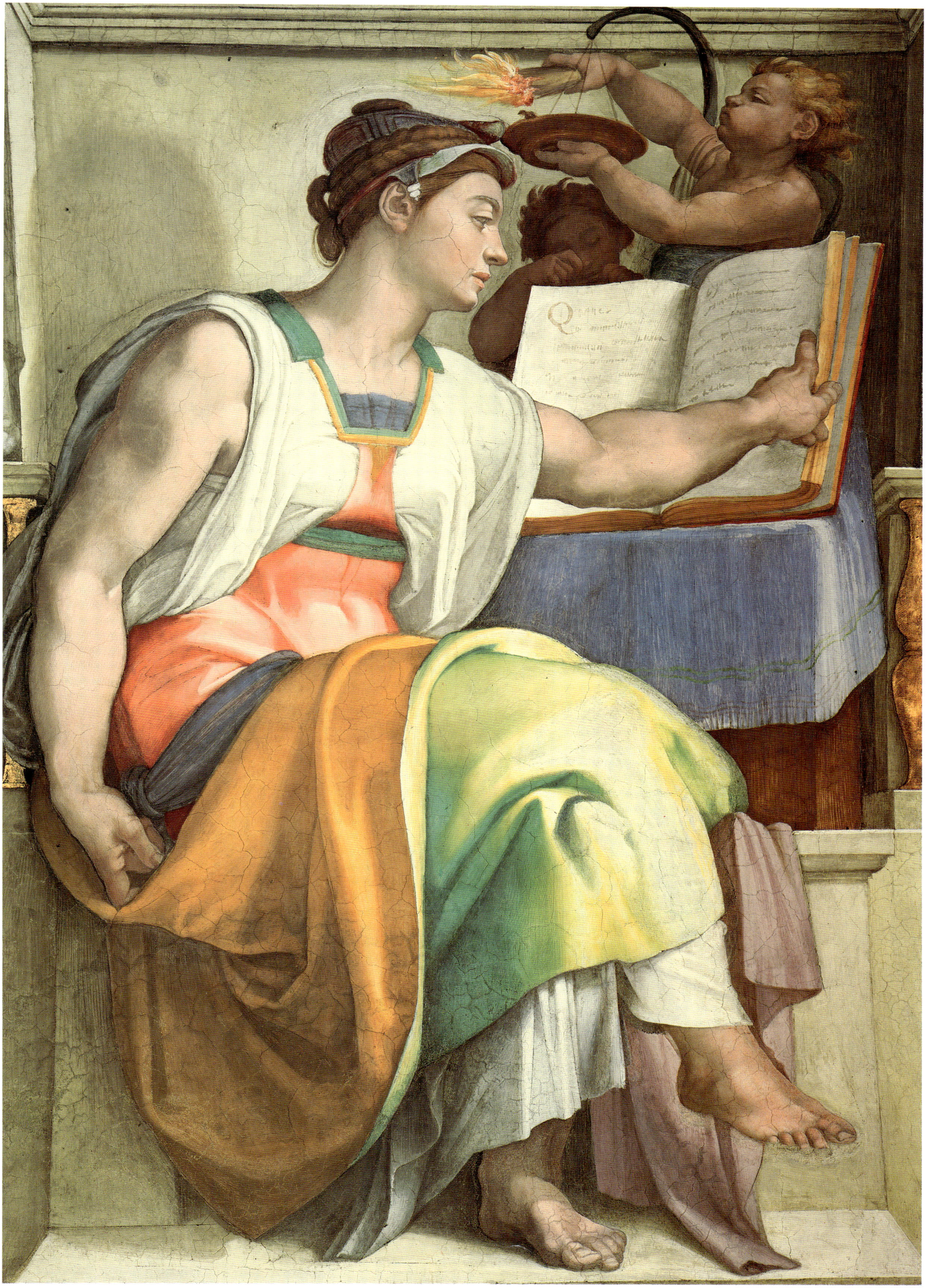

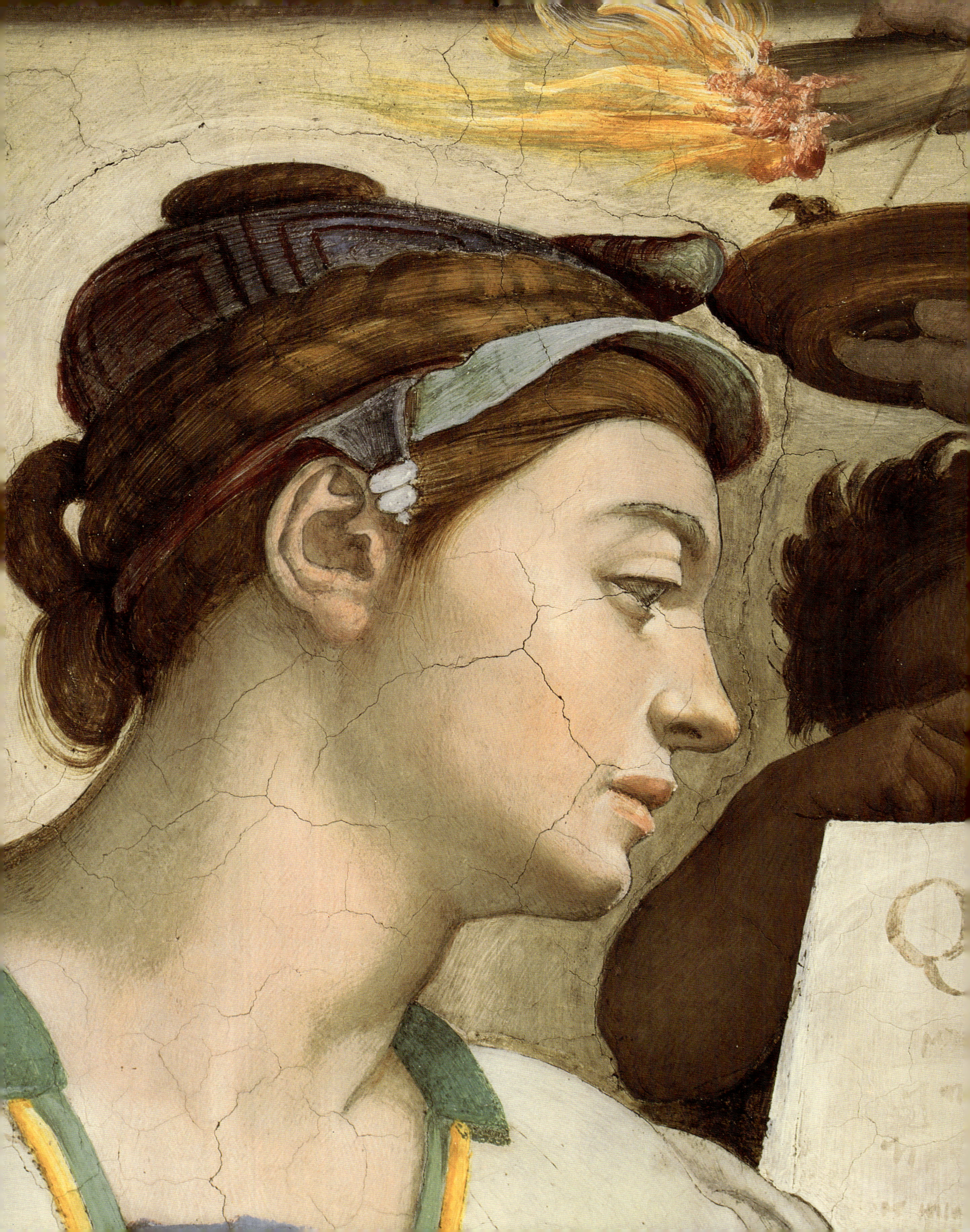

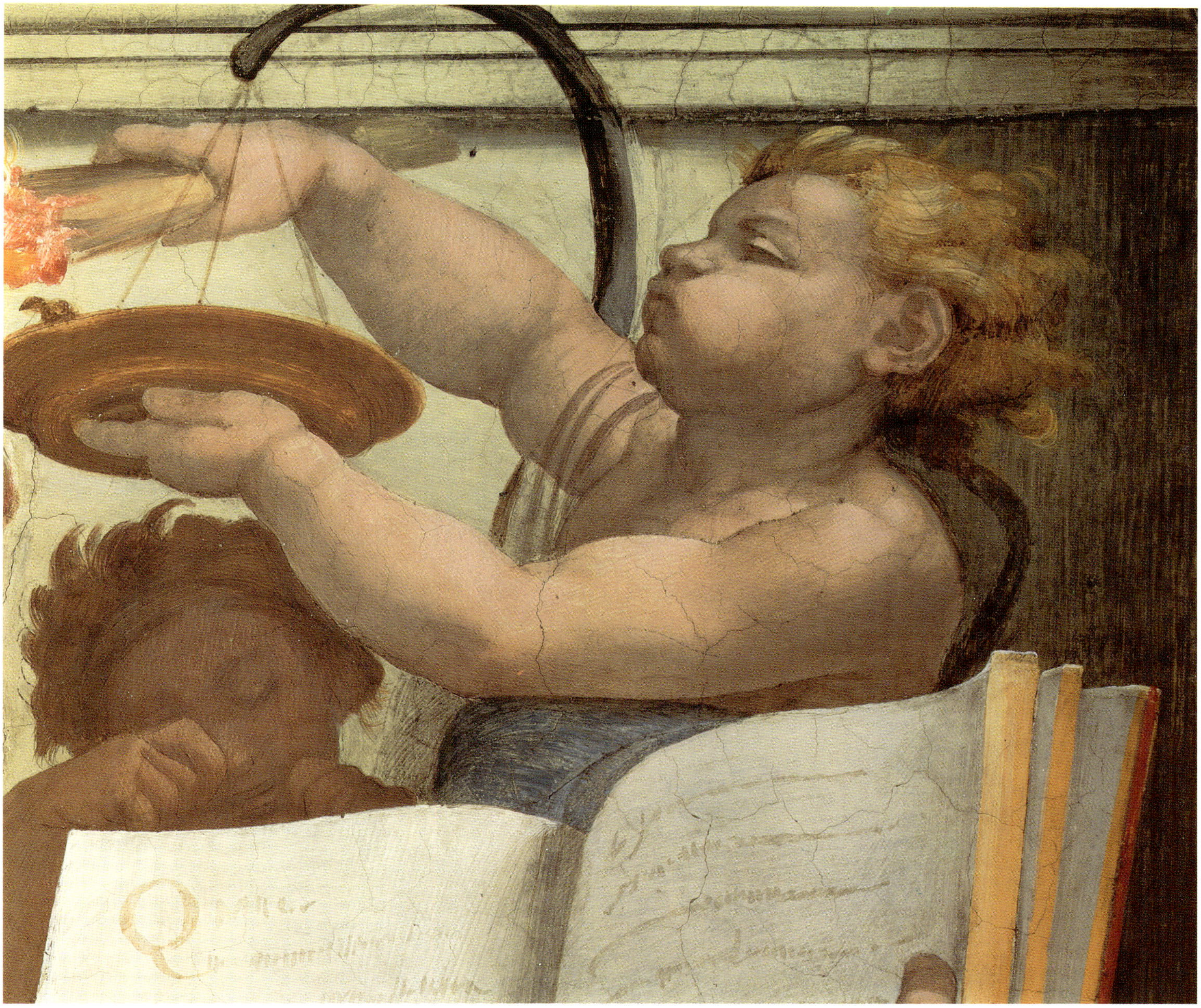

Gegenüberliegende Seite und oben: Details mit Gesicht der Eritreischen Sibylle und den beiden Genien. Neben der kleinen Figur, die eine „Laterne entzündet“, Sinnbild göttlicher Erleuchtung, verbirgt sich eine zweite mit schläfriger Miene, vielleicht eine Anspielung auf die Trance von Propheten und Sibyllen im Augenblick der Erleuchtung.

DIE CUMÄISCHE SIBYLLE

Bleich ist und mager und voll tiefer Falten
Alcinas Antlitz, dünn und grau ihr Haar.
[...]
Und ihr Gebiß ist aller Zähne bar;
Denn älter ist sie, als, trotz andern Alten,
selbst Hekuba und die von Cumae war.

L. Ariost, Der rasende Roland, VII, 73

Vergil verkündete in der vierten Ekloge die Ankunft eines neuen Goldenen Zeitalters. Die Christen interpretierten sie als Prophetie der Ankunft Christi. Die stattliche Figur der Sibylle von Cumae hält mit sicherem Griff ein aufgeschlagenes Buch in den großen Händen. Ihr zerfurchtes Gesicht, das eindrucksvolle Porträt einer alten Frau, hebt sich von den kräftigen Schultern ab. Das schlichte Gewand und die vom Marmorthron herabhängende Tasche sind Attribute einer weisen, bescheidenen Persönlichkeit.

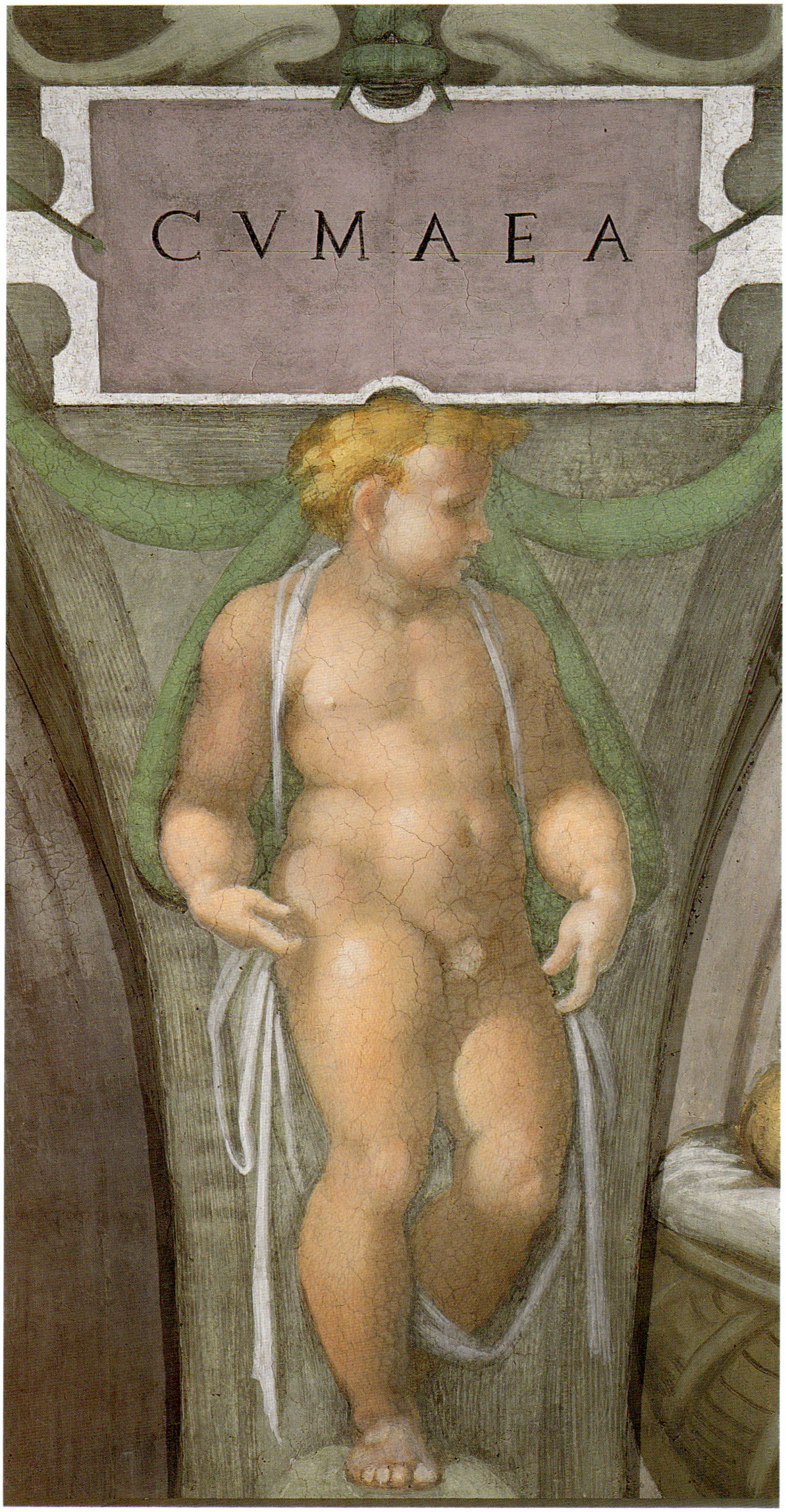

Auf dieser Seite: Tafeltragender Putto am Kämpfer unter dem Thron der Cumäischen Sibylle.
Gegenüberliegende Seite: Cumäische Sibylle.
Folgende Seiten: Details mit den beiden „helfenden Genien“ und Gesicht der alten Sibylle.

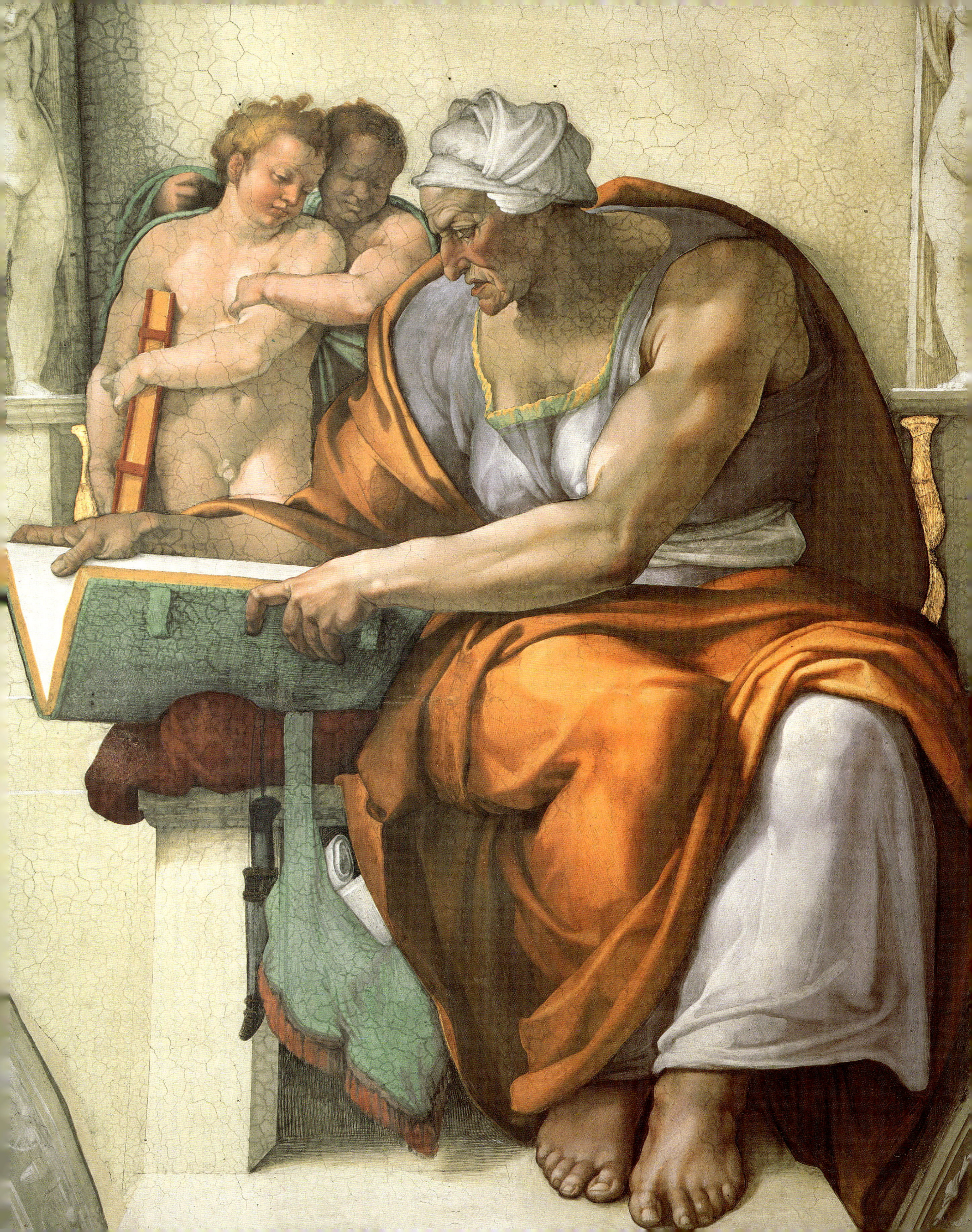

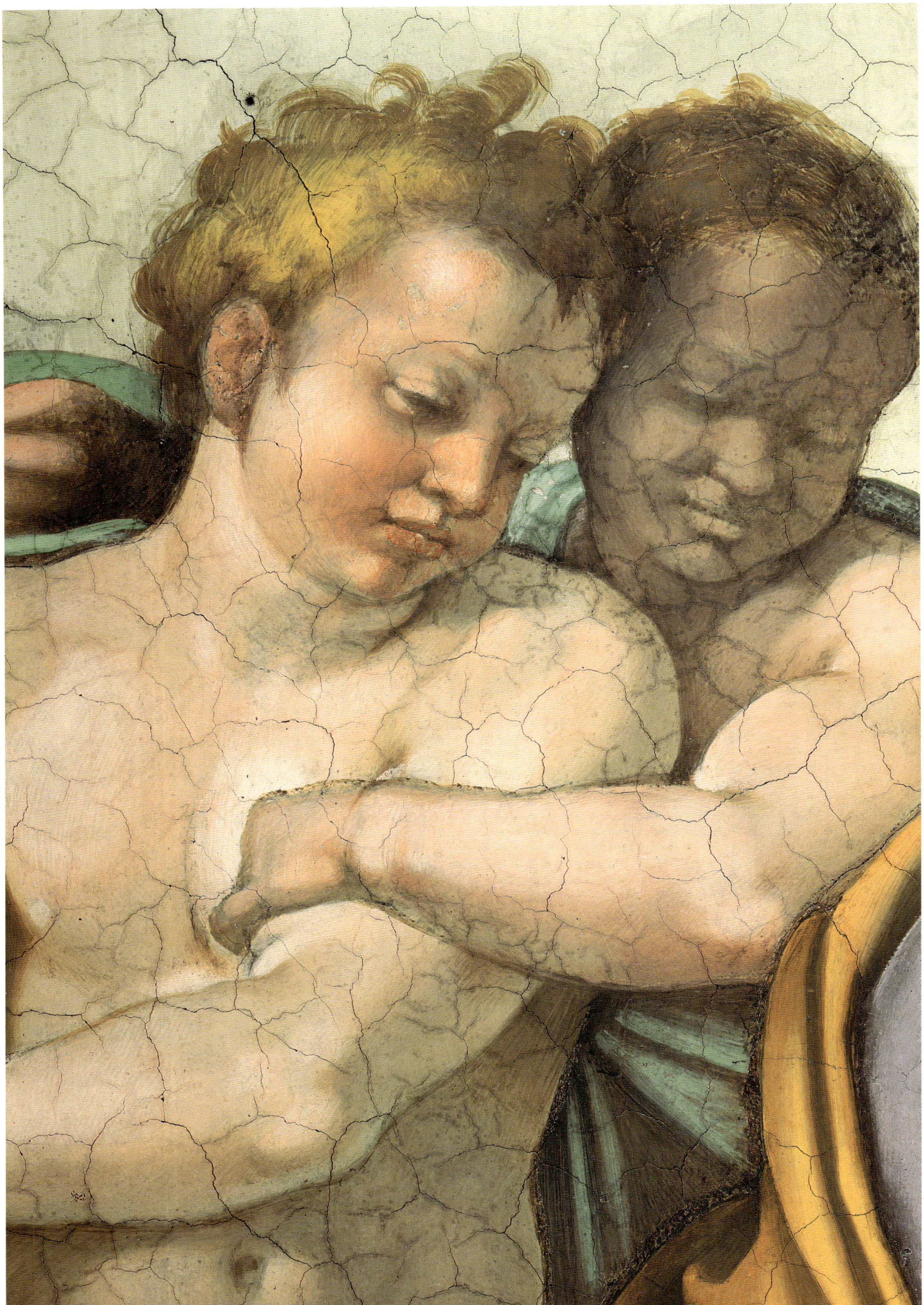

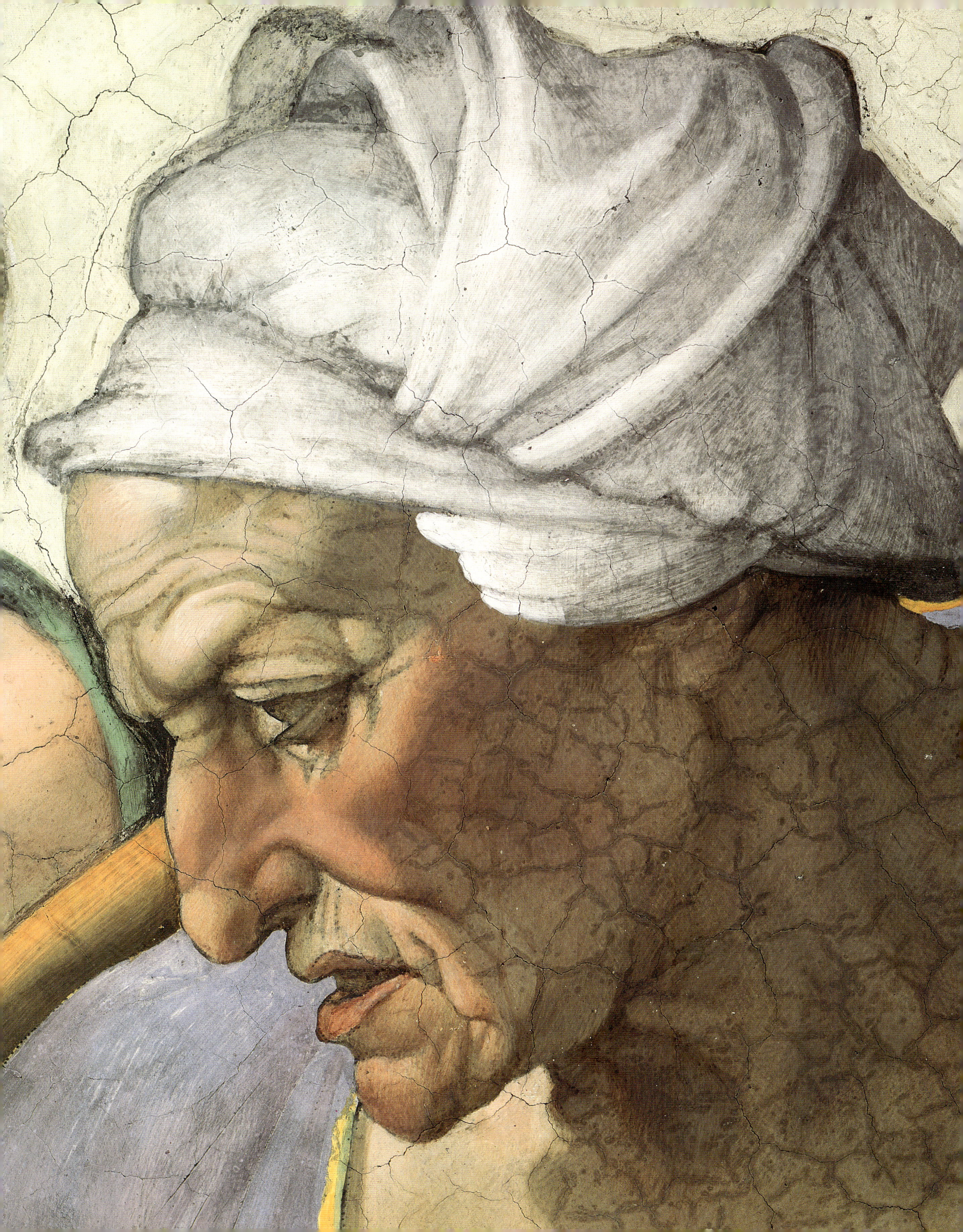

Der Alte mit der Grazie und der anmutigen Haltung,
der, behangen mit vielen Gewändern,
in einer Hand die Schriftenrolle der Prophetien hält,
zeigt, das Haupt gewendet und die andere erhoben, an,
daß er von erhabenen, großen Dingen sprechen möchte.

VASARI, Vita di Michelagnolo Buonarroti

Ezechiel ist Priester, seine Prophezeiung bezieht sich auf den Tempel des Herrn. Ein Geist leitet ihn und zeigt ihm zunächst den durch Sünde entweihten, von Gott verlassenen Tempel, dann den Bau des zukünftigen Tempels, in den der Herr wieder einzieht, und den wasserreichen, wundersamen Fluß, der dort entspringt.
Die symbolische Verknüpfung mit der Szene der „Erschaffung Evas" über dem Ezechiel ist sehr deutlich: Maria ist die neue Eva, Sinnbild der Kirche, die auf dem Blut des Erlösers gegründet wird, der neue, von jeder Sünde gereinigte Tempel.

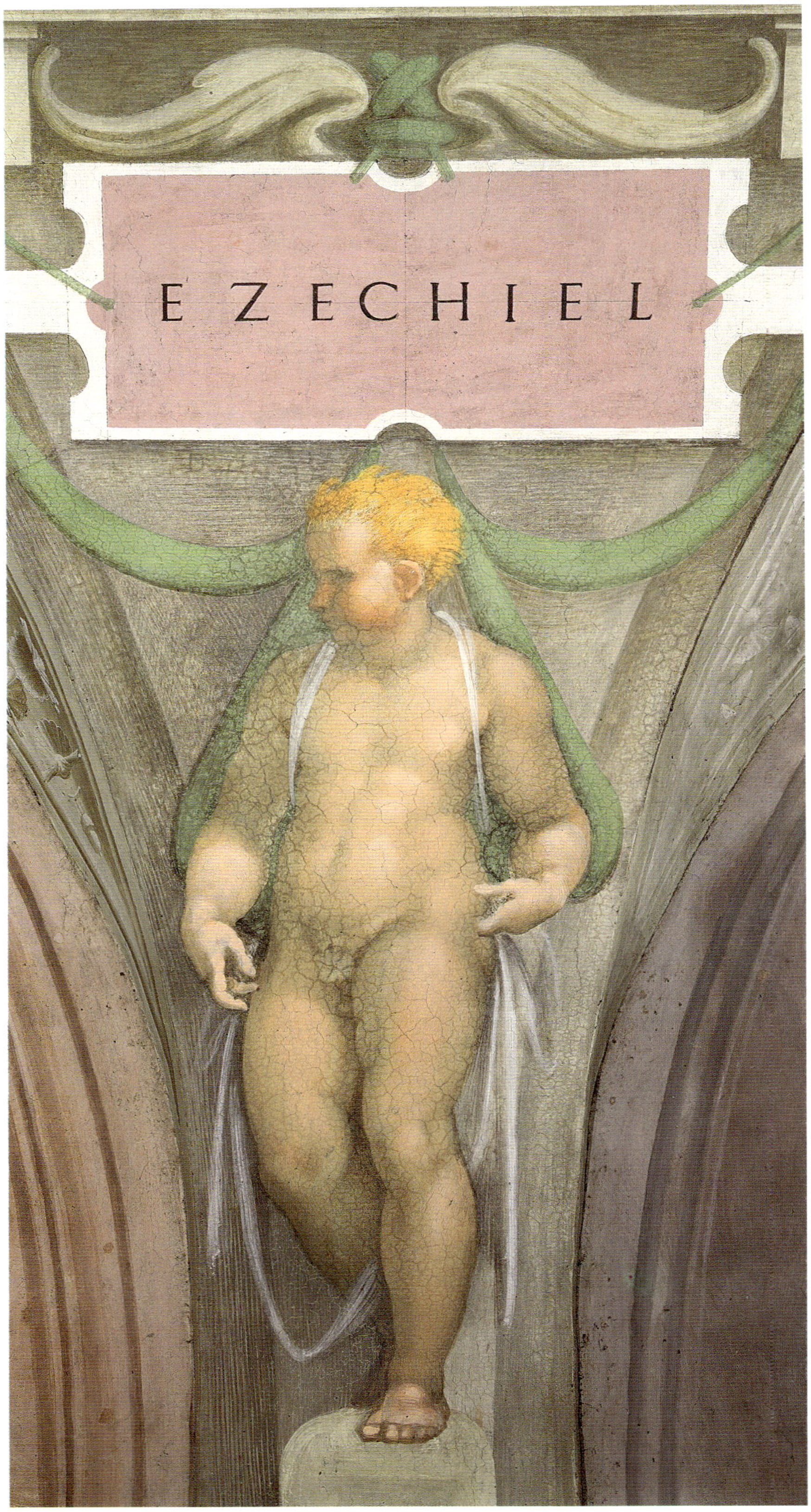

Auf dieser Seite: Putto am Kämpfer unter Ezechiel. Die Puttenfiguren, die zu einem Propheten und der ihm gegenüberliegenden Sibylle gehören, sind zuweilen mit dem gleichen Karton, von verschiedenen Seiten allerdings, vorgezeichnet worden; so der Putto Ezechiels und sein spiegelbildliches Pendant unter der Cumäischen Sibylle.
Gegenüberliegende Seite:
Prophet Ezechiel.

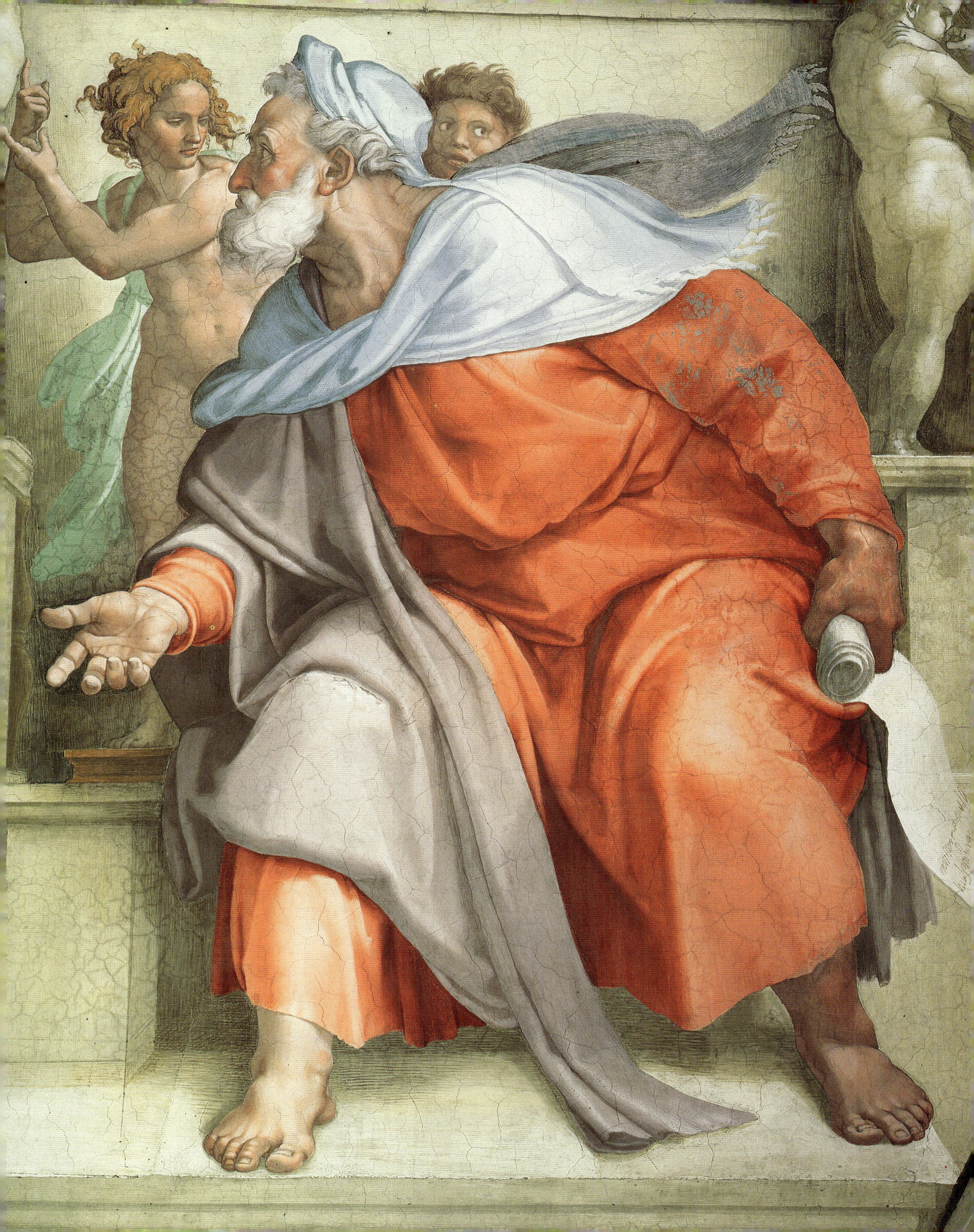

Detail mit Ezechiel im Gespräch mit dem Genius hinter ihm. Es handelt sich möglicherweise um den personifizierten Geist, der dem Propheten der Heiligen Schrift zufolge in einer Vision den neuen Tempel zeigt und sagt: „Menschensohn, öffne deine Augen und Ohren, sieh und höre, und achte auf alles, was ich dir zeige. Denn du bist hierher gebracht worden, damit ich es dir zeige. Berichte alles, was du siehst, dem Haus Israel." (Ezechiel 40,4)

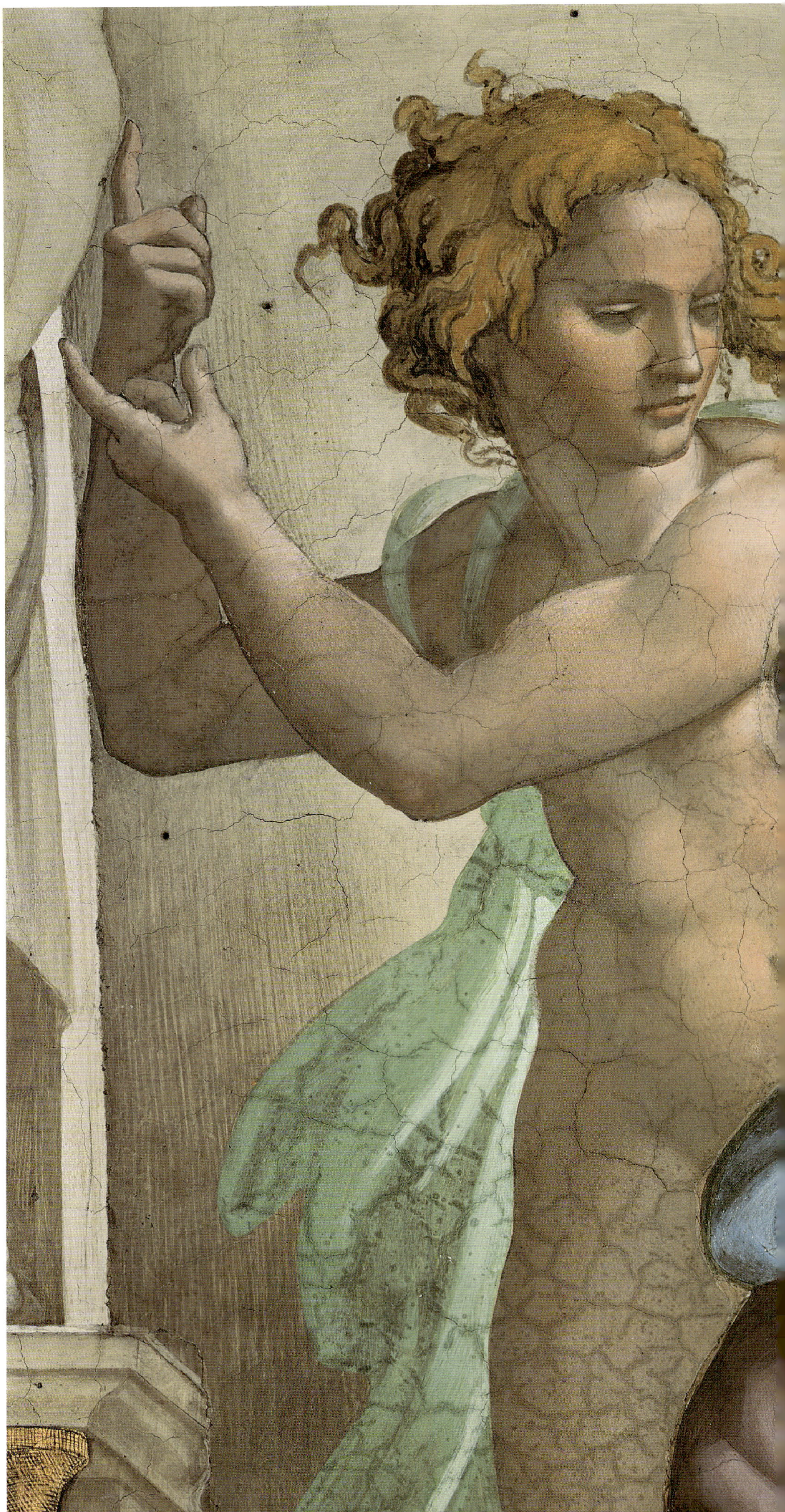

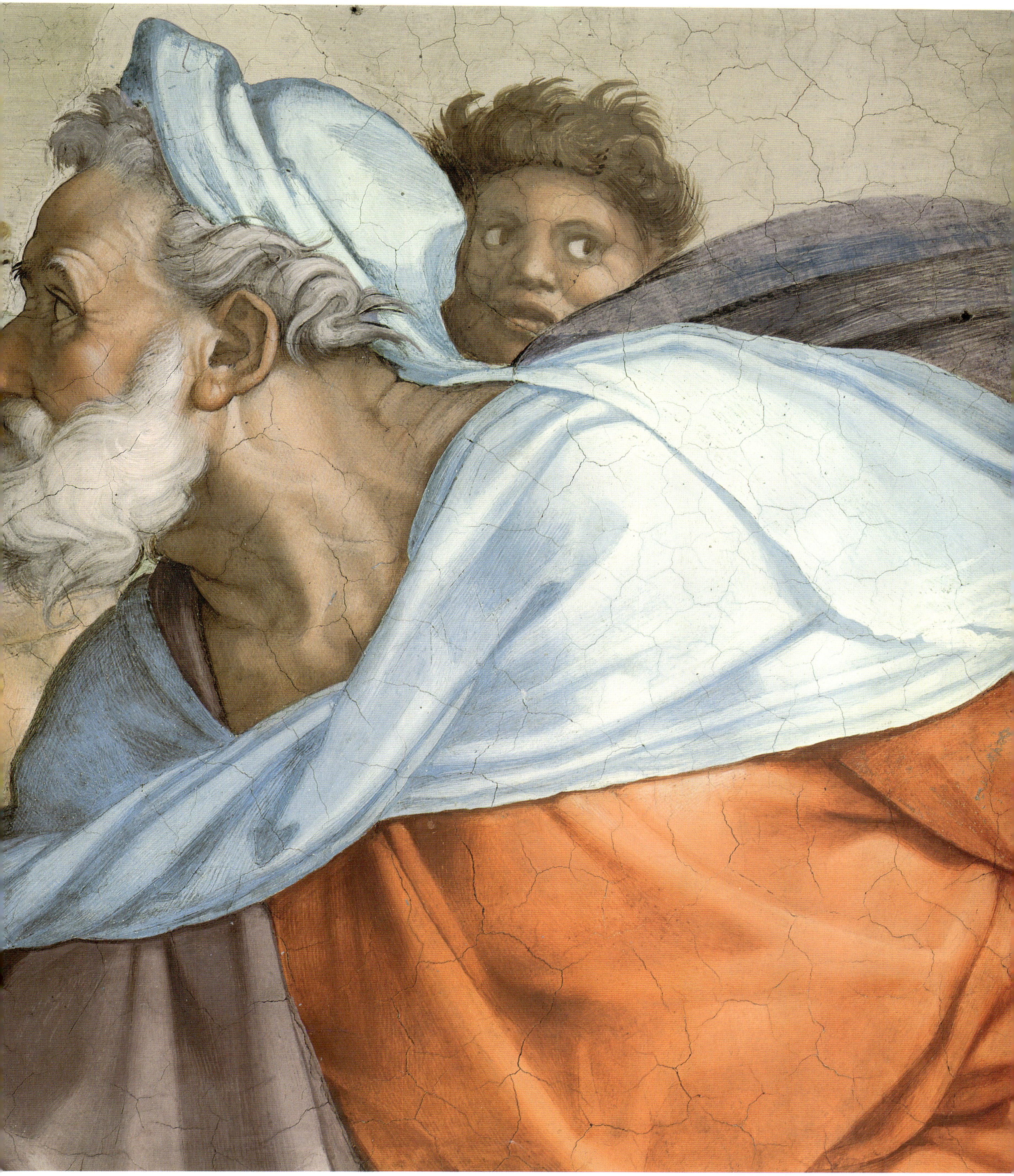

Auch kann man sich nicht vorstellen, daß die hervorragende Gestaltung
der Jünglingsfigur übertroffen werden kann, die Daniel darstellt;
dieser überträgt gewisse Dinge aus Schriften mit unglaublicher
Wißbegier in ein großes Buch:
und zur Entlastung vom Gewicht, malte er ihm einen Putto
zwischen die Beine,
der es ihm beim Schreiben hält.

VASARI, Vita di Michelagnolo Buonarroti

Daniel ist offenbar in dem Augenblick dargestellt, als ihm der Herr das Jüngste Gericht mit den Worten zu verkünden beginnt: „Vorher aber will ich dir mitteilen, was im Buch der Wahrheit aufgezeichnet ist ..." (Daniel 10,21) Und am Ende der apokalyptischen Schilderung: „Du, Daniel, halte diese Worte geheim, und versiegle das Buch bis zur Zeit des Endes!" (Daniel 12,4)

Der Einsatz von Farbe zur Schaffung und Modellierung von Form hat bei der Figur Daniels besonders gelungene Ergebnisse erbracht. Der Prophet hat gegenüber den zuvor geschaffenen Figuren der Serie an Sichtbarkeit und Farbenpracht gewonnen.

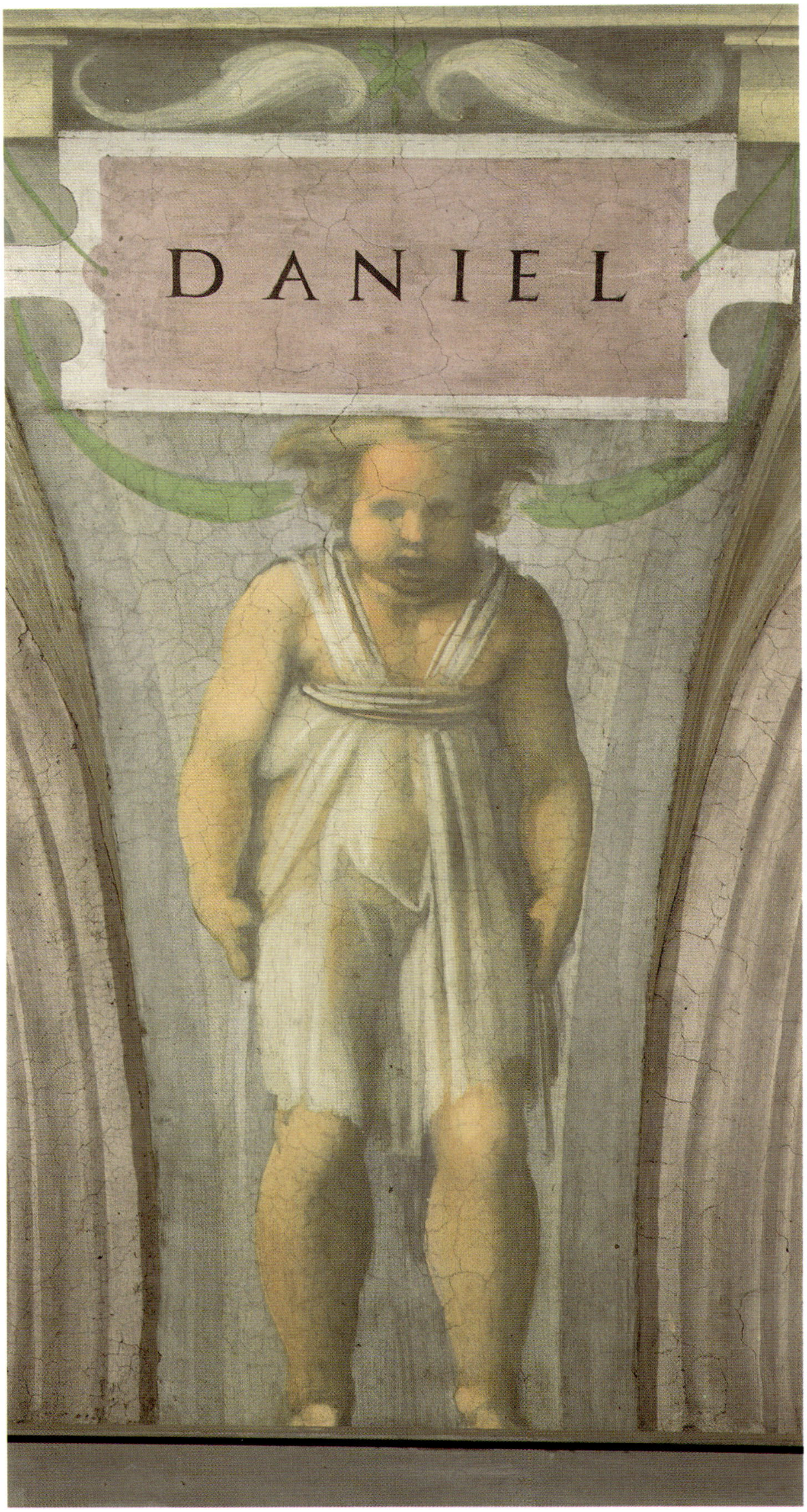

Auf dieser Seite: Tafeltragender Putto unter dem Propheten.
Gegenüberliegende Seite: Prophet Daniel.

Folgende Seiten: Details, Puttenfigur, die das Buch des Propheten trägt, und Gesicht Daniels.

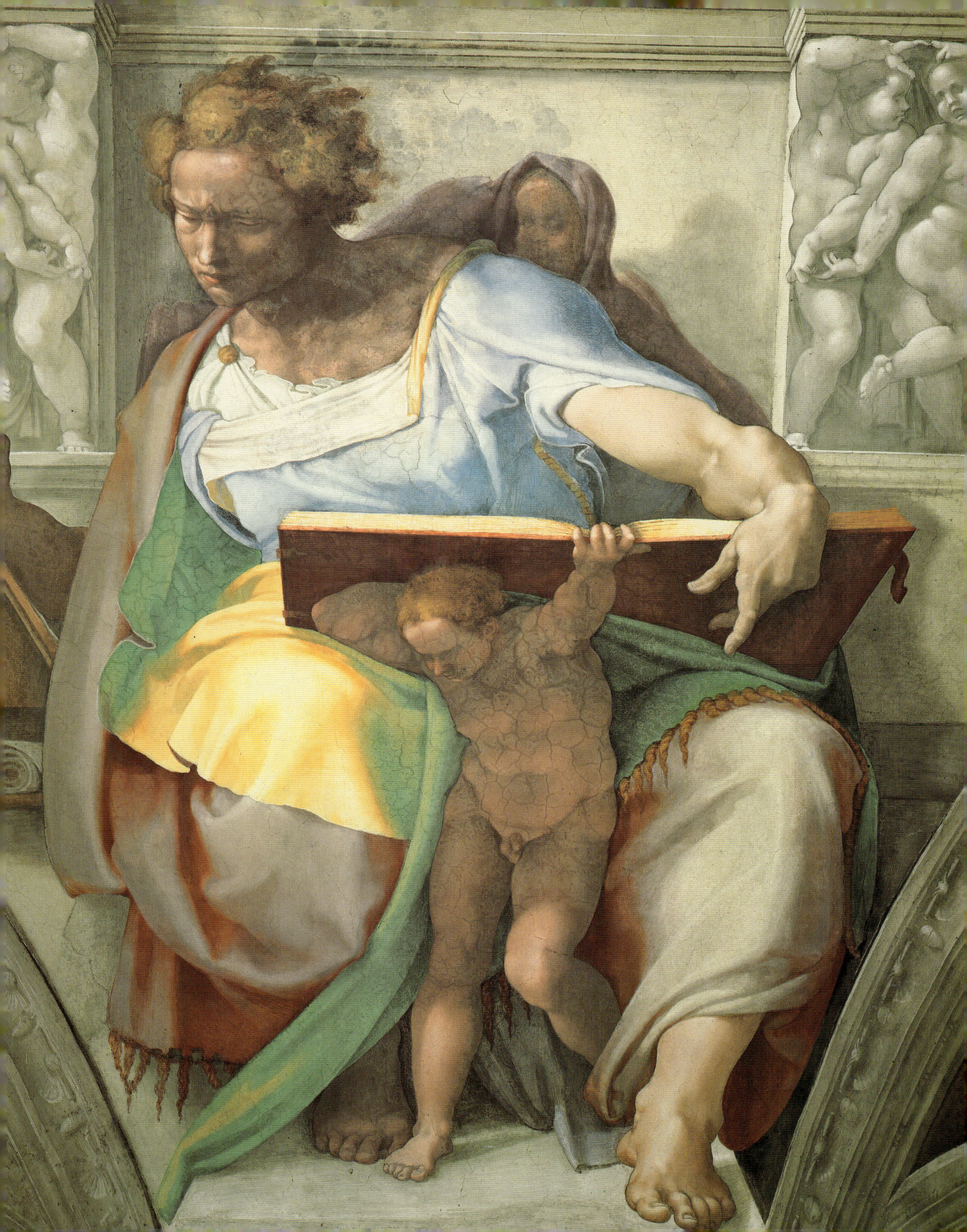

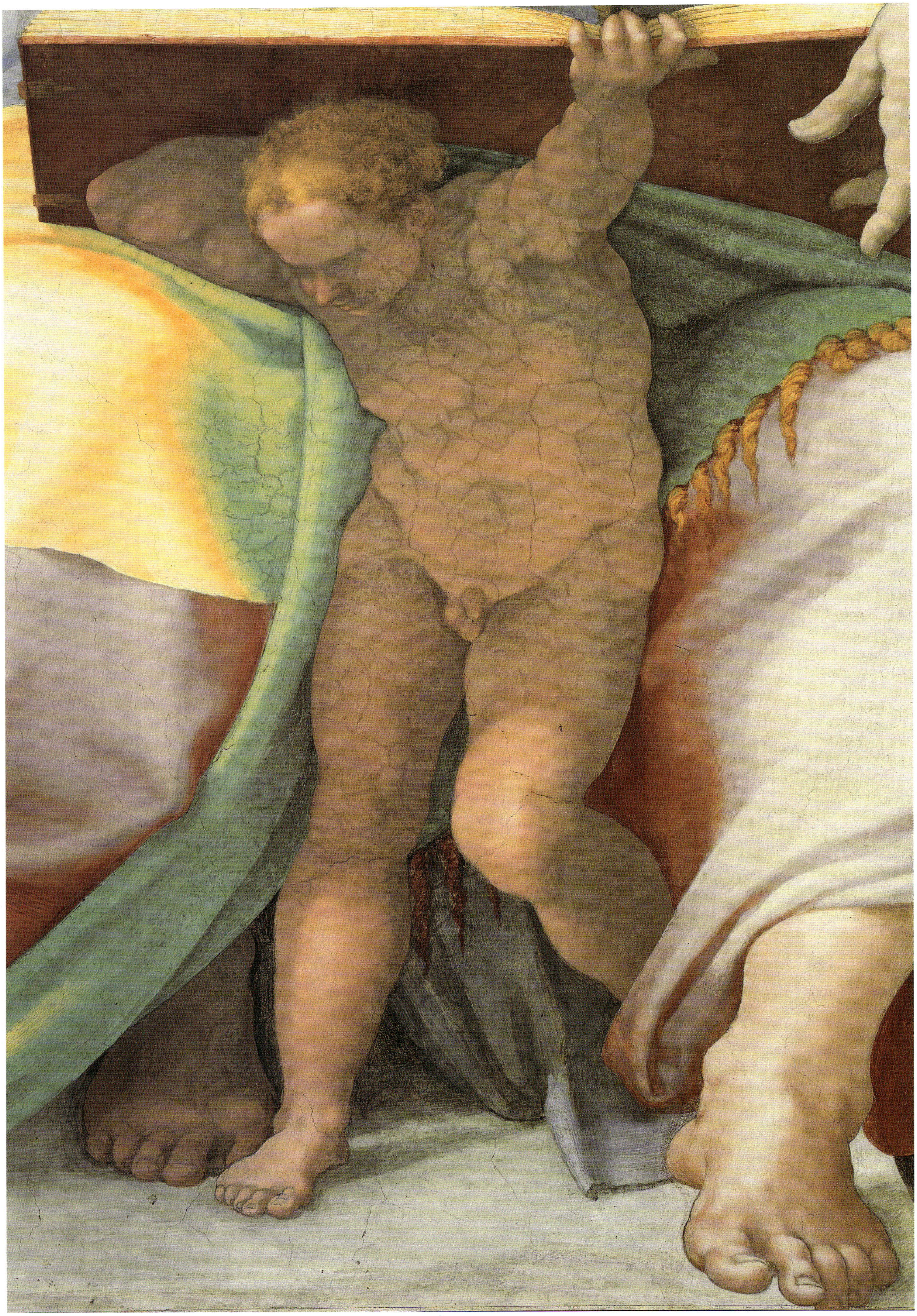

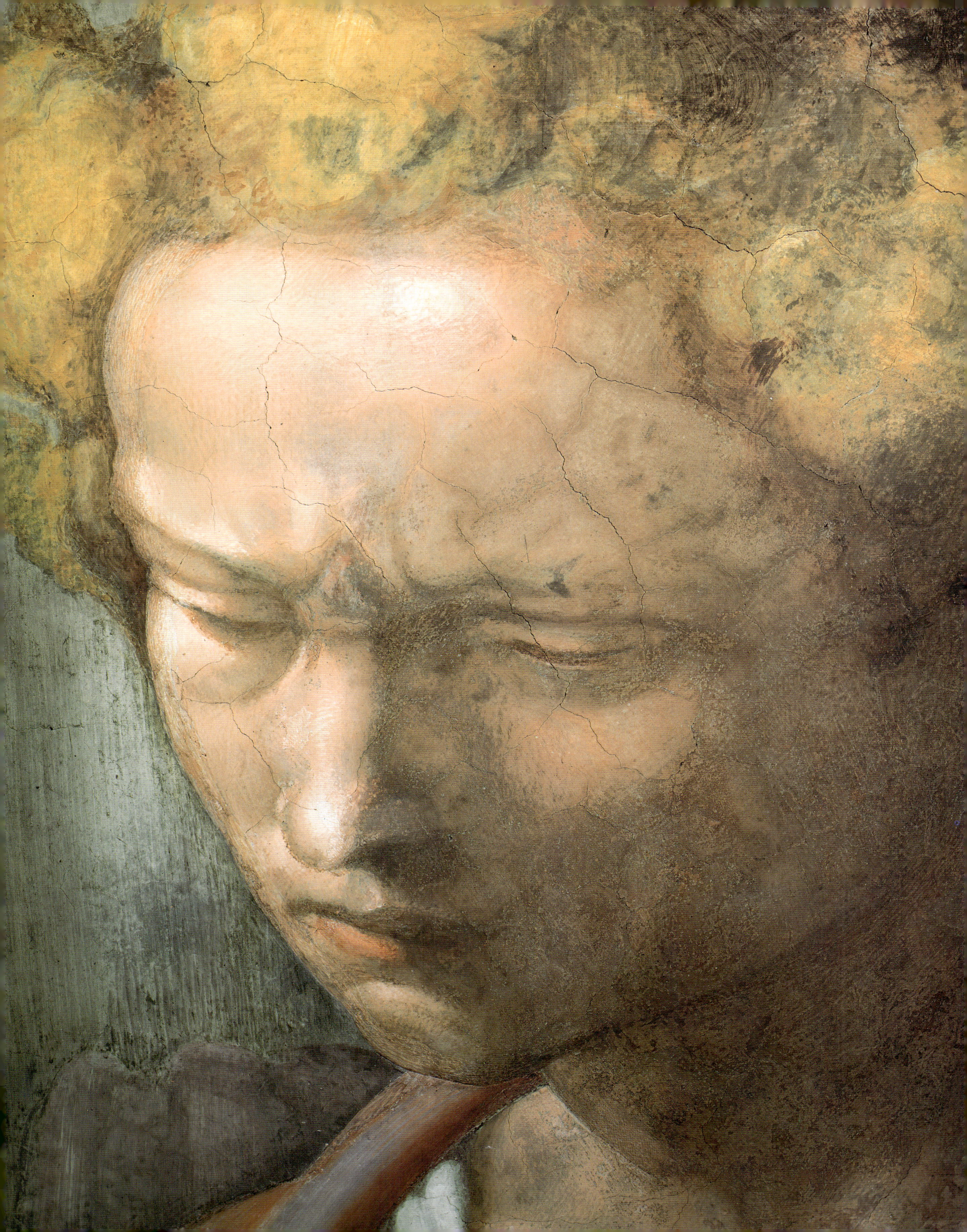

Indem er sie ganz in Gewänder hüllte, wollte er zeigen,
daß ihr die Zeit bereits das Blut erstarren ließ,
und beim Lesen läßt er sie, da das Augenlicht schon schwach,
das Buch von nahem und mit angestrengtem Blick ansehen.

VASARI, Vita di Michelagnolo Buonarroti

Die Sibylle gegenüber dem Daniel verkündet ebenfalls das Weltende: Man schreibt ihr eine Prophezeiung des Triumphs Mariä über das Untier der Apokalypse zu.

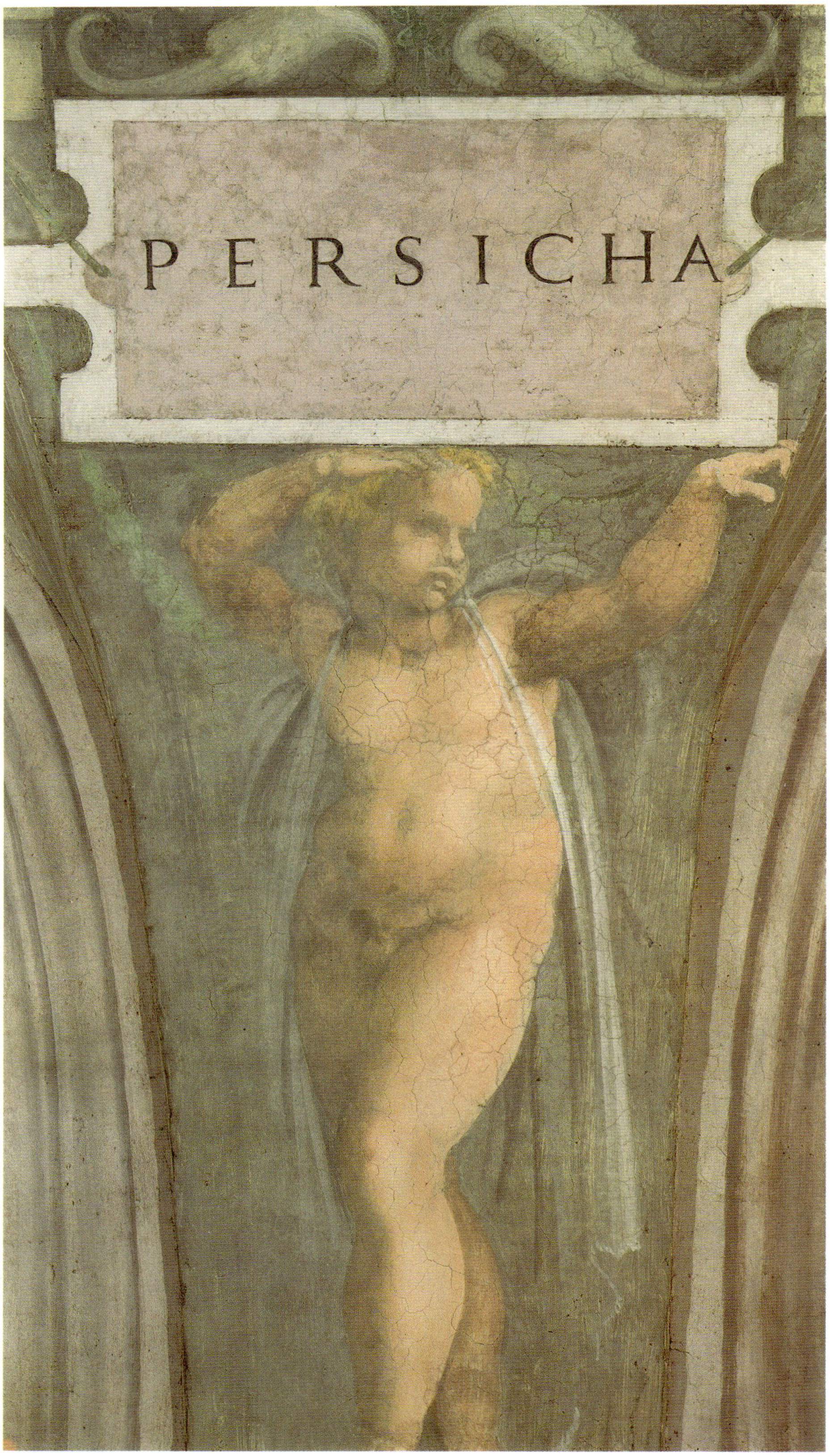

Auf dieser Seite: Tafeltragender Putto mit Namen der Sibylle. Gegenüberliegende Seite: Persische Sibylle.

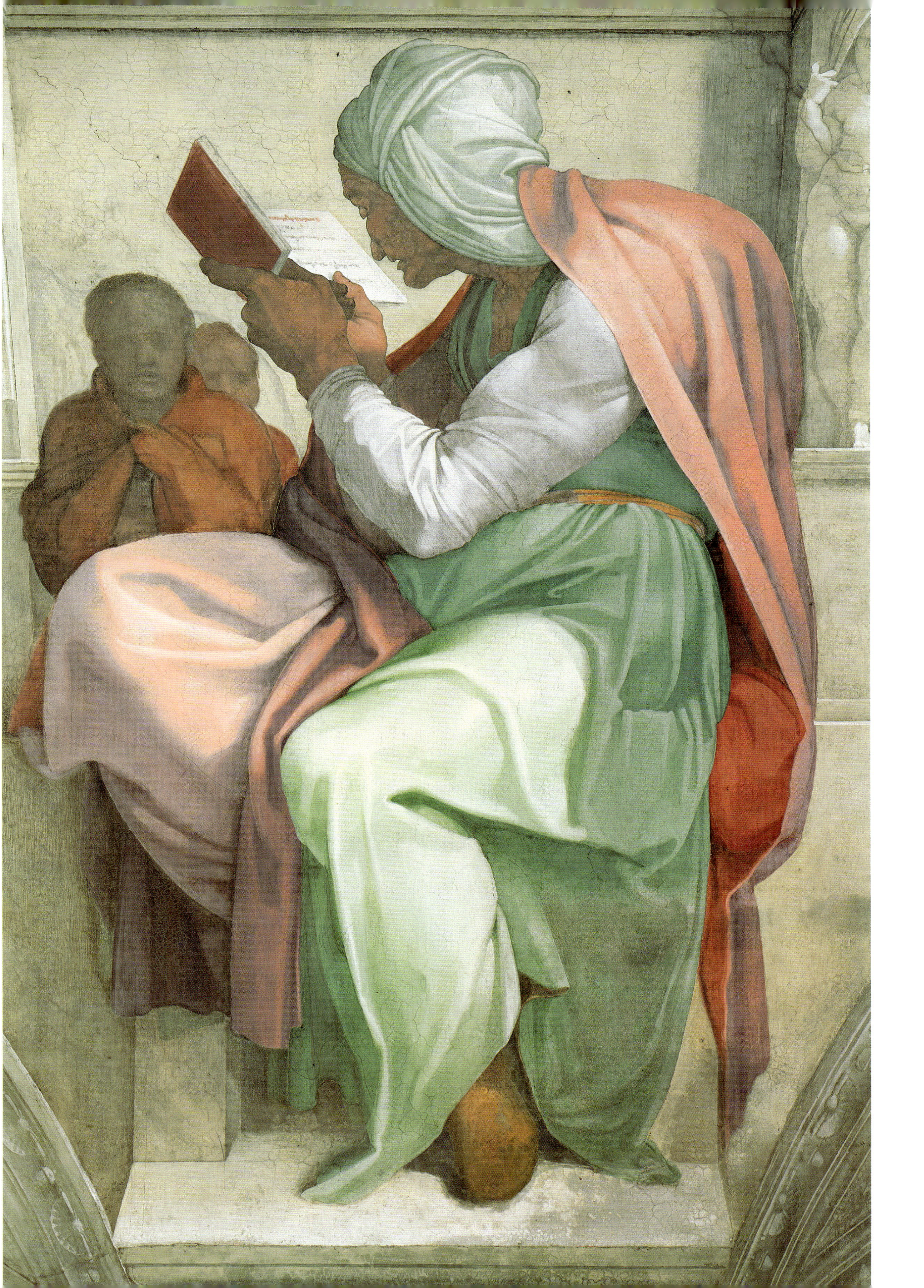

DIE LIBYSCHE SIBYLLE

Wie die wunderschöne Figur der Libica,
die einen großen Band mit vielen Büchern geschrieben,
mit weiblicher Grazie zum Aufstehen sich anschickt
und anscheinend in dieser Haltung
auch das Buch zuklappen möchte: Ein schweres, um nicht zu sagen,
unmögliches Unterfangen für jeden anderen außer für ihren Meister.

VASARI, Vita di Michelagnolo Buonarroti

Die Haltung der Libyschen Sibylle stellt einen von Michelangelos dynamischsten und komplexesten künstlerischen Einfällen am Ende der Ausschmückung des Gewölbes dar. Die lebendige Gebärde der Sibylle, unterstrichen vom bewegten Faltenwurf ihrer Gewänder, ist Ausdruck des furor divinus, *der auch in anderen Szenen in der zweiten Hälfte des Gewölbes thematisiert wird.*

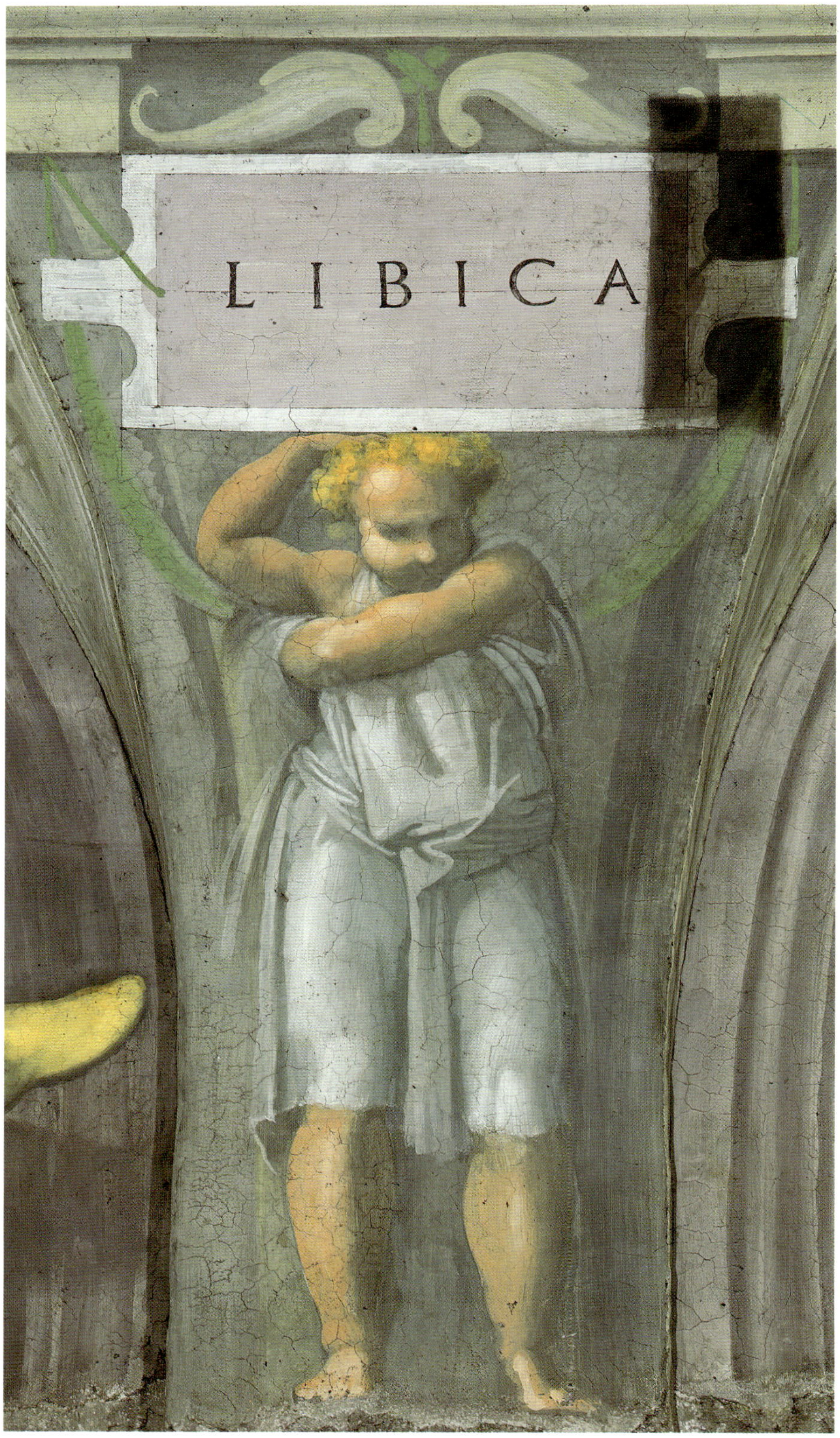

Auf dieser Seite: Tafeltragender Putto. Gegenüberliegende Seite: Libysche Sibylle.

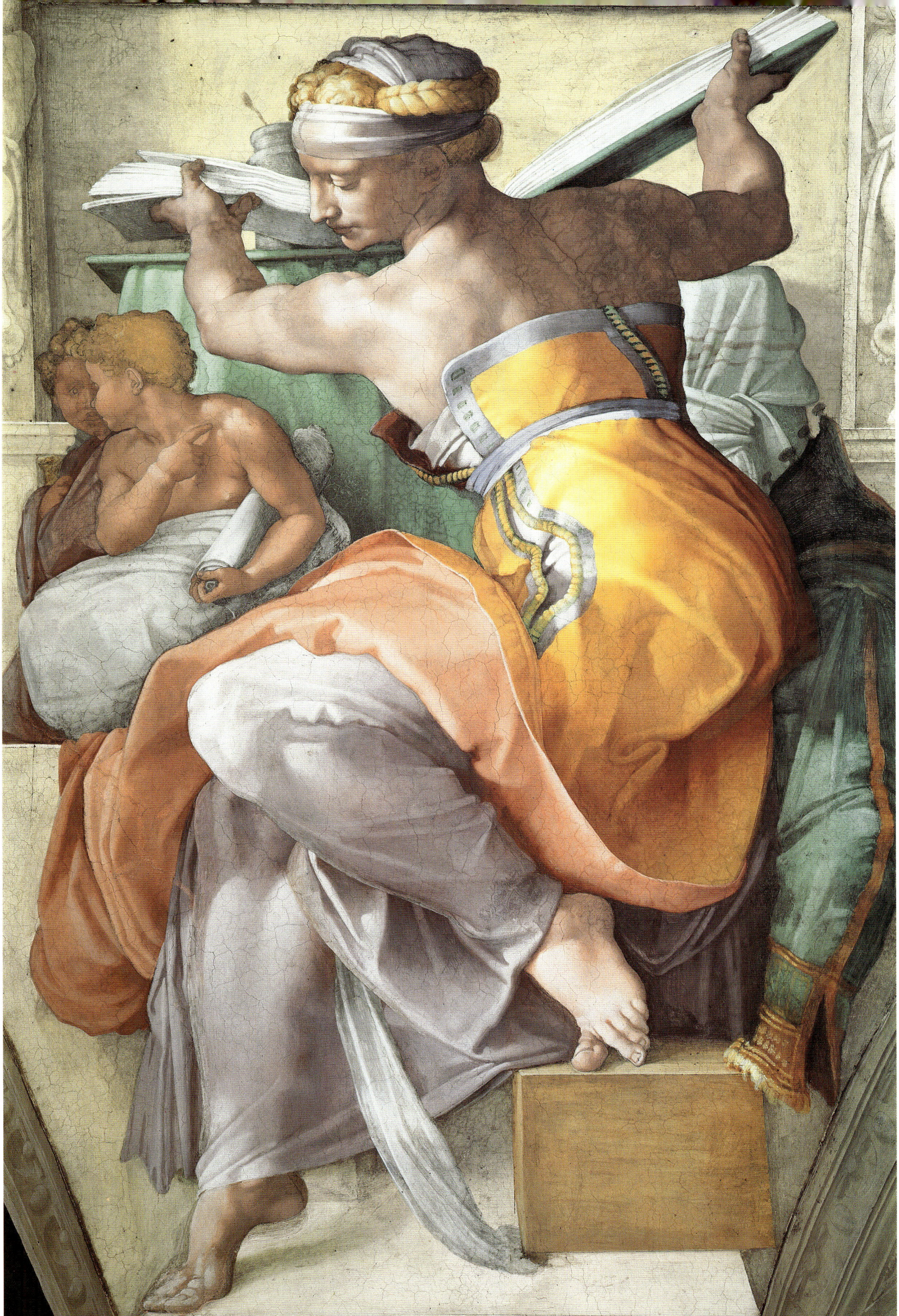

Die kleinen Figuren sind mit großzügigen Pinselstrichen und stark verdünnten Farben ausgeführt worden. Die Details sind ungenau wie bei der Sicht aus der Ferne. Mit größter Präzision ist dagegen das Gesicht der weiblichen Figur gezeichnet, deren Farbe satter und mit feinen dichten Pinselstrichen aufgetragen wurde. Die Oberflächen sind geglättet und deutlich wie bei einer Sicht des Betrachters aus größerer Nähe.

Nie enthüllt die Sibylle die Wahrheit
wenn sie nicht rasend, toll und gramvoll ist,
denn die göttliche Vorsehung
erwählt die gemarterte, nicht die gesunde Brust.

Leonardo Bruni (Aretino), Canzone a laude di Venere

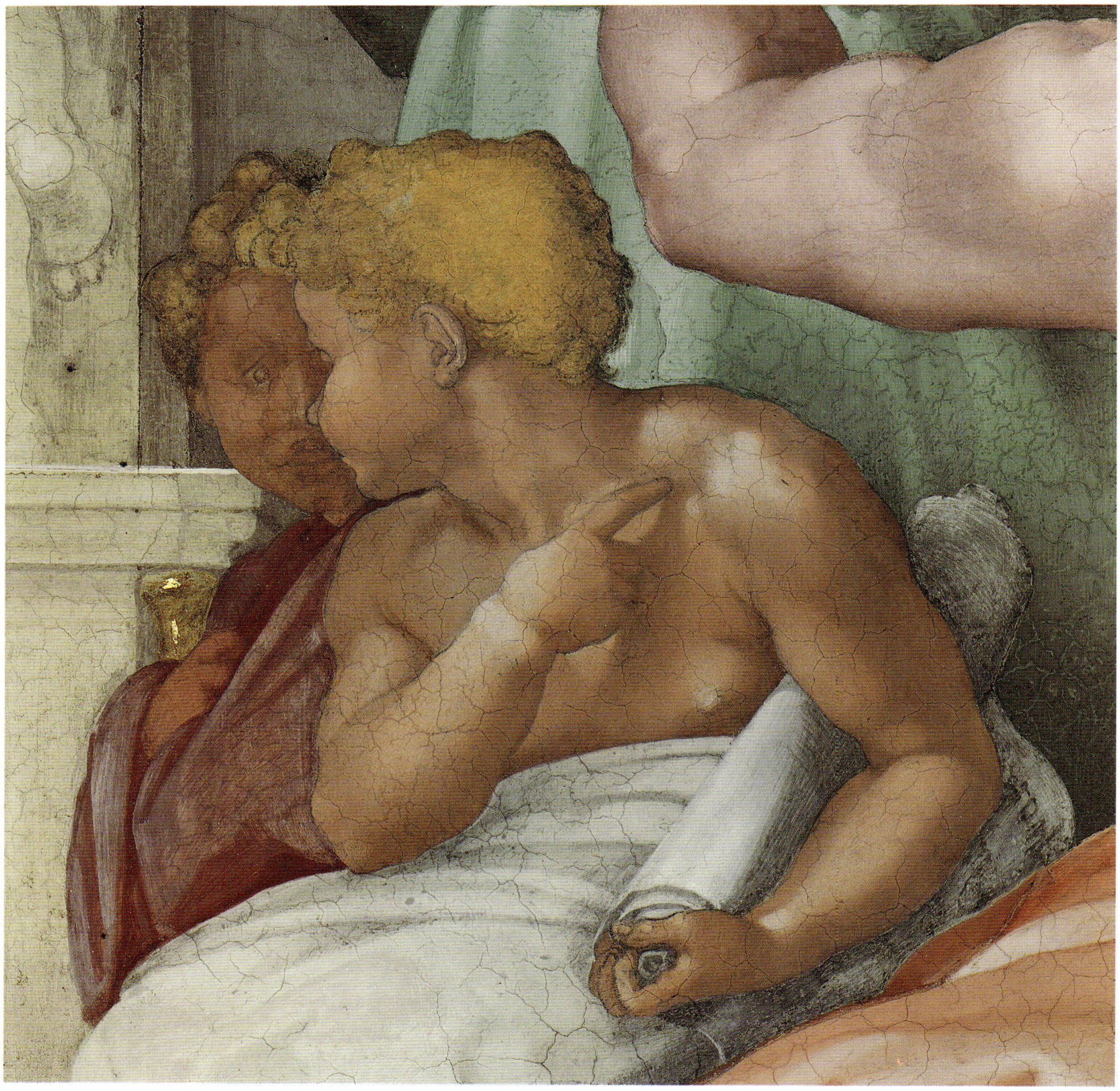

Oben: Detail mit jungen „Gehilfen" der Sibylle.
Gegenüberliegende Seite: Gesicht der Libica.

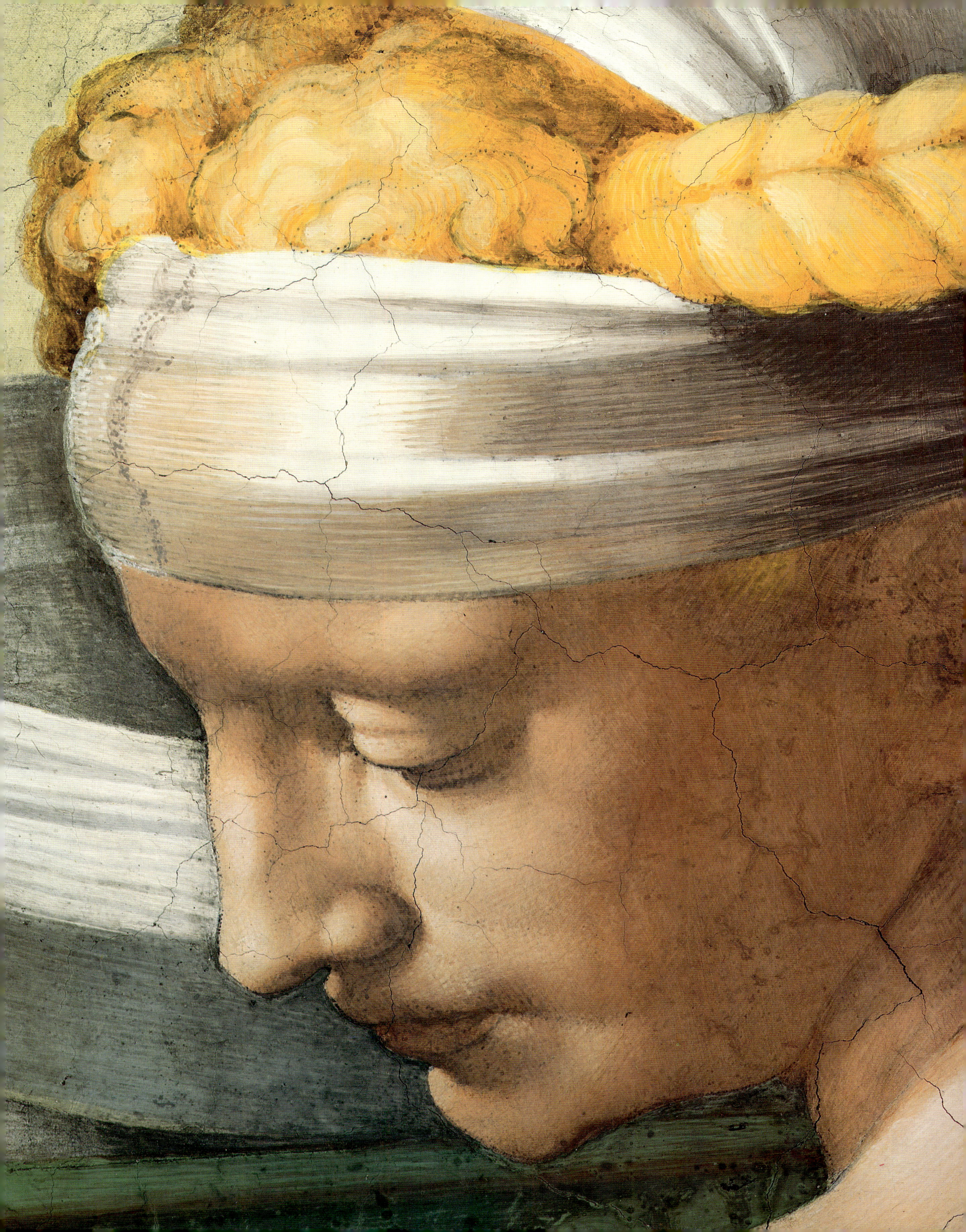

Verflucht der Tag, an dem ich geboren wurde; der Tag, an dem meine
Mutter mich gebar, sei nicht gesegnet.
[…]
Er höre Wehgeschrei am Morgen
und Kriegslärm um die Mittagszeit,
[…]
Warum denn kam ich hervor aus dem Mutterschoß,
um nur Mühsal und Kummer zu erleben …?

JEREMIA 20,14-18

Das empfindsame Gemüt des von Gott zum Unglückspropheten Berufenen leidet unter den Strafen, die der Allmächtige dem sündigen jüdischen Volk auferlegt. Michelangelo stellt Jeremia als alten Mann dar, der sich, resigniert angesichts des göttlichen Willens, dem Schmerz hingibt. Die gequälte Persönlichkeit und die physische Erscheinung des alten Propheten sind mehrfach mit dem Künstler verglichen worden.

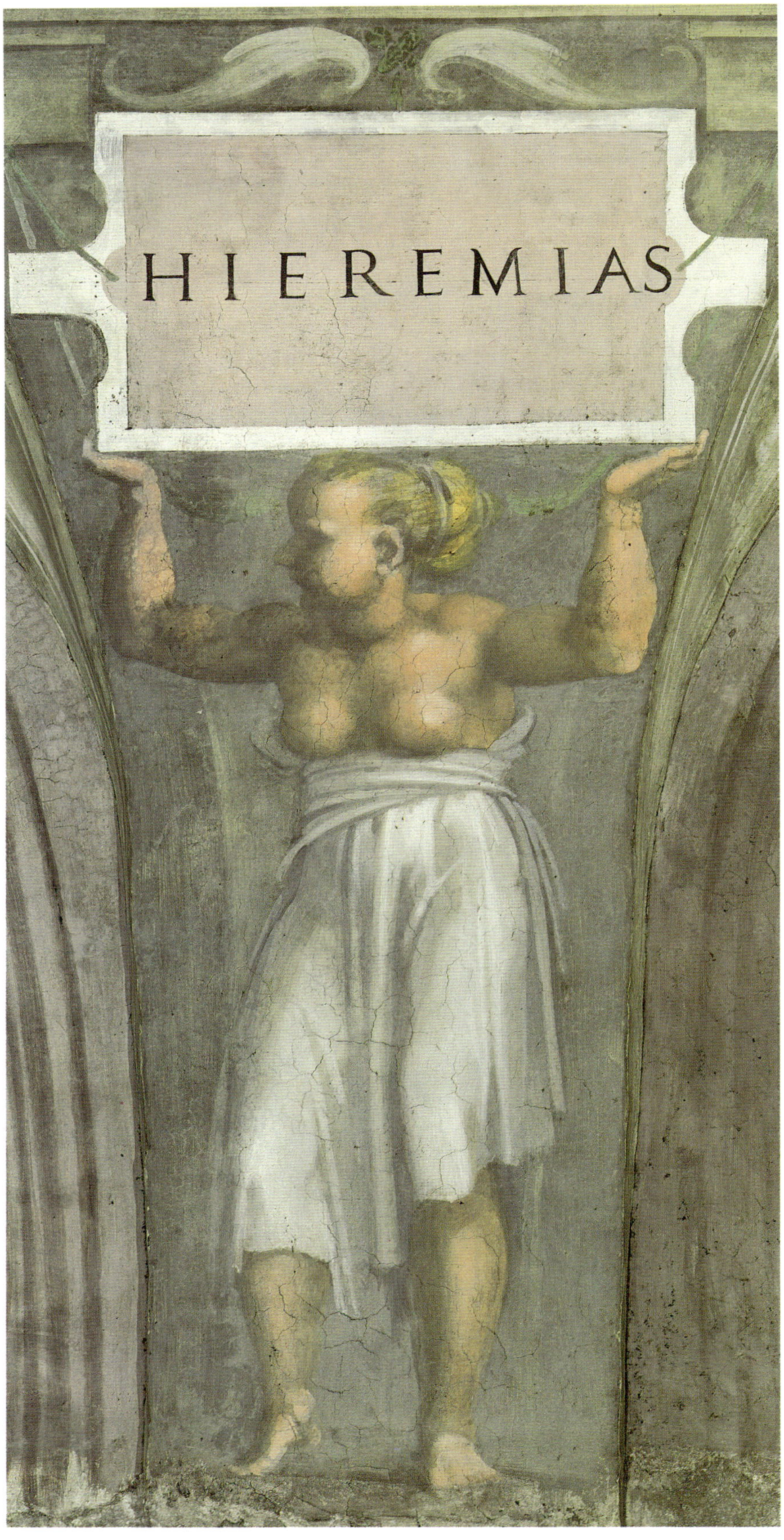

Auf dieser Seite: Tafeltragende Putte. Gegenüberliegende Seite: Prophet Jeremia.

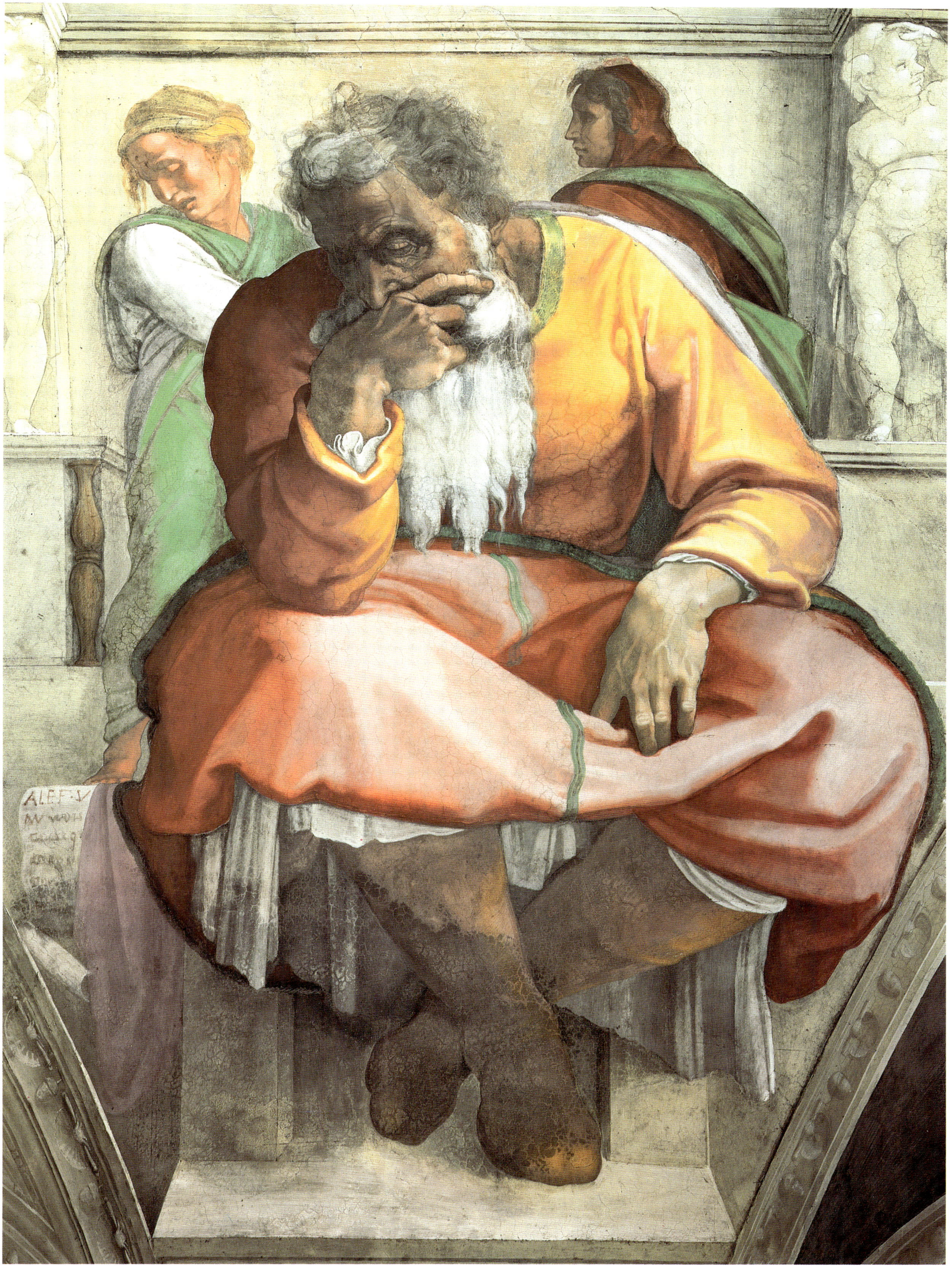

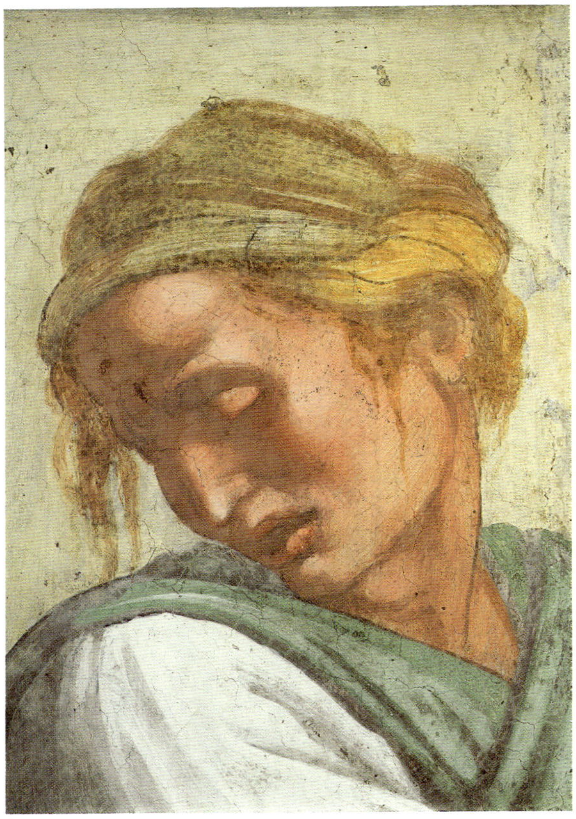

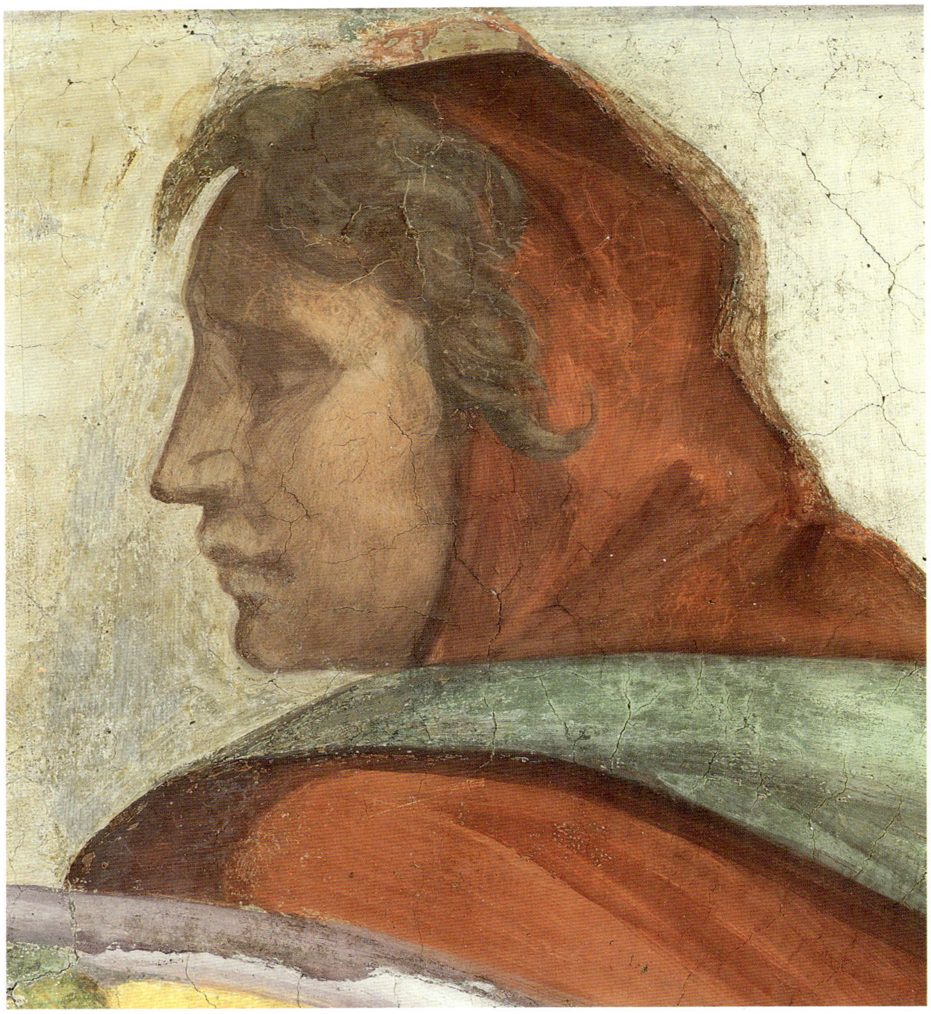

Die stark psychologische Charakterisierung des Jeremia wird durch expressive Details erreicht: die ebenfalls von Melancholie befallenen Genien hinter der Hauptfigur, die naturalistische Darstellung der resignativ im Schoß ruhenden Hand und das Porträt des betagten Propheten.

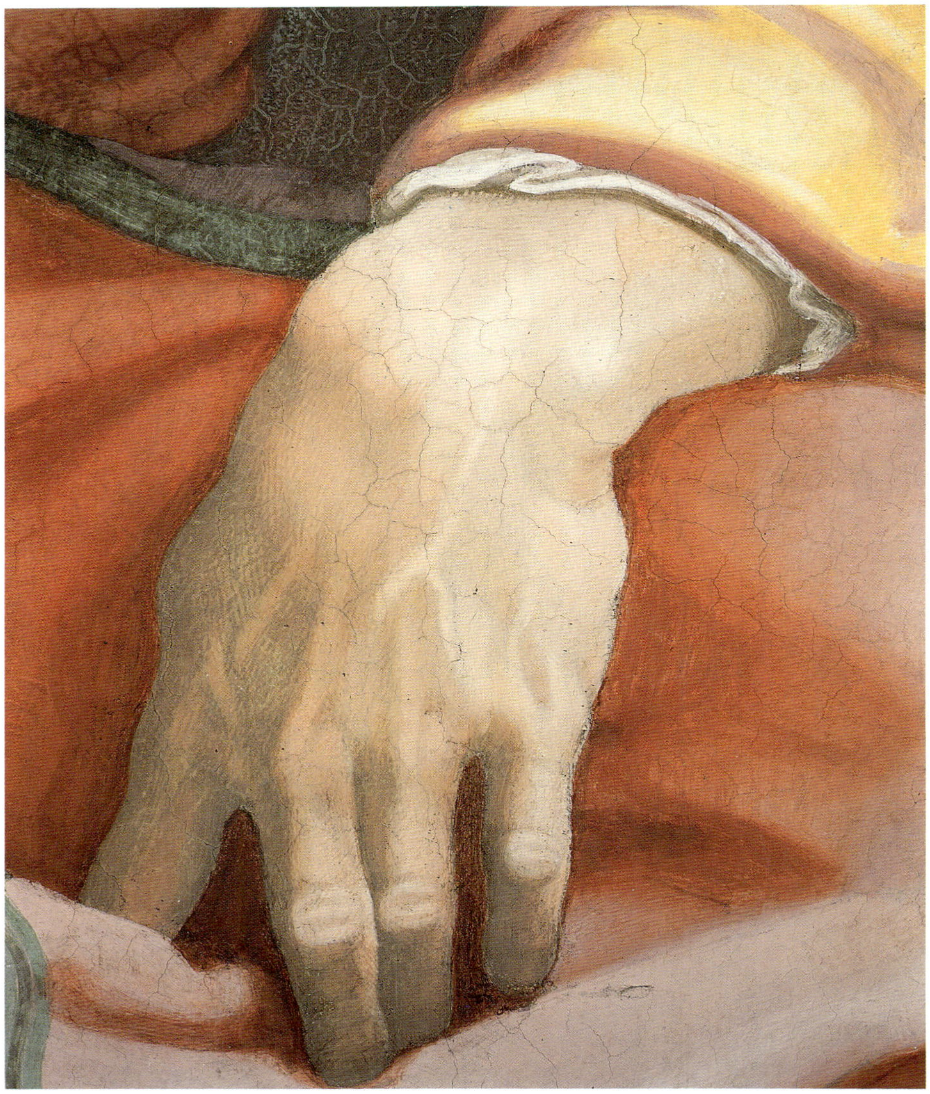

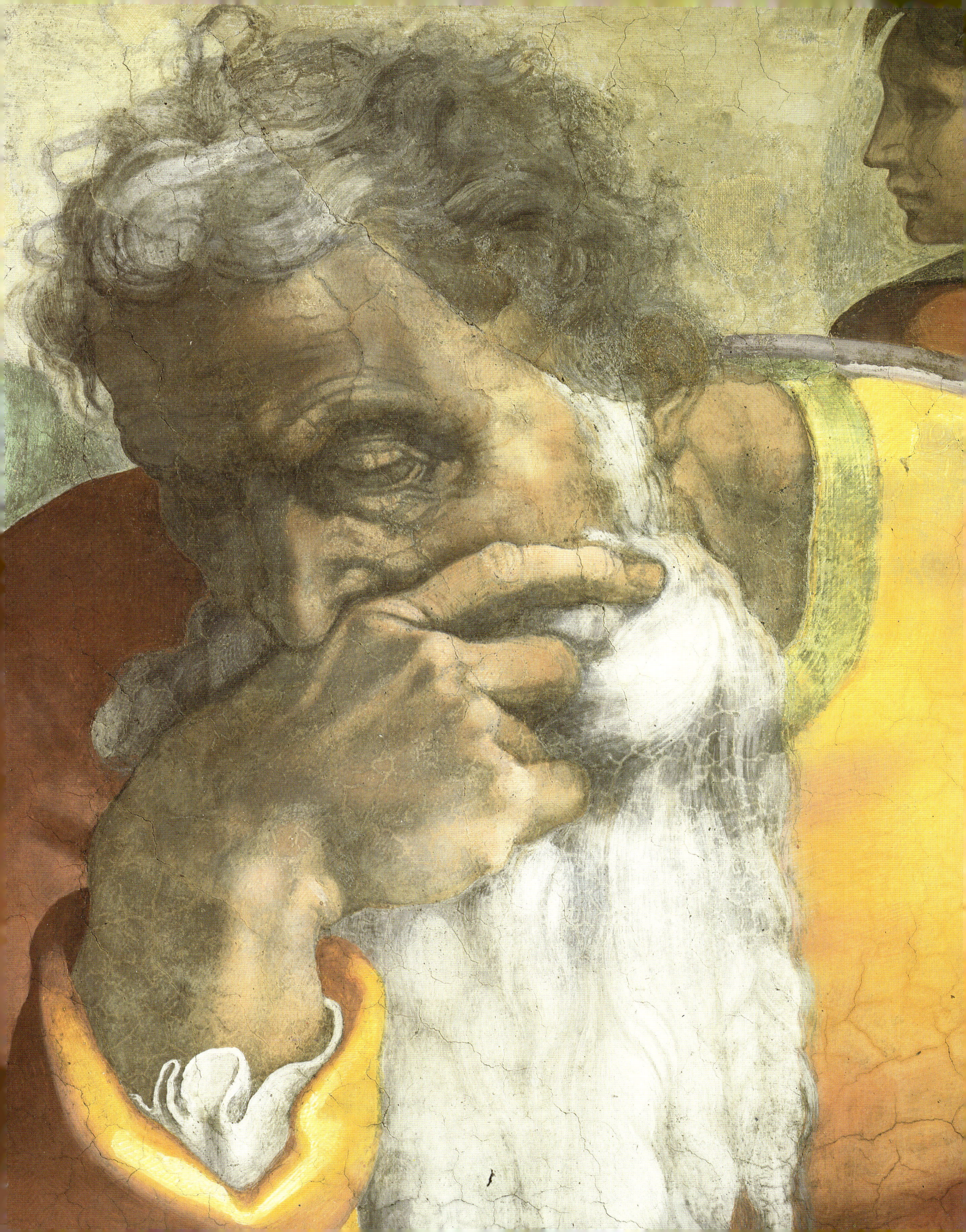

Gott aber fragte Jona: Ist es recht von dir,
wegen des Rizinusstrauches zornig zu sein?
[...]
Dir ist es leid um den Rizinusstrauch, für den du nicht gearbeitet
und den du nicht großgezogen hast.
Über Nacht war er da, über Nacht ist er eingegangen.
Mir aber sollte es nicht leid sein um Ninive,
die große Stadt, in der mehr als hundertzwanzigtausend Menschen leben,
die nicht einmal rechts und links unterscheiden können –
und außerdem so viel Vieh?

JONA 4,9-11

Im kurzen Buch Jona, das eine Sonderstellung innehat, ist die Rede von der Bekehrung der Sünder in der Stadt Ninive, ein Gesinnungswandel, der auf die Verkündigung des widerspenstigen Propheten hin erfolgt. Daß Gott sich des reuigen Volkes erbarmt, erbittert Jona. Michelangelo hält in den unwirschen Gebärden der Figur offenbar genau diesen Moment der inneren Auflehnung fest. Der Prophet ist von seinen Attributen umgeben: dem Fisch, in dessen Bauch der Prophet drei Tage verbrachte (eine Vorwegnahme der Auferstehung Christi drei Tage nach der Grablegung)

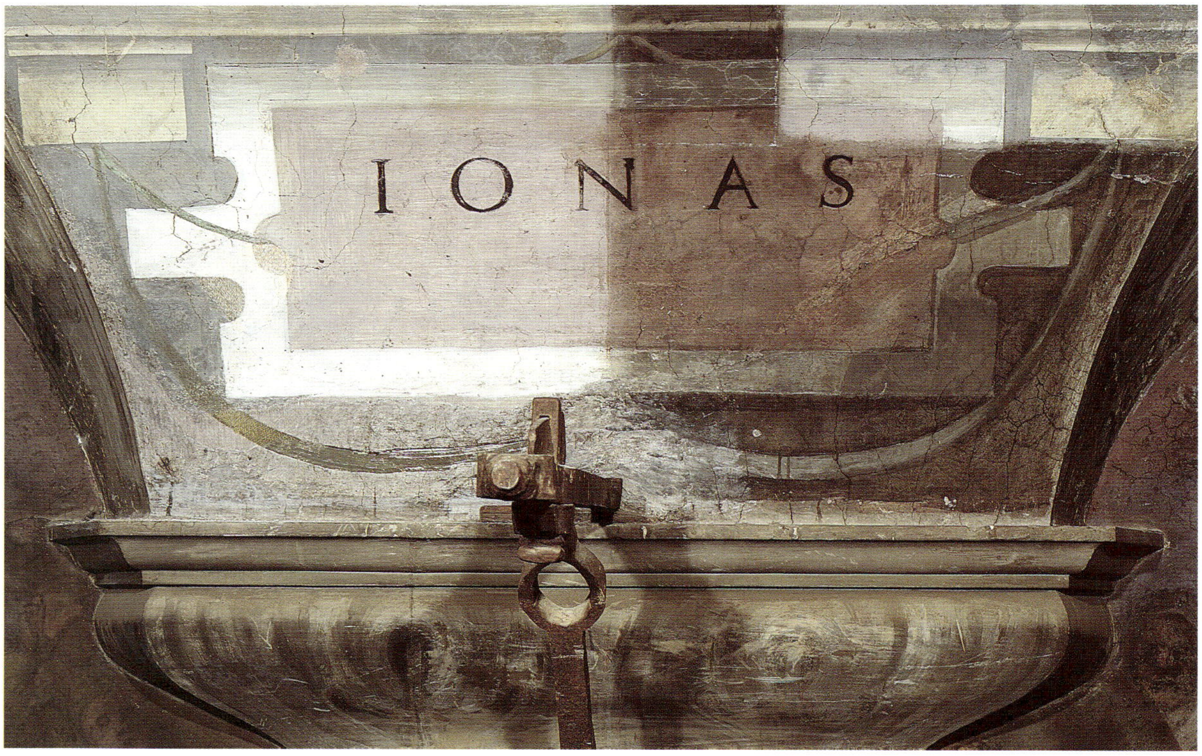

und dem Rizinusstrauch, den Gott zum Schutz vor der Sonne in der Wüste wachsen ließ, hinter dem Haupt des Jona.
Das göttliche Strafgericht, Thema des Buches Jona, spiegelt sich in der biblischen Szene über der Figur des Propheten wider: Die Episode der „Scheidung von Licht und Finsternis", die Jona anzublicken scheint, ist ein erkennbares Symbol des Jüngsten Gerichts.

Oben: Tafel mit Namen des Propheten. Gegenüberliegende Seite und folgende: Prophet Jona, Gesamtansicht und Details.

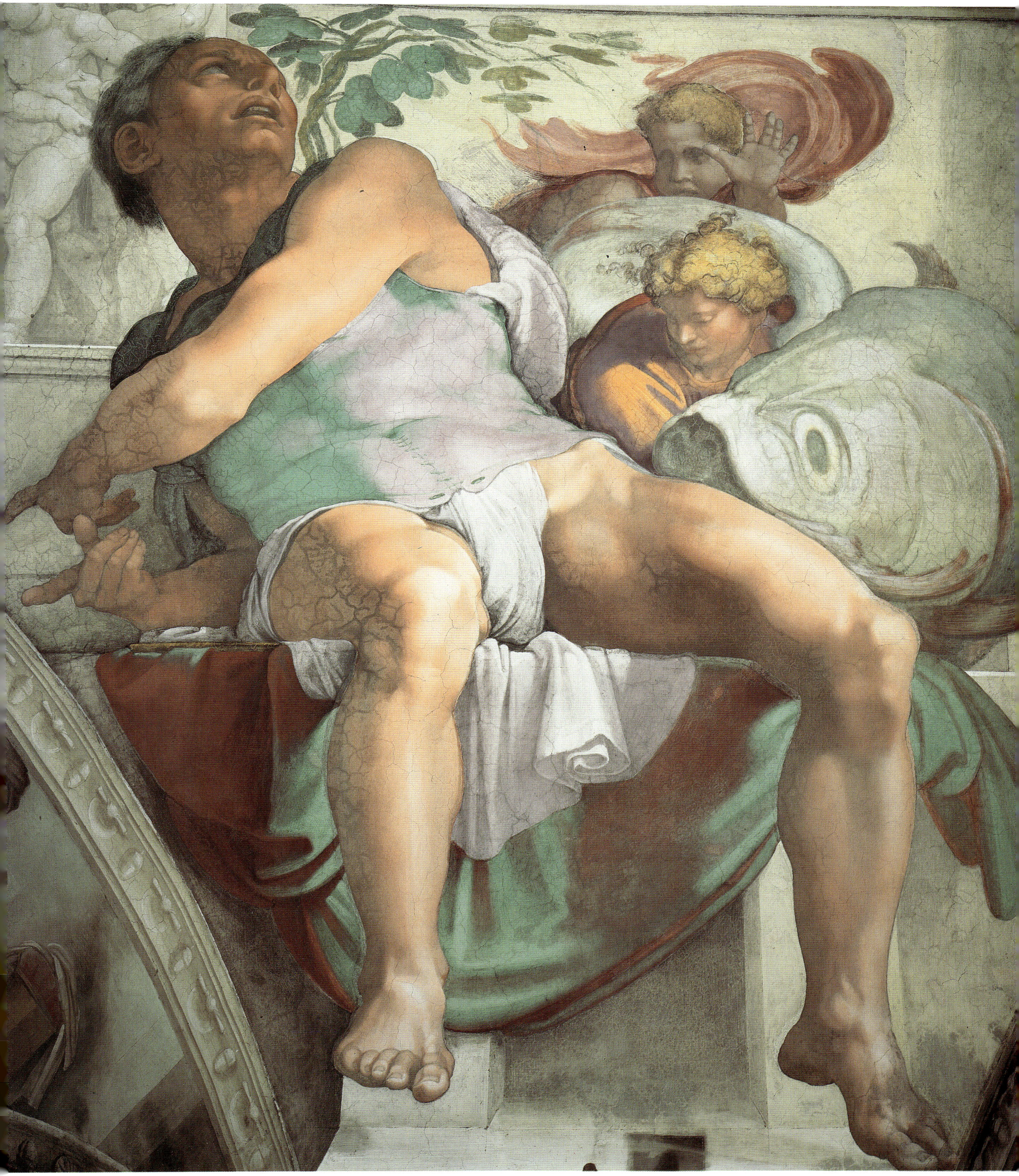

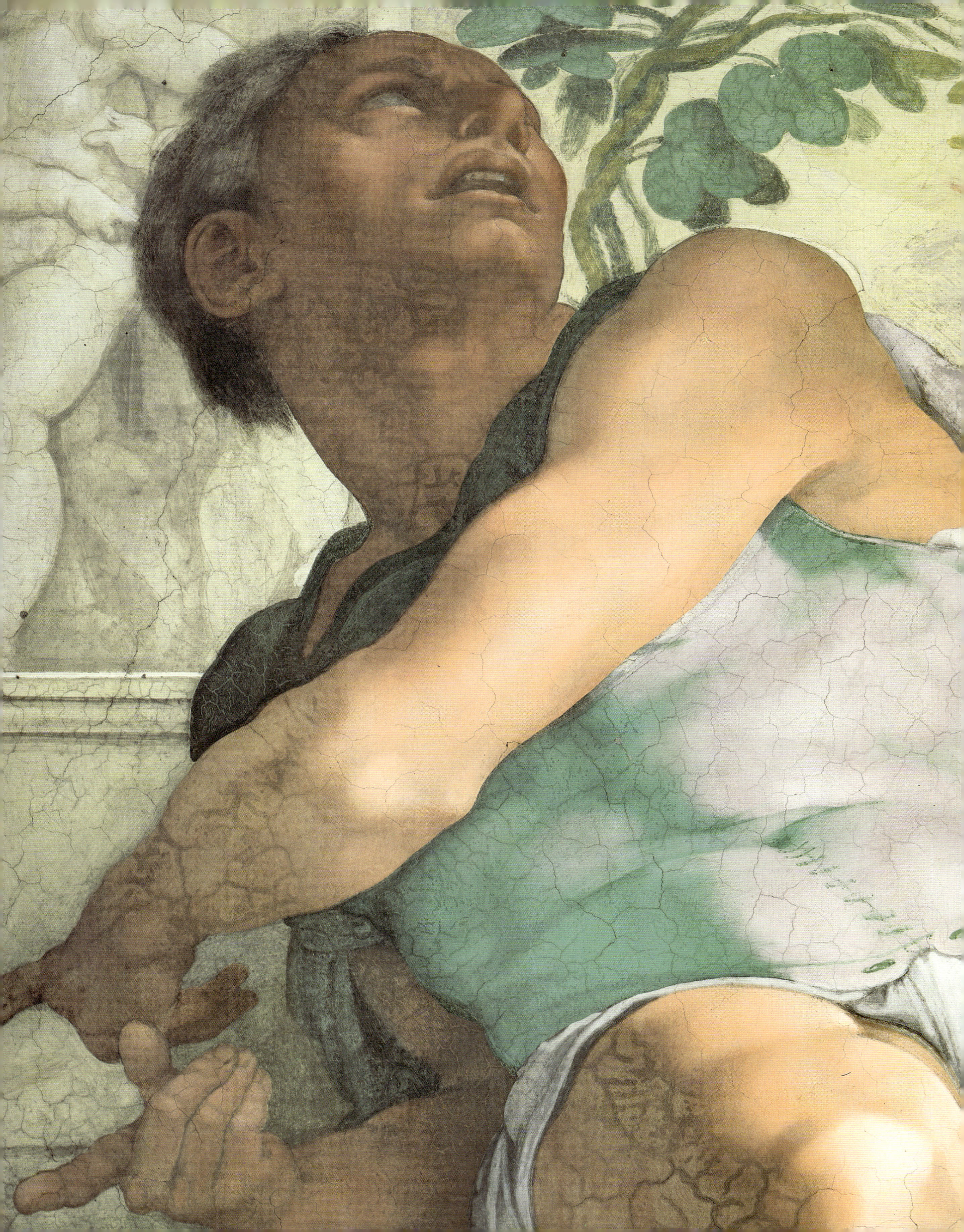

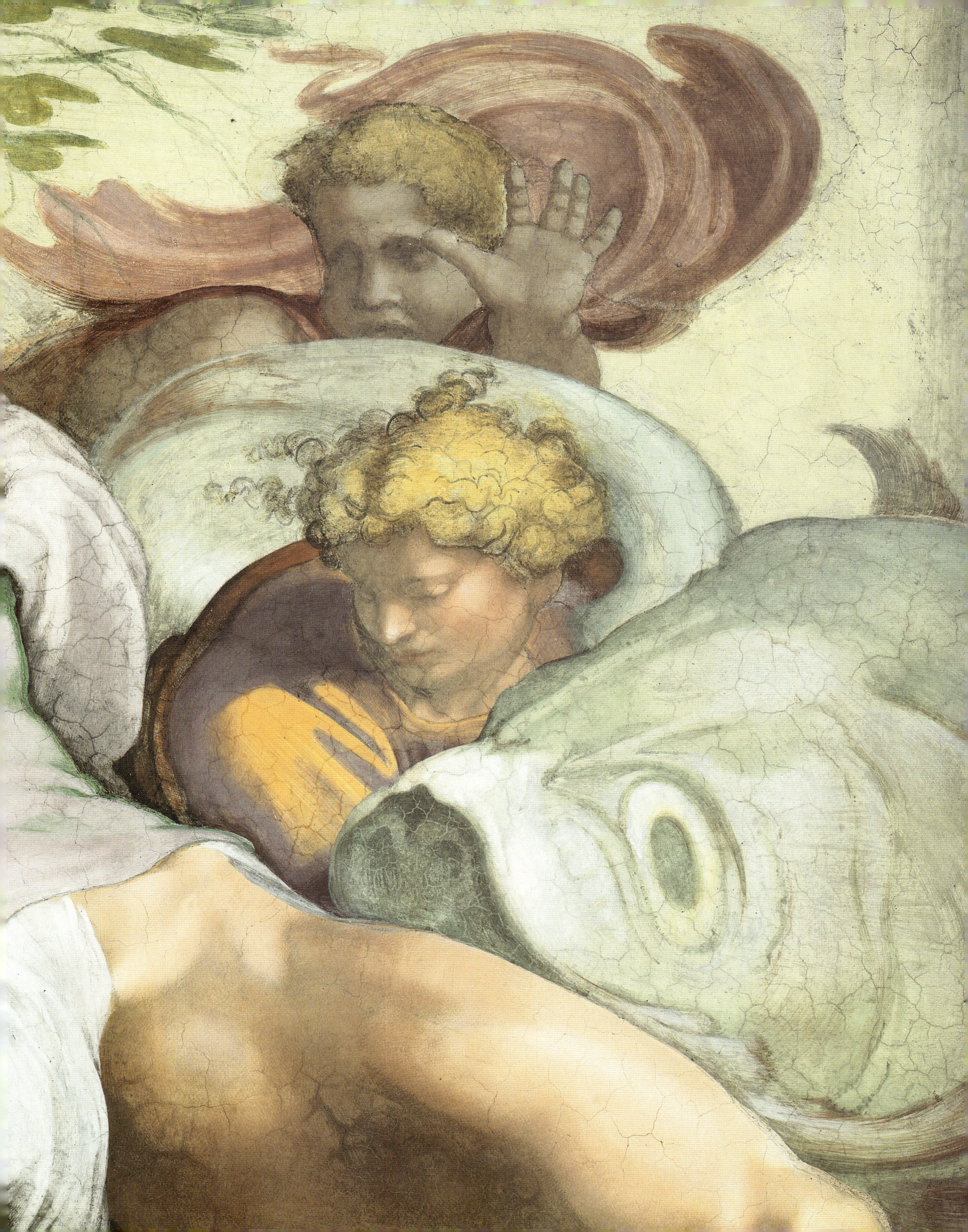

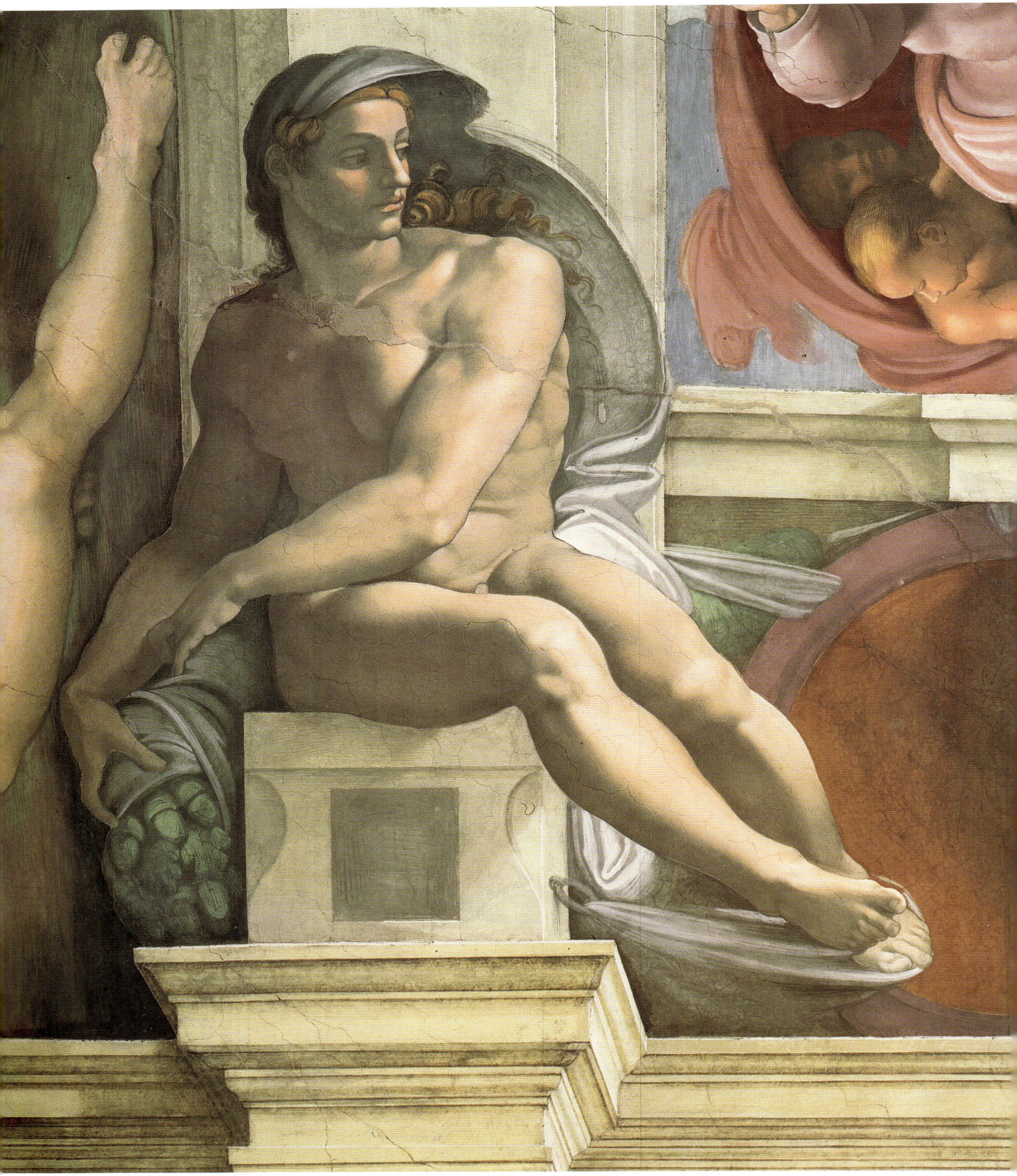

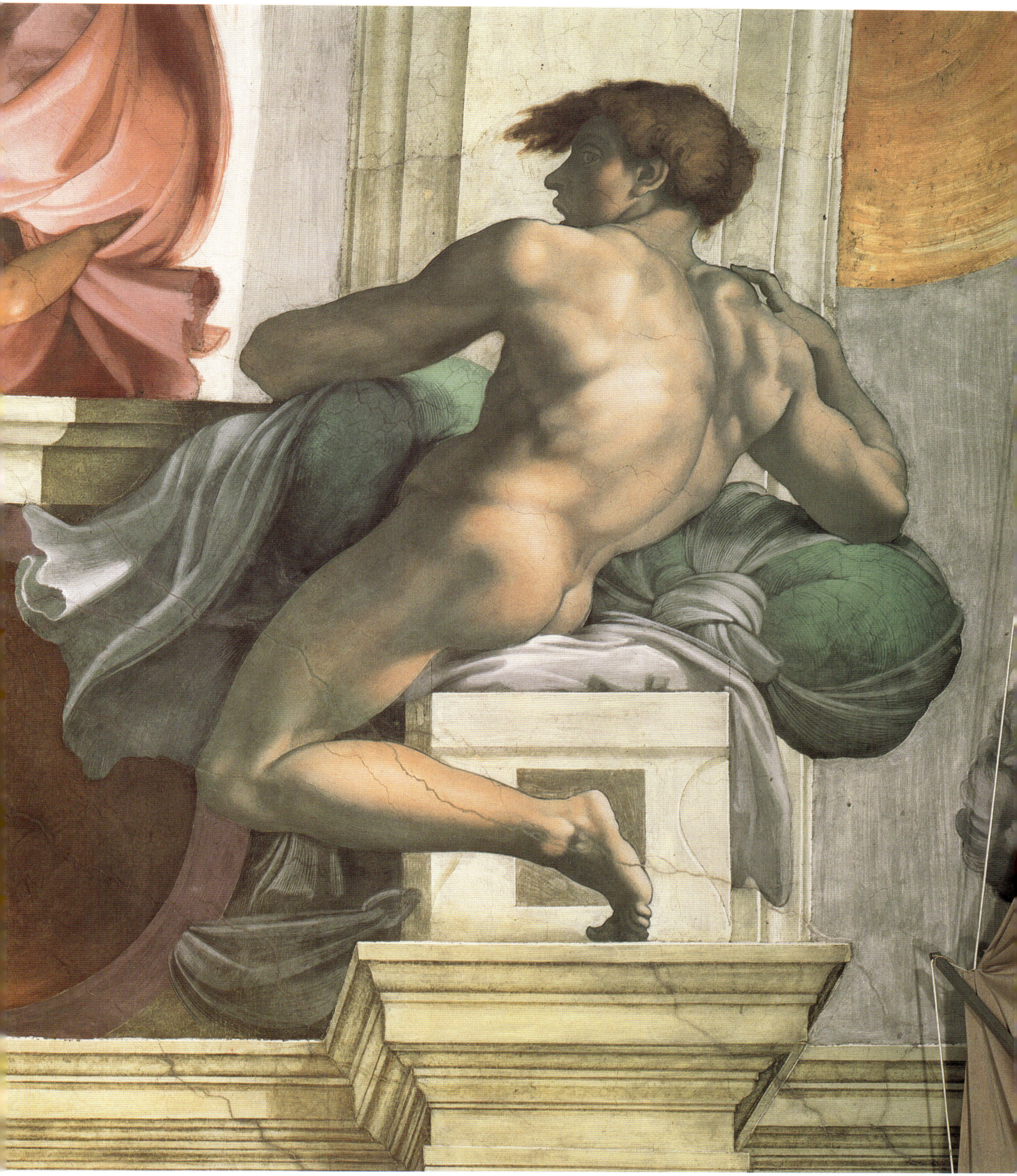

DIE SCHEIDUNG
VON LAND UND WASSER

Im dritten Feld erscheint in den Lüften der höchste Gott, wieder mit Engeln, und blickt auf die Wasser herab.

CONDIVI, Vita di Michelangelo Buonarroti

Die Figur Gottes, einzige Hauptfigur in den Szenen der Schöpfung, nimmt zur Altarwand hin immer gewaltigere Ausmaße an. Die flatternden Gewänder in „wunderbaren kunstvollen Verkürzungen" tragen mit zur Schaffung einer Atmosphäre bei, in der man Urkräfte walten spürt.
Nicht unproblematisch ist die Identifizierung des dargestellten biblischen Motivs: Nach unterschiedlichen Auffassungen handelt es sich um Darstellungen der Scheidung von Land und Wasser, der Erschaffung des Meeresgetiers oder der Scheidung von Himmel und Erde. Die erste Meinung trifft wohl am ehesten zu.

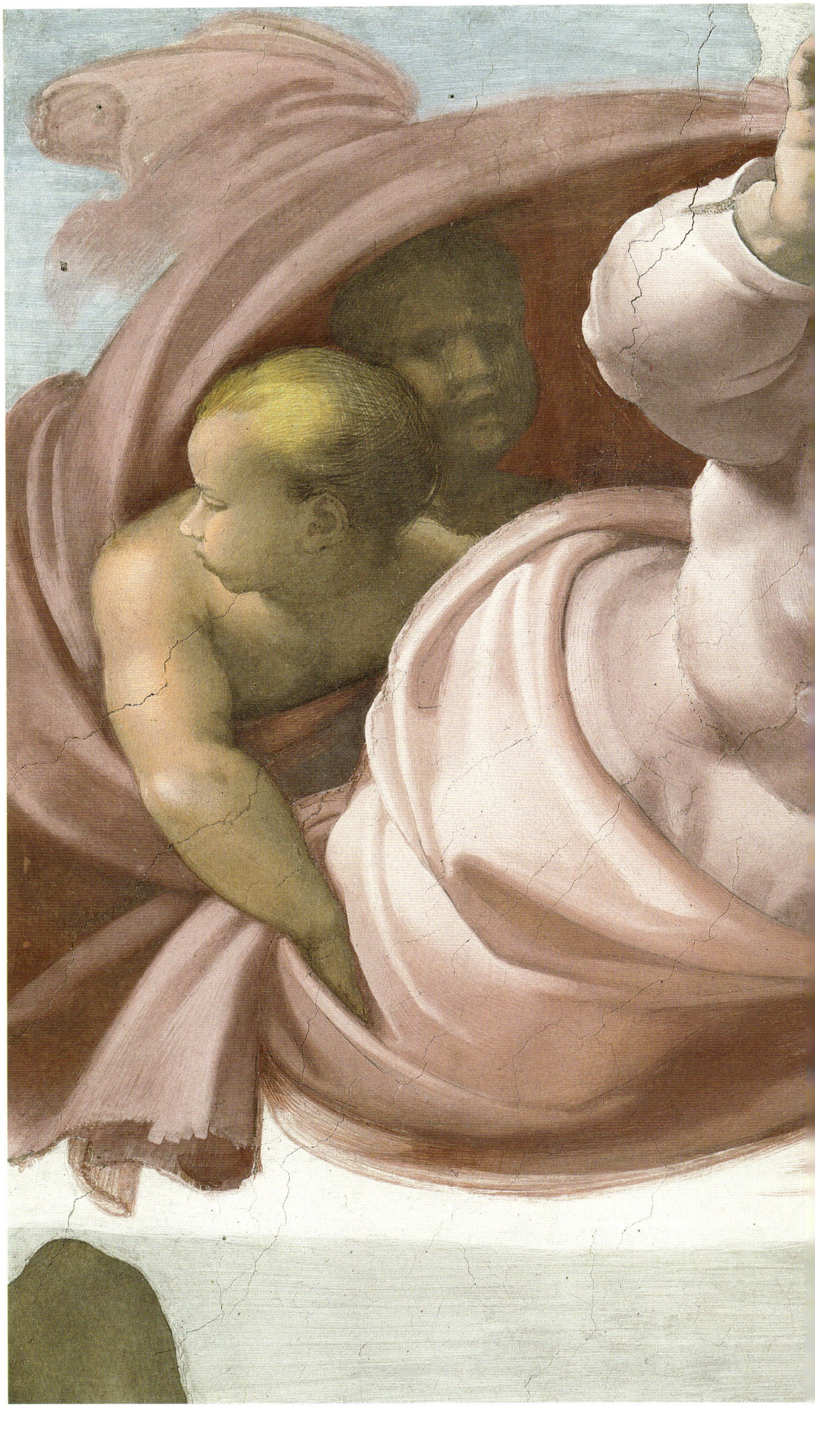

Vorhergehende Seiten: Paar der Ignudi über der Persischen Sibylle. Das Medaillon zwischen beiden Figuren ist das einzige nicht ausgemalte. Zur Altarwand hin werden die Gebärden der Ignudi lebhafter. Die abgebildeten scheinen heftigen Winden ausgesetzt, vor allem der in Rückansicht dargestellte sitzende Ignudo rechts, der mühsam das Gleichgewicht zu halten scheint.
Die Paare der Ignudi, die Michelangelo am Anfang der Arbeiten an der Sixtina ausmalte, sind vorwiegend nach symmetrischen Gesichtspunkten gestaltet. Im folgenden bevorzugt der Künstler eine dynamische Ausgestaltung mit gegensätzlichen Gebärden. Die Haltungen der Figuren, die zur Altarwand hin stärker in die Bildfelder mit den Szenen der Genesis eindringen, steigern die Dramatik des göttlichen Schöpfungsaktes.

Dann sprach Gott: Das Wasser unterhalb des Himmels
sammle sich an einem Ort, damit das Trockene
sichtbar werde. So geschah es. Das Trockene nannte Gott Land,
und das angesammelte Wasser nannte er Meer.

GENESIS 1,9-10

Folgende Seiten: Paar der Ignudi über dem Propheten Daniel. Im Zentrum ein Medaillon mit der Darstellung vom Tod Abschaloms (2 Samuel 18,9 ff.).

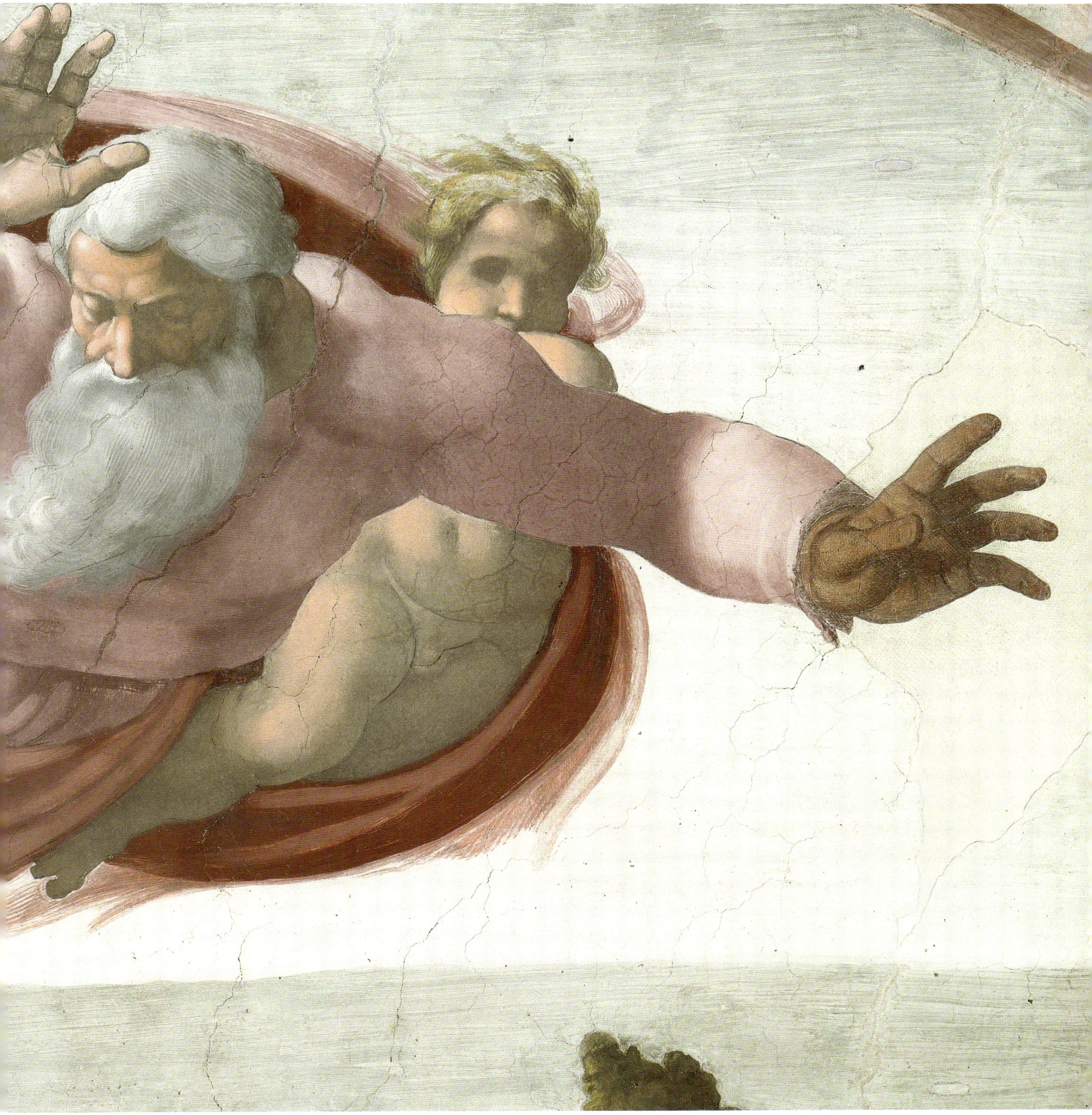

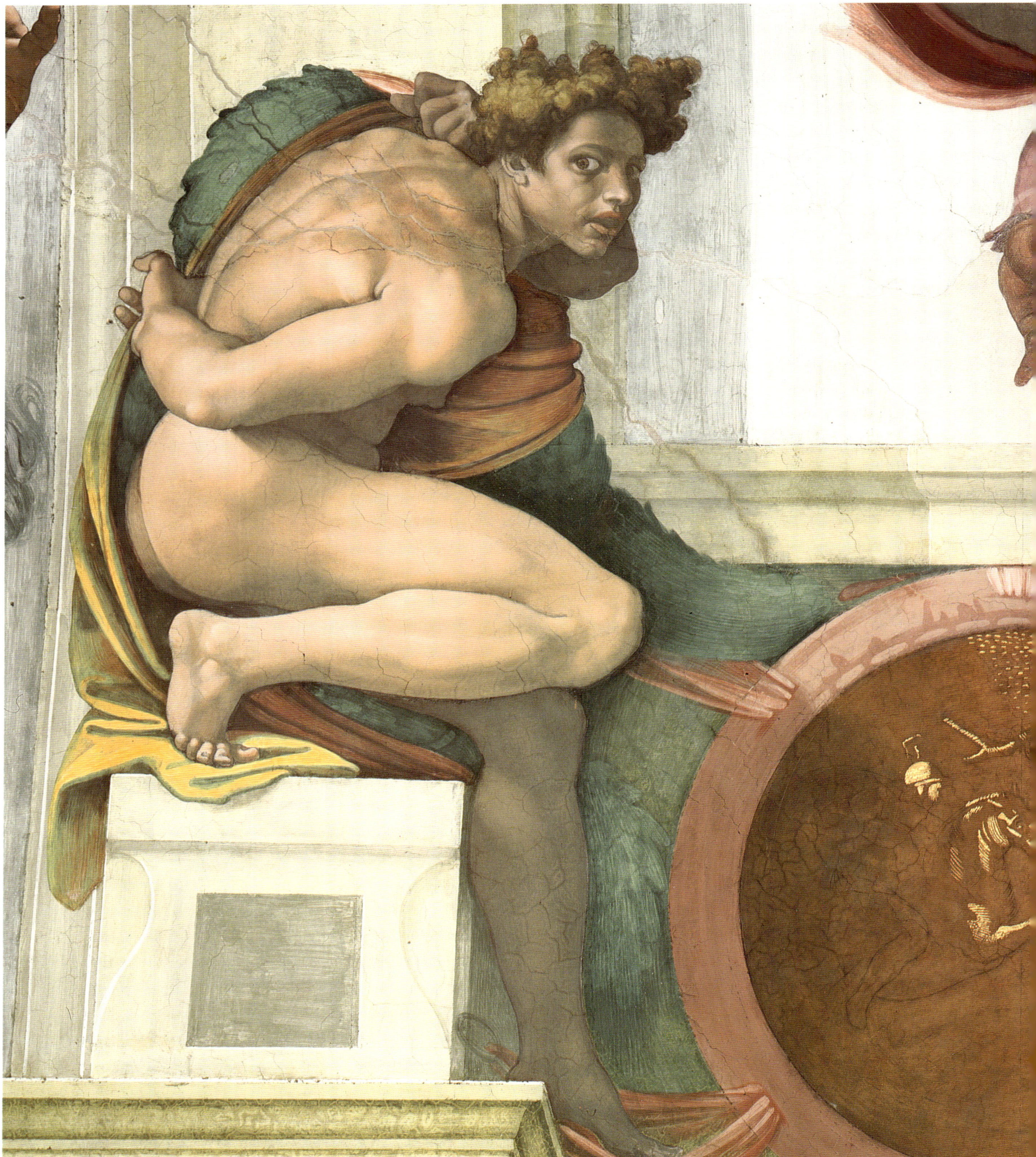

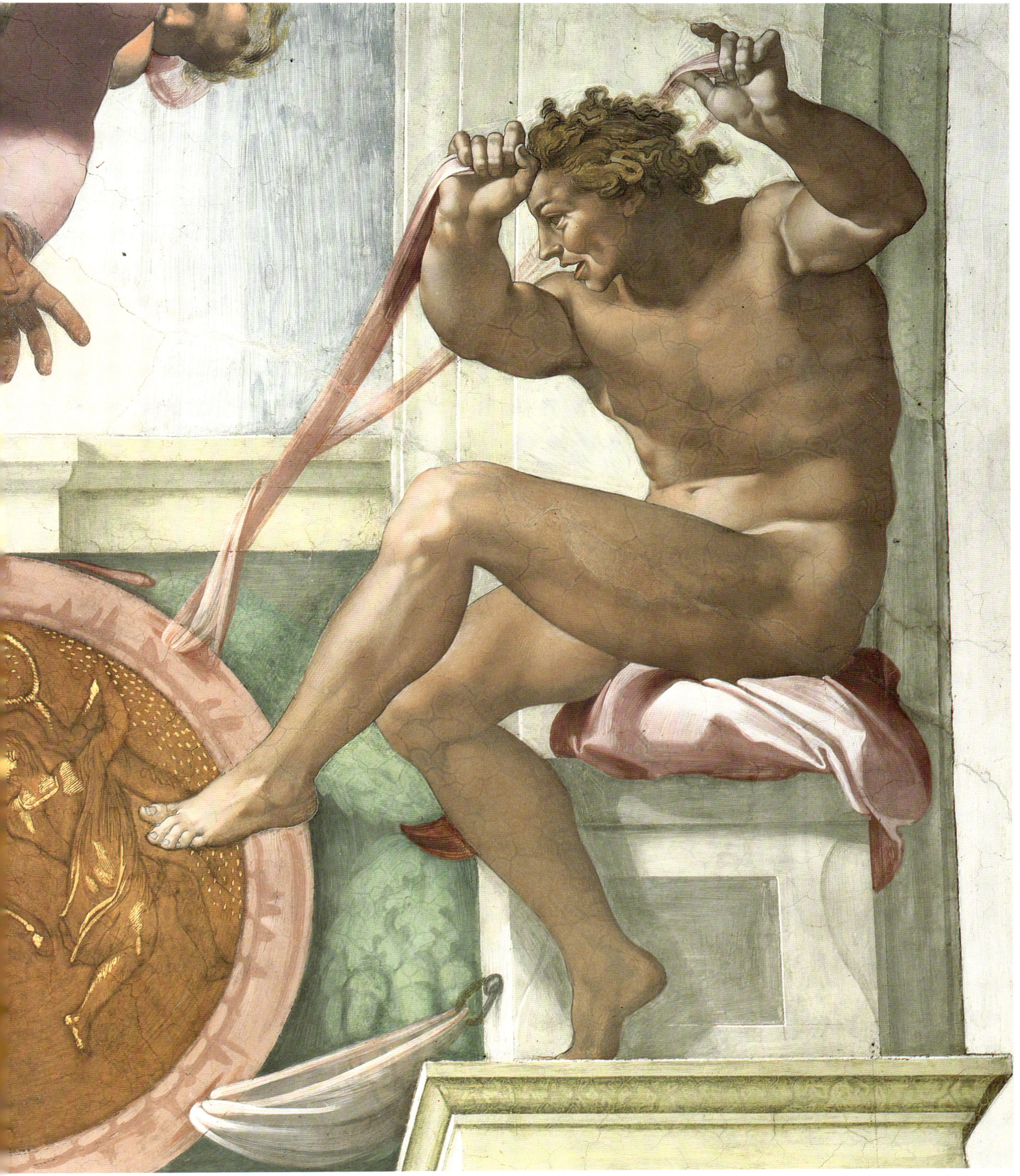

DIE ERSCHAFFUNG
DER GESTIRNE
UND PFLANZEN

Dann sprach Gott: Lichter sollen am Himmelsgewölbe sein,
um Tag und Nacht zu scheiden [...], Lichter [...],
die über die Erde hin leuchten.
So geschah es. Gott machte die beiden großen Lichter, das größere,
das über den Tag herrscht, das kleinere, das über die Nacht herrscht,

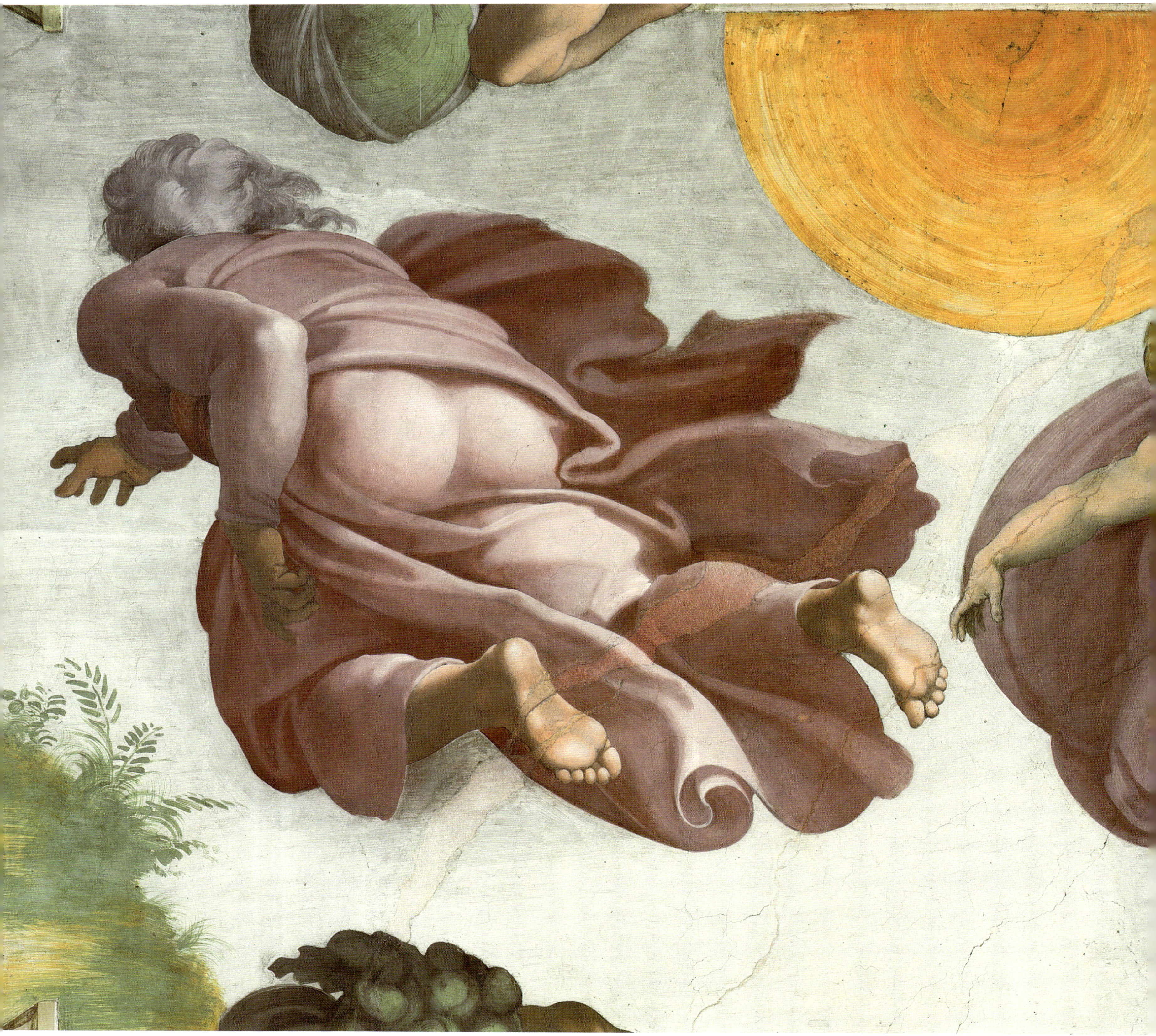

In diesem Feld sind zwei aufeinanderfolgende Szenen abgebildet. Die erste auf der rechten Seite zeigt die Erschaffung von Sonne und Mond. Die entstehende endgültige Ordnung erfaßt unvorbereitet selbst die Engel, die Gott begleiten. Die „sehr gewaltige" Figur des Schöpfers ist vor der Sonne ins Licht, vor dem Nachtgestirn ins Dunkel getaucht. Links im Bild: Gott erschafft die Pflanzen der Erde.

auch die Sterne. Gott setzte die Lichter an das Himmelsgewölbe, damit sie über die Erde hin leuchten, über Tag und Nacht herrschen und das Licht von der Finsternis scheiden.

GENESIS 1,14-18

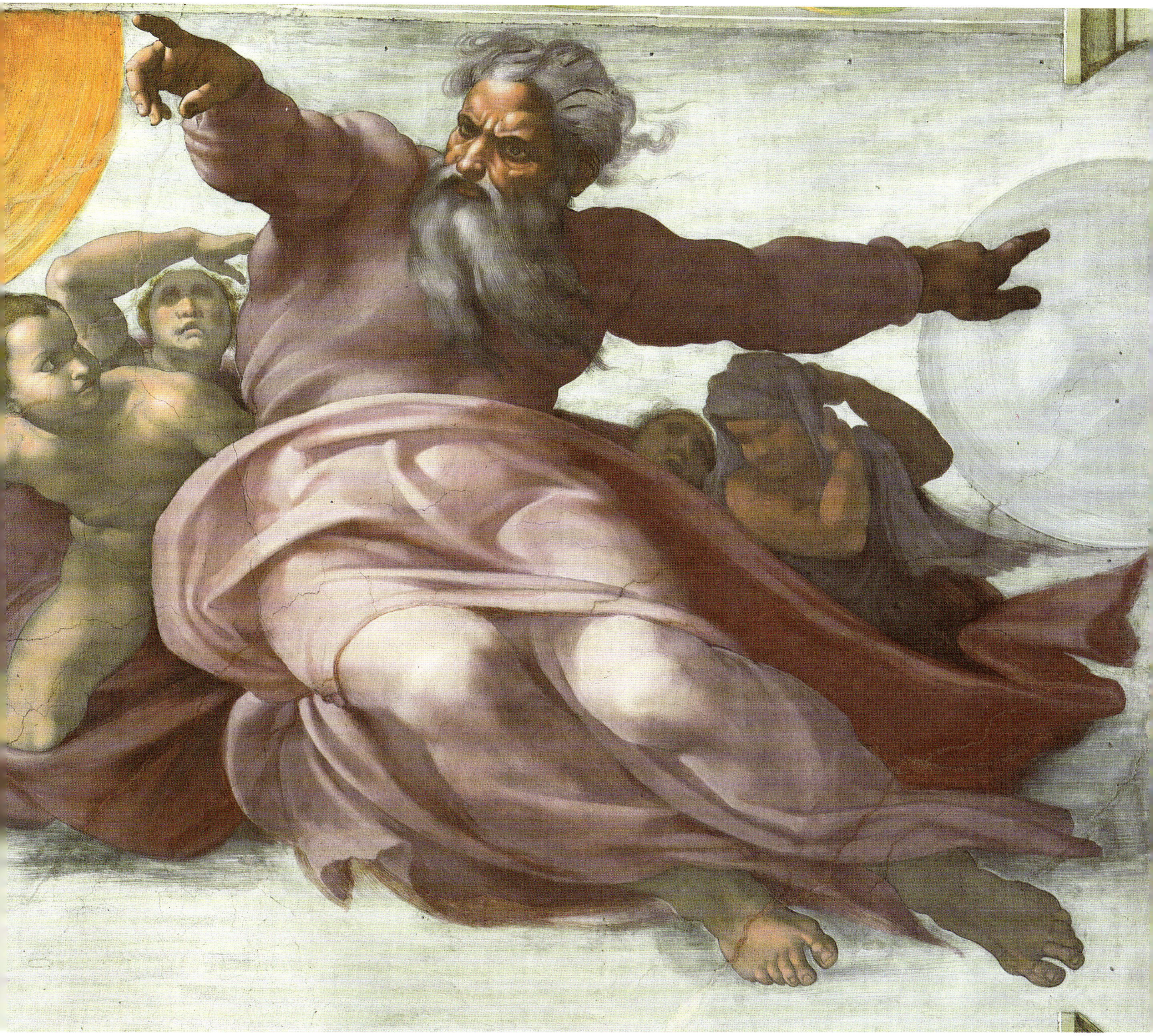

Folgende Seite: Detail mit Pflanzen erschaffendem Gott. Er ist von hinten dargestellt und „zeigt den ganzen Rücken bis hinab zu den Fußsohlen; was wunderschön anzusehen ist und zeigt, was Verkürzung bewirken kann." (Condivi)

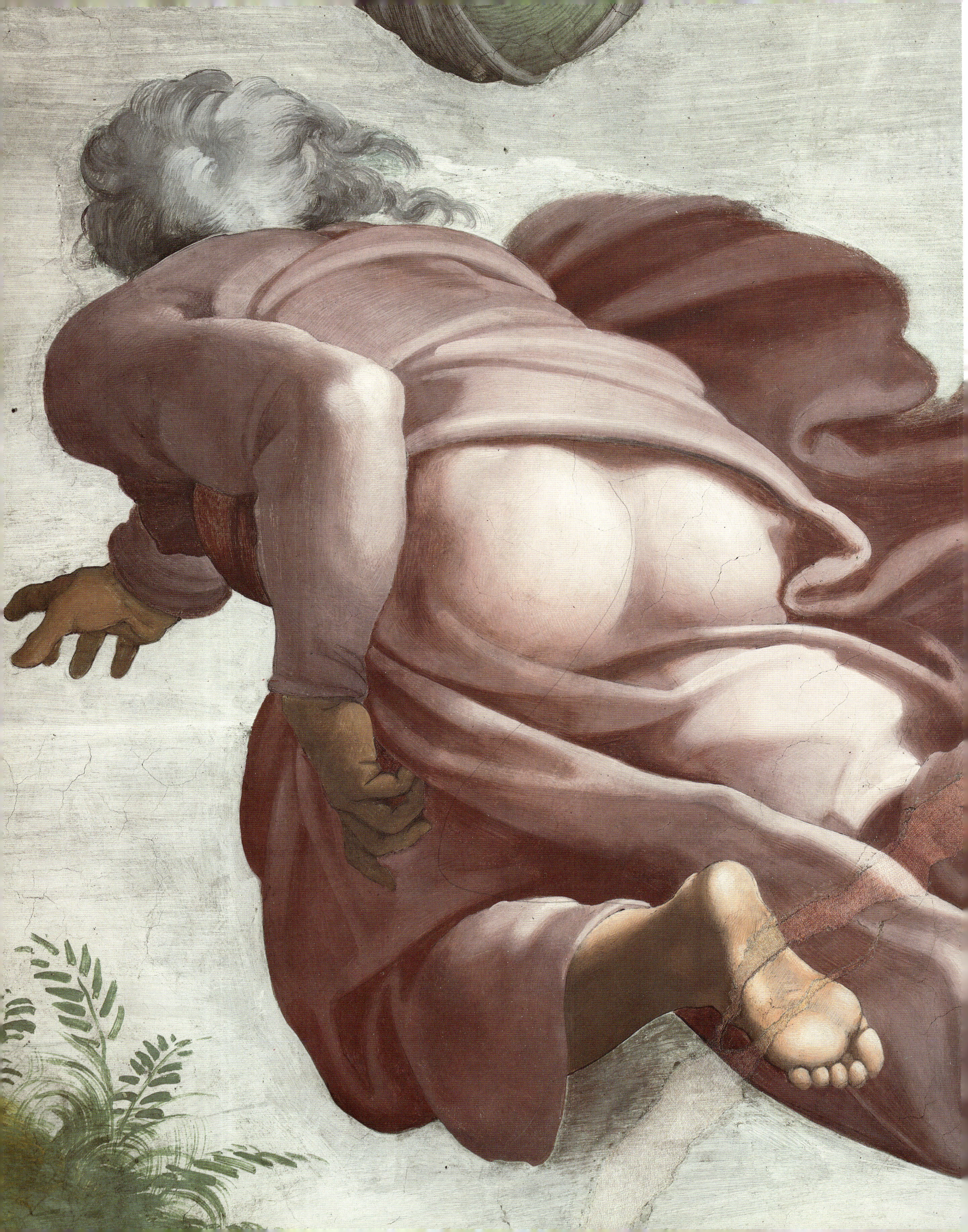

Dort sind einige Engelchen in Gesellschaft,
von denen eines auf der linken Seite das Gesicht verbirgt
und sich an seinen Schöpfer schmiegt,
wie um sich vor schädlichen Strahlen des Mondes zu schützen.

CONDIVI, Vita di Michelangelo Buonarroti

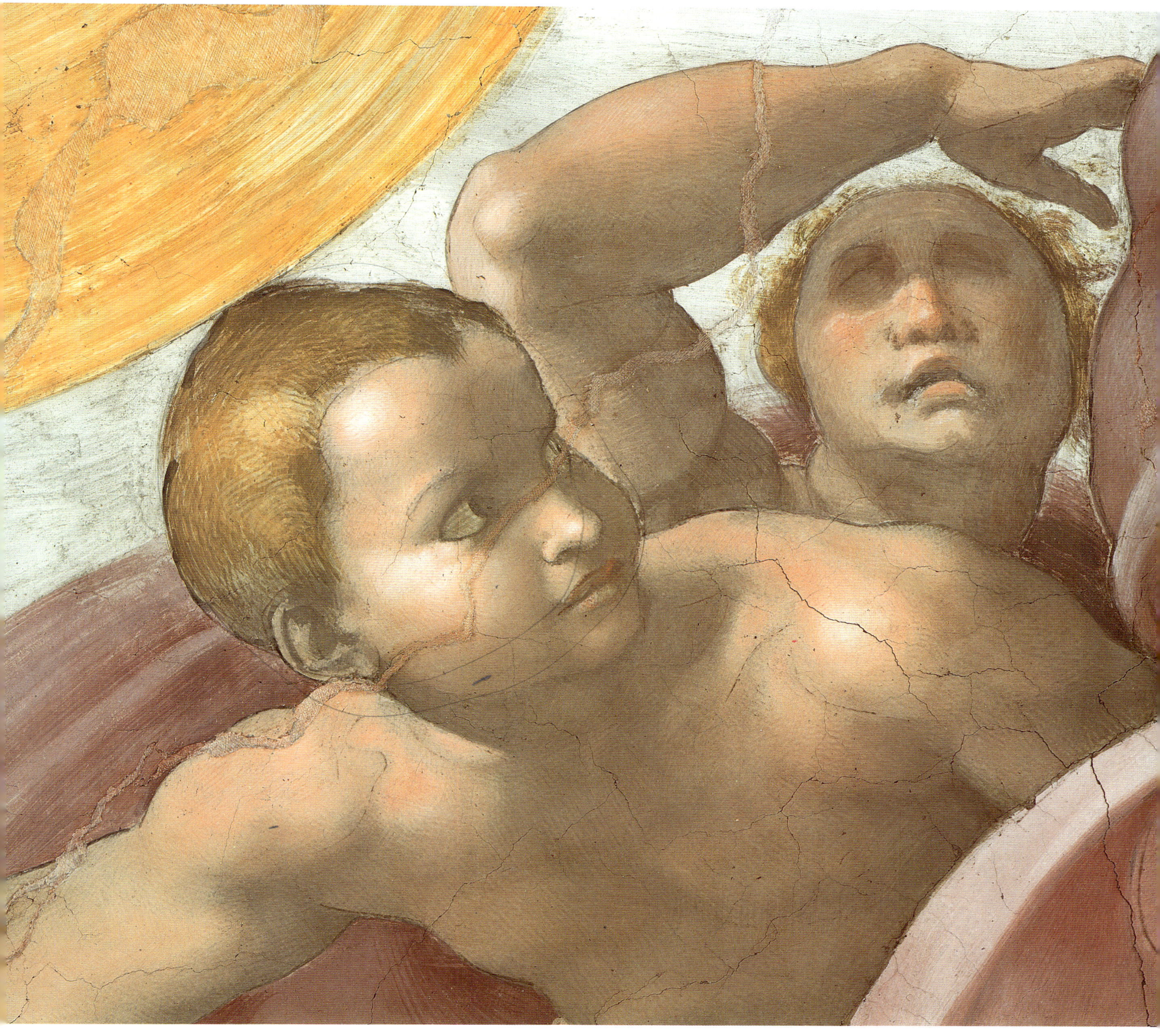

Oben: „Die Erschaffung der Gestirne", Detail mit Engeln, die von der Sonne angestrahlt werden. Einer hält sich zum Schutz vor dem grellen Licht den Arm über die Augen.
Folgende Seiten: Detail mit Handbewegung des Schöpfers.

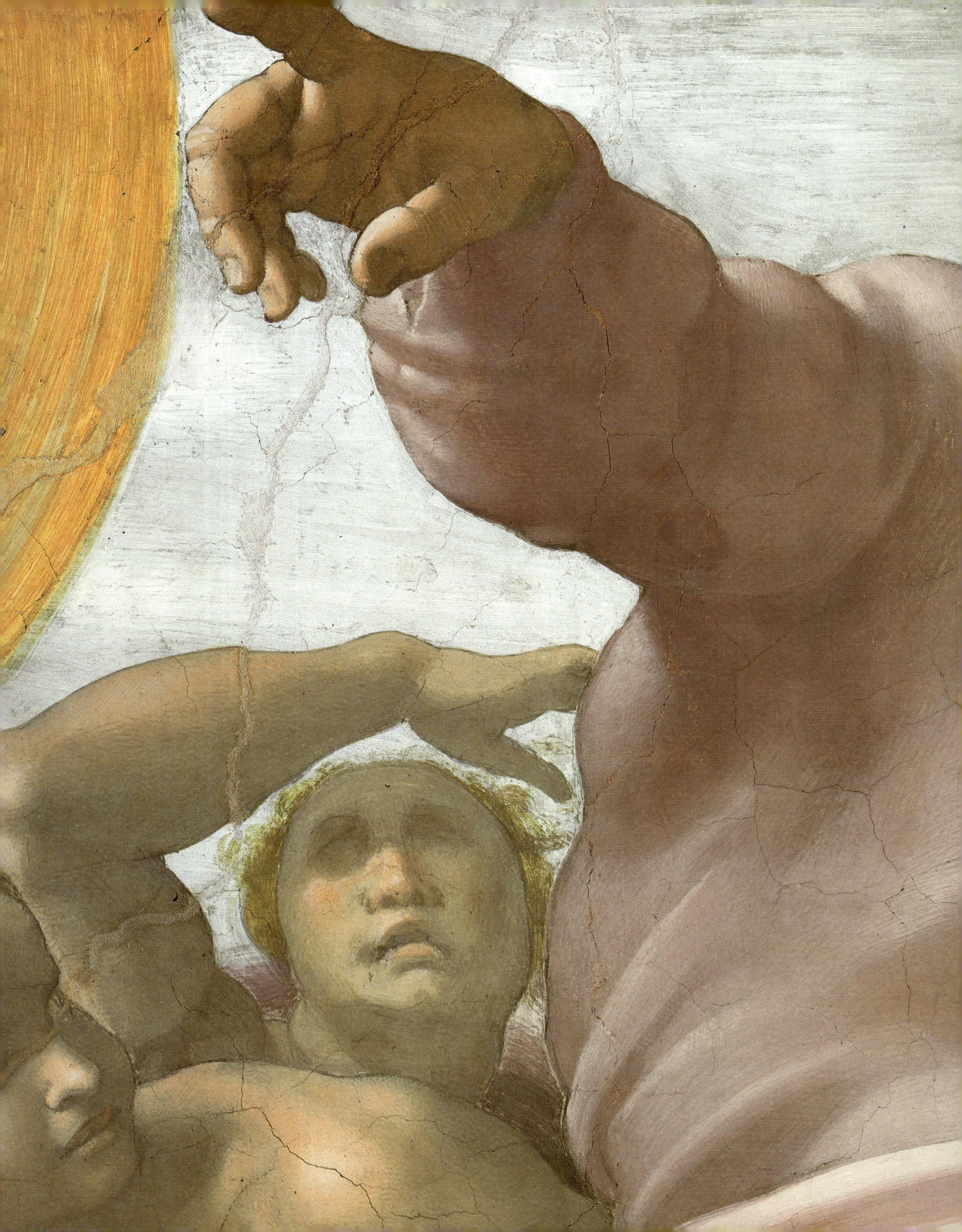

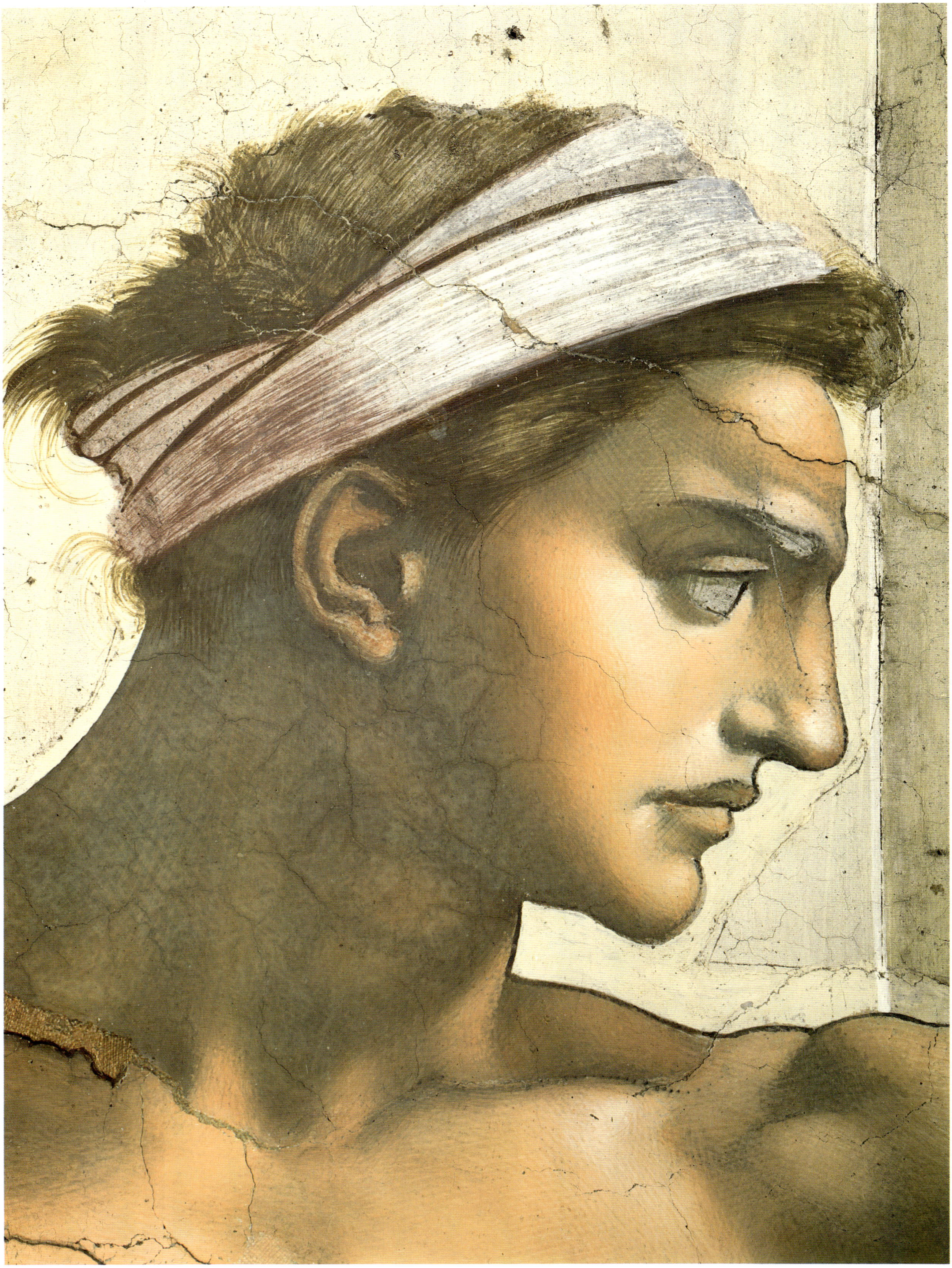

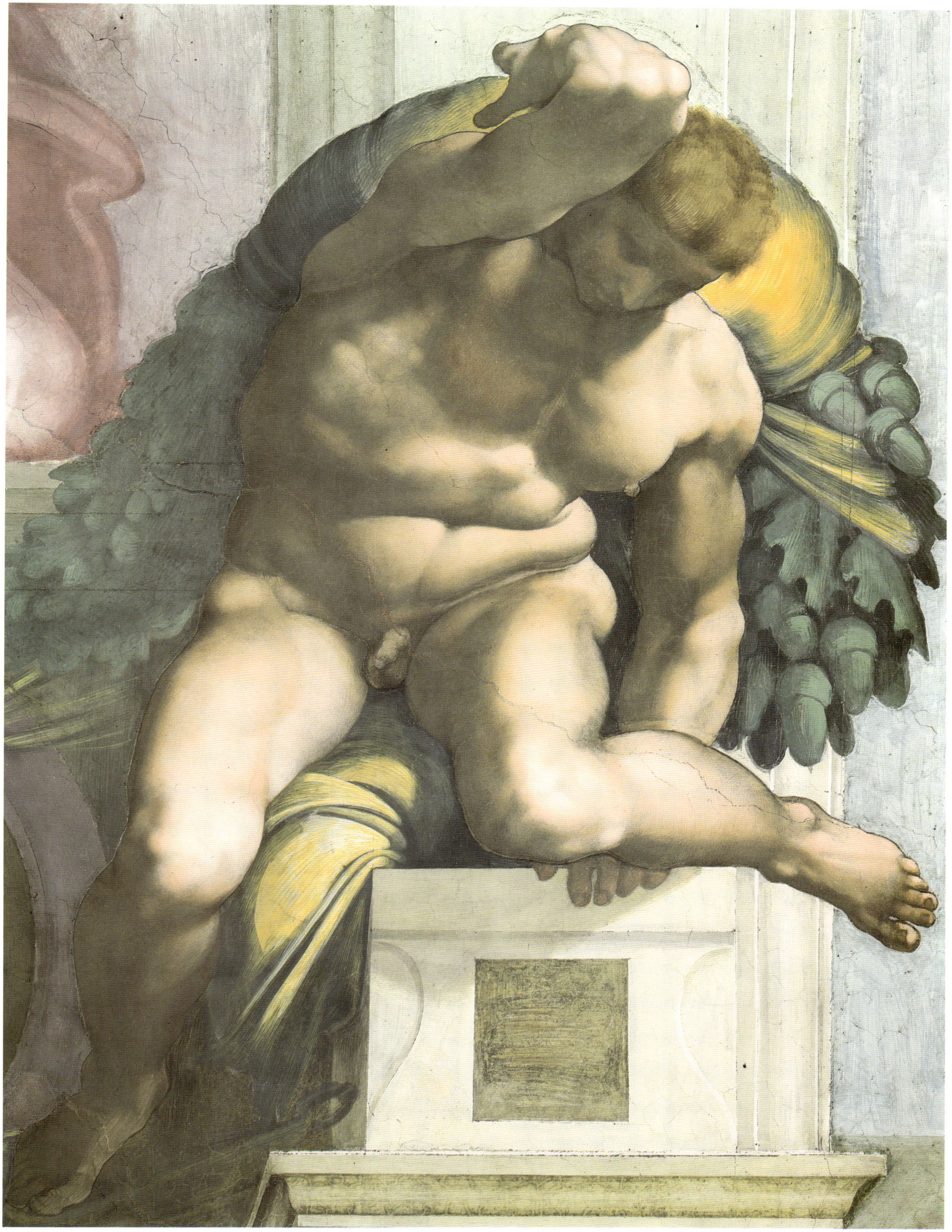

DIE SCHEIDUNG VON LICHT UND FINSTERNIS

Wie durch Vasari und Condivi belegt, drängte Papst Julius II. Michelangelo zur raschen Beendigung der Fresken. Der Papst, der vier Monate nach der Enthüllung des Gewölbes starb, wollte das Unternehmen noch vollendet sehen. Die beschleunigte Arbeitsweise zeigt sich in einer großzügigeren, rascheren und entschiedeneren Malweise im letzten Bereich der Decke. Exemplarisch in diesem Sinne ist die auf einer ebenso schlichten wie genialen Idee beruhenden Darstellung der „Scheidung von Licht und Finsternis" mit ihrem völlig neuen formalen Aufbau.
Die von Michelangelo zuletzt gemalte Szene stellt den ersten Schöpfungsakt dar, hat aber zugleich auch eschatologische Bedeutung. Die Scheidung von Licht und Finsternis, Symbol der Trennung von Gut und Böse, ist erkennbare Anspielung auf das Jüngste Gericht.
„… als der Papst ihn lästigerweise fragte, wann er fertig würde, antwortete [… er] ihm: Wenn ich den Dingen der Kunst Genüge getan habe. Wir aber wollen, entgegnete der Papst, daß Ihr Unserem Willen Genüge tut und schnell arbeitet. Und abschließend drohte er, ihn vom Gerüst werfen zu lassen, wenn er es nicht rasch vollenden würde." (Vasari)

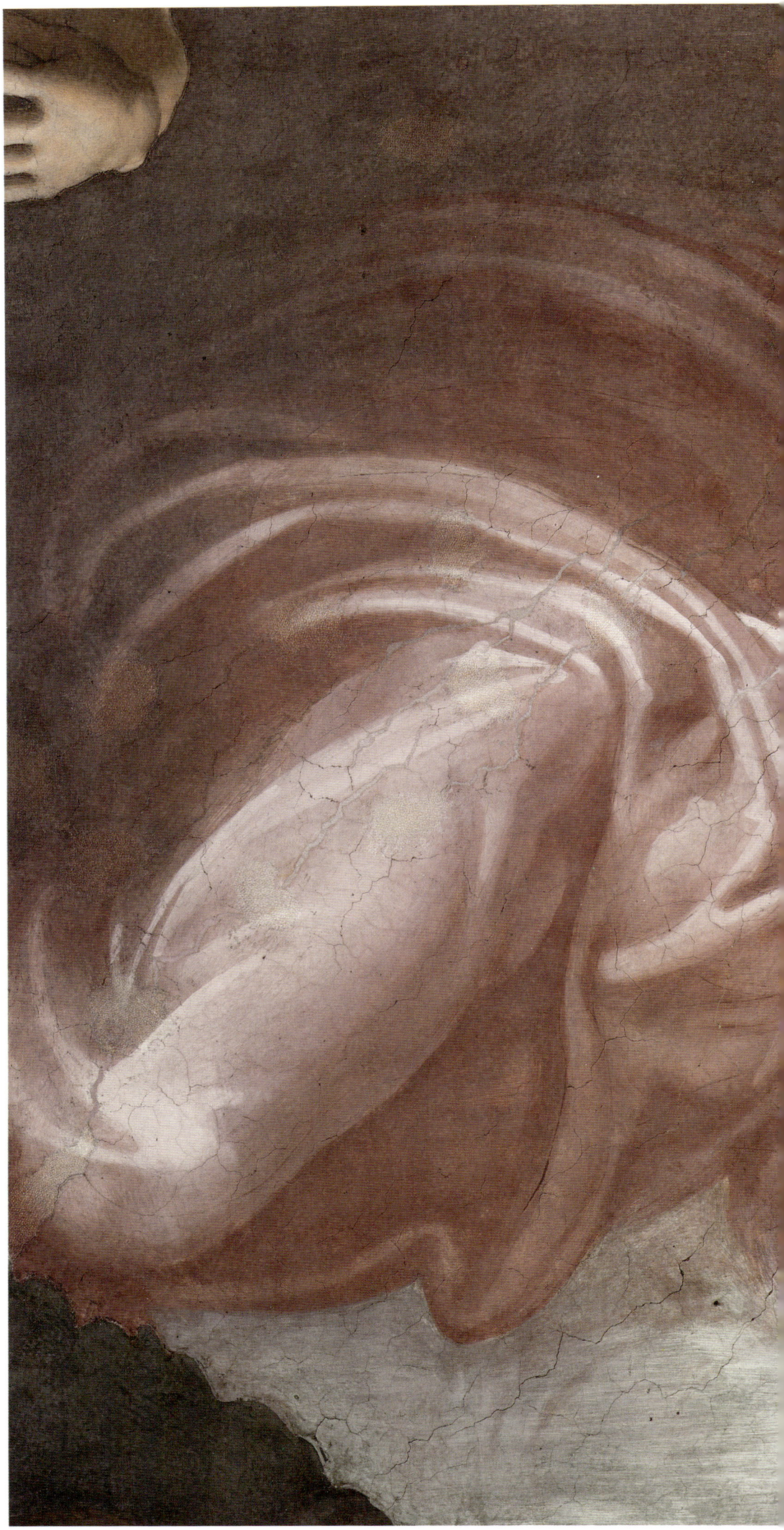

Vorhergehende Seiten: Paar der Ignudi über dem Propheten Jeremia.
Folgende Seiten: Paar der Ignudi über der Libyschen Sibylle.

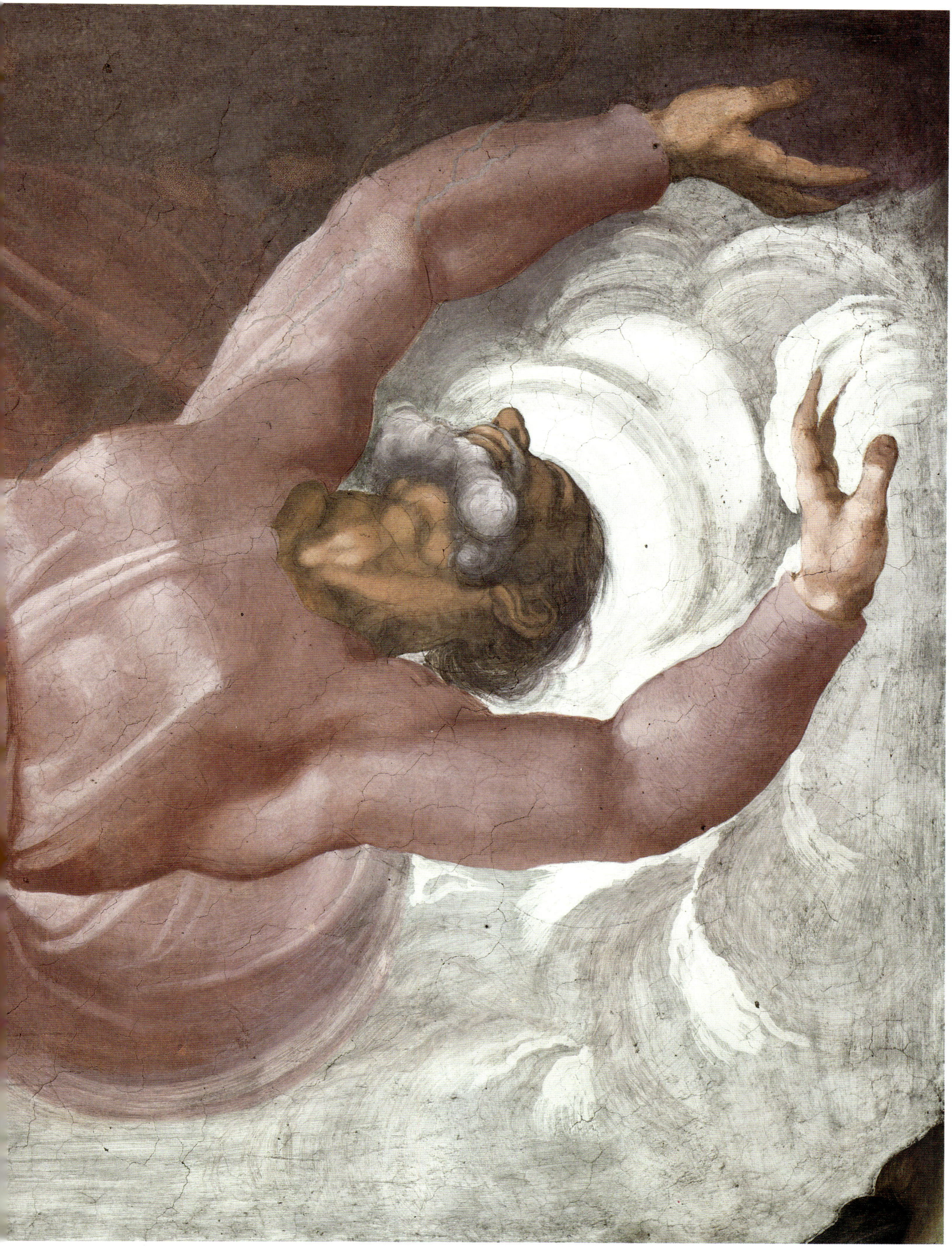

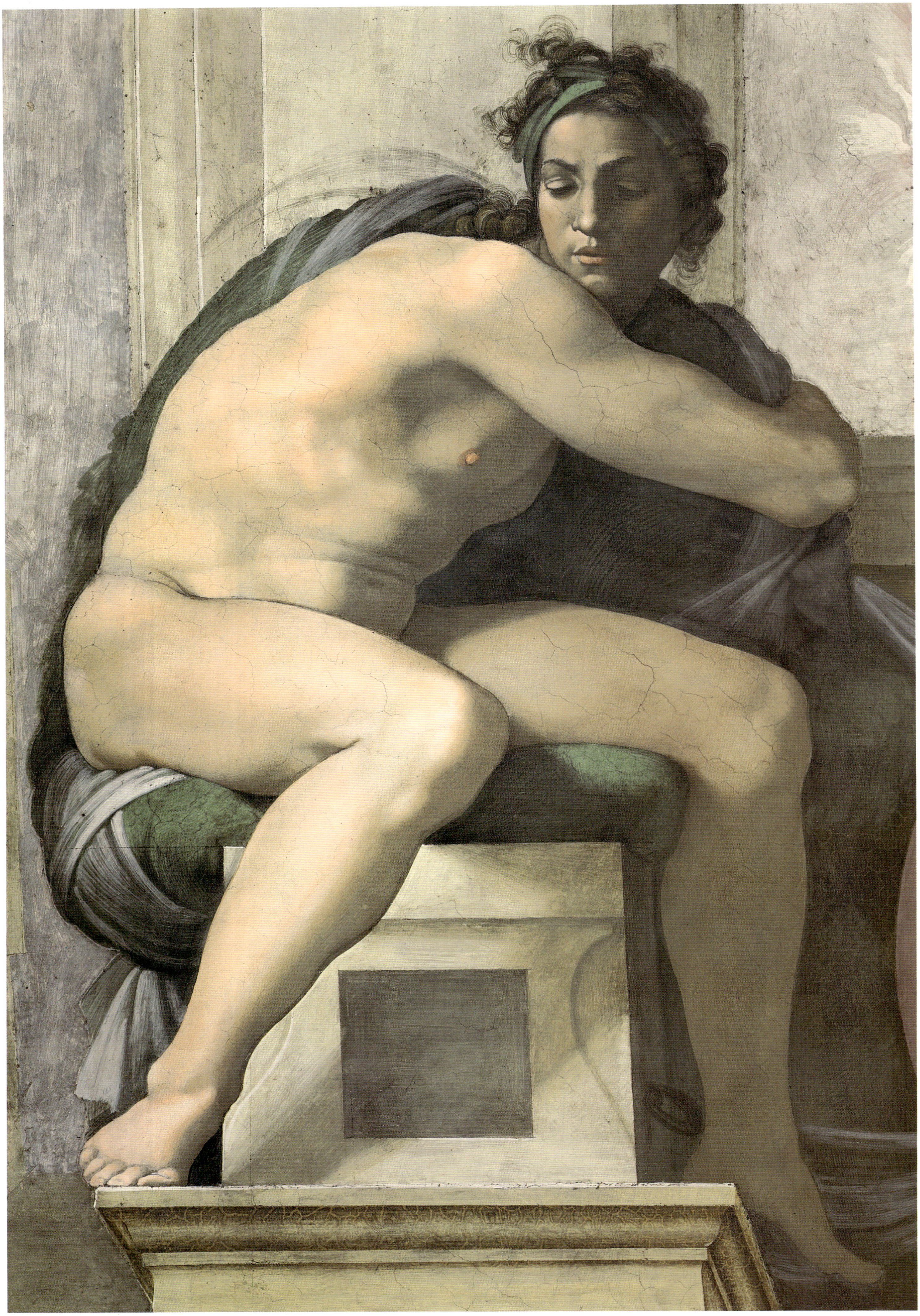

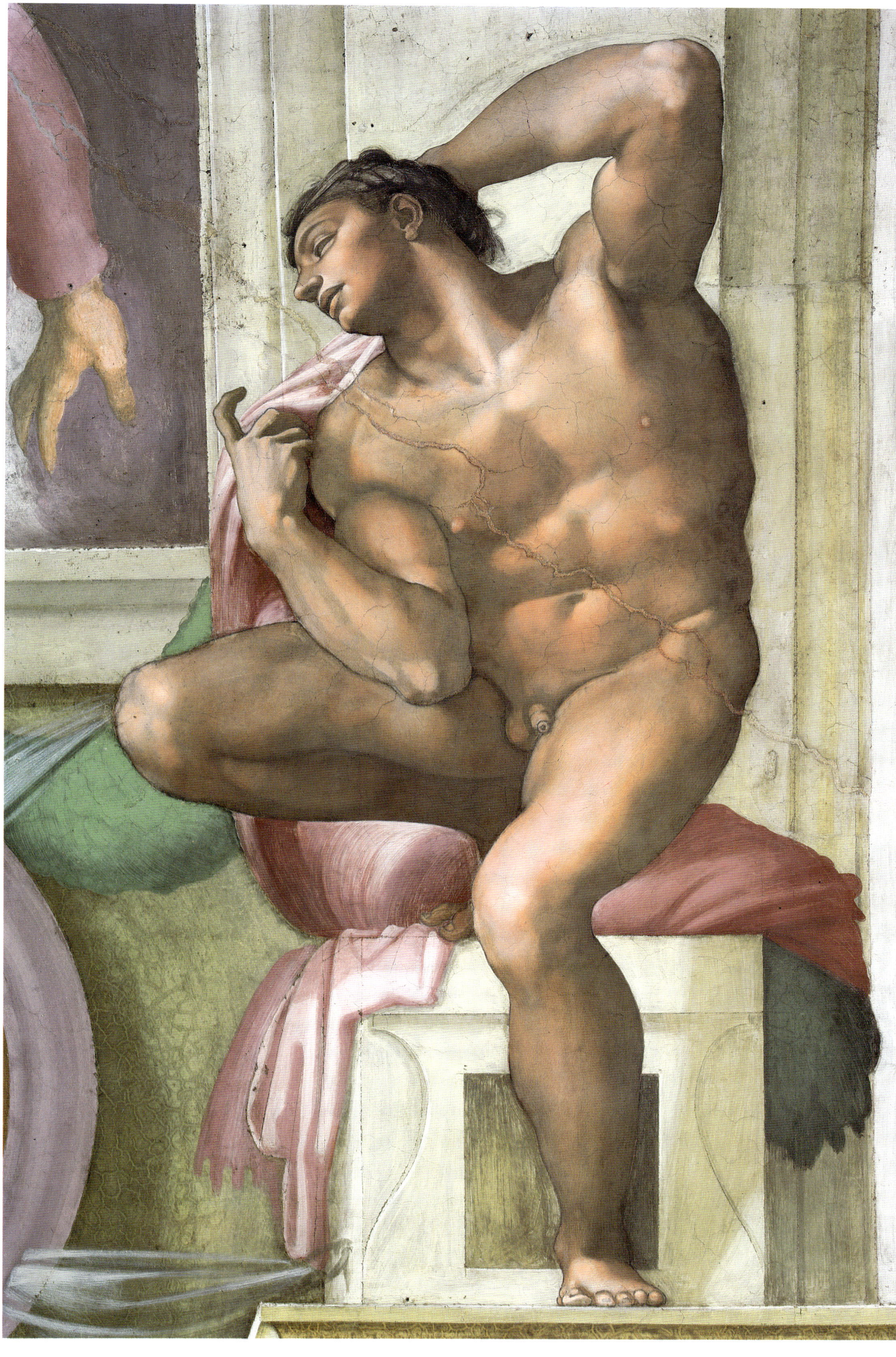

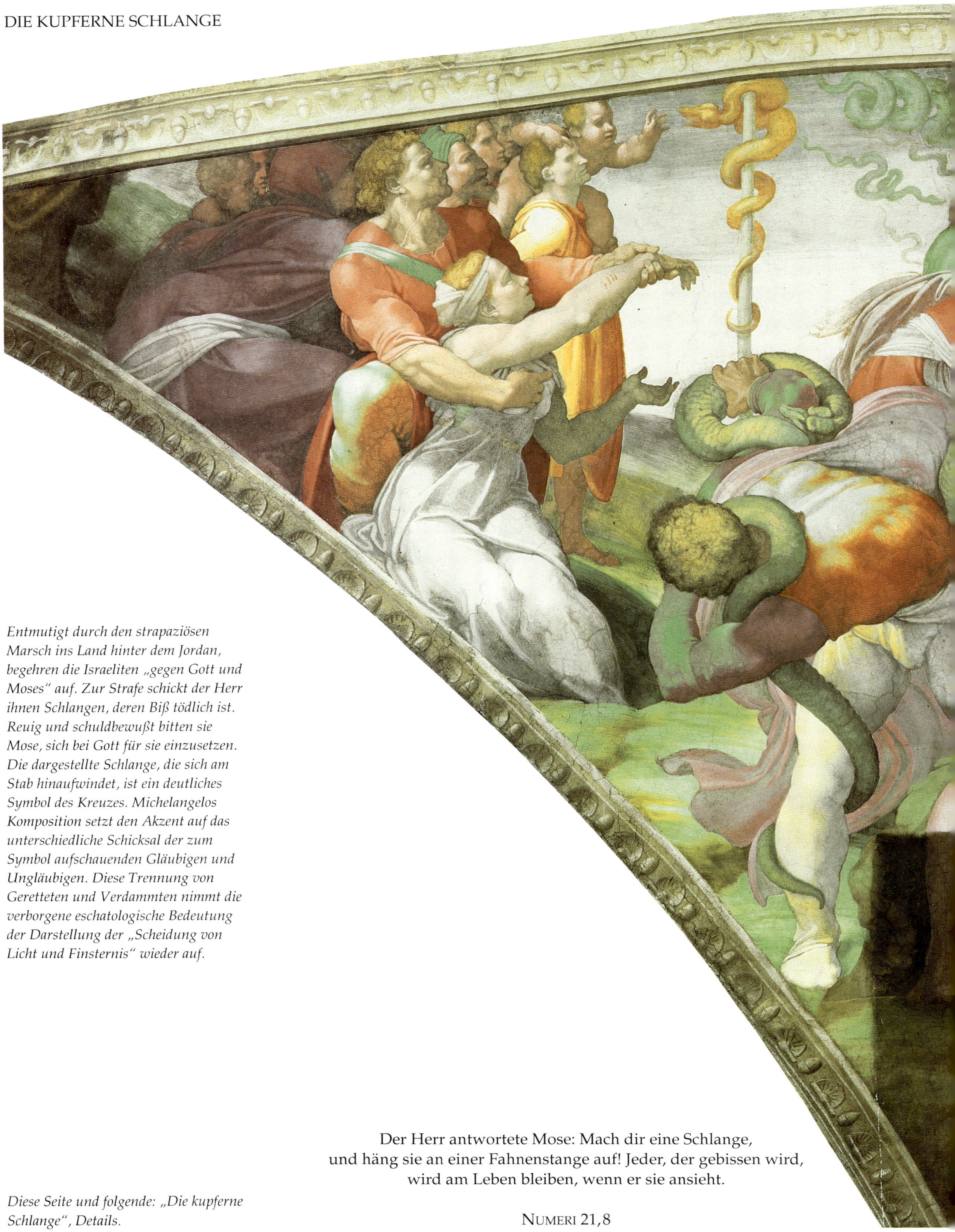

Entmutigt durch den strapaziösen Marsch ins Land hinter dem Jordan, begehren die Israeliten „gegen Gott und Moses" auf. Zur Strafe schickt der Herr ihnen Schlangen, deren Biß tödlich ist. Reuig und schuldbewußt bitten sie Mose, sich bei Gott für sie einzusetzen. Die dargestellte Schlange, die sich am Stab hinaufwindet, ist ein deutliches Symbol des Kreuzes. Michelangelos Komposition setzt den Akzent auf das unterschiedliche Schicksal der zum Symbol aufschauenden Gläubigen und Ungläubigen. Diese Trennung von Geretteten und Verdammten nimmt die verborgene eschatologische Bedeutung der Darstellung der „Scheidung von Licht und Finsternis" wieder auf.

Der Herr antwortete Mose: Mach dir eine Schlange,
und häng sie an einer Fahnenstange auf! Jeder, der gebissen wird,
wird am Leben bleiben, wenn er sie ansieht.

NUMERI 21,8

Diese Seite und folgende: „Die kupferne Schlange", Details.

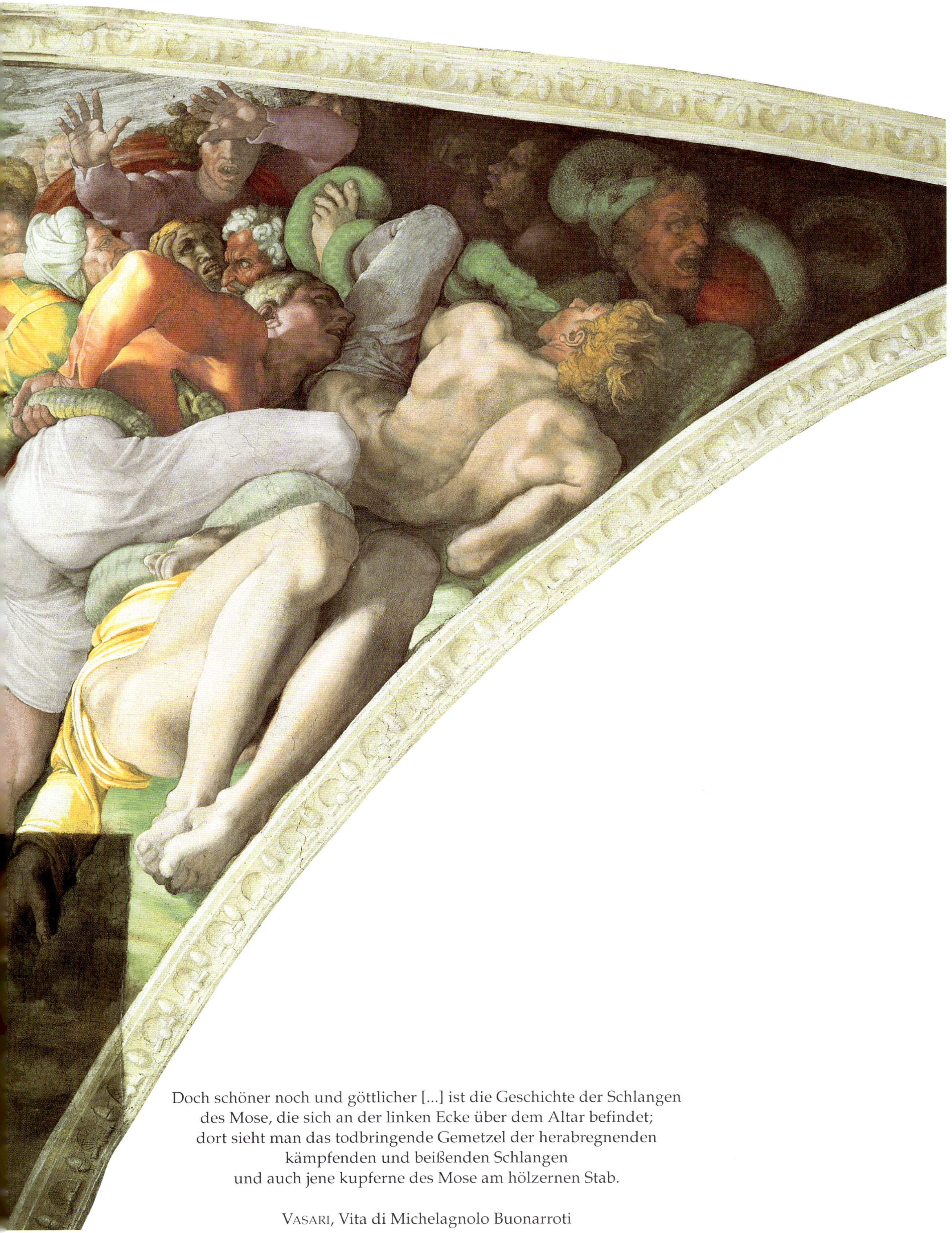

Doch schöner noch und göttlicher [...] ist die Geschichte der Schlangen
des Mose, die sich an der linken Ecke über dem Altar befindet;
dort sieht man das todbringende Gemetzel der herabregnenden
kämpfenden und beißenden Schlangen
und auch jene kupferne des Mose am hölzernen Stab.

Vasari, Vita di Michelagnolo Buonarroti

… wo man sieht, wie das schreckliche Gift unendlich viele unter Krämpfen und Angst tötet, die sich, obgleich ohne gefesselte Beine und umwundene Arme, in ihrer Haltung verharrend, nicht mehr zu rühren vermögen: Ganz zu schweigen von den wunderschönen Köpfen jener, die schreien und am Boden liegend verzweifeln …

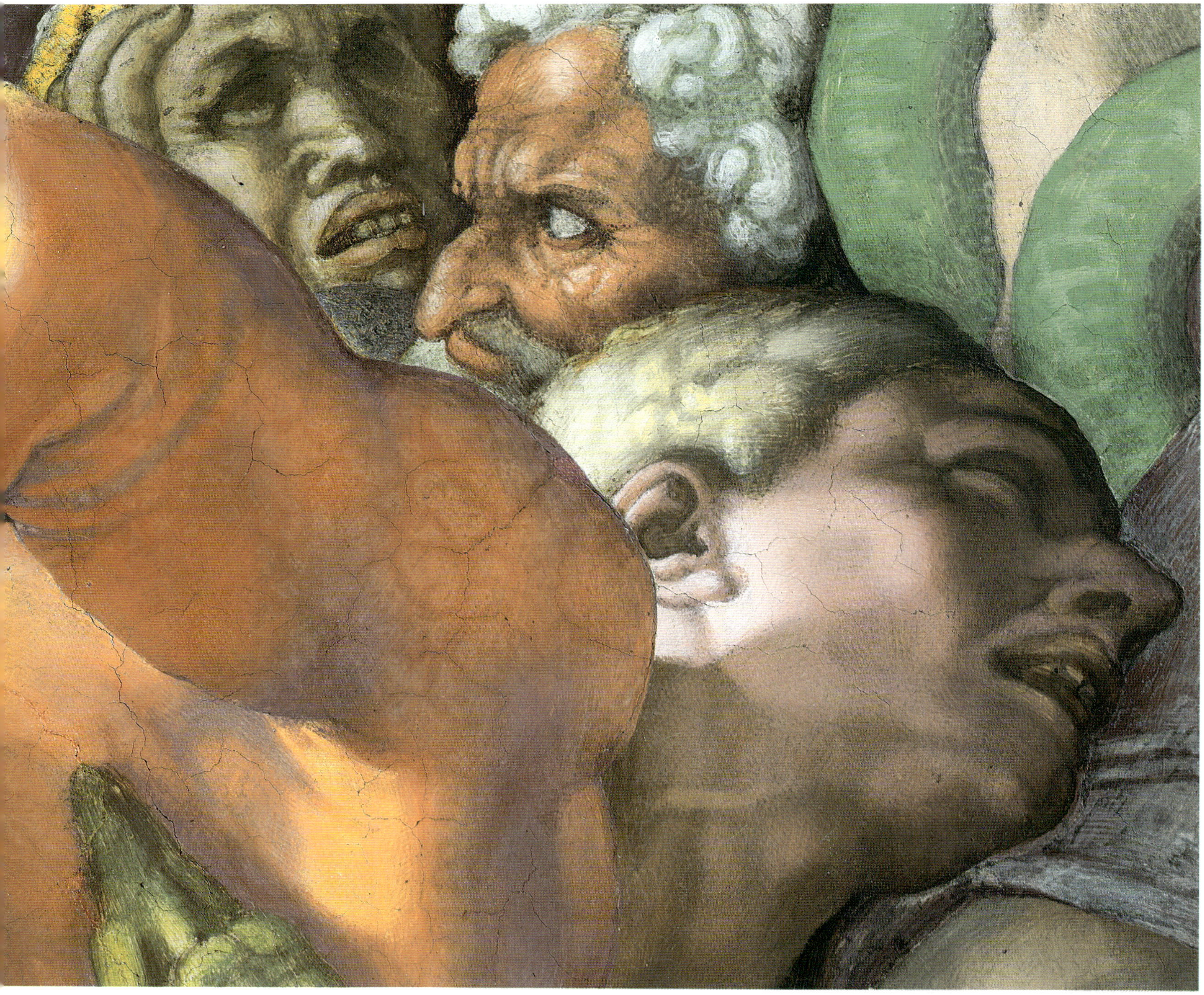

Nicht weniger herrlich sind jene, welche die Schlange ansehen und sie, da der Schmerz bei diesem Anblick nachläßt und Leben in sie zurückkehrt, mit großer Zuneigung anschauen; unter ihnen erblickt man, von einem Helfer gestützt, ein Weib, an welchem die ganze Bedrängnis nach der plötzlichen Angst und dem Biß sich zeigt.

VASARI, Vita di Michelagnolo Buonarroti

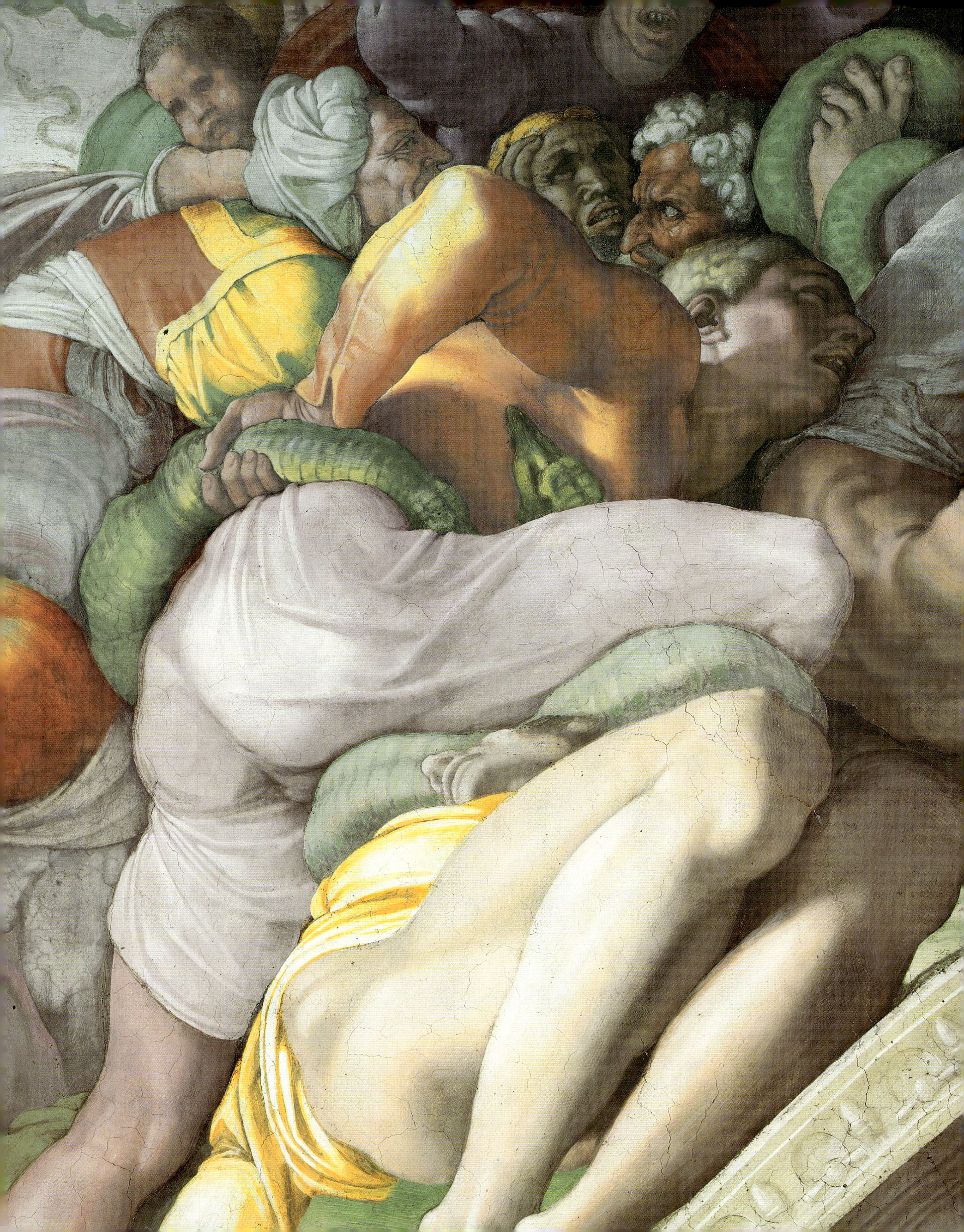

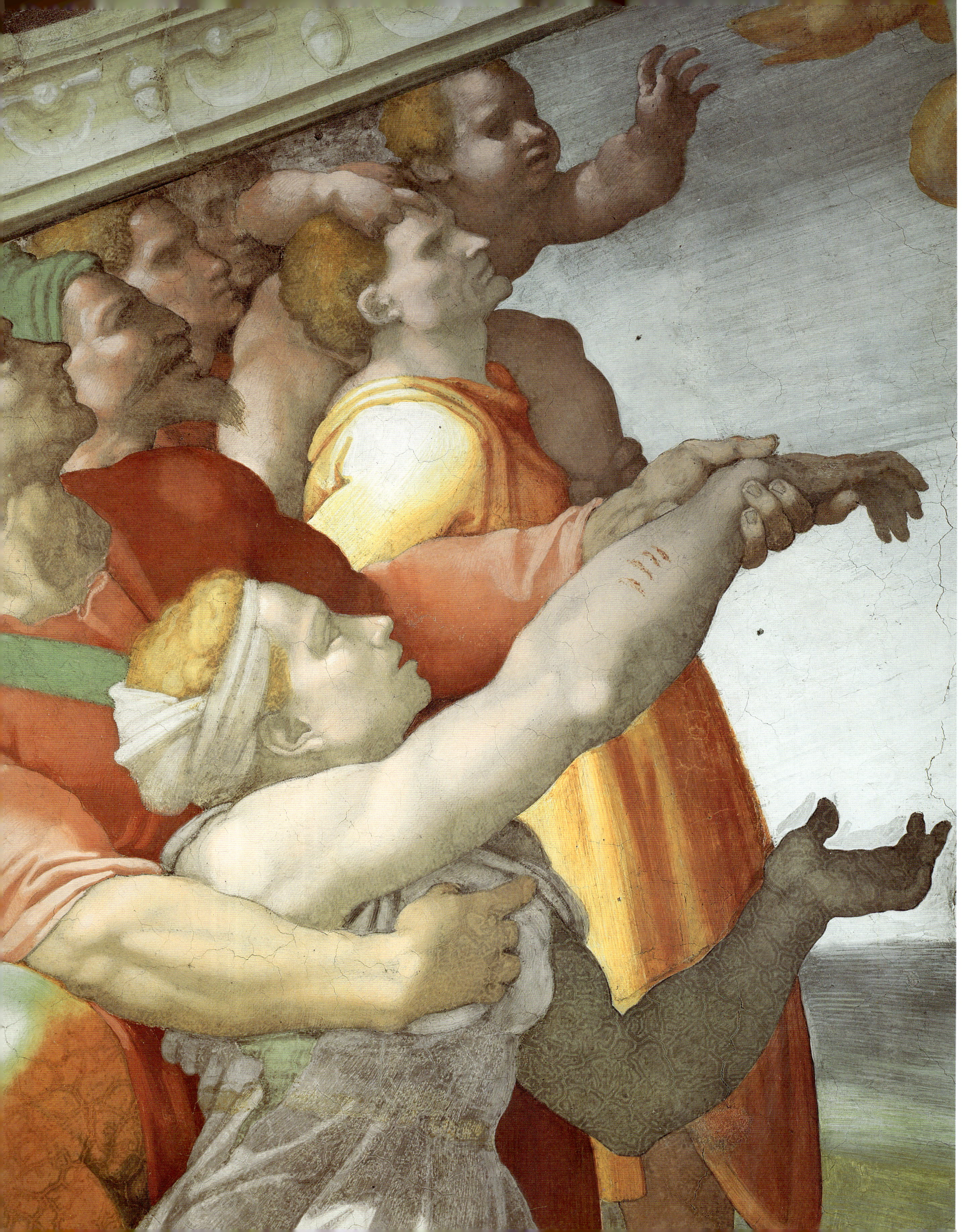

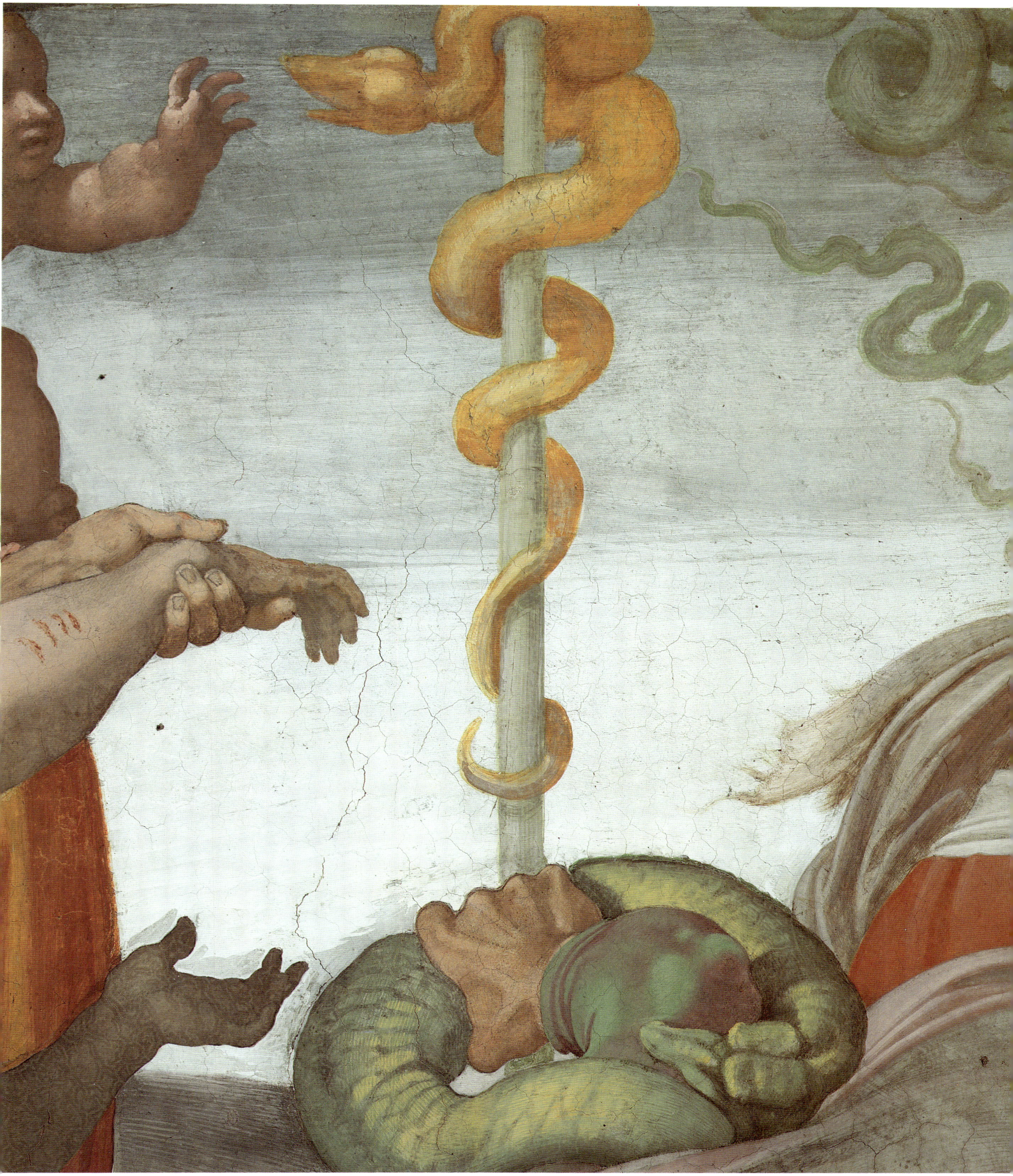

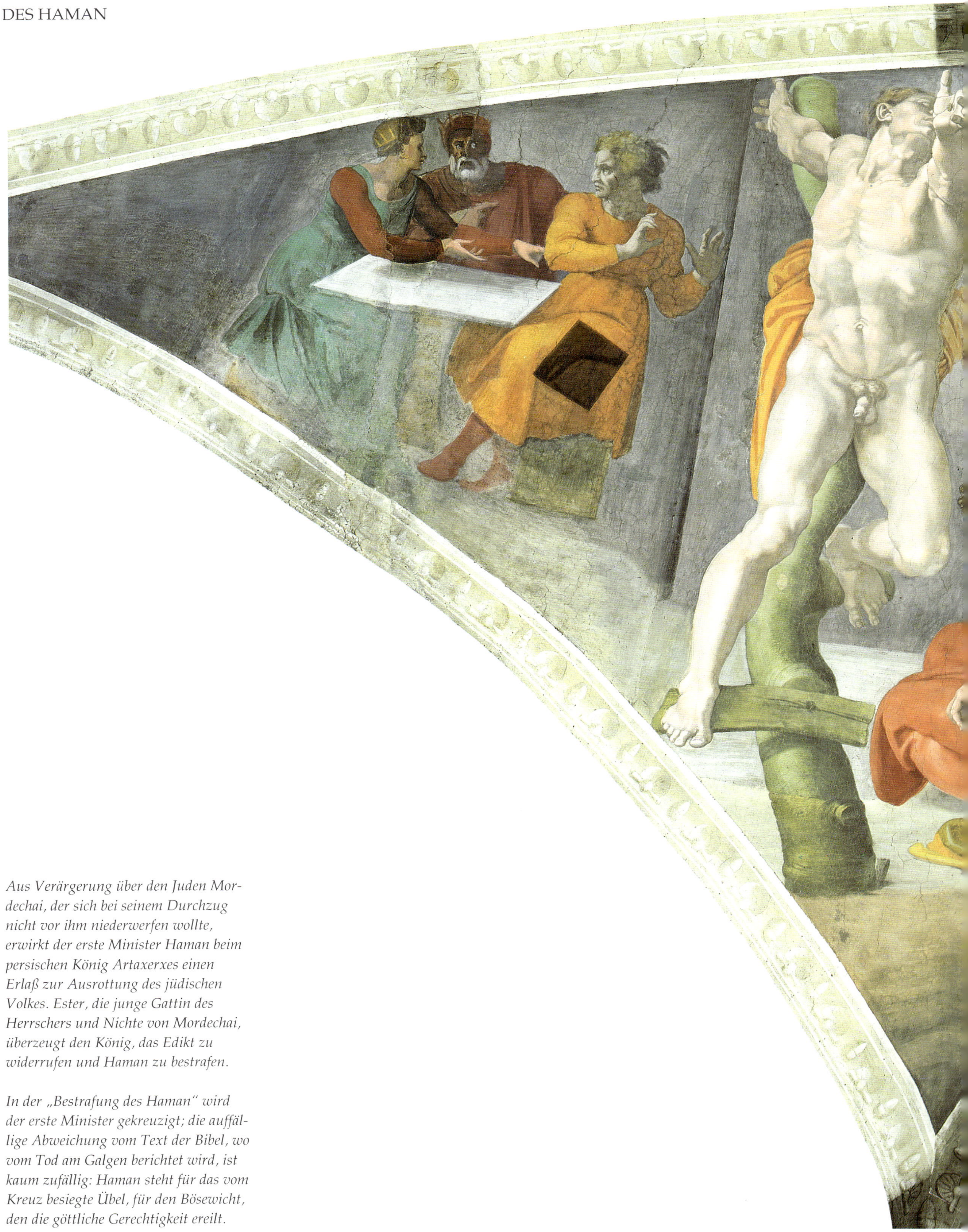

Aus Verärgerung über den Juden Mordechai, der sich bei seinem Durchzug nicht vor ihm niederwerfen wollte, erwirkt der erste Minister Haman beim persischen König Artaxerxes einen Erlaß zur Ausrottung des jüdischen Volkes. Ester, die junge Gattin des Herrschers und Nichte von Mordechai, überzeugt den König, das Edikt zu widerrufen und Haman zu bestrafen.

In der „Bestrafung des Haman" wird der erste Minister gekreuzigt; die auffällige Abweichung vom Text der Bibel, wo vom Tod am Galgen berichtet wird, ist kaum zufällig: Haman steht für das vom Kreuz besiegte Übel, für den Bösewicht, den die göttliche Gerechtigkeit ereilt.

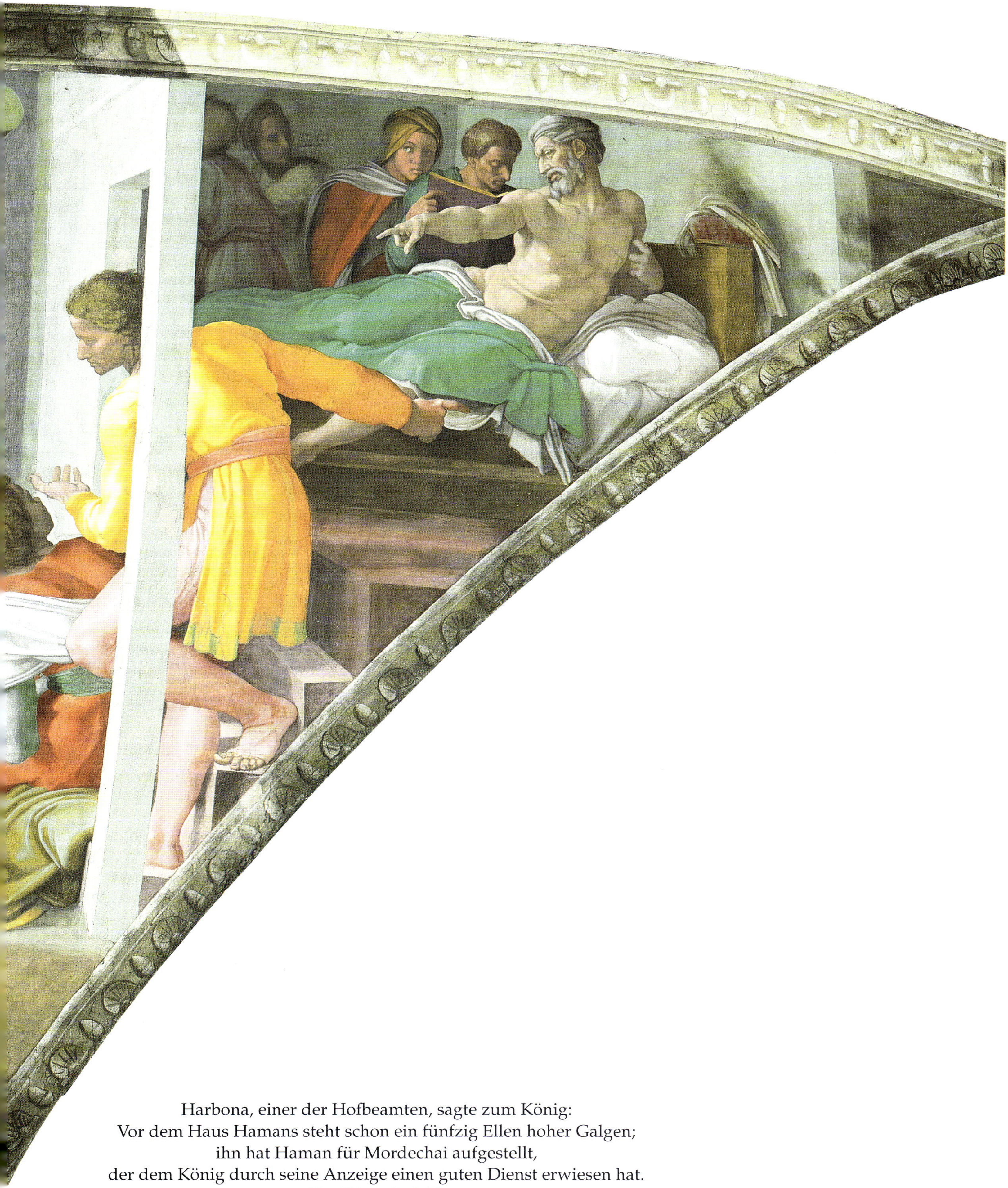

Harbona, einer der Hofbeamten, sagte zum König:
Vor dem Haus Hamans steht schon ein fünfzig Ellen hoher Galgen;
ihn hat Haman für Mordechai aufgestellt,
der dem König durch seine Anzeige einen guten Dienst erwiesen hat.
Der König befahl:
Hängt ihn daran auf! Da hängten sie Haman an den Galgen,
den er für Mordechai errichtet hatte, und der Zorn des Königs legte sich.

Ester 7,9-10

Folgende Seiten: „Die Bestrafung des Haman", Details.

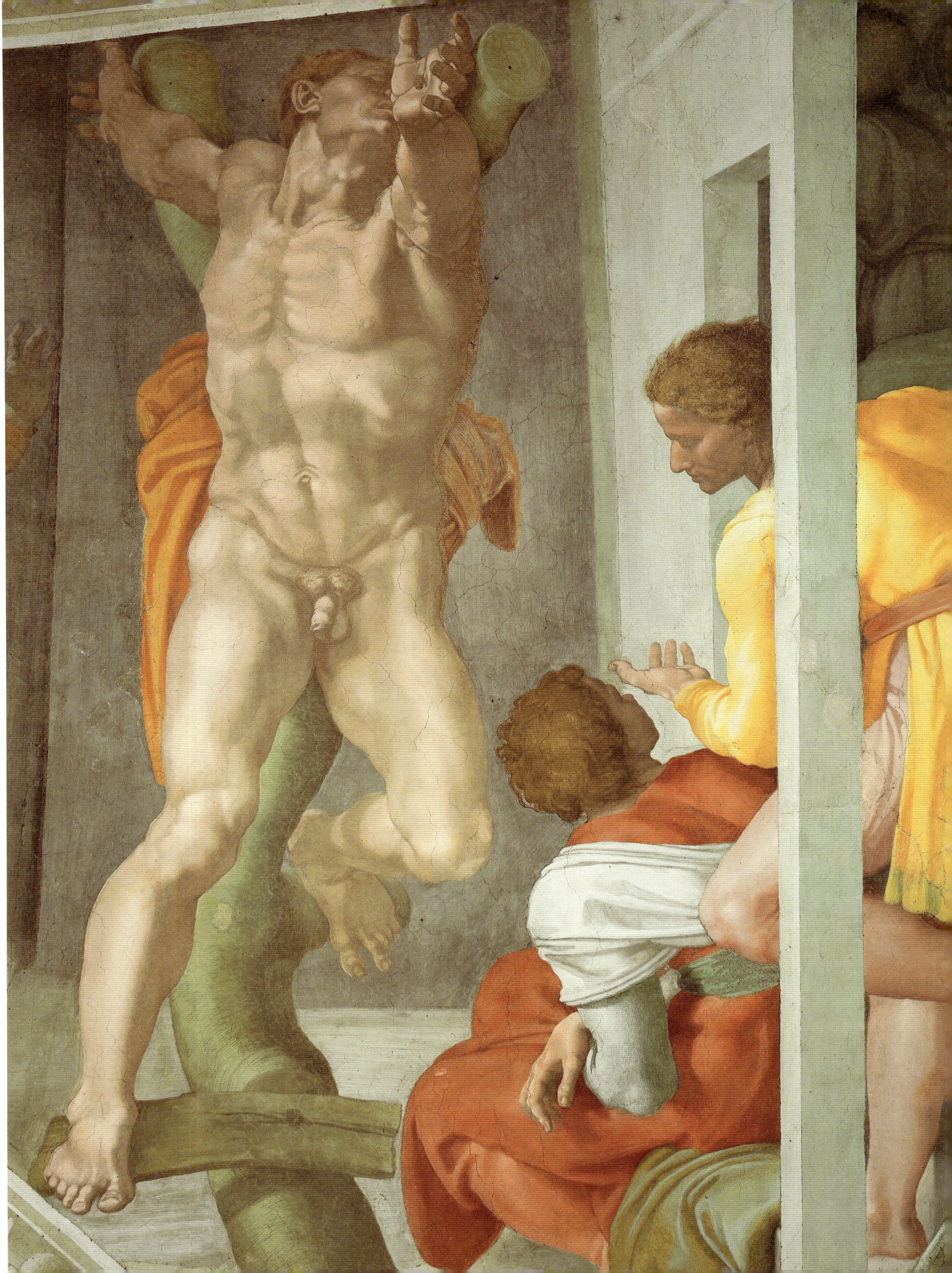

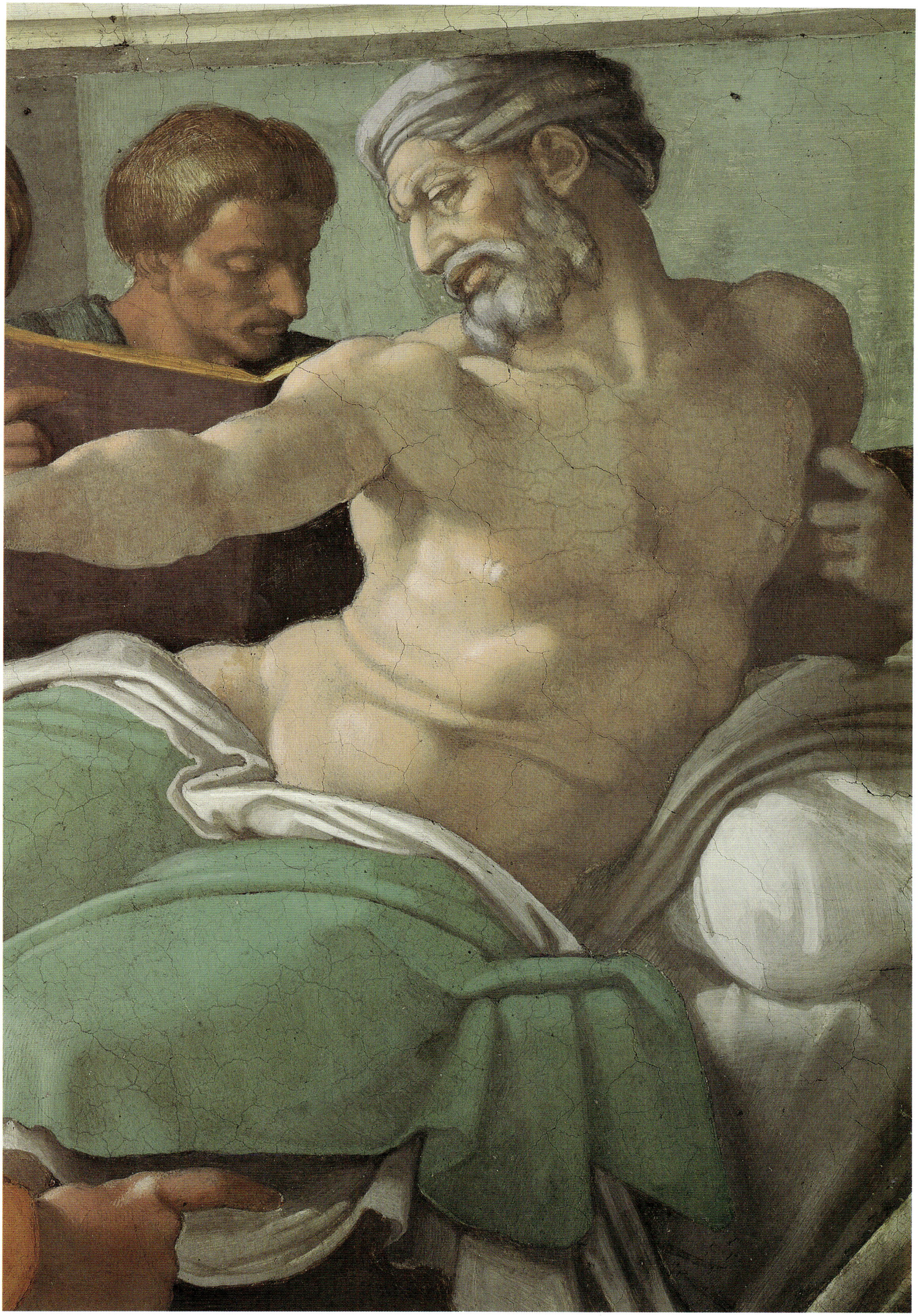

Die Gewänder der Vorfahren Christi

Edward Maeder

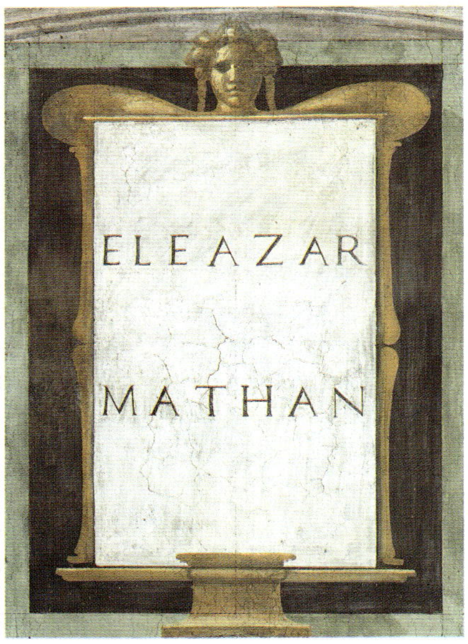

Gegenüberliegende Seite: Lünette „Eleasar-Mattan", Detail mit männlicher Figur im rechten Bildbereich. Die Lünette links über der Eingangswand wurde vielleicht zuerst ausgemalt. Hinter der Figur, die als Eleasar identifiziert wurde, tauchen als weitere Familienmitglieder eine Frau und ein Kind auf.

Die Untersuchung und Bewertung von Kleidern in Kunstwerken ruft beträchtliche Kontroversen hervor. Aus der Darstellung bestimmter Gewänder auf Gemälden wie an Skulpturen und auf Stickereien und Gobelins lassen sich vielerlei Schlüsse ziehen. Dazu benötigt der Betrachter ein umfassendes Hintergrundwissen zu Faserarten und Webtechniken und umfangreiche praktische Kenntnisse zur Stoffherstellung. Oft lassen sich auf einem Gemälde die Machart eines Stoffes (Seide, Wolle oder Leinen) und der genaue Schnitt eines Gewandes nach dem Augenschein bestimmen. Solche Deutungen sind weder willkürlich noch unwissenschaftlich. Sie beruhen vielmehr auf einer Bewertung nach zeitgenössischen Quellen wie Inventarverzeichnissen für Garderoben oder technischen Abhandlungen zur Textilherstellung und zu Färbemethoden.
Man muß sich von den Vorurteilen freimachen, mit denen heutzutage Kleidung betrachtet und begriffen wird. Die Art und Weise, sich zu kleiden und damit etwas auszudrücken, war im frühen sechzehnten Jahrhundert genauso wichtig wie heute, und es geht dabei nicht nur darum, sich mit passenden Stoffen in schönen Farben zu schmücken. Kleidung ist vielmehr eine Art nonverbaler Kommunikation, bestehend aus einer Reihe sorgfältig beachteter Regeln, nach denen der Träger seine Gestalt und Identität zur Geltung bringt.
Die Suche nach Quellen zur Darstellung biblischer Gewänder war für Künstler wie Gelehrte entmutigend, seitdem christliche Motive Einzug in die bildende Kunst hielten. Woher erhielt der Künstler die Anregung? Welche Quellen benutzte er? Wie hat er sie gedeutet? Sind zeitgenössische Elemente erkennbar?[1] Diesen und anderen Fragen soll bei unserer Untersuchung zu den Gewändern der Vorfahren Christi in der Sixtina nachgegangen werden.
Da in diesem Artikel nicht alle Gewänder im einzelnen betrachtet werden können, konzentriere ich mich auf mehrere Kleidungsstücke, die für die These sprechen, daß bei den dargestellten Gewändern der Vorfahren Christi in der Sixtina bewußt oder unbewußt Stiche und Holzschnitte als Vorlage gedient haben; daß Michelangelo gewisse transvestitische Elemente benutzte, um den Betrachter zu verwirren und die Szene aus einem erkennbaren Kontext herauszulösen; und daß nicht weniger als neunzehn Gewänder aus einem typischen zweifarbigem Gewebe bestehen, das in Italien in den ersten beiden Jahrzehnten des sechzehnten Jahrhunderts beliebt, erschwinglich und leicht verfügbar war. Ich werde zeigen, daß es sich bei den roten Schatten auf dem blaßgrünen Gewand von Arams Sohn Amminadab[2] nicht um das Ergebnis eines „manieristischen Kunstgriffs" handelt, sondern um die Darstellung eines changierenden zweifarbigen Stoffes, der in Italien unter dem Begriff *cangiante* bekannt war. Weiterhin möchte ich die These belegen, daß Michelangelo entgegen anderslautenden Behauptungen[3] die wichtigsten Modestoffe seiner Zeit kannte und

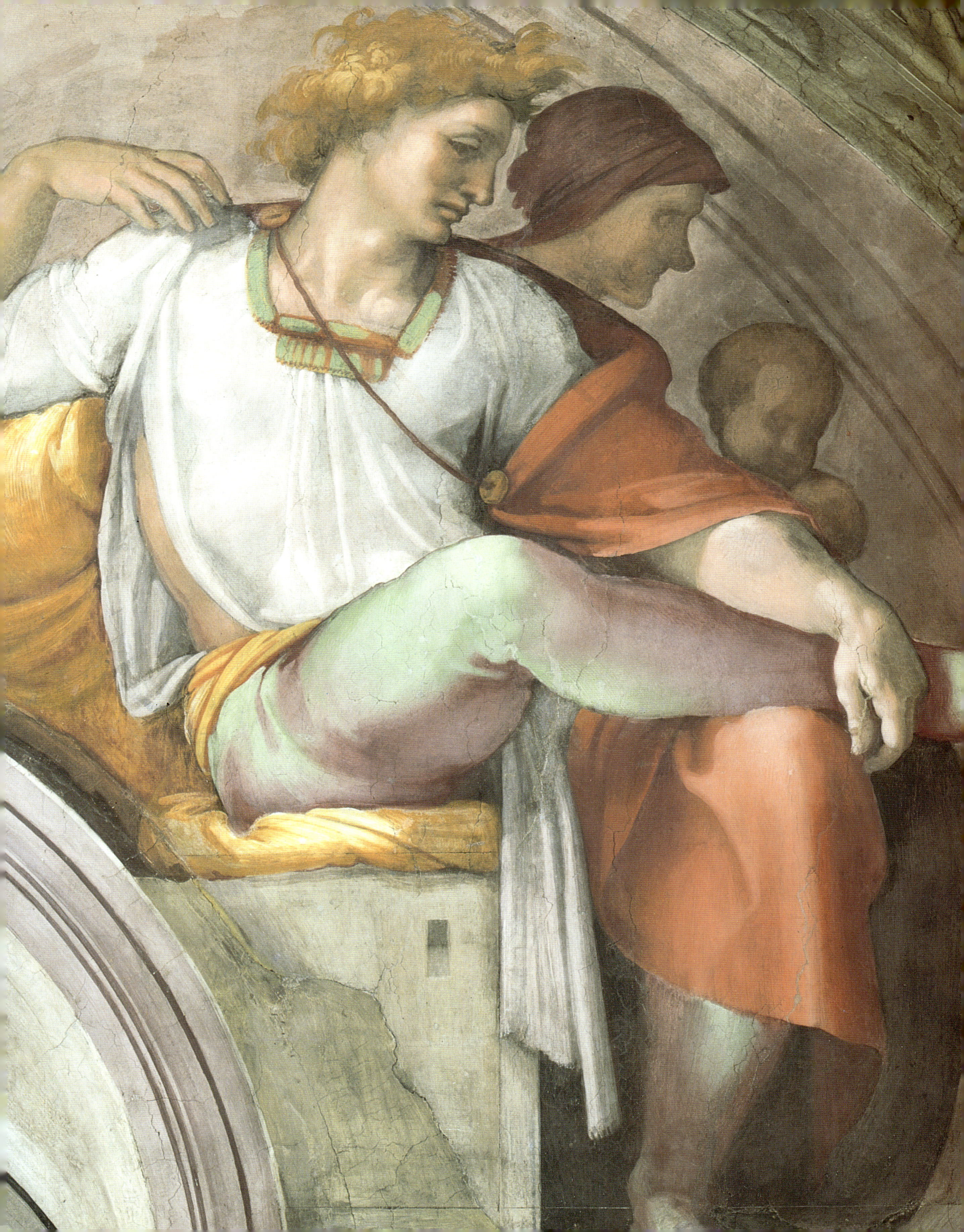

daß seine Familie in der Textilbranche in Florenz tätig war.[4] Der Handel mit Stoffen war im fünfzehnten Jahrhundert in Italien und insbesondere in Florenz die Quelle eines beträchtlichen Wohlstandes. Die Gilde der Wollhändler (Arte della Lana) finanzierte nicht nur den Bau des Domes, sie betrieb eine Kunstförderung in großem Stil, die von Giotto bis Michelangelo reichte.
Ein Schlüsselelement bei vielen Figuren ist die Kopfbedeckung und ihr besonderer Sitz. Es ist weithin bekannt, daß Juden im Mittelalter einen bestimmten Hut, örtlich auch besondere Farben zu tragen hatten. Die *papalina,* die kleine Leinenmütze männlicher Christen, die man auf Gemälden des frühen vierzehnten Jahrhunderts sieht,[5] wurde zwar in der Christengemeinde als zur Vergangenheit gehörig betrachtet, blieb aber Mode bei Juden, die sie oft unter einem zylinderartigen Hut mit Krempe trugen.[6] Ebenso wichtig waren Farbvorschriften. Noch 1503 wurden Juden im schweizerischen Bern gezwungen, Gelb zu tragen,[7] eine Farbe, die denn auch in praktisch jeder Lünette auftaucht.

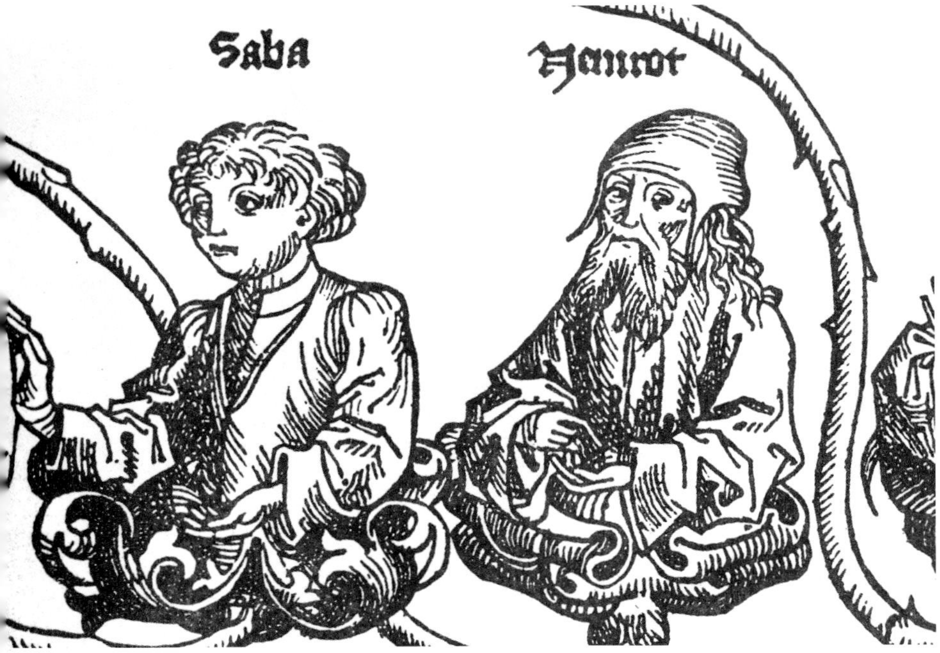

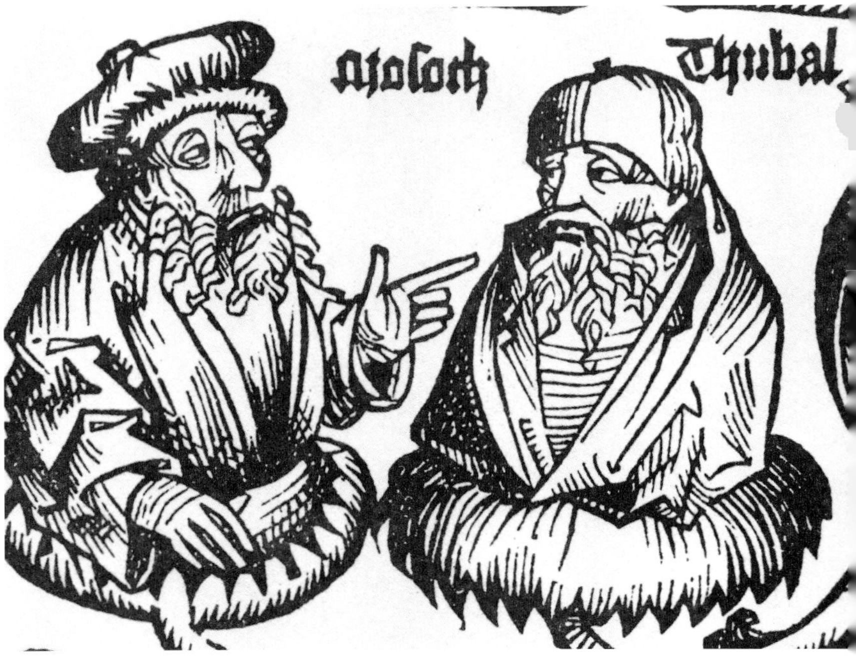

Die oben erwähnte Mütze oder *papalina,* ein zeitgenössisches Kleidungsstück für Männer, findet sich in abgewandelter Form auf dem Kopf von Mattans Frau. Die kleinen Zipfel oder Klappen über den Ohren sind Überbleibsel der Bänder, die ursprünglich zu ihrer Befestigung am Kopf dienten. Der extravagante turbanähnliche Hut, den eine Art Haarflechte ziert, basiert ebenfalls auf einem später noch zu beschreibenden Männerhut. Ähnliche Formen der Leinenmütze findet man in den Lünetten mit Boas und Abihud wieder. Der abgebildete deutsche Holzschnitt von 1493 illustriert diese Form der „jüdischen" Kopfbedeckung.[8] Von zahlreichen Figuren dieses Zyklus sind Zeichnungen des Künstlers, vermutlich vorbereitende Skizzen, erhalten geblieben. In einigen Fällen weicht das Fresko beträchtlich vom gezeichneten Entwurf ab.
Meschullemet, die Mutter des Amos, nach De Tolnay eine „schöne junge Frau mit zarten Zügen",[9] trägt eine ausgefallene Kopfbedeckung, wie man sie häufig an exotischen Figuren, gewöhnlich jüdischen Frauen, findet. Beliebt war diese Form vor allem Ende des fünfzehnten Jahrhunderts in Flandern. Der wurstartige Turban scheint aus einem kostbaren zweifarbigen Stoff zu bestehen, der mit Schnüren oder einer anderen Umwickelung fixiert wird. Seine Form ähnelt stark mehreren Kopfbedeckungen aus Schedels oben erwähntem *Liber chronicarum* von 1493,[10] die in den ersten Jahrzehnten des sechzehnten Jahrhunderts zusehends ausgefallener wurden; in Nordeuropa tauchten sie gewöhnlich an den exotischen orientalischen Heiligen im Umfeld Maria Magdalenas auf.
In derselben Quelle erscheinen weitere Figuren mit Hüten, die praktisch die gleiche Form haben wie der Davids in der Lünette *David-Salomon.*

Oben und gegenüberliegende Seite links: Verschiedene Kopfbedeckungen für Juden; Holzschnitte aus Hartmann Schedels Nürnberger „Liber chronicarum" von 1493. Ähnliche Kopfbedeckungen findet man bei verschiedenen Figuren der Lünetten.

De Tolnay beschreibt die Kopfbedeckung Davids, der der Bibel nach „alt und hochbetagt“ war und dem auch in Decken „nicht mehr warm wurde“[11] als „blaßgrüne Kapuze mit einer Eichel obenauf“.[12] Die Form und die Art, wie sie getragen wird, erinnern stark an eine andere Figur aus der Schedelschen Weltchronik.[13] Wahrscheinlich handelt es sich bei der Kapuze mit „Eichel“ um eine Version des „Spitzhutes“ *(pilus cornutus),* der im Mittelalter für Juden vorgeschrieben war.[14] Holzschnitte mit Hüten, auf denen eine eichelförmige Verzierung sitzt, tauchen in amtlichen Verordnungen des späten fünfzehnten Jahrhunderts in Frankfurt am Main auf.[15]

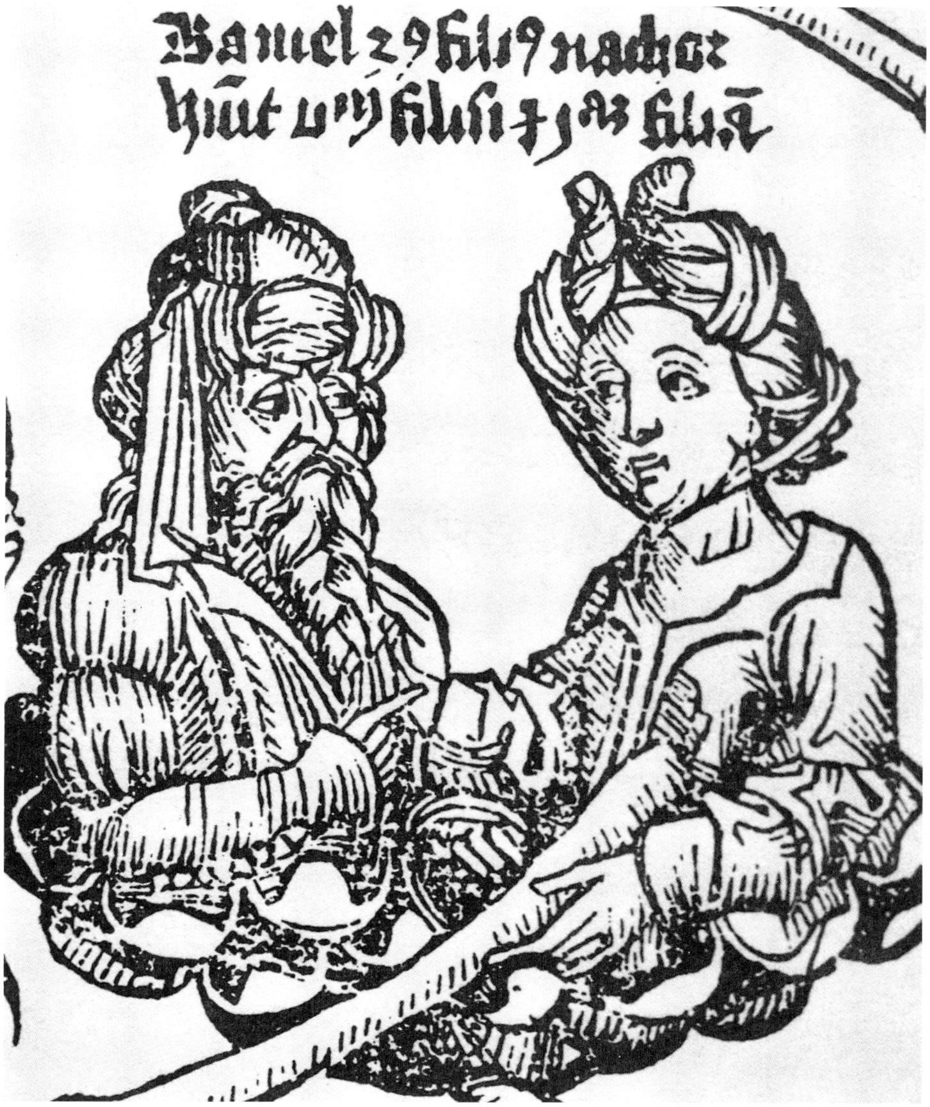

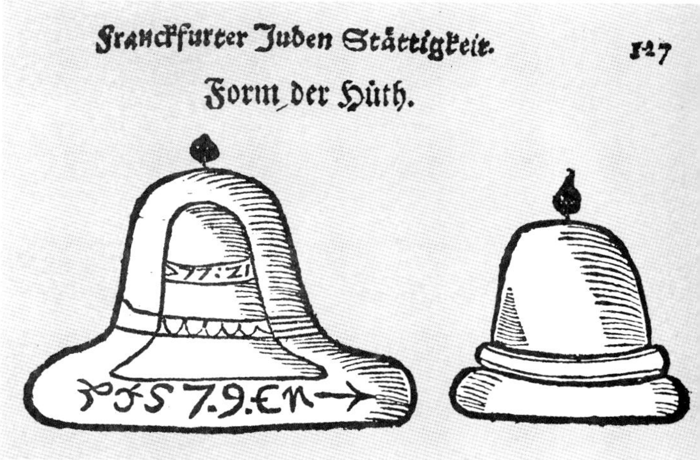

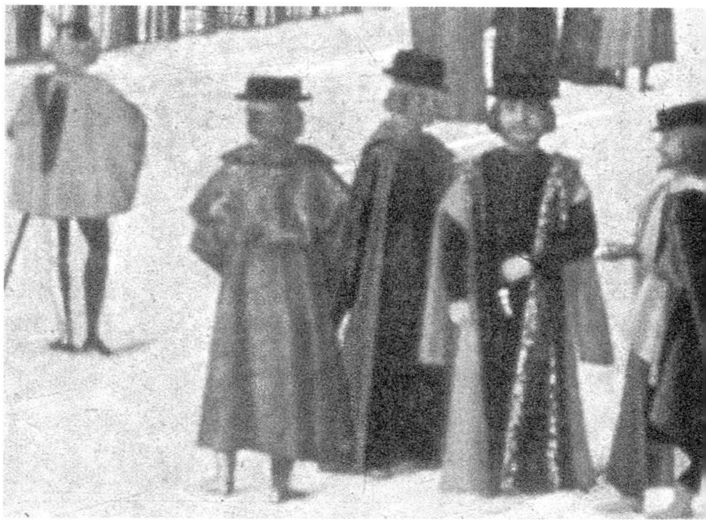

Die Kleidungsstücke zweier weiterer Figuren finden ihre deutlich erkennbaren Vorbilder auf italienischen Stichen aus dem letzten Jahrzehnt des fünfzehnten Jahrhunderts. Es handelt sich zum einen um den Joschafat, der nach De Tolnay „graue Hosen, einen schillernden Mantel in Rot und Grün und eine leichte grüne Mütze“ trägt.[16] Seit der Reinigung der Lünetten weiß man, daß es sich beim Rot in Wahrheit um Orange, beim Grün um Gelb und beim Grün der Mütze um ein fast lavendelfarbenes Graugrün handelt. Am Aufzug dieser Figur, die in der Bibel als mächtig und wohlhabend beschrieben wird,[17] fällt am stärksten eine Art lange, weite Pluderhose mit Bund an den Knöcheln auf. Sie ähnelt dem Kleidungsstück einer Figur auf einem italienischen Stich von 1496, an die *Anbetung der Könige* Christophano di Michele Martinis, genannt „il Robetta“.[18] In langen, häufig weiten Beinkleidern wurden von jeher orientalische Figuren dargestellt, insbesondere die Weisen aus dem Morgenland. Ähnliche Kleidungsstücke findet man auch in einer Szene aus dem sechsten Jahrhundert mit den Heiligen Drei Königen in der Kirche Sant'Apollinare Nuovo in Ravenna.

Bei der zweiten Figur handelt es sich um eine Frau in der Lünette *Azor-Zadok.* Auffällig ist die merkwürdige Form des Oberteils ihres Gewandes,

Ganz oben: „Spitzhut“ mit eichelförmiger Verzierung für Juden. Illustration zu einer Verordnung vom Ende des fünfzehnten Jahrhunderts in Frankfurt am Main.
Oben: Giovanni Bellini, „Prozession auf der Piazza S. Marco“, 1496, Detail, Gallerie dell'Accademia, Venedig. Ende des fünfzehnten Jahrhunderts war der flache Zylinderhut ein Kennzeichen armenischer Juden.

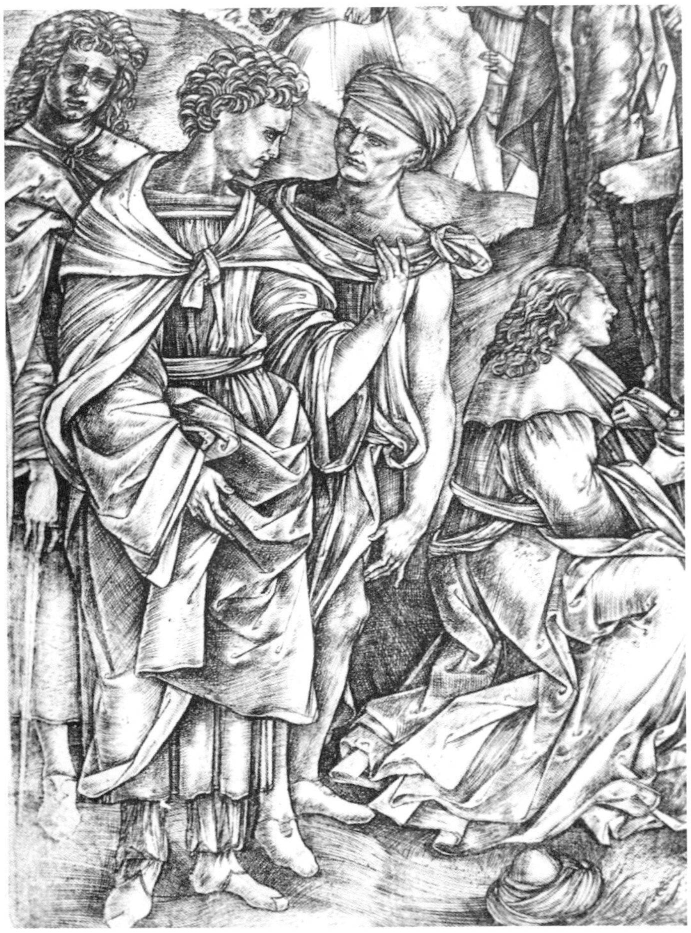

Christophano di Michele Martini, genannt „il Robetta". „Anbetung der Könige", Stich um 1496.

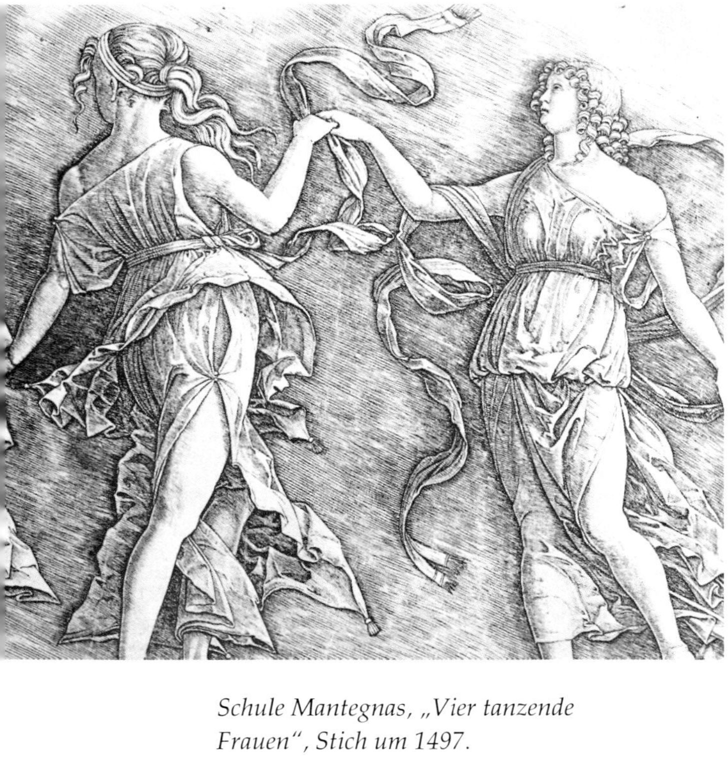

Schule Mantegnas, „Vier tanzende Frauen", Stich um 1497.

das über die linke Schulter gerutscht ist, so daß ihre Bluse oder ihr leinenes Unterhemd sichtbar wird. Ein mögliches Vorbild dieses übertrieben extravaganten und unpraktischen Aufzugs findet man anschaulich dargestellt auf einem Stich aus der Schule Mantegnas, den sogenannten *Vier tanzenden Frauen* um 1497.[19]

Wie bereits erwähnt, hat als Vorbild für die Kopfbedeckung der Frau Mattans anscheinend ein modischer Männerhut aus einer etwas früheren Periode gedient. Im Venedig des späten fünfzehnten Jahrhunderts war diese Form des „Spitzhutes", ein zylinderartiger Hut mit Krempe, für armenische Juden typisch. Eine Gruppe solcher Juden ist in Bellinis *Prozession auf der Piazza S. Marco* von 1496 dargestellt. Dieser „Transvestitismus" war ein Kunstgriff, um den Betrachter zu verwirren und eine exotische Atmosphäre zu schaffen. Darstellungen geschlechtsspezifischer Kleiderformen am anderen Geschlecht sind in der fraglichen Periode sehr häufig, wovon die moderne akademische Forschung allerdings noch kaum Notiz genommen hat. Ohne eine genaue Kenntnis der Besonderheiten der Kleidermode, wie sie beispielsweise Anfang des sechzehnten Jahrhunderts auf der italienischen Halbinsel vorhanden war, kann der heutige Kunsthistoriker diese visuellen Informationen nicht richtig einordnen. Bei Michelangelo jedenfalls, so meine ich, entspringt diese Extravaganz dem Bemühen, die erhabenen Vorfahren Christi historisch und atmosphärisch von den „modernen" Römern des frühen sechzehnten Jahrhunderts abzusetzen.

Kein Vorbild findet sich für den Aufzug des Achim.[20] Sein blaßgrün-roter Umhang mit Kapuze erinnert wegen der Ausbuchtung am Hinterkopf an die Kopfbedeckung der Frau Jotams. Die Form am Hinterkopf des Achim müßte durch einen Haarknoten oder eine ähnliche Frisur zustandegekommen sei. Ist dies einmal mehr eine subtile Form von „Transvestitismus"?

Eleasar trägt ein „weißes Hemd",[21] ganz ähnlich dem Gewand zahlreicher Madonnenskulpturen Michelangelos.[22] Besonders bemerkenswert ist der rechteckige, von einer Bordüre gesäumte Halsausschnitt. Wieder erhebt sich die Frage: Handelt es sich um ein Kleidungsstück für beide Geschlechter, oder wurde ein Mann mit einem Kleidungsstück dargestellt, das Frauen vorbehalten war?

Wohl am faszinierendsten ist die Entdeckung, daß es sich bei den schillernden Farben, von denen im Zusammenhang mit den *Vorfahren Christi* so oft die Rede ist, meines Erachtens durchaus nicht um einen malerischen Kunstgriff handelt, sondern um eine sorgfältig genaue Wiedergabe von Stoffen aus der damaligen Zeit. Hinweise auf Sarsinett, einen leichten Seidenstoff, der von den Sarazenen stammen soll,[23] gibt es in Garderobenverzeichnissen in Italien und England. Die Herkunft des Seidengewebes ist unklar, ich vermute aber, daß es von Kreuzrittern, die aus dem Heiligen Land zurückkehrten, in großen Mengen nach Europa gebracht wurde. Da die Schuß- und Kettfäden dieses Weberzeugnisses unterschiedliche Farbe haben, weist das Material an Stellen, auf die das Licht fällt, eine andere Farbe auf als an beschatteten. Bei dieser relativ einfachen Webart entsteht mit einem Minimum an Arbeit und Kosten ein prachtvoll schillernder Stoff.

Ein erster Beleg findet sich in einem Reisebuch aus dem elften Jahrhundert, wo in Kairo auf Porzellan verwiesen wird, dessen Bemalung *bugalamun* gleiche, so daß „je nachdem, wie der Gegenstand gehalten wird, verschiedene Farben sichtbar" würden.[24] *Bugalamun,* das man für eine Art changierende Seide gehalten hat, stellt sich im Dokument als ein Gewebe heraus, das besonders für Banner und als Futterstoff verwendet wurde.[25]

Ein Beispiel für ein solches Gewebe wurde kürzlich in der Sammlung des Royal Ontario Museum im kanadischen Toronto entdeckt. Es handelt sich um glattgewobene Seide mit Kett- und Schußfäden in unterschiedlichen Farben. Die Verwendung zweier Farben ist dabei nicht zufällig, sondern gehört eindeutig zur Webart. Der Stoff stammt aus einer archäologischen Fundstätte in Ägypten und datiert aus dem elften Jahrhundert.

Dieses Seidengewebe wurde sicher seit Anfang des fünfzehnten Jahrhunderts zu Kleidung verarbeitet, wie Beispiele im Werk Giottos in Padua,[26] Barna di Sienas in San Gimignano und zahlreicher anderer Künstler, darunter Andrea Mantegna, belegen. Hans Holbein der Ältere stellt im *Kaisheimer Hochaltar* von 1502 sowohl einfache als auch gemusterte schillernde

Seide dar.[27] Schon zu dieser Zeit wurde der Stoff vornehmlich an biblischen Figuren und zumeist solchen mit orientalischen Bezügen dargestellt. In den beiden letzten Jahrzehnten des fünfzehnten Jahrhunderts erlebte diese Art „moirierte Seide" in ganz Europa offenbar eine Renaissance.[28] Zahlreiche Hinweise finden sich in den *Wardrobe Accounts* Eduards IV. von England aus dem Jahre 1480. Der Stoff, schillernder Sarsinett, der 25 Prozent teurer war als einfarbiges Gewebe[29] und von dem im Dokument große Mengen aufgelistet werden, wird allerdings zumeist als Futterstoff für Bettvorhänge ausgewiesen.[30] Das Bett des Königs aus rot-, grün- und weißgestreiftem Samt hatte zwei Seitenvorhänge und einen Fußvorhang aus *chaungeable sarscinet*[31] Im Bericht von der Krönung Richards III. von 1483 ist von über dreihundertsechzig Metern Sarsinett die Rede.[32]
Eines der bedeutendsten Beispiele für die Darstellung changierender Seide entdeckt man in Andrea Mantegnas *Jungfrau mit Kind, Magdalena und Johannes dem Täufer* in der Londoner National Gallery. Das Gewand der Magdalena besteht offenkundig aus einem Seidenstoff, der in roter und

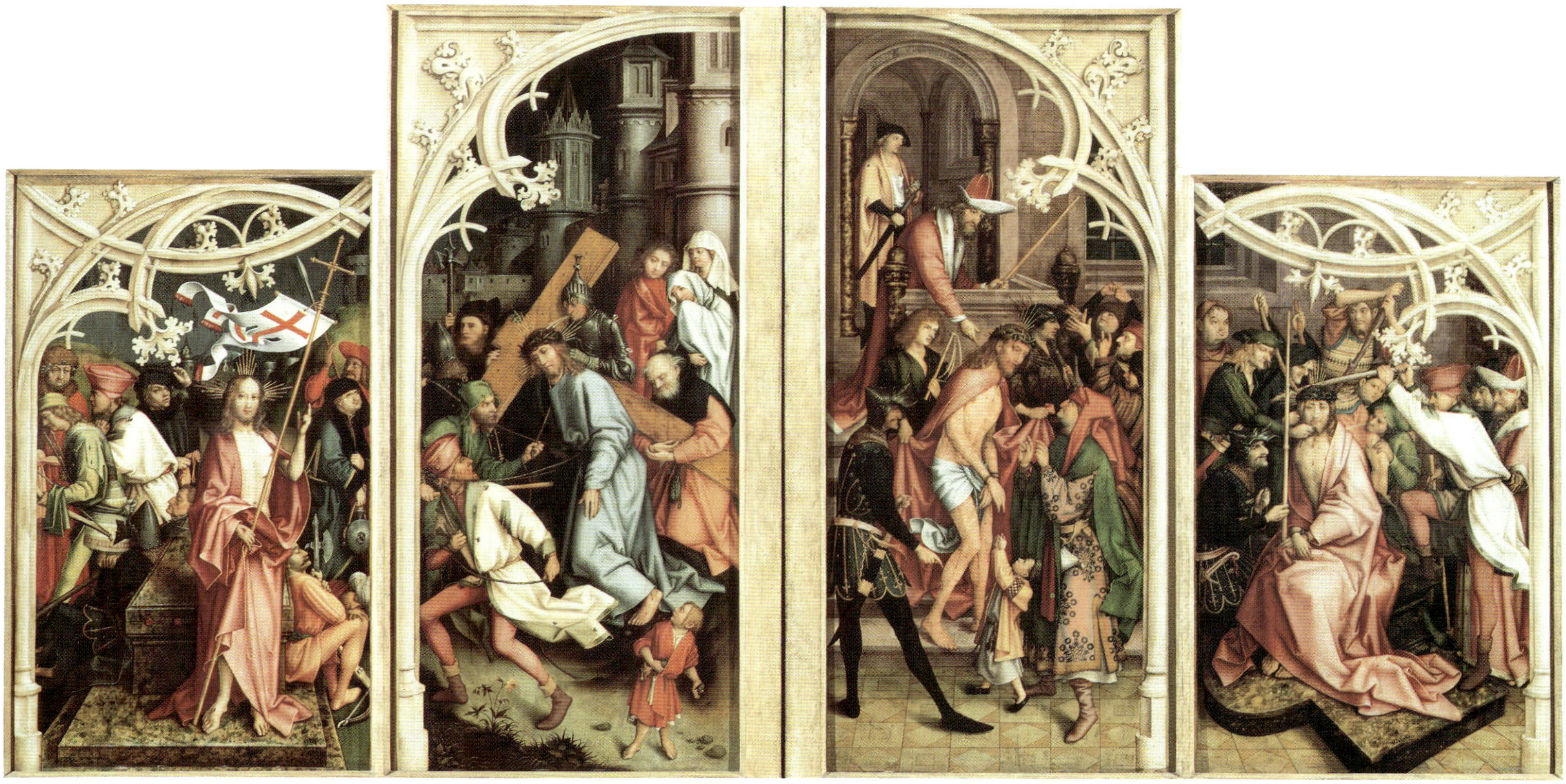

grüner Farbe schillert. Ein modernes Seidengewebe zeigt im Sonnenlicht den gleichen Effekt. *Cangiante* wurde noch das ganze sechzehnte Jahrhundert hindurch dargestellt, vornehmlich für die Aufmachung von Orientalen, insbesondere bei den kostbaren Gewändern der drei Weisen aus dem Morgenlande. Der Effekt des Farbumschlags blieb nicht auf Seide beschränkt, sondern konnte auch an einem feinen Wollstoff oder einem Mischgewebe aus Wolle und Seide, der sogenannten *saia,* beobachtet werden.[33] Große Mengen des Webereiproduktes tauchen in der Buchhaltung der Medici aus dem frühen sechzehnten Jahrhundert, den sogenannten *Selfridge papers,* auf. Der oft aus Lammwolle gefertigte anschmiegsame Stoff wurde vor allem zu Strümpfen verarbeitet. Gestrickte Strümpfe und Hosen waren Anfang des sechzehnten Jahrhunderts noch nicht in Gebrauch, die eng anliegenden Beinkleider bestanden aus Tuch, das diagonal, im Winkel von fünfundvierzig Grad abgeschnitten und um die Beine gelegt wurde. Diese „Strümpfe", die hinten eine Naht hatten, ließen viel Bewegungsfreiheit und warfen kaum Falten. Bei Eleasars grüner Hose, die rote Schatten wirft, handelt es sich meiner Überzeugung nach um eine Darstellung dieses Materials. Das persönliche Interesse Michelangelos an Kleidung und insbesondere an Strümpfen belegt ein Eintrag in seinem Haushaltsbuch, nach dem er Wolle gekauft hatte, die zu Strümpfen für seine Gehilfen verarbeitet werden sollte.[34]

Hans Holbein d. Ä., Tafeln des Kaisheimer Hochaltars (1502), Detail, Alte Pinakothek, München.

Die Frau in der Lünette mit Jotam trägt einen langen Mantel aus rot-gelb changierendem Stoff. Dem sanften Faltenwurf nach handelt es sich hier ganz offenbar ebenfalls um Wolle und nicht um Seide; dafür spricht auch die satte Farbe, die man eher mit Wolle in Verbindung bringt.[35] Wahrscheinlich wurde ein Material dargestellt, bei dem der schillernde Effekt durch Köperbindung entsteht. Die Wollindustrie vor allem in Florenz war die Grundlage für das Wirtschaftsleben in der Toskana und anderen Teilen Italiens.[36] Leonardo schreibt in seinem Traktat von der Malerei: „Man soll die Gewänder nach der Natur abmalen, d. h. wenn du Wollentuch darstellen willst, so mache auch Falten danach; und ob es ein seiden Gewand sei oder von feinem Tuch, oder aber wie es die Bauern tragen, oder von Leinen oder Schleier, mache einem jeglichen die Falten nach seiner Art anders und gewöhne dir nicht an, die Gewänder über (Ton-) Modelle mit Papier oder dünnem Leder zu legen, wie viele tun; denn du würdest dich arg betrügen."[37] Man kann mit Fug und Recht annehmen, daß auch Michelangelo bei der Darstellung von Faltenwürfen so vorgegangen ist: Die Familie des Künstlers war seit Generationen im Textilgewerbe von Florenz tätig.

Hinweise auf changierende Seidenstoffe oder *cangianti* finden sich in italienischen Dokumenten allerdings selten. Das mag daran liegen, daß dieses ziemlich einfache Weberzeugnis sehr verbreitet war. Möglich ist allerdings auch, daß zahlreiche Hinweise auf solche Stoffe noch immer nicht gesichtet worden sind. Seit der Erstfassung dieses Artikels bin ich auf weitere Hinweise gestoßen, darunter auf eine 1498 erwähnte *turca* (vermutlich ein exotisches Gewand türkischen Ursprungs),[38] die mit *cangiante giallo* gefüttert gewesen sei. Sie taucht auf in einem Kostümverzeichnis von Schauspielern, die am Karfreitag Passionsspiele in Rom aufführten.[39]

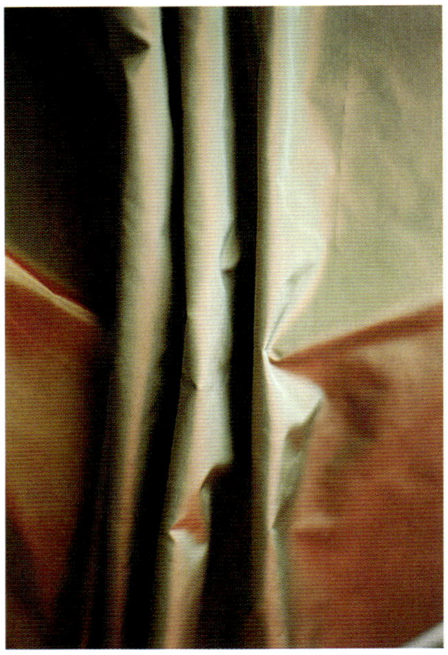

Moderne schillernde Seide.

Von der Hochzeit Cecilia Galleranis mit Lodovico Bergamini am 7. Juli 1492 ist ein Verzeichnis der Aussteuer erhalten, in dem nur zweimal auf einen changierenden Seidenstoff verwiesen wird.[40] In einem Fall werden die Farben Gelb und Türkis erwähnt, in anderen Fall bezieht sich der Ausdruck *cangiante* auf einen Futterstoff.[41] Die Hinweise stehen im Einklang mit verschiedenen Belegen aus dem Krönungsbericht Richards III. von 1483.[42] Von Cecilia ist ein Porträt Leonardos erhalten. Da es nach allgemeiner Auffassung vor 1492 entstand, dürfte die Dame auf dem Gemälde aber kaum eines der Kleidungsstücke aus dem Verzeichnis tragen.

Das wohl „modernste" Gewand der Serie trägt die Frau des Mattan. Das unter den Armen verschnürte Oberteil entspricht zeitgenössischen italienischen Kleiderverschlüssen. Beutel und Schlüssel werden, für das sechzehnte Jahrhundert typisch, an einer Kordel um die Taille getragen. Von dieser Sitte leitet sich der Ausdruck „Chatelaine" ab, ursprünglich eine Bezeichnung für die Frau, welche die Schlüssel der Burg verwahrte. Die kurzen gelben Überärmel, die gewöhnlich verschnürt, in Nordeuropa geheftet wurden, sind hier offenbar als aufgenäht dargestellt. Das gleiche Kleidungsstück taucht erneut im Pendentif *Judit und Holofernes* auf. Daß der aufgenähte Ärmel der Judit ebenfalls gelb ist, spricht für die These, daß er nach den realen Accessoirs eines Modells gemalt worden ist.

Die Ansicht, Michelangelo habe, wie seinen schriftlichen Äußerungen zu entnehmen, Weber nicht gemocht, stützt sich auf seinen Geschmack, was Wandbehänge angeht. In seinem Buch *Michelangelo's Theory of Art* erklärt R. J. Clements, der Künstler habe die Weberei geringgeschätzt. Seine Behauptung, er habe eine „Abneigung gegen überladene und kompliziert gemusterte Gobelins nach dem Geschmack Venedigs, eines Haupterzeugers", gehabt, beruht auf einem Irrtum. In Venedig wurden einige der schönsten Seidenstoffe, besonders hochwertige golddurchwirkte Damaststoffe und Samte hergestellt, aber es gab dort im sechzehnten Jahrhundert keine Werkstätten für Bildwirkerei. Die Republik war allerdings ein größerer Lieferant von Rohmaterialien für die renommierten Werkstätten in Flandern.[43] Nach Vasari traten Michelangelos Brüder aus finanziellen Gründen den Zünften für Seide und Wolle bei und machten in Florenz entsprechende Lehren. Und der Künstler trug sich mit dem Gedanken, für seinen Lieblingsbruder Buonarroto ein Textilgeschäft zu eröffnen.[44]

Wenn in diesem Artikel auch nur wenige Hinweise auf Michelangelos Beziehungen zum Textilgewerbe gegeben wurden, so ist doch festzuhalten, daß seine Familie ernsthaft in der Branche tätig war, seitdem sich sein

Urgroßvater Buonarroti di Simone im November 1388 der Arte della Lana angeschlossen hatte. Nach den Beschreibungen seiner Vorfahren im *Carteggio Indiretto da Michelangelo*[45] lag ihm das Geschäft mit Textilien fraglos im Blut. Angesichts der Bedeutung der Wollindustrie im Florenz des fünfzehnten und sechzehnten Jahrhunderts können Anstöße aus dieser Richtung nicht ausgeblieben sein.

Michelangelo wußte aller Wahrscheinlichkeit nach um das reichhaltige Angebot an Textilien in den ersten Jahren des sechzehnten Jahrhunderts. Erfand der Künstler farbige Schatten, oder stellte er nicht vielmehr einfach Stoffe dar, die überall zu haben waren und die er vom eigenen Ansehen her kannte? In der Diskussion während des Kongresses zur Restaurierung der Sixtina vom März 1990 hat der verstorbene Professor André Chastel auf eine Unstimmigkeit hingewiesen: Wenn *cangiante* nur ein Kunstgriff der Malerei war, warum zeigen dann nicht auch Felsen, Bäume und Figuren den charakteristischen Effekt? Warum blieb diese darstellerische Technik mit wenigen nennenswerten Ausnahmen auf Kleidung und Draperien beschränkt, wenn nicht damals hergestellte Stoffe als Vorbild gedient haben?

Ein wichtiger Hinweis in diesem Zusammenhang ist die von Cennino Cenninis Buch aufgeworfene Frage. Alles deutet darauf hin, daß Cennini in seinen genauen Anleitungen darüber, „wie man schillernde grüne Drapierungen in Fresko malt,"[46] von nichts anderem spricht als von der Wiedergabe eines real existierenden Stoffes. Der Punkt ist ausgiebig diskutiert worden, erfordert aber weitere Forschungsarbeit und die Auswertung zusätzlicher Dokumente wie Inventarverzeichnisse.

Da die erwähnten changierenden Seidenstoffe aus dem Land der Sarazenen und damit grob aus den geographischen Breiten der Vorfahren Christi stammen, bin ich der Auffassung, daß sich der Künstler bewußt für ihre Darstellung entschieden hat. Ich nehme ebenso an, daß die Beziehung zu Peruginos *Taufe Christi,* einem Fresko der unteren Serie von 1481, auf dem Gottvater ein rot-grün changierendes Gewand trägt, keineswegs zufällig ist. Ich hoffe, die Forschung fördert weitere Erkenntnisse zutage, die den bedeutenden Einfluß der Textilherstellung und ihrer Technik auf die Malerei vom Anfang des sechzehnten Jahrhunderts erhellen.

Bei Michelangelo verschmelzen Vertrautes und Ungebräuchliches, Exotisches und Gewöhnliches zu einer gelungenen Synthese, in der die *Vorfahren Christi* erhaben, fremdartig und doch stets lebensnah zur Geltung kommen.

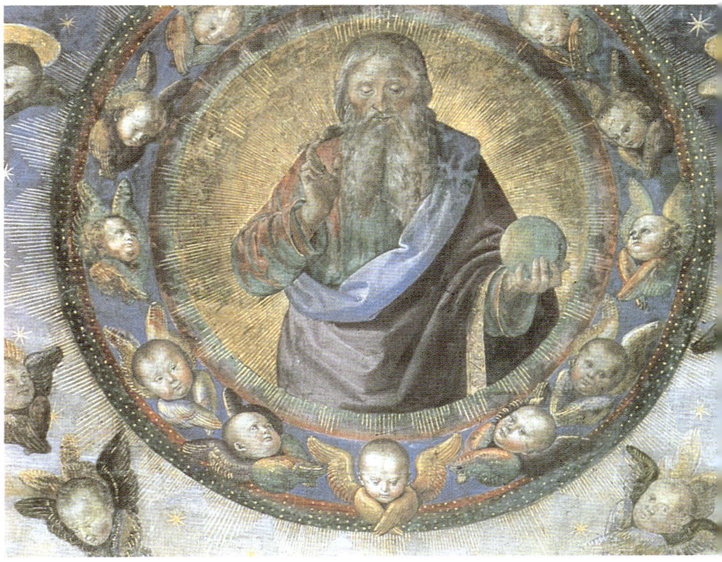

Perugino, „Taufe Christi", Detail der Figur des Schöpfers, Sixtinische Kapelle.

LÜNETTEN UND STICHKAPPEN DIE VORFAHREN CHRISTI

Bei den Darstellungen in den Lünetten und den Stichkappen, in denen die Wände ins Gewölbe übergehen, handelt es sich um die Vorfahren Christi nach der Liste am Anfang des Matthäusevangeliums. Ihre Namen stehen in der Mitte der Lünetten auf rechteckigen Tafeln, die das Bildfeld in zwei Bereiche einteilen.

Lünette „Jakob-Josef". Nach der biblischen Chronologie hätte diese Darstellung zuletzt verwirklicht werden müssen, doch geht Michelangelo wie bei der übrigen Dekoration auch hier eigene Wege: von der späteren zur früheren Zeit.

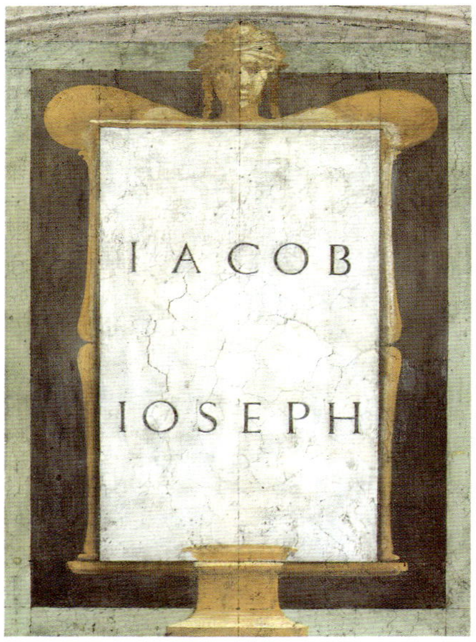

Auf dieser Seite: Detail mit Familiengruppe im rechten Bereich der Lünette. Bei der Figur im Vordergrund handelt es sich vermutlich um Maria, im Hintergrund das bärtige Profil Josefs mit Jesuskind. Das Halstuch der Frau ist ein hervorragendes Beispiel für Michelangelos Konzeption der formschaffenden Farbe und dem Einsatz changierender Farben, die Übergänge von Licht und Schatten markieren.
Gegenüberliegende Seite: Detail mit Familiengruppe im linken Bereich der Lünette. Bei der männlichen Figur im Hintergrund handelt es sich möglicherweise um Mattan. Sein Blick ist der Ehefrau zugewandt, die mit dem sich lebhaft gebärdenden Kind spielt. Ihr Gesichtsausdruck ist etwas streng, an der Hüfte trägt sie einen Beutel und einen Schlüssel, möglicherweise Symbole für Geiz.

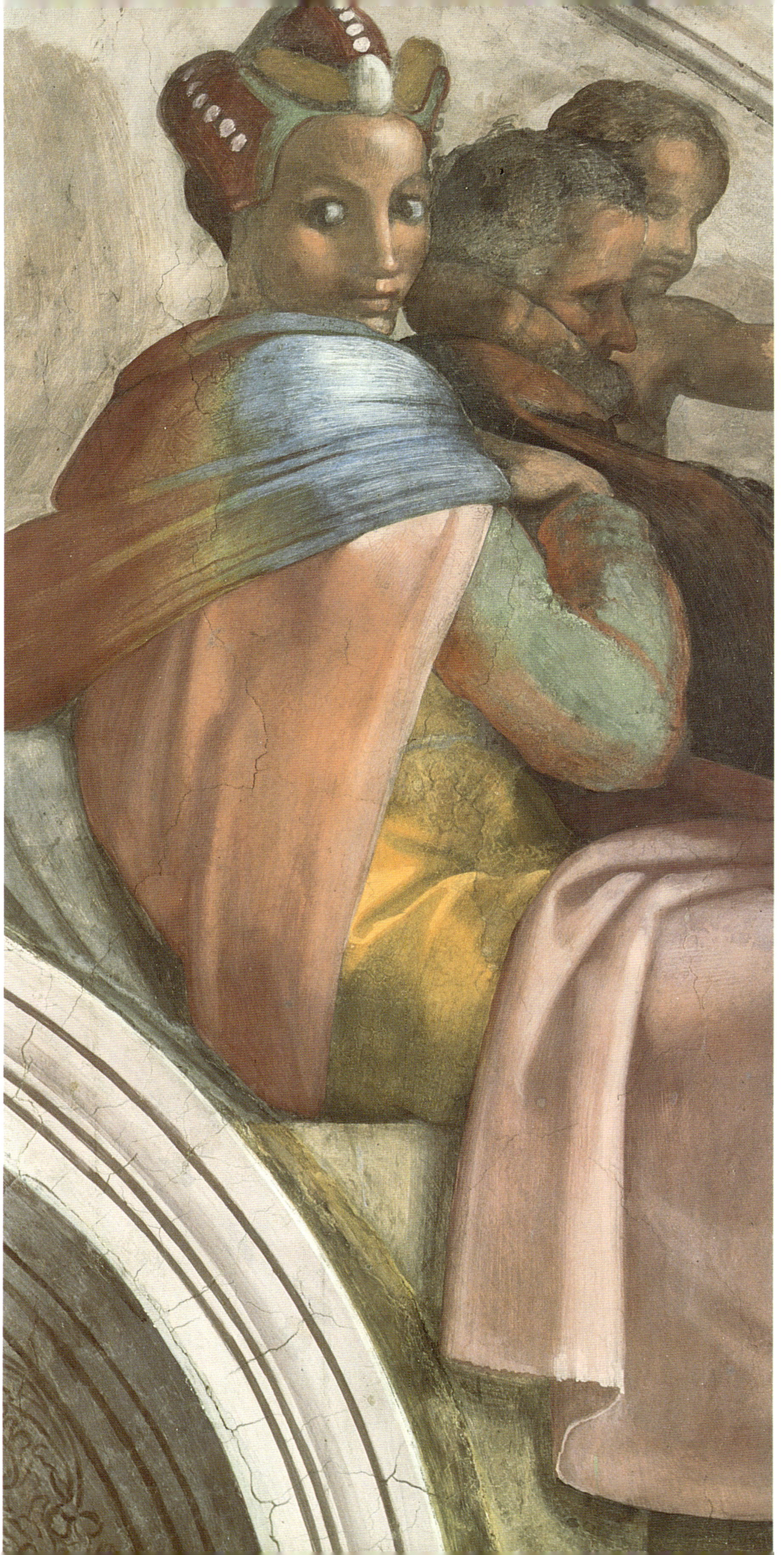

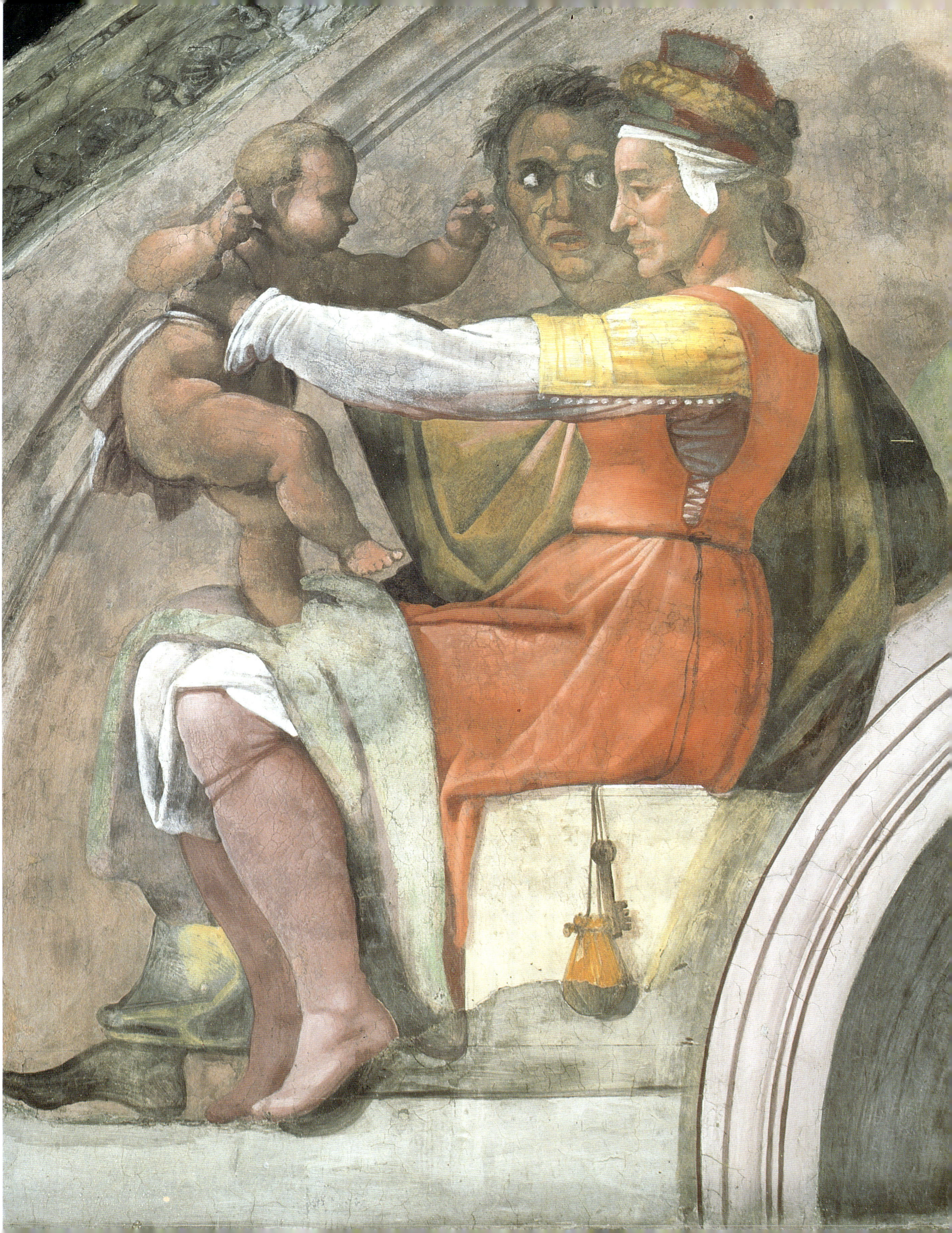

Unten: Lünette „Azor-Zadok", Detail mit Gruppe im linken Bildbereich.

„… Figuren, unbeschreiblich vielfältig in den Gewändern und Kopfhaltungen, und mit unendlich vielen ausgefallenen neuartigen Einfällen, und wunderschön ausgedacht." (Vasari, Vita di Michelagnolo Buonarroti)

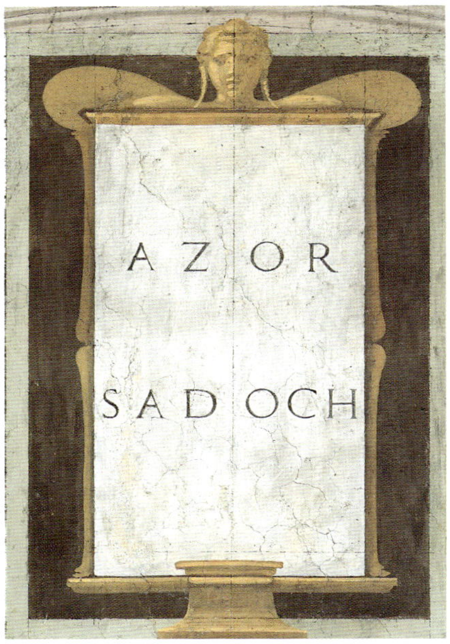

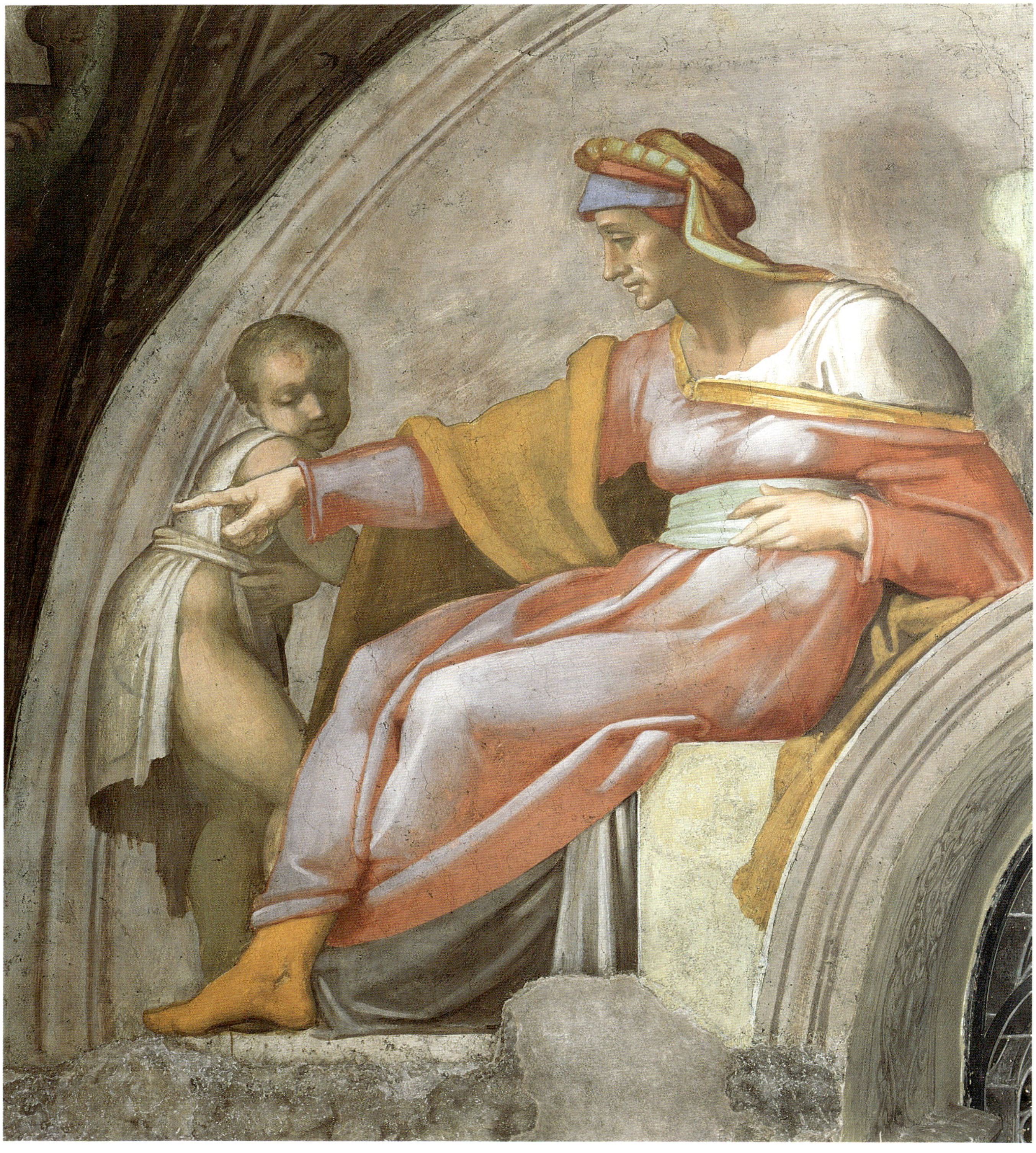

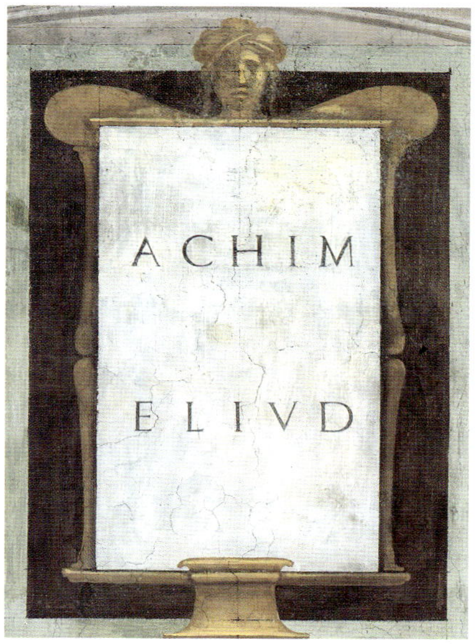

Unten: Lünette „Achim-Eliud", Detail mit Gruppe links.

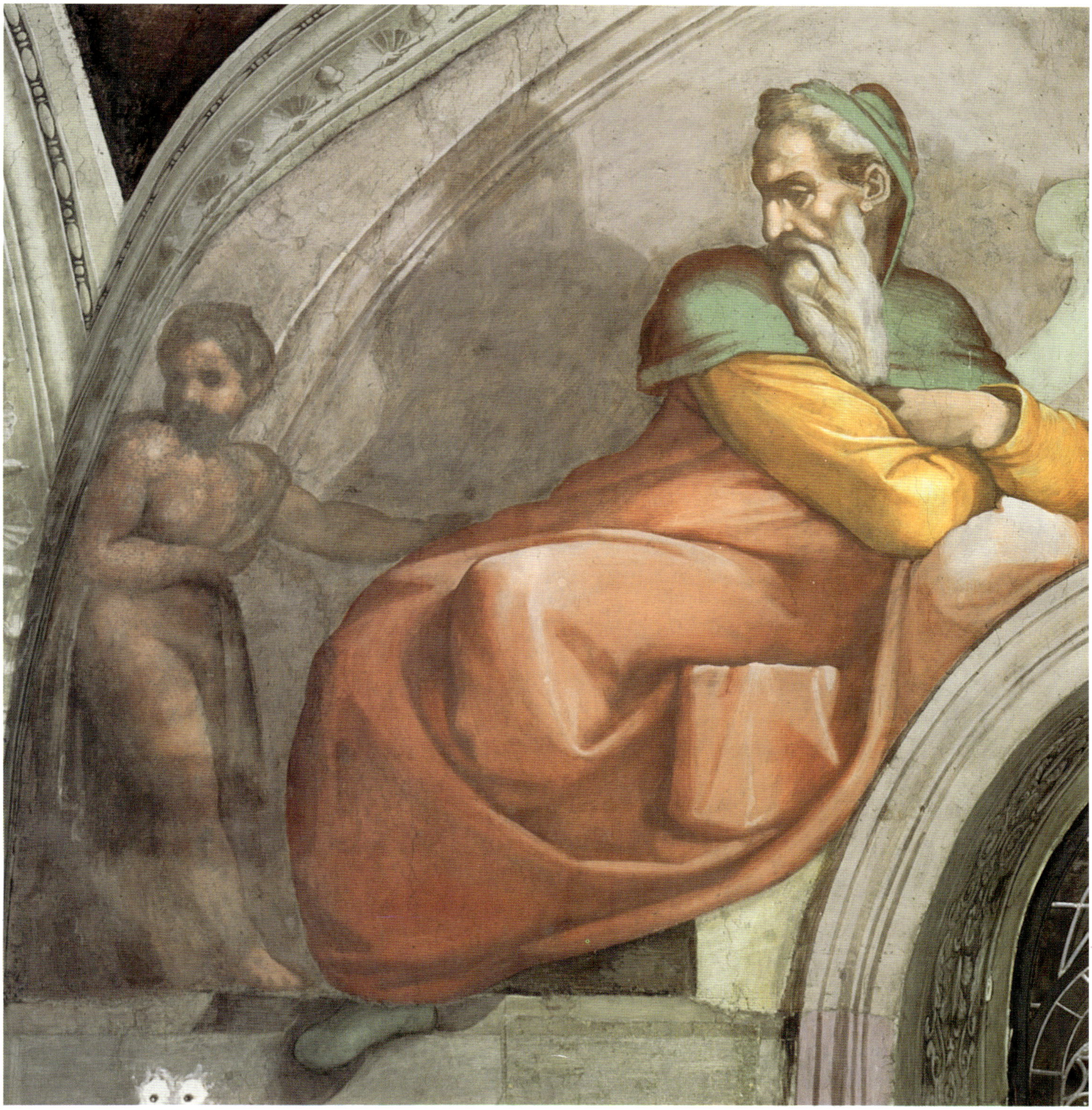

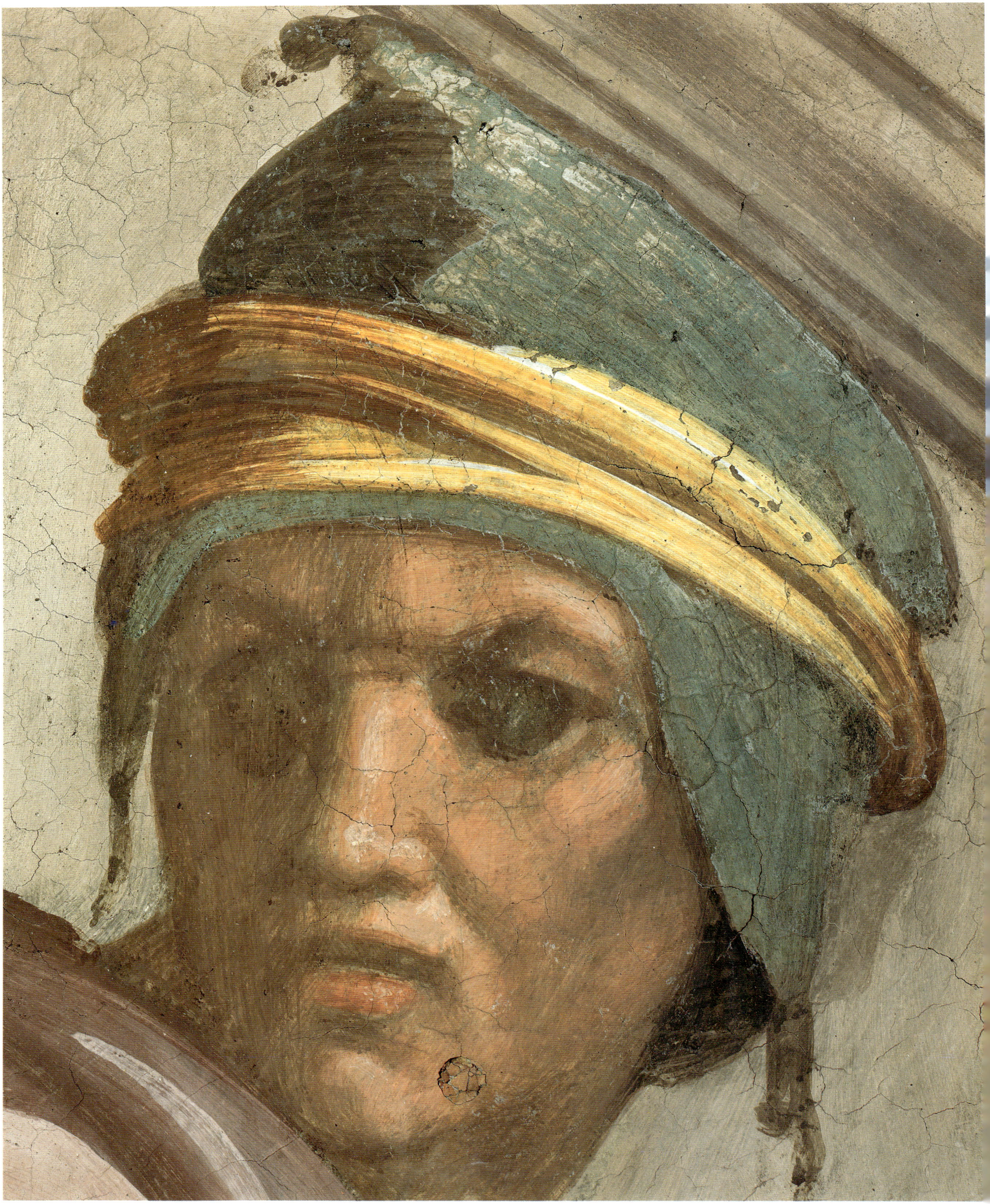

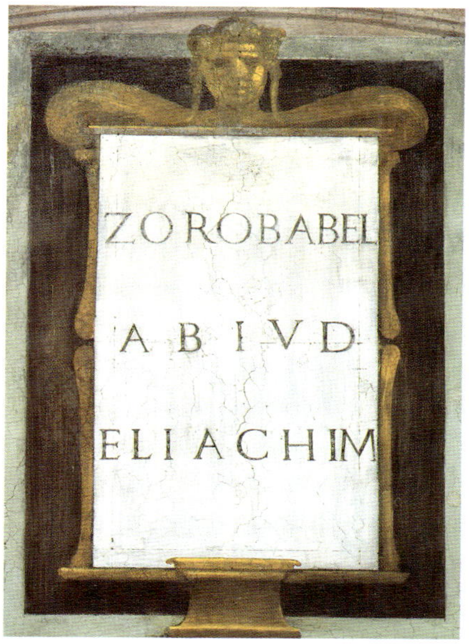

Gegenüberliegende Seite: Lünette „Serubbabel-Abihud-Eljakim", Detail der männlichen Figur rechts.
Die Farbe wurde mit flüchtigen, zielsicheren Pinselstrichen dünn aufgetragen und läßt das Bild in einigen Bereichen vage und verschwommen erscheinen.
Die Fresken der Vorfahren Christi sind durch eine skizzenhafte Technik charakterisiert, bei der durch Wechsel zwischen gröberer und feinerer Ausmalung der Formen eine natürliche Atmosphäre entsteht.
In den Stichkappen über Lünetten, die nicht neben Pendentifs liegen, stellt Michelangelo weitere Familien aus dem Stammbaum Christi dar.

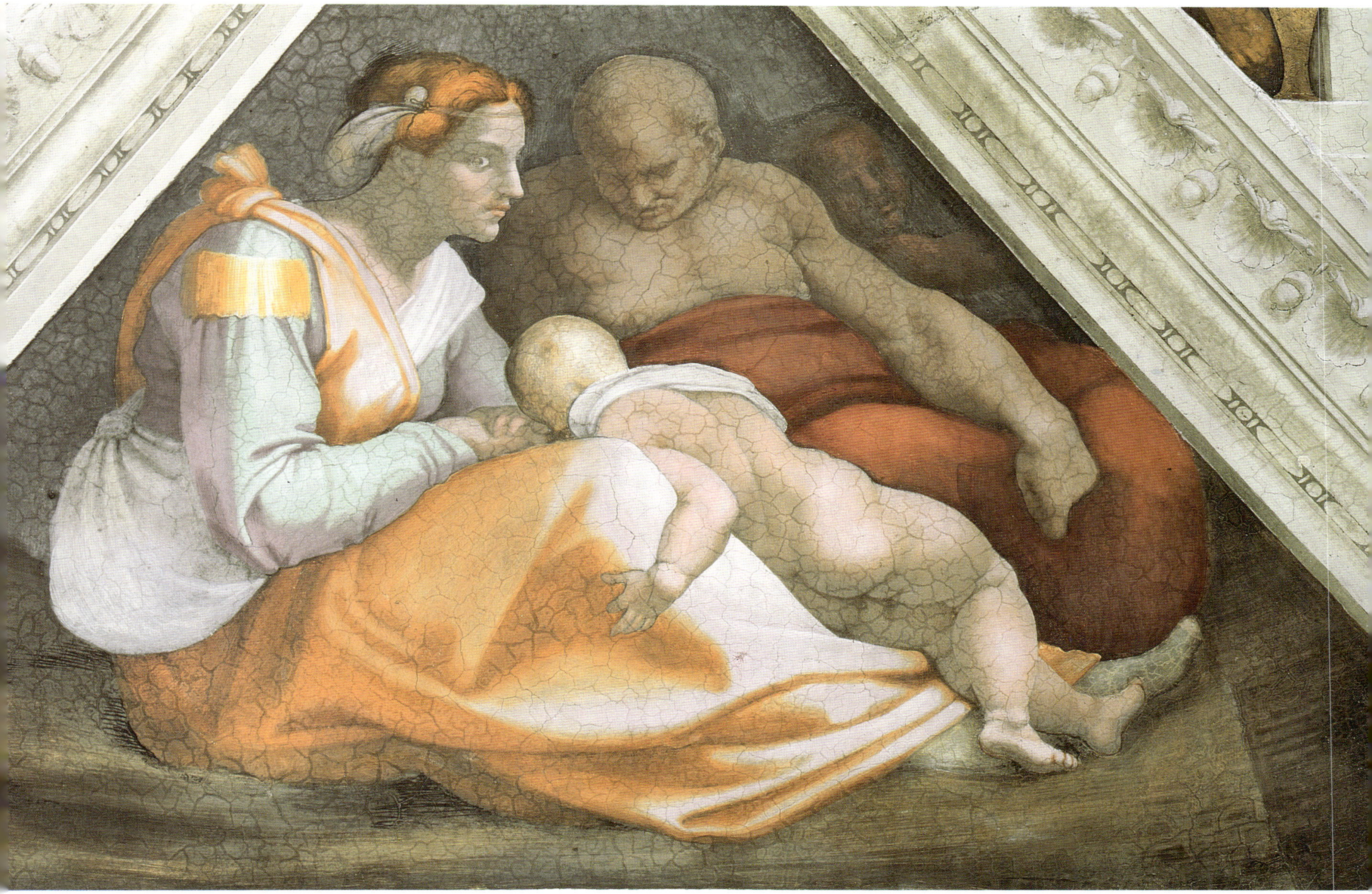

Oben: Stichkappe über der Lünette „Serubbabel-Abihud-Eljakim".

Unten: Lünette „Joschija-Jojachin-Schealtiël".
Bei den Darstellungen soll es sich um die Brüder Joschija und Schealtiël mit Eltern handeln. Demnach wäre in der Lünette nur eine Familie dargestellt; dafür spricht immerhin, daß die Erwachsenen durch ihren Blick und die Kinder durch ihre Gesten aufeinander bezogen sind.

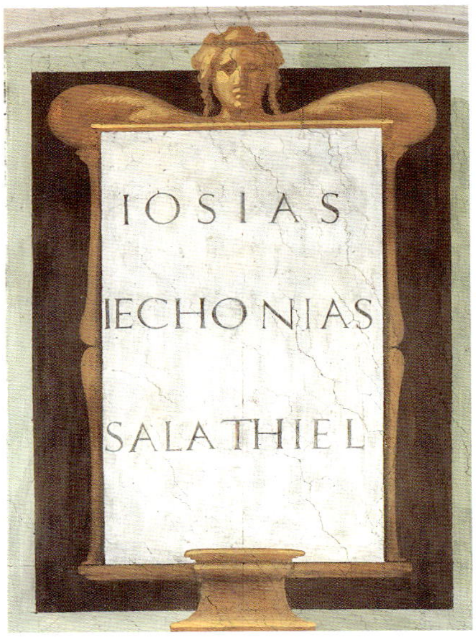

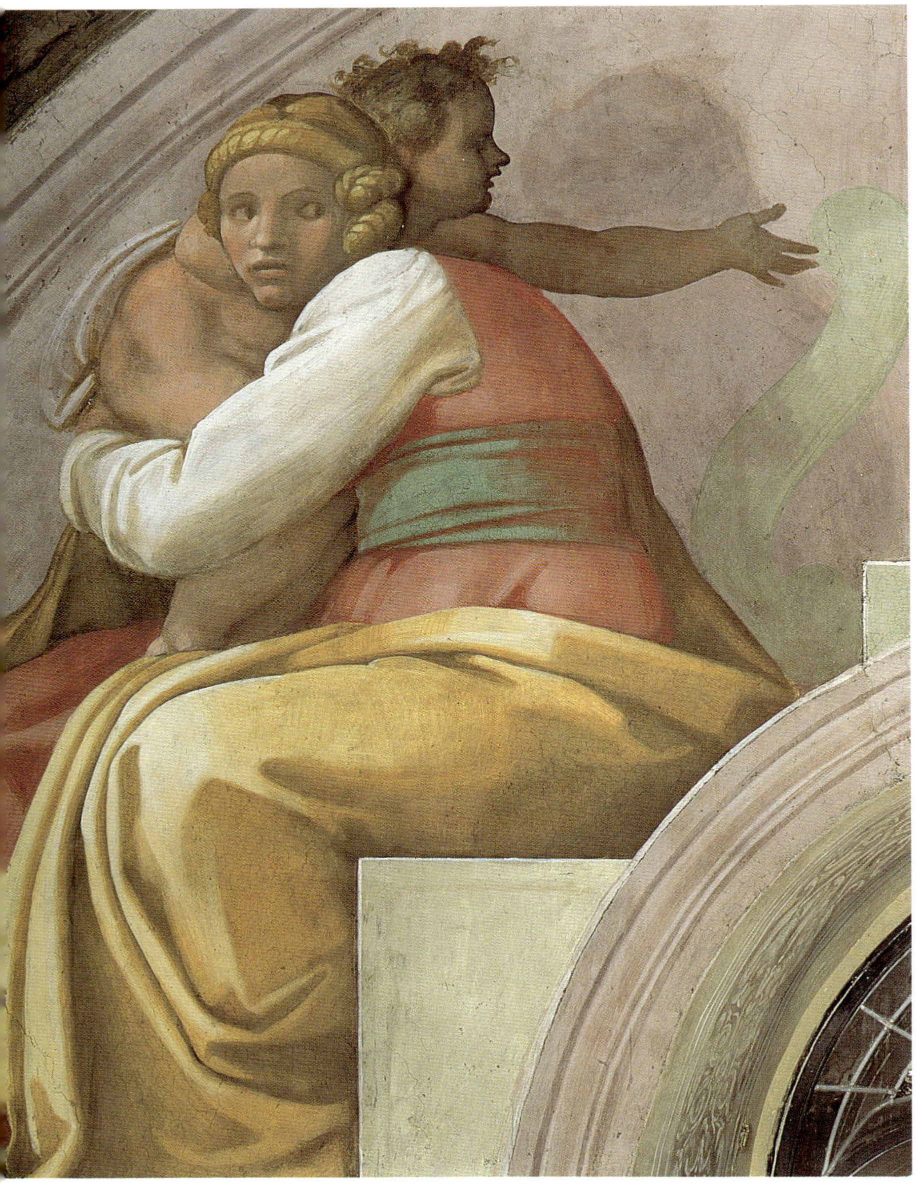

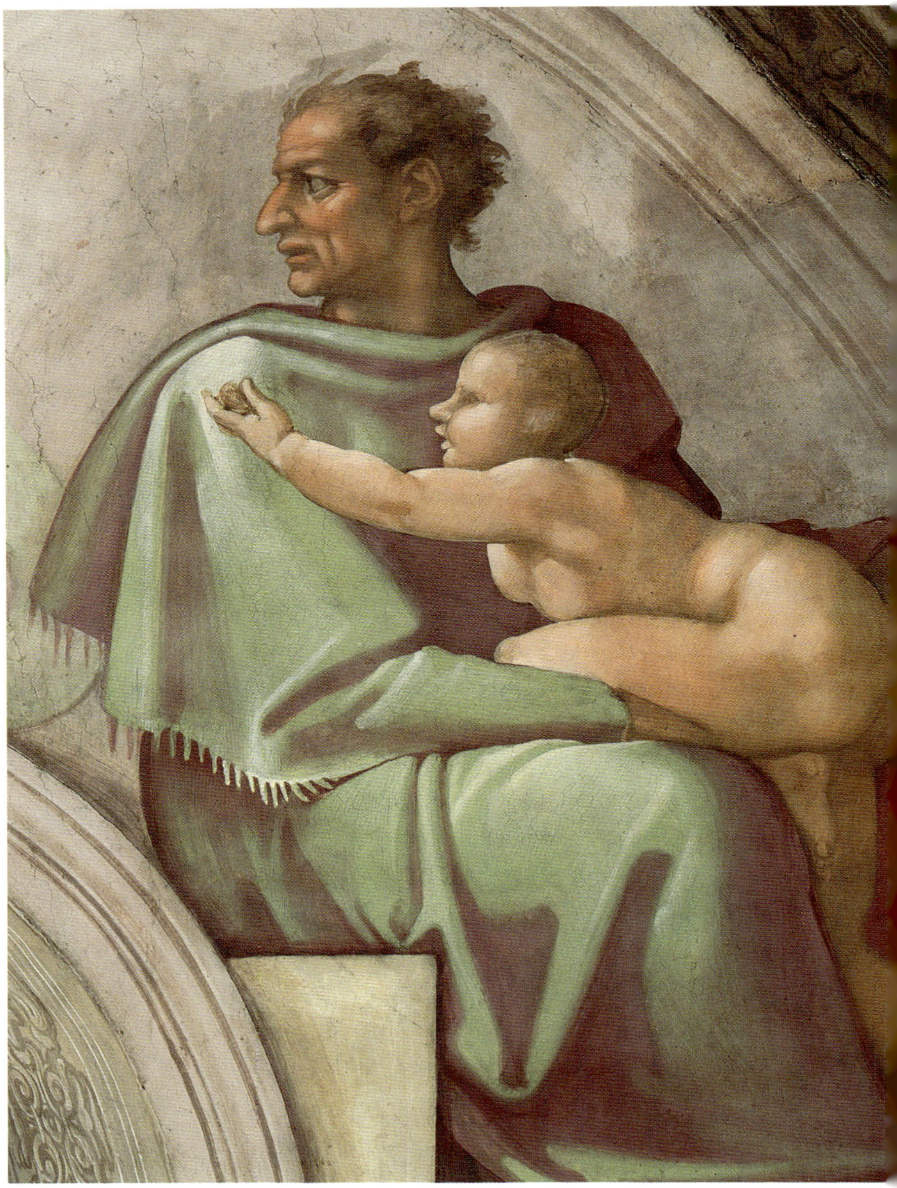

Unten: Stichkappe über der Lünette „Joschija-Jojachin-Schealtiël".
Die besorgten, furchtsamen Haltungen dieser einsam wirkenden Figuren gelten als Ausdruck eines unvollkommenen Lebens im Warten auf die Erlösung.

Mit dem Thema der Vorfahren Christi eng verbunden ist das Motiv der Mutterschaft, das Michelangelo mit besonderem psychologischen Scharfsinn in einer ganzen Serie von Varianten in den Lünetten und Stichkappen der Sixtinischen Kapelle behandelt.

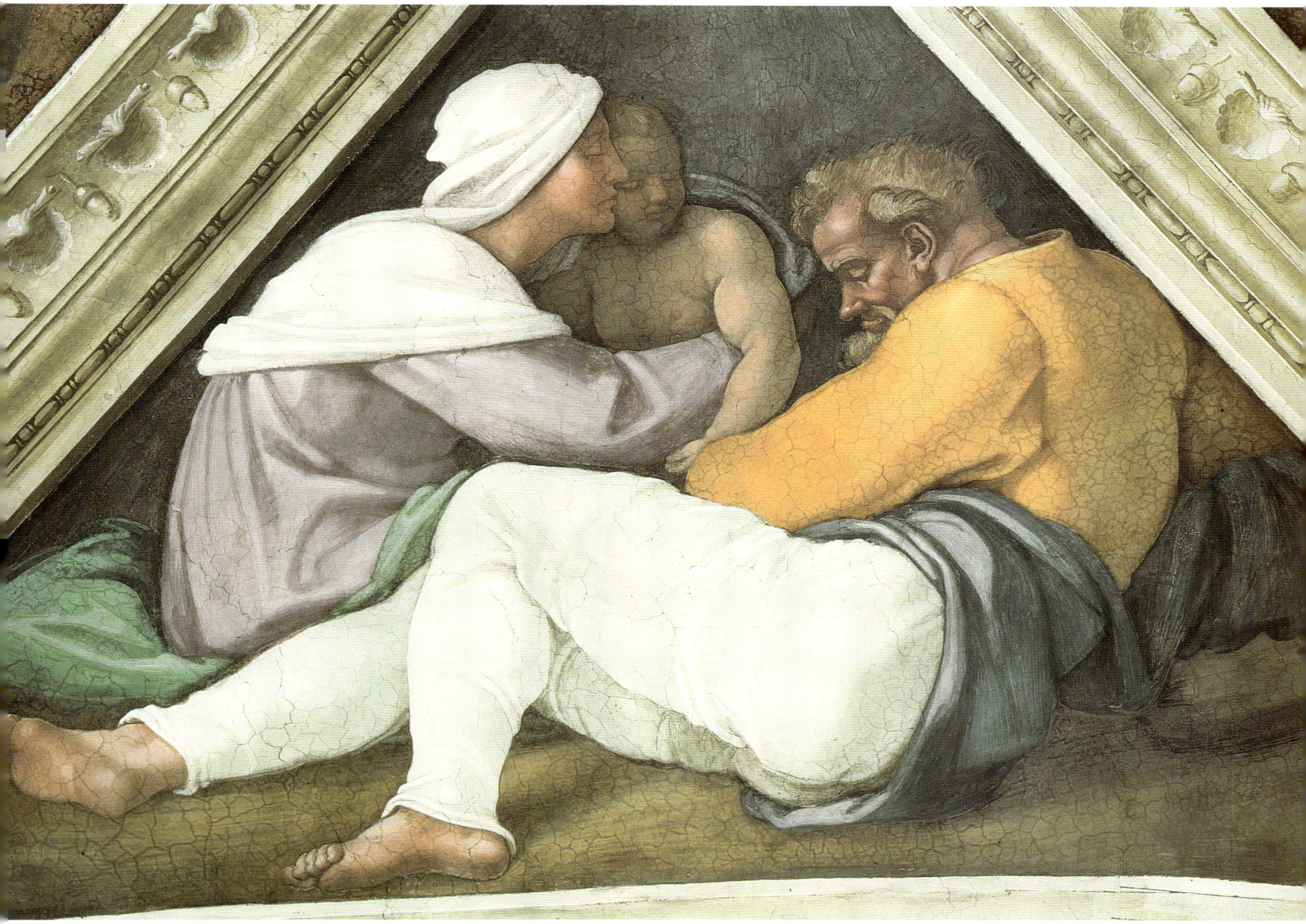

Unten: Lünette „Hiskija-Manasse-Amos", Detail mit junger Mutter, die ihr Kind wiegt.
Meschullemet, die Mutter des Amos, trägt einen phantasievollen Turban, der ihre jüdische Abstammung betont. Sämtliche Gruppen auf den Seiten sind in einem einzigen Tagespensum mit reiner Freskotechnik und ohne Karton ausgeführt worden. Michelangelo hat lediglich eine freihändig mit der Pinselspitze gezeichnete grobe Skizze in dunkler Farbe benutzt.

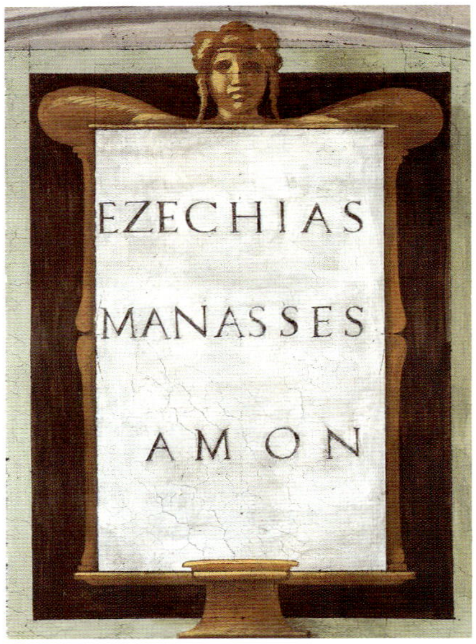

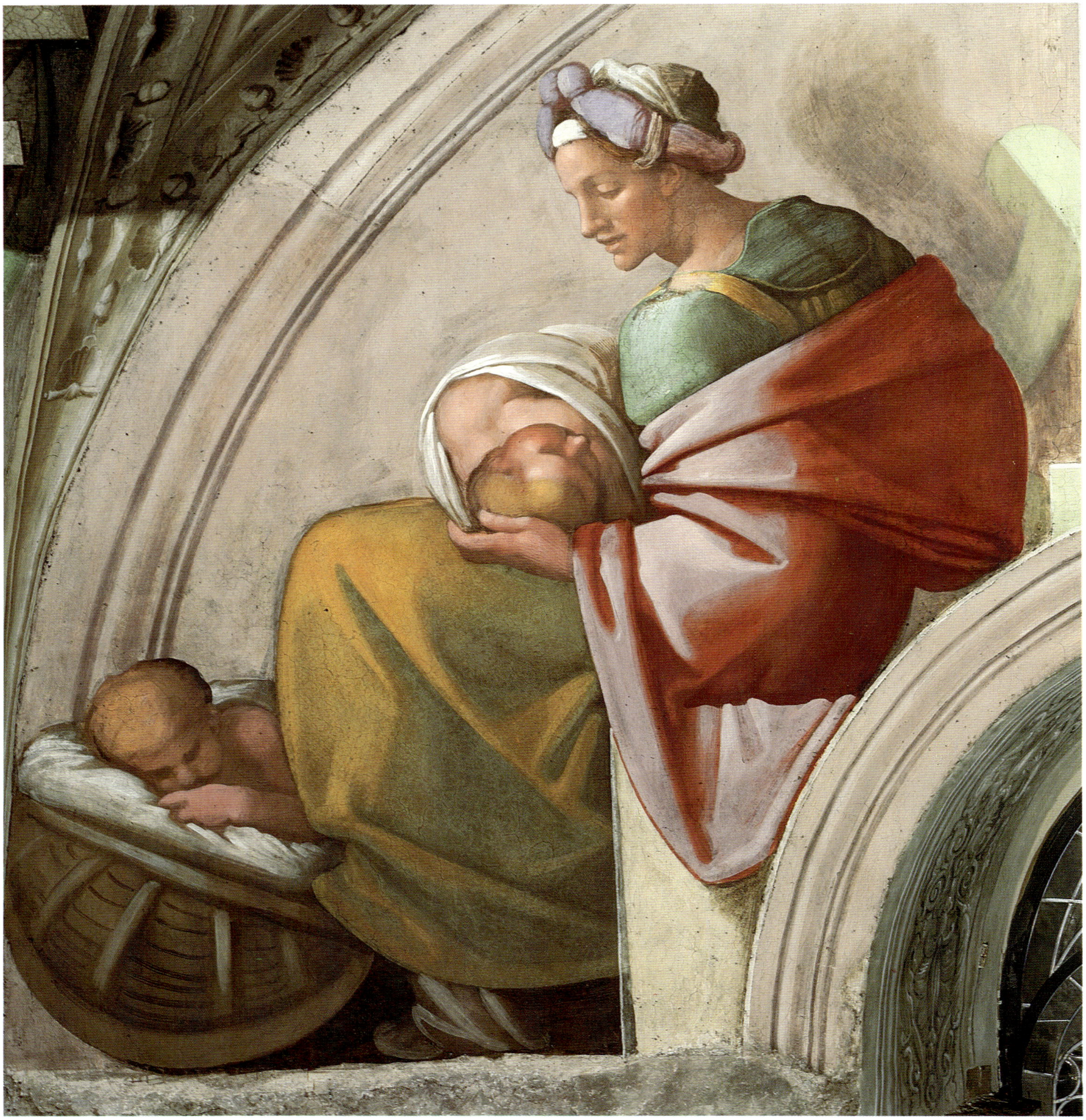

Unten: Stichkappe über der Lünette „Hiskija-Manasse-Amos".
Im Gegensatz zu den Lünetten erscheinen die Mütter in den Stichkappen eher als Hauptfiguren des dargestellten Familienkerns. Nur in einem Fall, in der Stichkappe über der Lünette „Joschija-Jojachin-Schealtiël", steht die weibliche Figur nicht im Vordergrund.

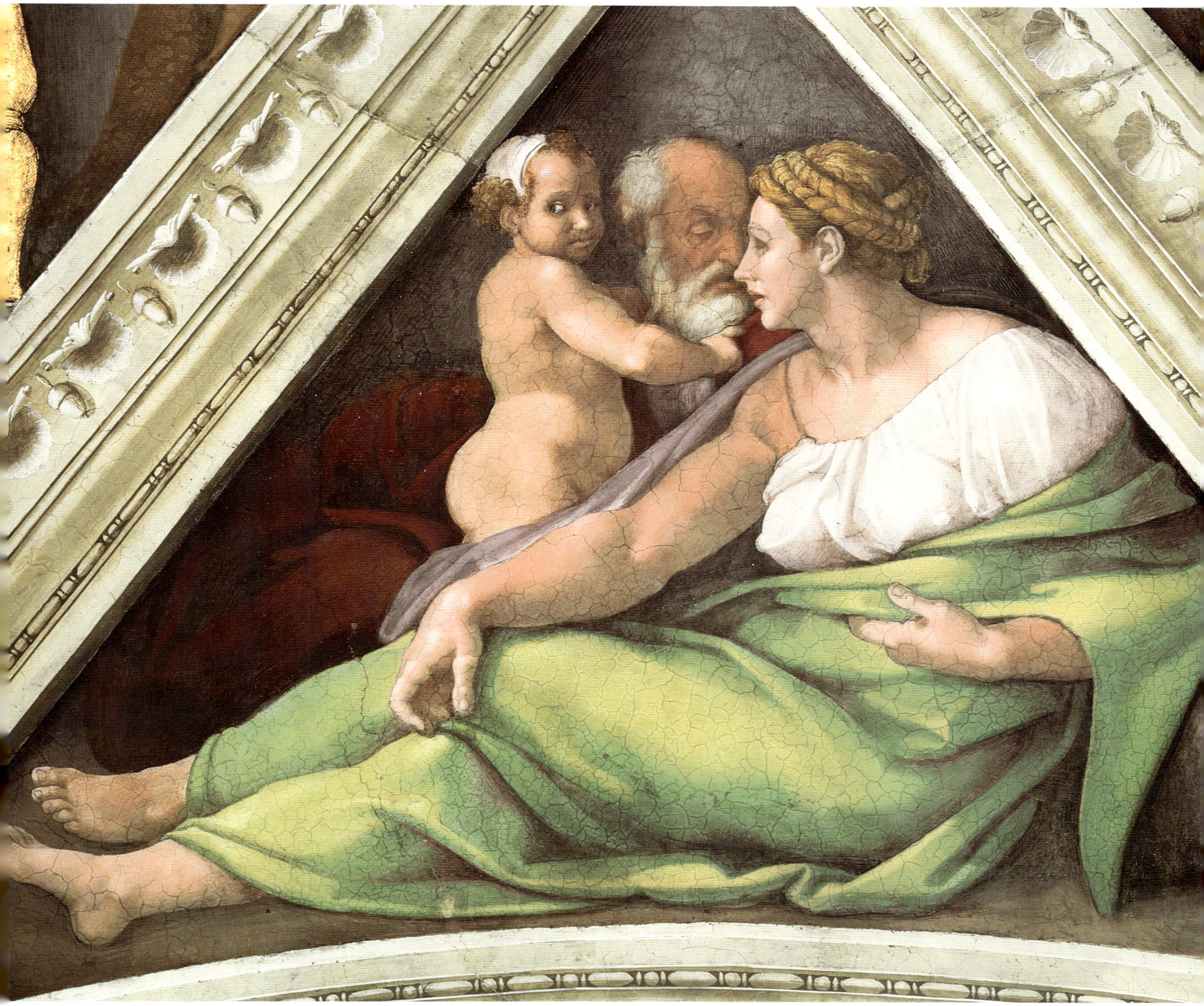

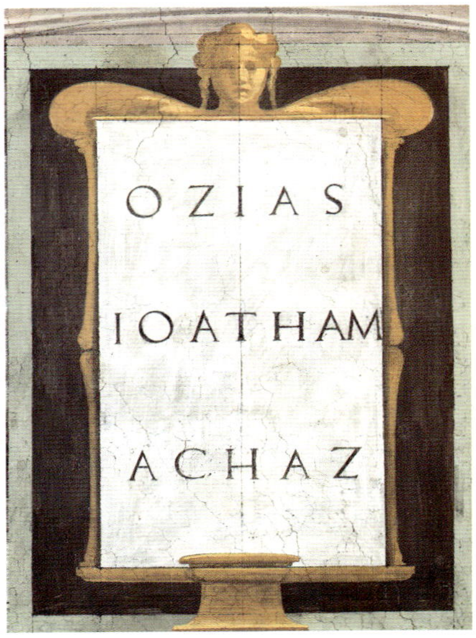

Auf dieser Seite: Lünette „Usija-Jotam-Ahas".
Unten: Detail mit den beiden lebhaft diskutierenden Figuren links. Rechts: Detail mit Mutter im rechten Bereich der Lünette.

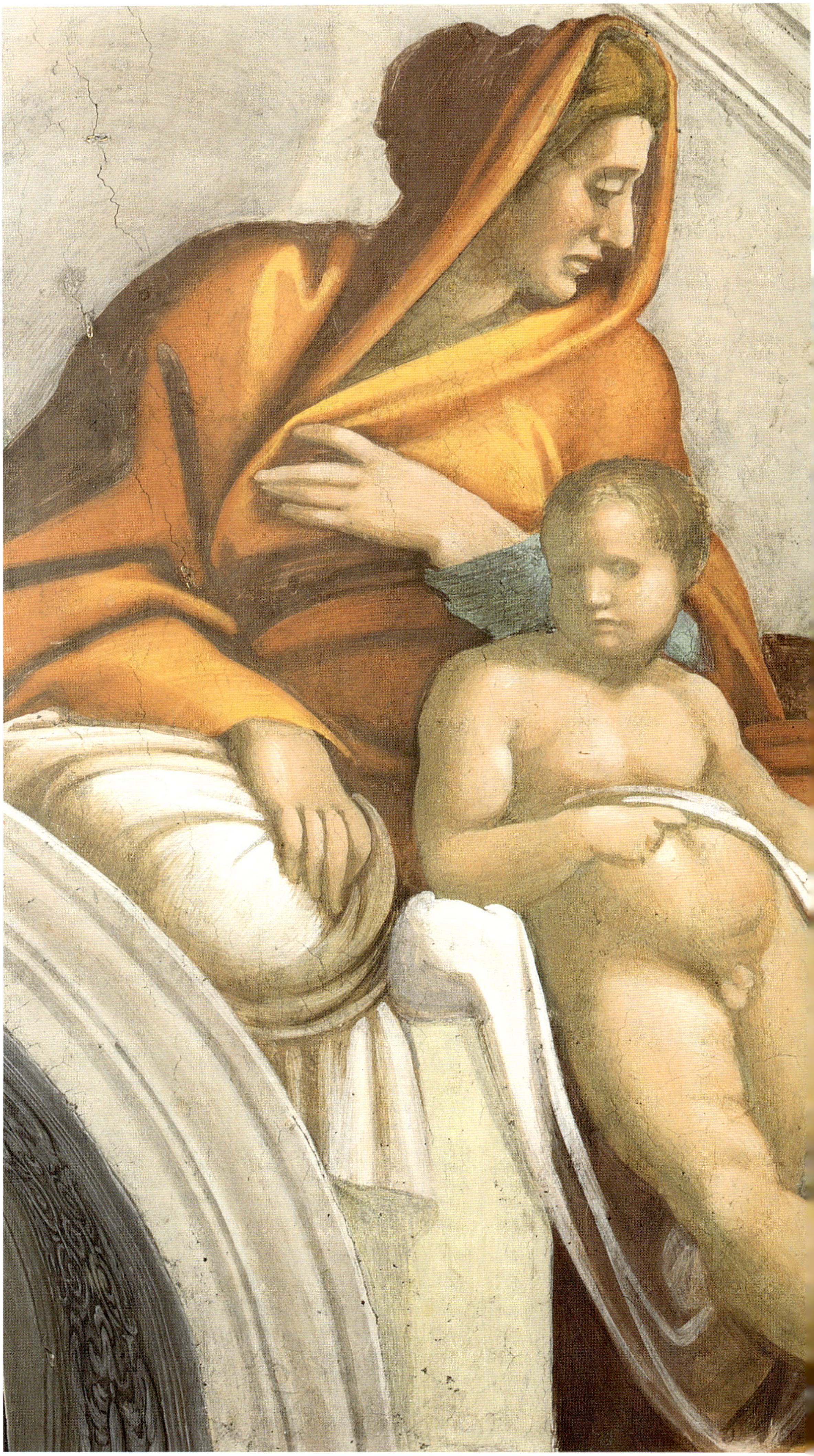

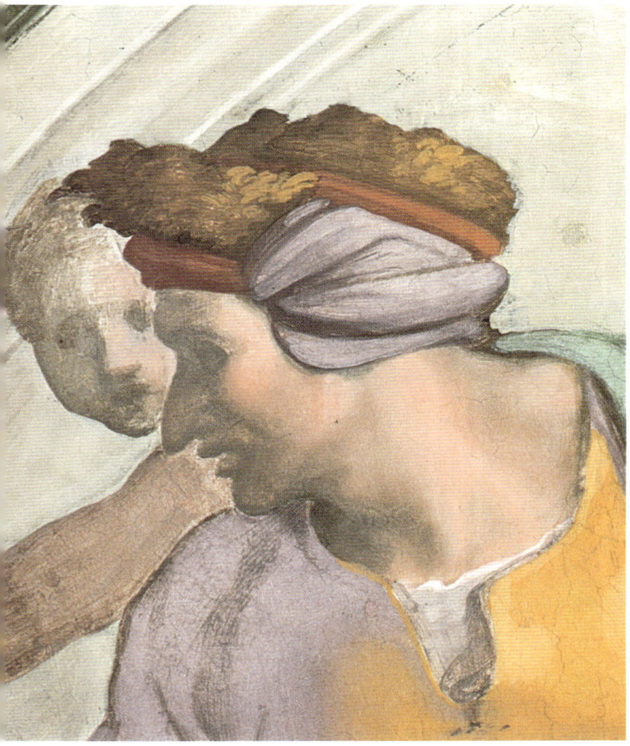

Unten: Stichkappe über der Lünette „Usija-Jotam-Ahas".

„... alle Stile, alle Hautfarben, alle Gebärden, alle Posen, alle möglichen Haltungen des menschlichen Leibes und alle Affekte der menschlichen Seele sieht man abgebildet [...], und dies auf so natürliche, so lebendige, so gelungene Weise, daß man fast sagen könnte, daß die Natur es kaum zu übertreffen vermag." (M. Tramezino, Roma trionfante)

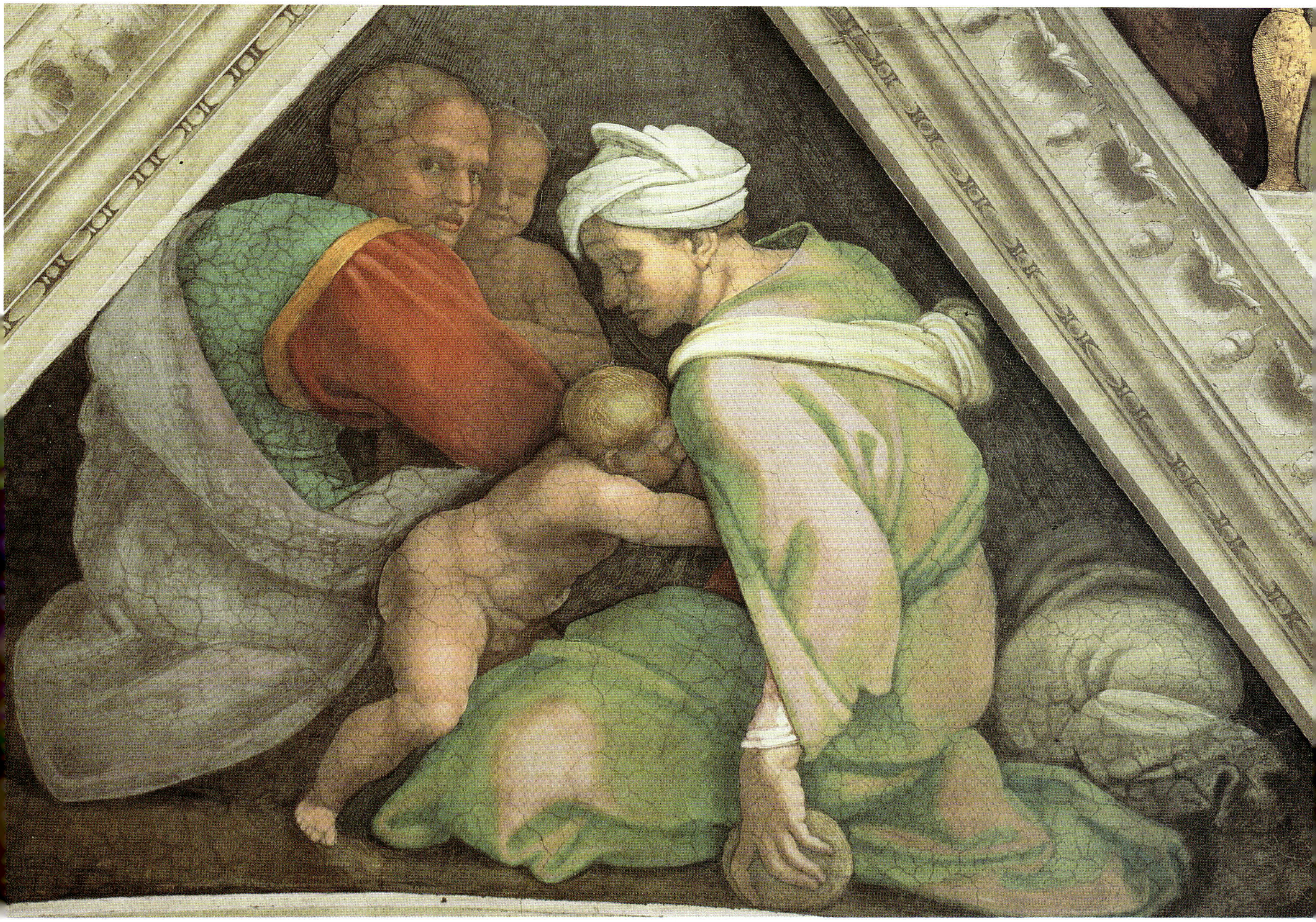

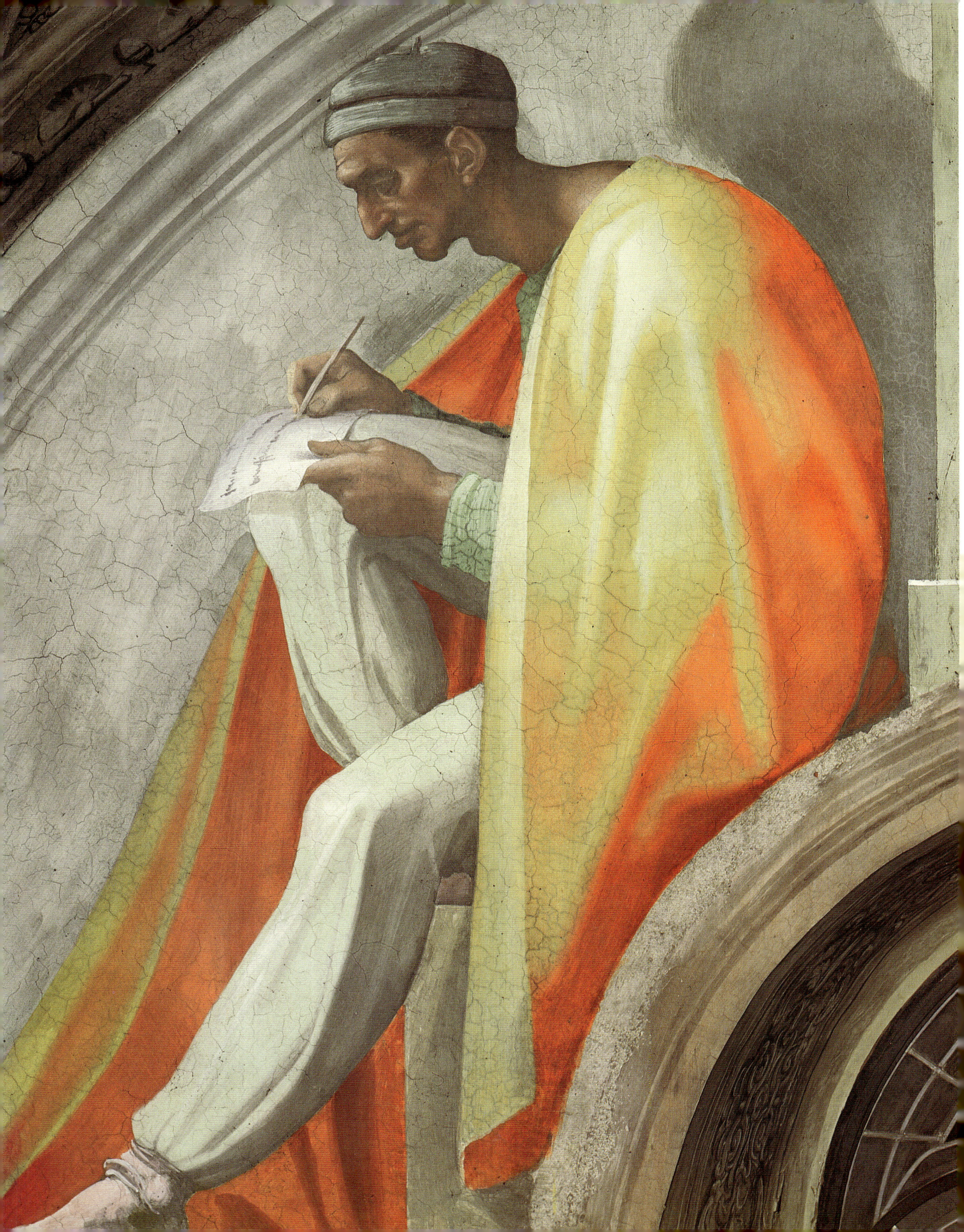

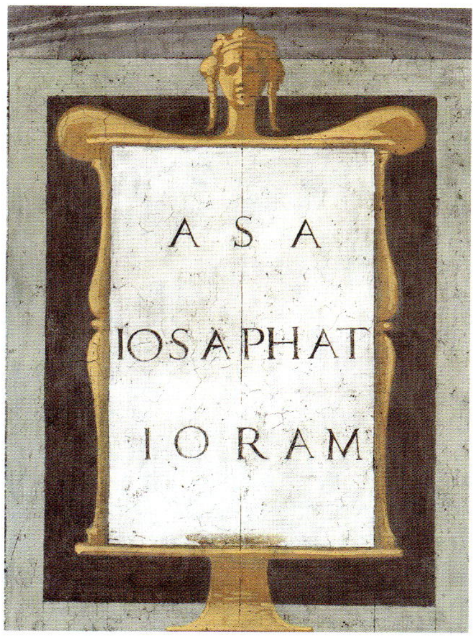

Gegenüberliegende Seite: Lünette „Asa-Joschafat-Joram", Detail mit Figur des Königs Joschafat.
Die Person mit dem markanten Gesicht ist in den Körperpartien nur grob und oberflächlich mit grellen leuchtenden Farben skizziert.
Die Kopfbedeckung und die langen, weiten und an den Knöcheln eng anliegenden Hosen charakterisieren die Figur deutlich als Orientalen.

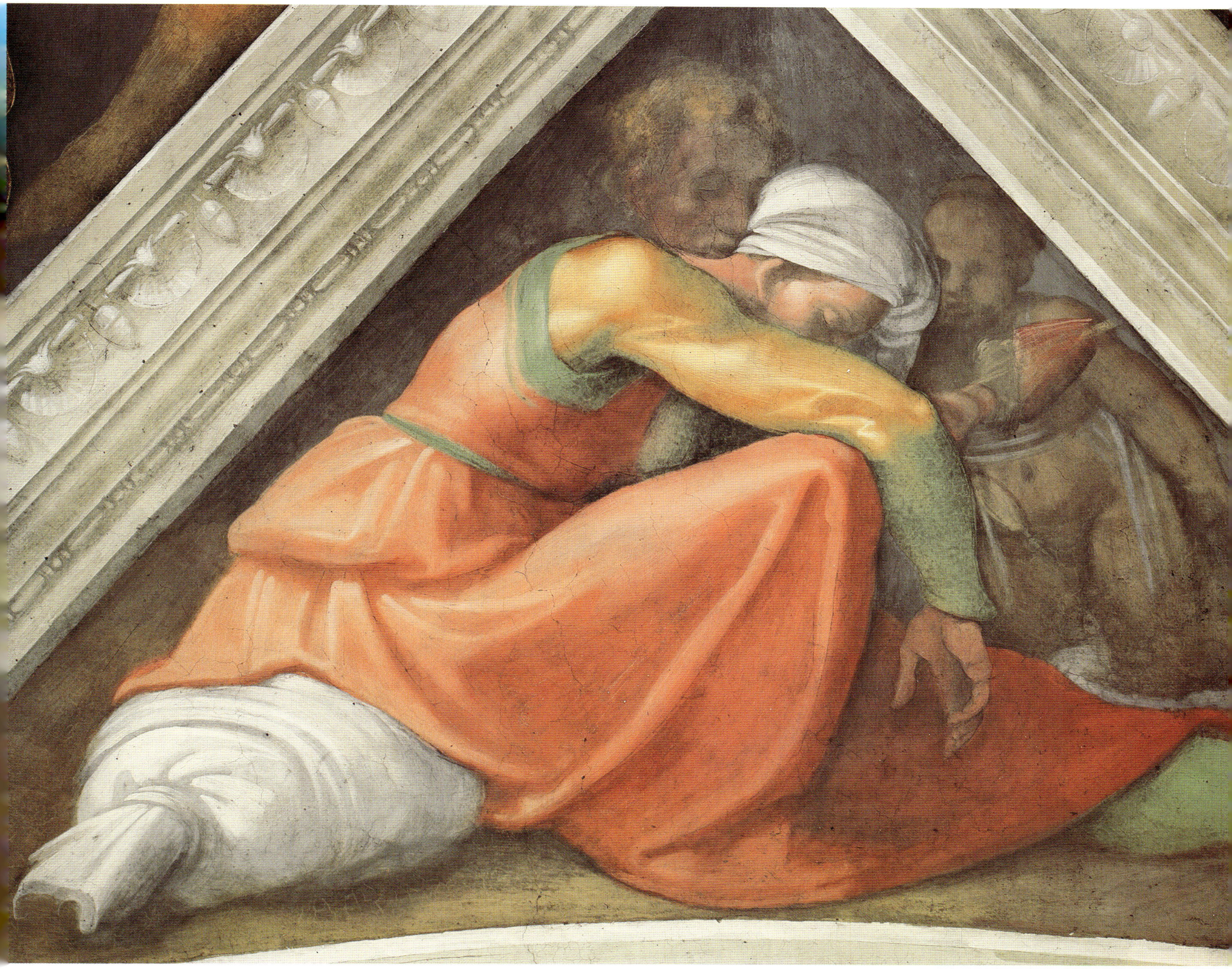

Auf dieser Seite: Stichkappe über der Lünette „Asa-Joschafat-Joram".

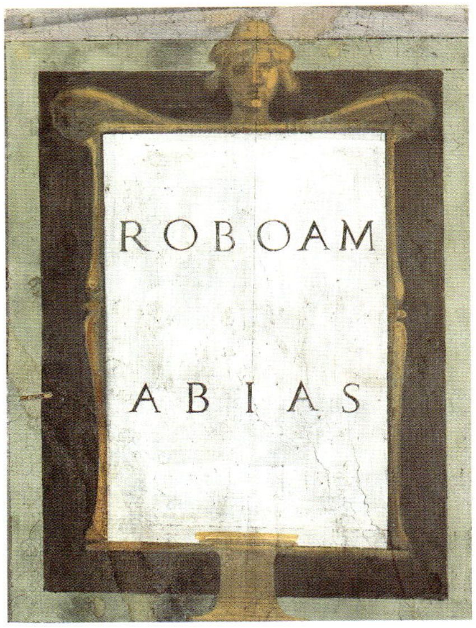

Auf dieser Seite: Lünette „Rehabeam-Abija".
Oben: Detail mit schlafender Figur im rechten Bildbereich.
Unten: Detail mit schwangerer Frau, die mit dem Finger auf ihren Schoß deutet. Das Warten und der Nachwuchs sind offenbar die wichtigsten Motive in den Darstellungen der Vorfahren Christi: Ihr Leben ist dem vorbereitenden Warten auf die Ankunft des Erlösers gewidmet.

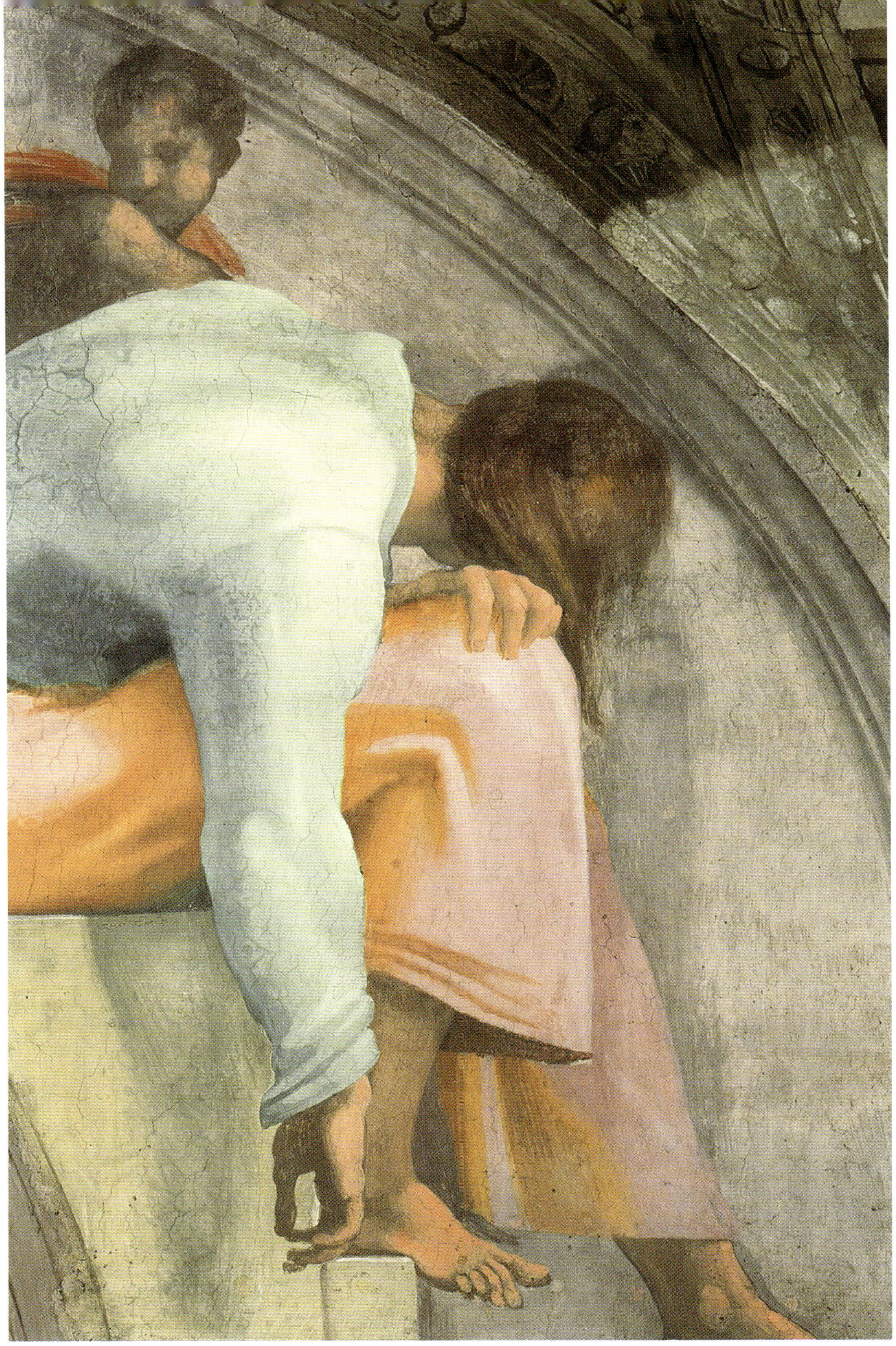

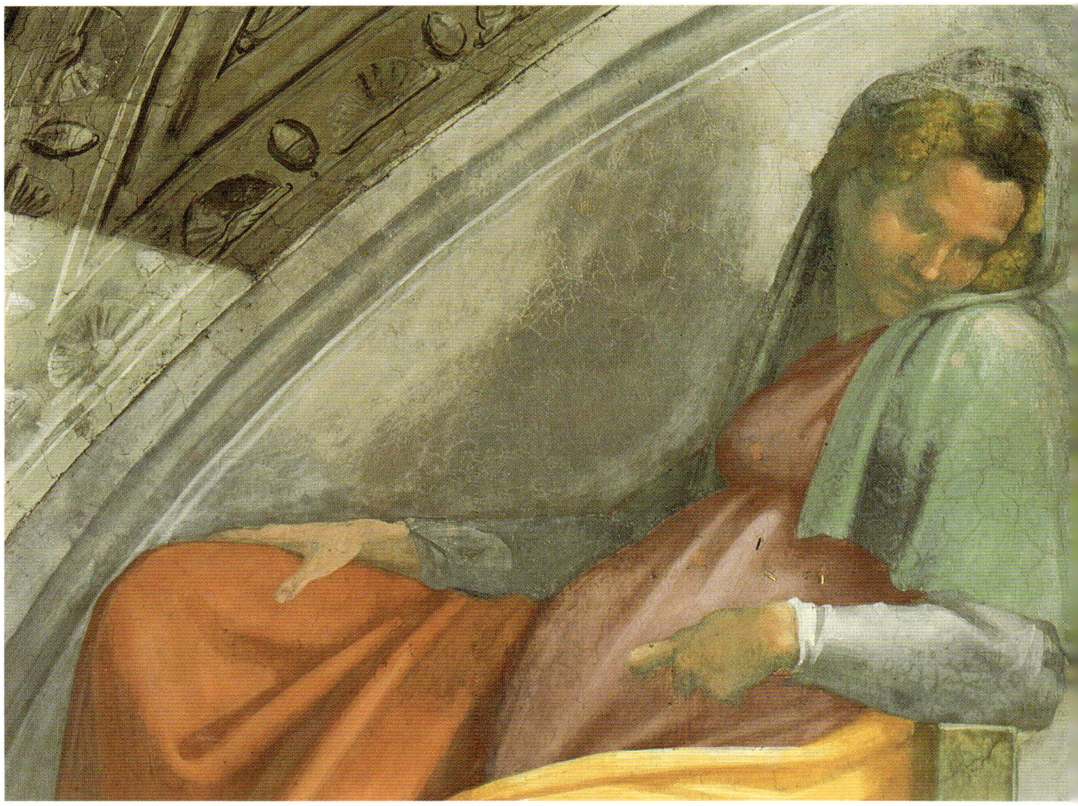

Gegenüberliegende Seite: Stichkappe über der Lünette „Rehabeam-Abija", Detail.

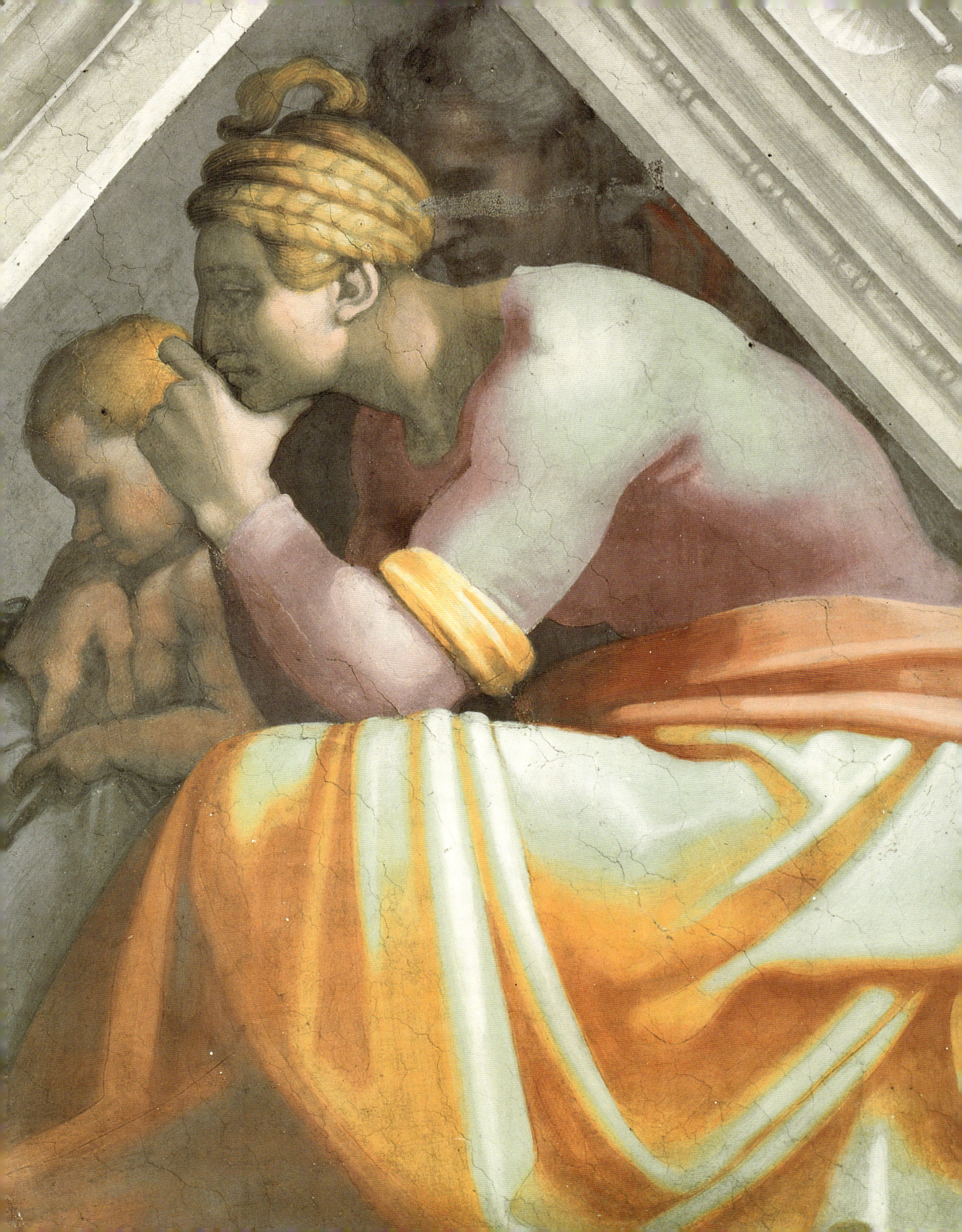

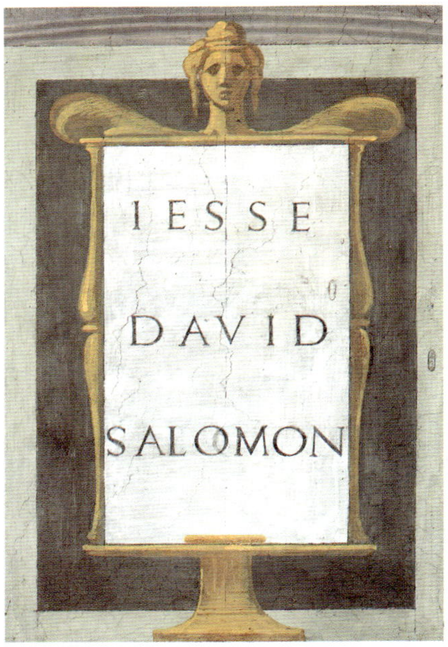

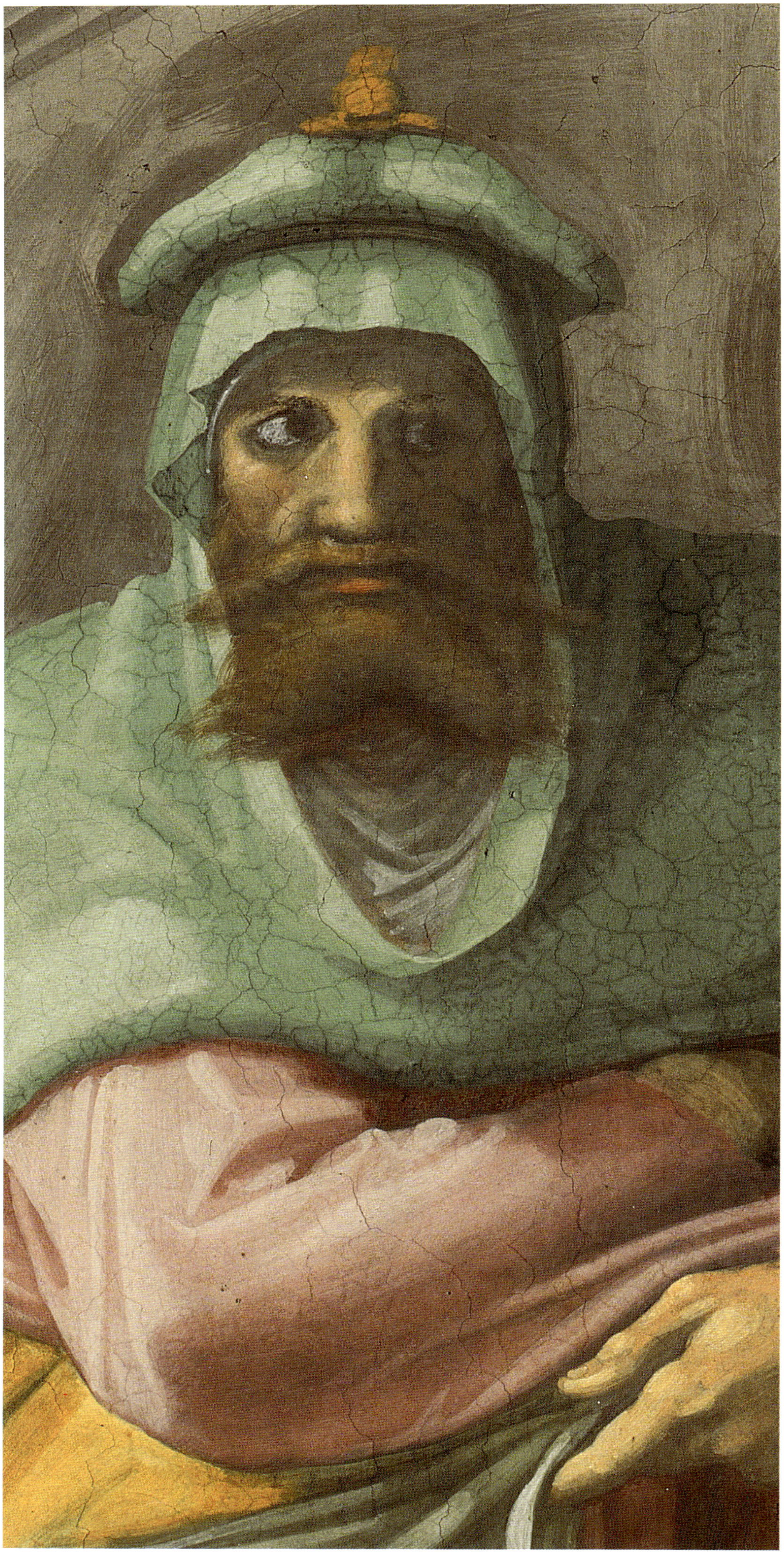

Auf dieser Seite: Lünette „Isai-David-Salomo“, Detail mit Figur Davids in arabischen Gewändern.

Gegenüberliegende Seite: Stichkappe über der Lünette „Isai-David-Salomo“. Über den Stichkappen finden sich Widderschädel, beiderseits daneben bronzefarbene männliche Akte: spiegelbildlich angeordnete Darstellungen von Genien, die in kleine dreieckige Nischen eingezwängt sind. Wegen der kerkerartigen Umgebung sind sie als Gegenstücke zu den Ignudi um die Szenen der Schöpfungsgeschichte aufgefaßt worden.

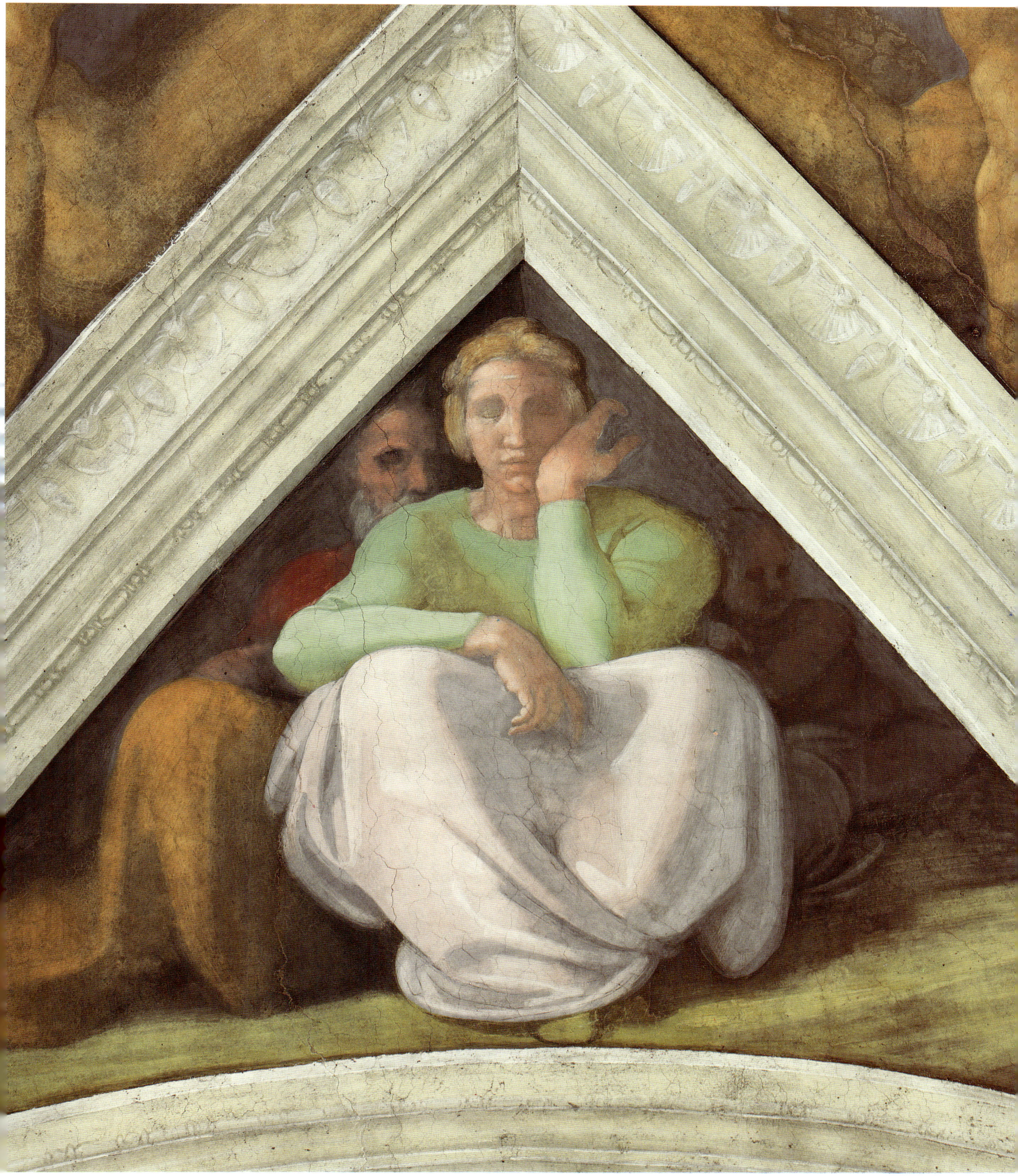

Lünette „Salmon-Boas-Obed", Detail mit Figur rechts, der karikierten Darstellung eines zänkischen Alten, der sich gleichsam mit dem geschnitzten Knauf seines Stockes streitet oder in ihm sein Spiegelbild sucht.

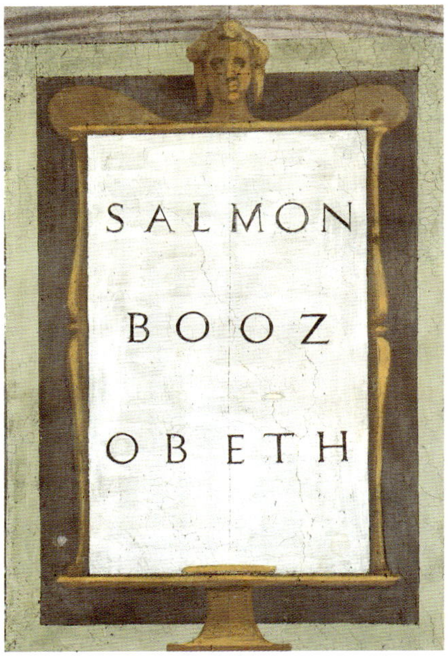

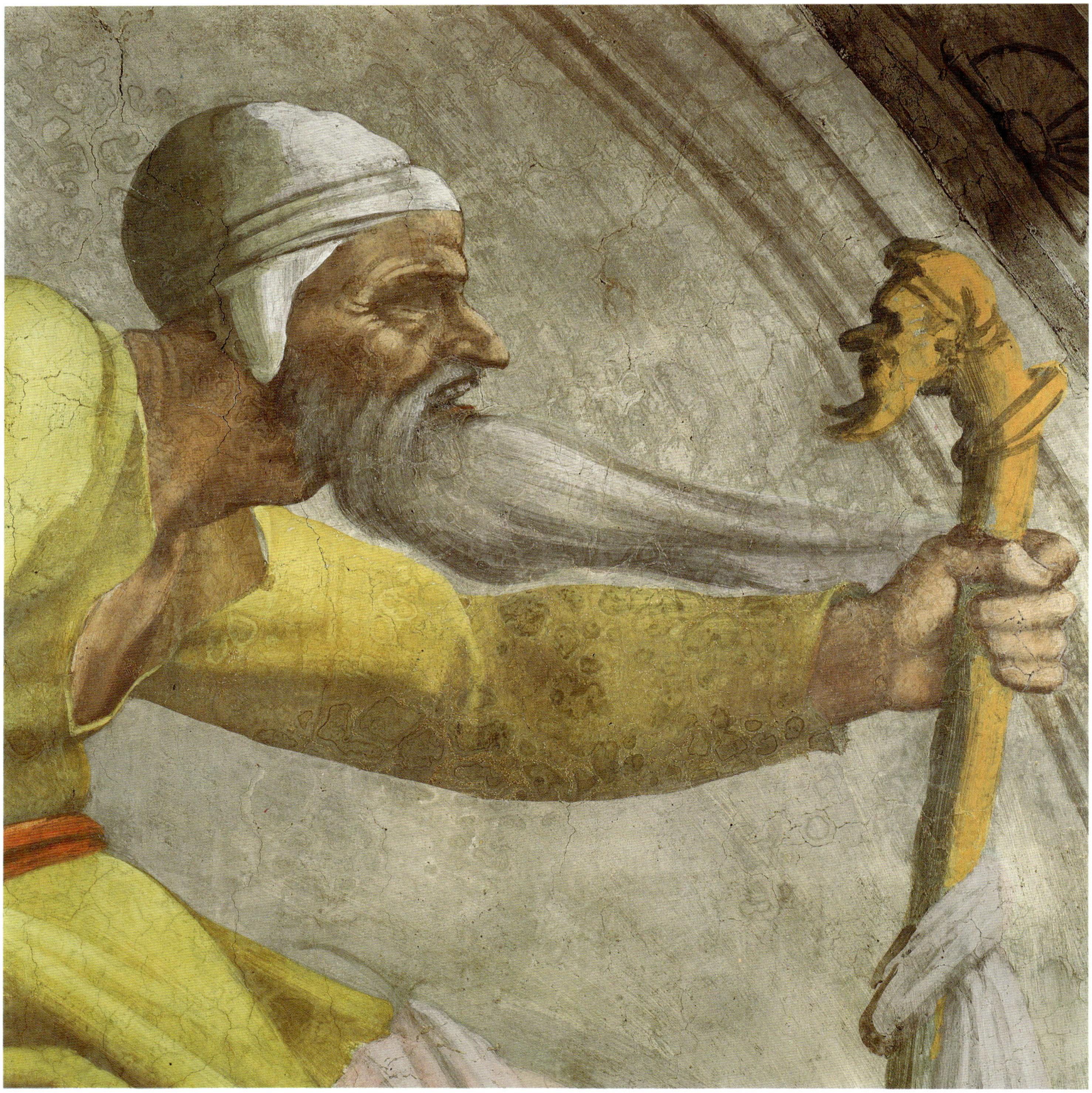

Stichkappe über der Lünette „Salmon-Boas-Obed".

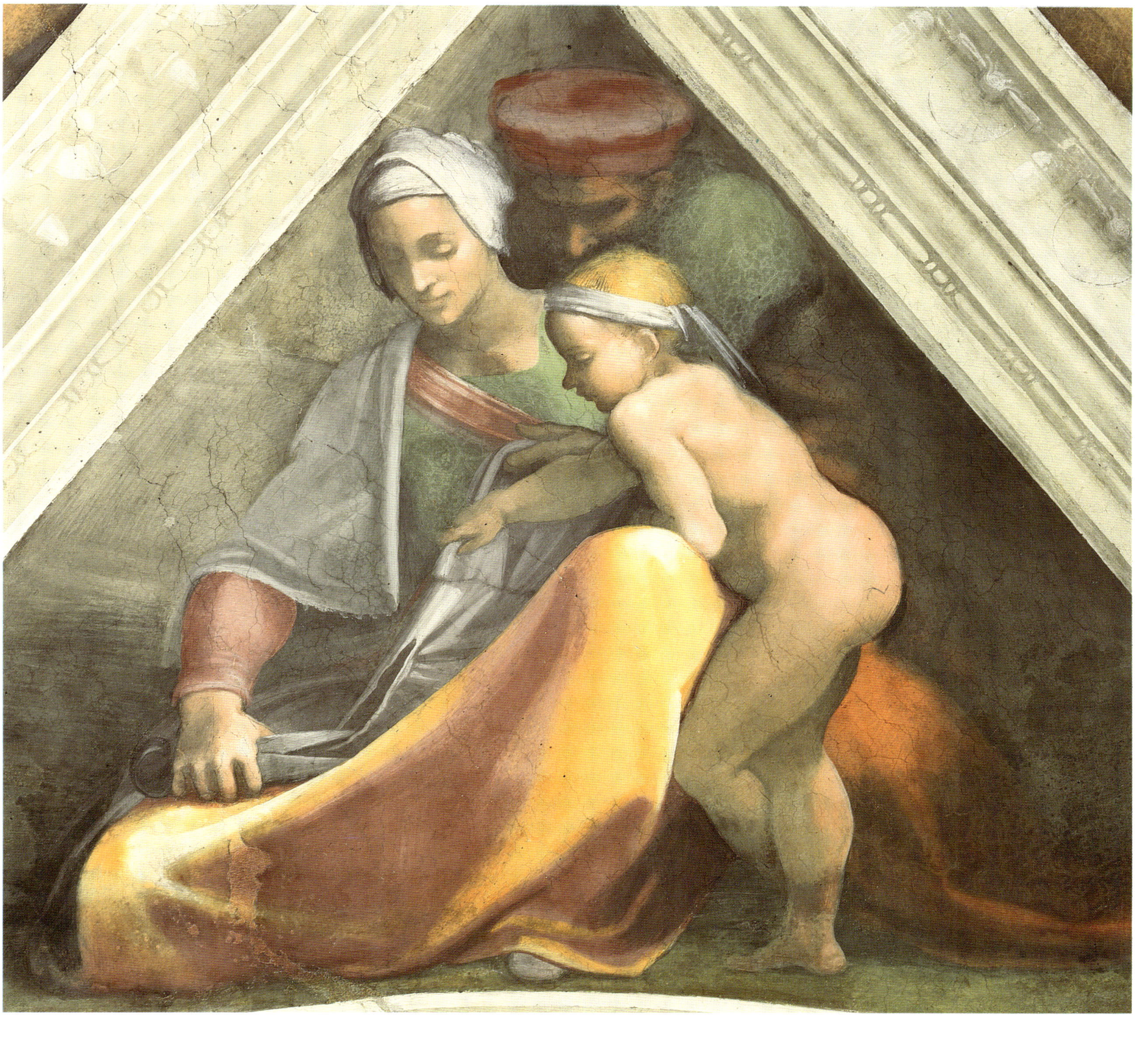

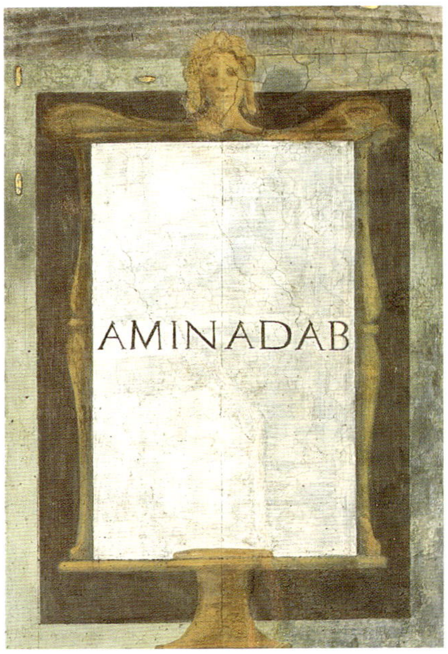

In den beiden letzten Lünetten, „Amminadab" links und „Nachschon" rechts von der Altarwand, sind im Gegensatz zu fast allen anderen Lünetten, in denen Familien auftauchen, junge Personen ohne Kinder dargestellt.

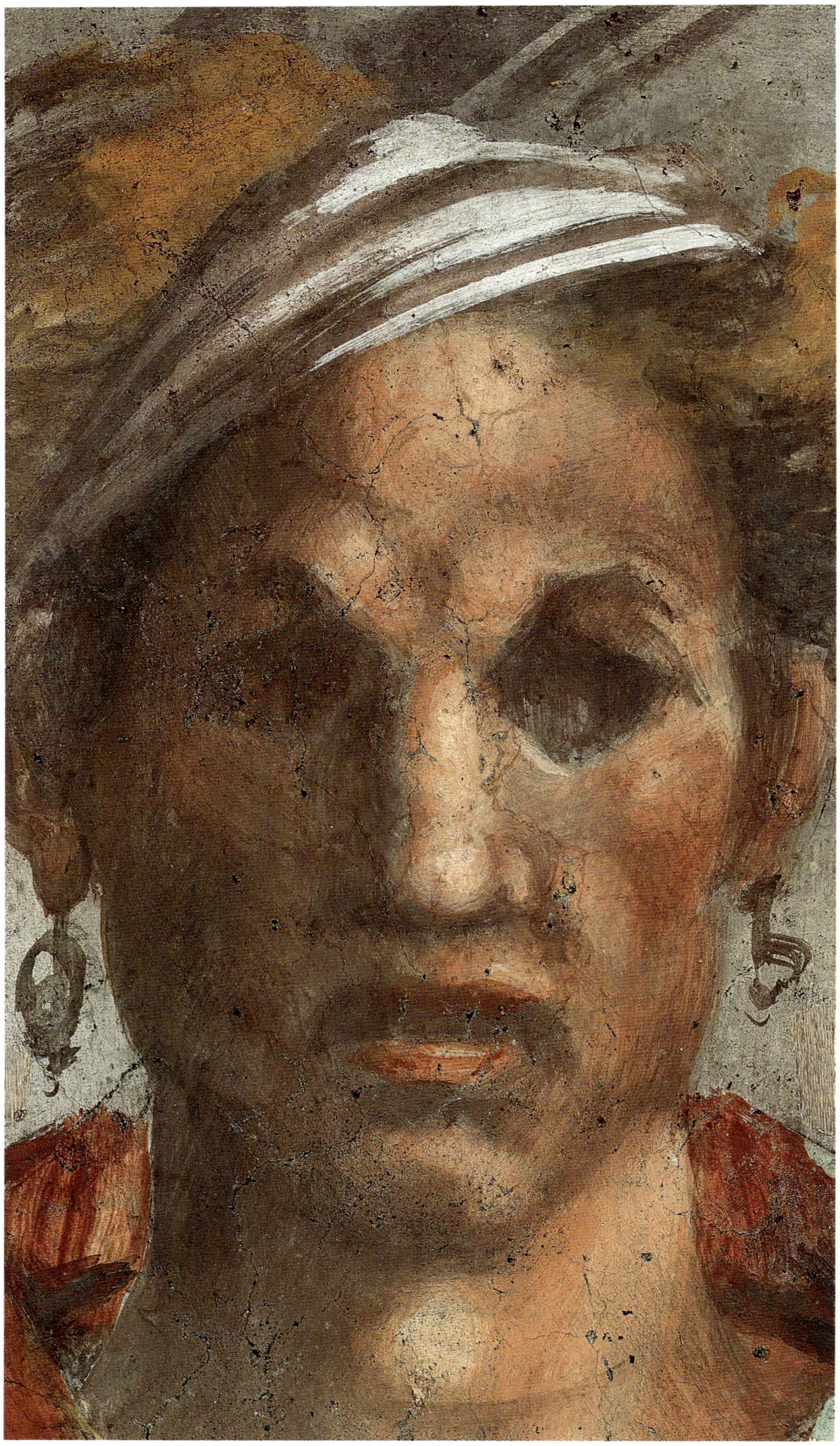

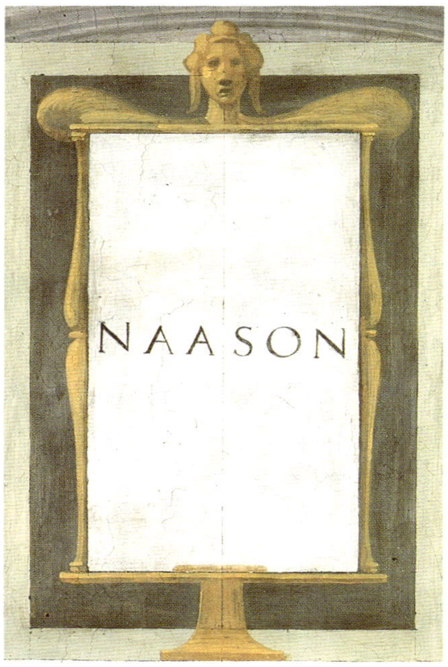

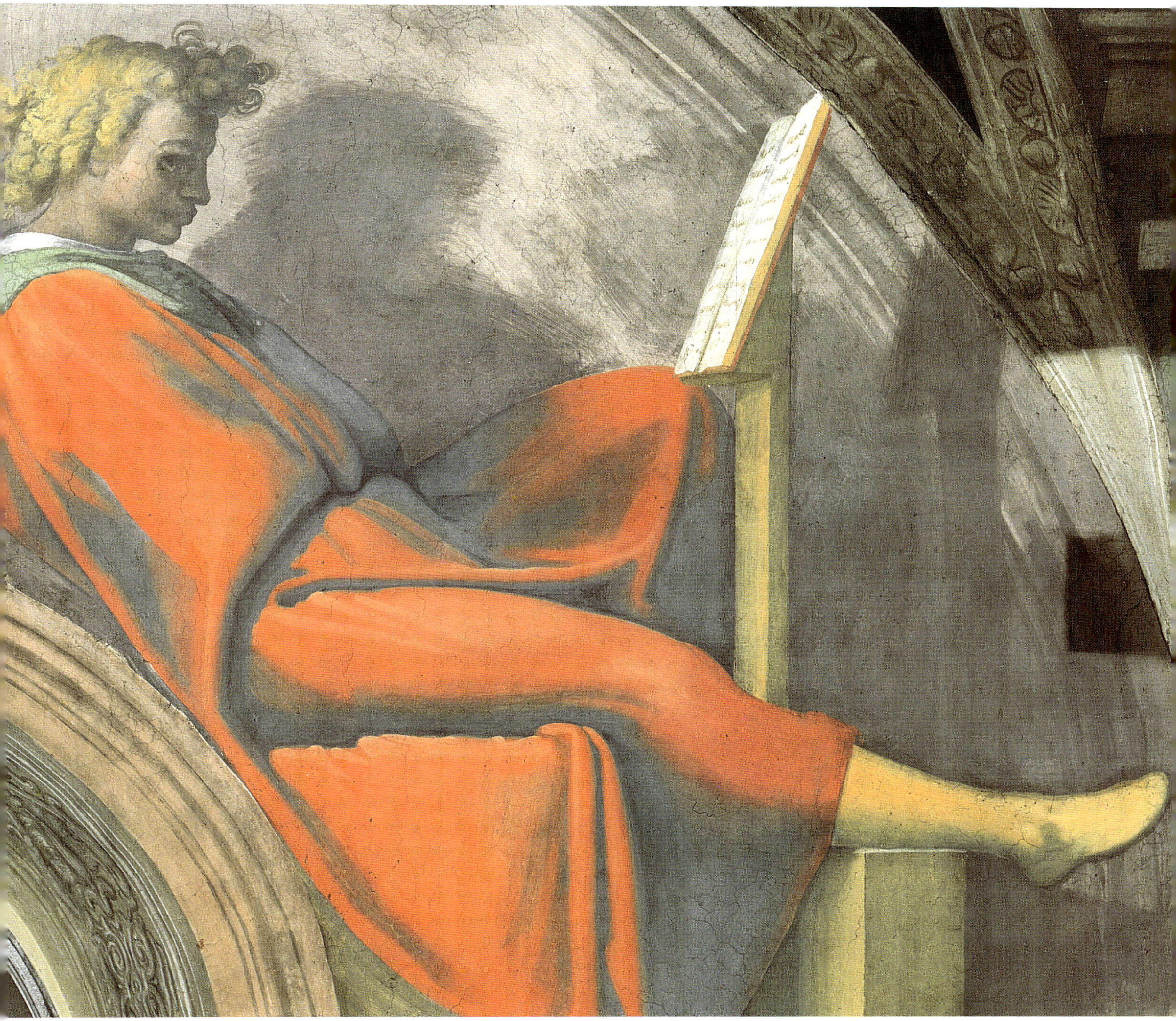

Das Gefüge von Figuren und Gebärden: vom Gewölbe zum „Jüngsten Gericht"

Pierluigi De Vecchi

Die eindrucksvoll geschlossene Wirkung und die überreich gegliederte ornamentale Struktur, die Michelangelo im Deckengewölbe der Sixtina geschaffen hat, erwächst sowohl aus den gemalten architektonischen Aufbauten als auch aus den rhythmischen Bezügen von Größenverhältnissen und Gesten der Figuren, die außerhalb der narrativen Szenen über die Decke der Kapelle verteilt sind.
Angesichts der Größe der auszumalenden Fläche sowie der besonderen Abmessungen und räumlichen Verhältnisse an der Kapellendecke stieß die Erstellung eines metrisch-formalen Systems, wie es in der bildenden Kunst des Rinascimento bisher noch nicht in Angriff genommen worden war, von vornherein auf Probleme, die möglicherweise mitverantworlich waren für Michelangelos wiederholte Versuche, sich der Aufgabe zu entziehen. Diese Probleme, auf die vor allem A. Condivi in seiner Vita Michelangelos hinweist,[1] dürften dem Künstler gewiß mehr zu schaffen gemacht haben als die besondere Schwierigkeit, „große und perspektivisch verkürzte" Figuren zu malen, die Bramante im März 1506 daran zweifeln ließ, daß Buonarroti zur Übernahme des ungeheuren Werks bereit sei.[2]
Als die Entscheidung dann aber gefallen war, vollzog sich in überraschend kurzer Zeit ein Gesinnungswandel, bei dem die Konzeption vom Gewölbe als einer „Deckenfläche", die, rhythmisch gegliedert, mit Figuren und geometrischen Arrangements ausgeschmückt werden sollte, einem Plan vom Gewölbe als einfacher „Malfläche" wich, auf der ein formal und ikonographisch äußerst komplexes System von Bildern, unabhängig von den räumlichen Gegebenheiten des Untergrundes, vorgesehen war.
Wie die Skizzen im Britischen Museum (London) und im Institute of Arts (Detroit) zeigen, entfernte sich Michelangelo nach seinem anfänglichen Vorhaben innerhalb weniger Monate oder gar Wochen radikal von den fortschrittlichsten zeitgenössischen Lösungen wie Pinturicchios Decke in der Santa Maria del Popolo oder dem Gewölbe in der Stanza della Segnatura. Hatte der „erste Entwurf des besagten Werkes zwölf Apostel in den Lünetten und einen bestimmten Teil voller Ornamente wie üblich"[3] vorgesehen, so schuf Michelangelo jetzt eine völlig neue Formensprache, bei der das gliedernde illusionistische Element der gemalten architektonischen Strukturen betont und die Felder im Zentrum des Gewölbes für die narrativen Szenen erweitert wurden. Zugleich und vor allem aber wurden neben den monumentalen Figuren der zwölf Apostel – aus denen bald Propheten und Sibyllen geworden waren – weitere Figuren mit anderen Dimensionen und unterschiedlicher Bedeutung ins ikonographische Programm aufgenommen: Mit ihrer beherrschenden Stellung in der metrisch-formalen Struktur des Bildwerkes als Ganzem sollten sie fundamentale Wichtigkeit erlangen.
Die Gelehrten haben der Umwandlung und Erweiterung des ikonographischen Programms mehr Aufmerksamkeit gewidmet als der Entwicklung

Gegenüberliegende Seite: „Das Jüngste Gericht", Detail der rechten Lünette.

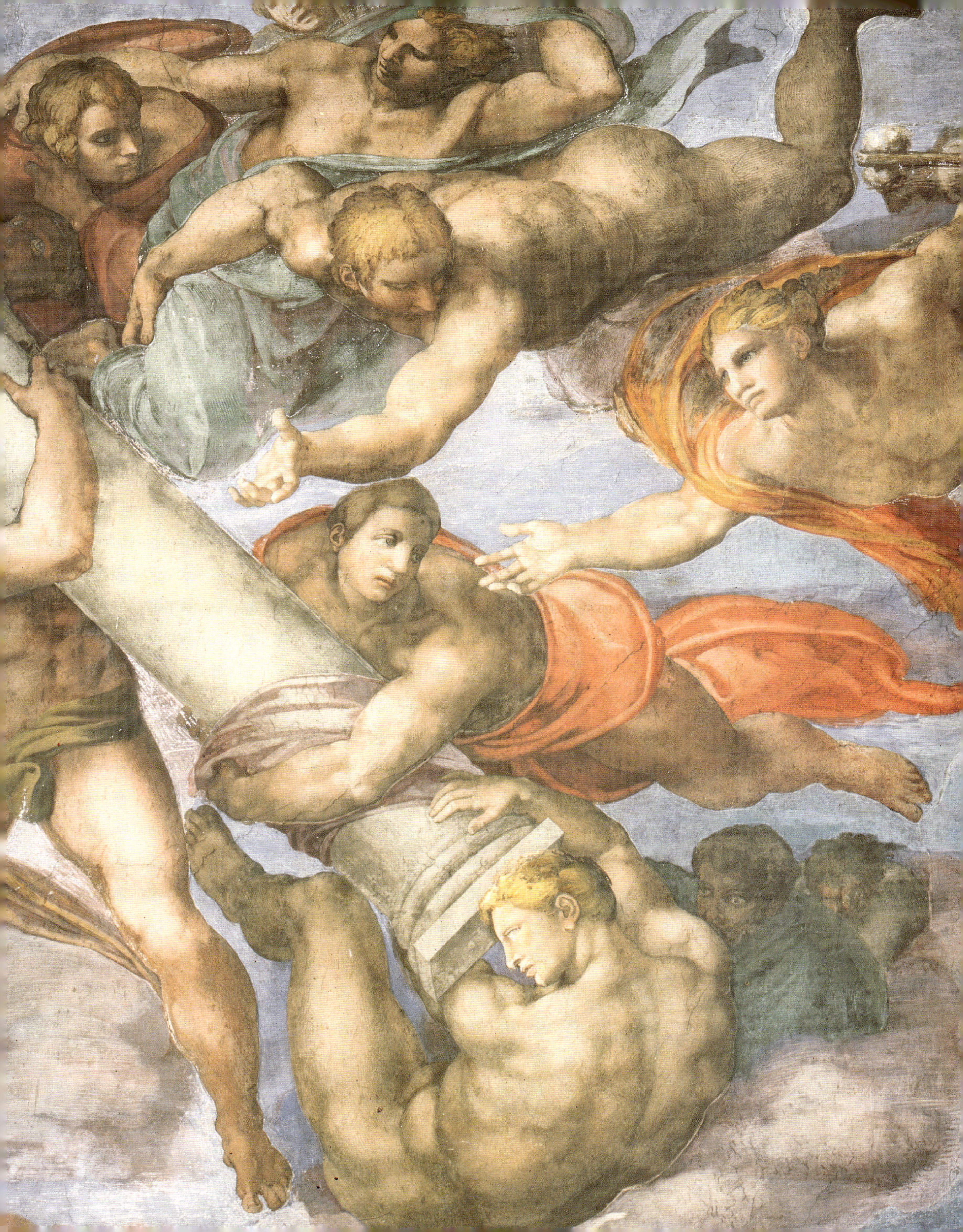

einer solch komplexen „metrischen“ Struktur. Die auf breiter Basis geführte Debatte über den Sinngehalt und die verschiedenen Deutungsebenen von Michelangelos Malerei führte zu Nachforschungen und Spekulationen im Hinblick auf Quellen und eventuelle Vorbilder des Künstlers in theoretischen Fragen. Sollte der Wandel im Programm entscheidend auf seine persönliche Initiative zustande gekommen sein, so könnten dabei vor allem formale Gründe den Ausschlag gegeben haben. Jedenfalls weisen die Bedeutungen der Bilder in der Abfolge eine deutlich gegliederte Ordnung auf, die keinen Zweifel daran läßt, daß am Anfang des künstlerischen Enwurfs das ikonographische Programm und die formale Struktur standen. Daß beide bei der Entwicklung auf dialektische Weise eng miteinander verflochten waren und im Verlauf der Arbeit korrigiert und umgearbeitet wurden, ändert nichts am Vorhandensein einer von Anbeginn sehr klaren und gut strukturierten Vorstellung von der Gesamtkomposition.

Verglichen mit der Skizze im British Museum, betont der im Institute of Arts (Detroit) befindliche Entwurf bereits stark das Motiv der gemalten Bögen, die, das Gewölbe gliedernd und akzentuierend, zum bestimmenden Element der Raumaufteilung werden. Im Zentrum wechseln kleinere rechteckige Felder, flankiert von weiteren ovalen – an die sich über den Nischen für Apostel oder Propheten rahmentragende Figuren anlehnen – mit größeren Feldern ab, die bereits deutlich erkennbar für narrative Szenen gedacht sind, aber noch immer – mit Vorliebe für geometrisches Dekor – von achteckigen Rahmen umschlossen werden. Die Lösung, die Buonarroti schließlich übernahm, ist bekanntlich eine Weiterentwicklung des Entwurfs auf dem Detroiter Blatt, allerdings mit bedeutenden Veränderungen: Insbesondere werden jetzt – auch durch Größe – die Gewölbebögen stärker betont und die Felder dazwischen erweitert; bei den größeren Feldern, die Rechtecksform annehmen, verschwinden die achteckigen Rahmen, und schließlich weichen die statischen Puttenfiguren als Medaillonträger den besonders dynamischen Ignudi, die der Künstler anscheinend erst in der Endphase des Entwurfs ins formale und ikonographische System der Deckenfresken miteinbezieht. Zugleich rücken Propheten und Sibyllen, mehr Raum beanspruchend und an Monumentalität gewinnend, weiter nach oben ins Gewölbe. Mit dieser Veränderung, den Ignudi und verschiedenen Elementen der Scheinarchitektur, griff Michelangelo in einer entscheidenden Phase der Erstellung eines „Systems“ für das Gewölbe vornehmlich Ideen und Motive aus dem Erstentwurf für das Grabmal Julius' II. wieder auf.

Seitdem Vasari und A. Condivi[4] wertvolle und scharfsinnige, wegen der Betonung unterschiedlicher Aspekte allerdings widersprüchlich anmutende Beschreibungen eines solchen „Systems“ lieferten, hat die Diskussion um das Vorhandensein und die Relevanz illusionistischer Elemente bei den gemalten architektonischen Baugliedern – neben der Debatte um deren Verknüpfung mit der „realen“ Architektur der Kapelle – zu gegensätzlichen Lesarten und Deutungen geführt. Der Grund hierfür liegt wahrscheinlich in der prinzipiellen, vom Künstler beabsichtigten Ambiguität, auf die bereits J. Wilde[5] hinwies und die jeden systematischen Versuch einer Rekonstruktion des „virtuellen Raumes“, wie Michelangelo ihn konzipierte, letztlich zu vereiteln droht. Der Einsatz illusionistischer Elemente, der in einigen Teilen des Gewölbes offenkundig ist und insbesondere im Einklang mit den Öffnungen zum Himmel hin an den Enden der Kapelle über den Figuren der Propheten Sacharja und Jona steht, bedeutet nicht unbedingt, daß der Künstler eine echte globale Scheinstruktur schaffen wollte, die angesichts der Dimensionen der zu bemalenden Fläche auch gar nicht denkbar gewesen wäre und die der unverkürzten Frontalansicht der unteren Bereiche der Figuren widerspricht. Vielmehr kombinierte Michelangelo hier auf völlig neue und raffinierte Weise illusionistische Elemente mit einem System der „Unterteilung“ und erzielte damit die optische Wirkung von absoluter struktureller Einheit bei einer gleichzeitigen klaren Gliederung der Einzelteile. Bei der formalen und expressiven Ausgestaltung der Komposition durch Gebärden und Handlungen gilt dabei uneingeschränkt das Prinzip, daß Details, in narrativen Szenen wie bei den Figuren der Propheten, Sibyllen und Ignudi, stets möglichst

gut zu erkennen sein sollen. Diesem formalen Grundsatz dient, wie im Zusammenhang mit der kürzlichen Reinigung scharfsinnig bemerkt, im übrigen auch die Farb- und Kontrastgebung, was zur Annahme führte, Buonarroti habe Farbe geradezu in „struktureller“ Funktion eingesetzt.[6]
Die gemalte gliedernde Architektur sorgt für ein einheitliches Gesamtgefüge durch den Einsatz eines Prinzips von Symmetrie und Wiederholung

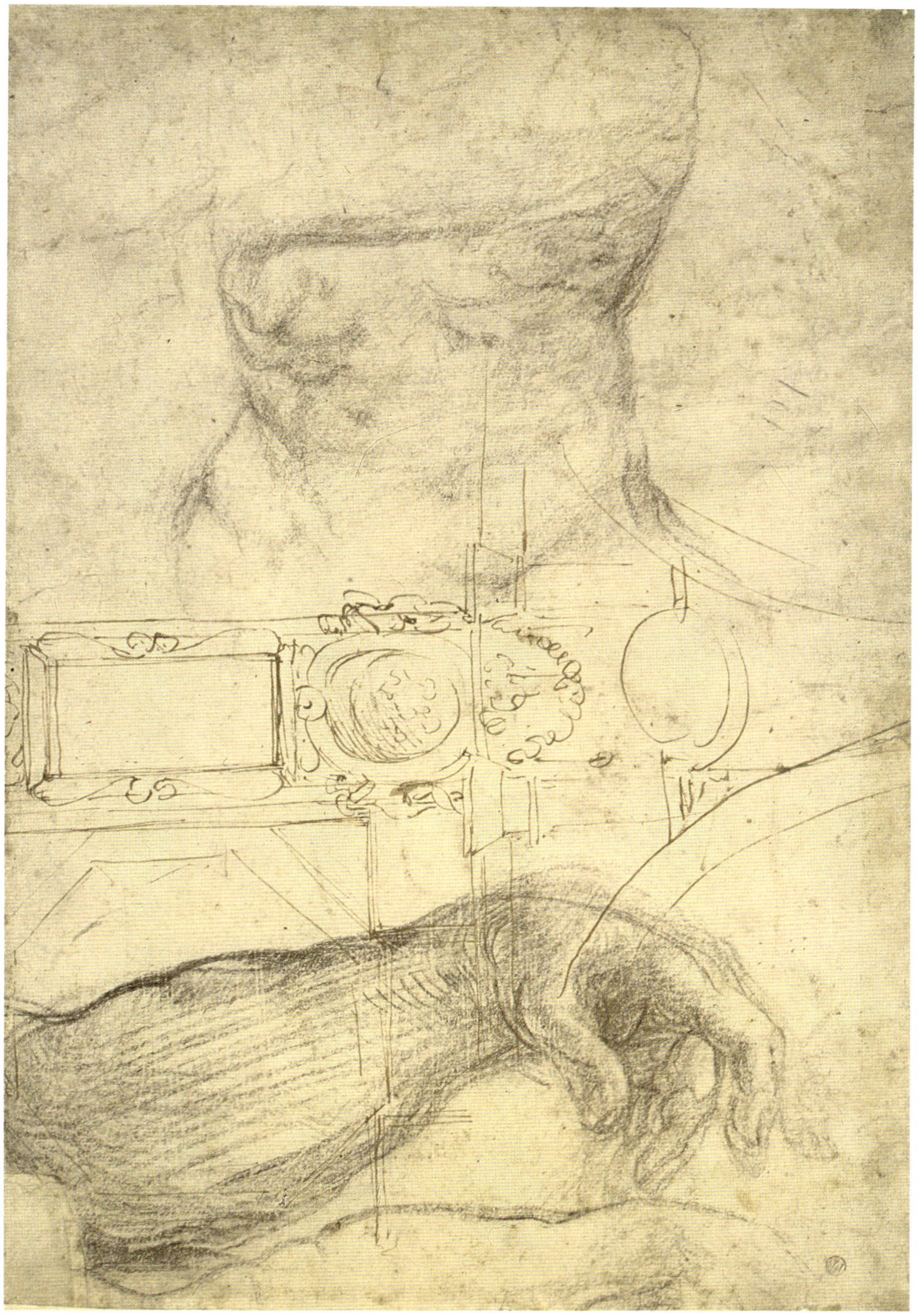

Michelangelo: Entwurf für das dekorative System im Gewölbe der Sixtinischen Kapelle. Studien eines männlichen Torsos und eines linken Armes mit Hand; Skizze eines Armes ohne Hand. Der Entwurf für das dekorative System ist mit Feder und gelber Tinte erstellt worden; die Studien und die Skizze mit Kohle, 250 x 360 mm
(Corpus 120 Rekto; *Detroit, The Detroit Institute of Art).*

mit metrischen Variationen in einem strengen, gleichsam musikalischen Rhythmus (a-b-a-b-a-b-a-b-a), der vorgegeben wird durch die Richtung, in welcher der Betrachter die Kapelle durchschreitet. Die Figuren außerhalb eines narrativen Kontextes bekräftigen diesen Rhythmus und betonen dabei das Element der Variation, verleihen aber vor allem der vorherrschenden symmetrischen Grundstruktur die entscheidende Vitalität und Lebendigkeit, indem sie die Abfolge der Bildfelder variierend gliedern und eine Lesart nach der Querachse – sozusagen den einzelnen Spannweiten nach – ergänzend zur Lesart der Szenen aus der Genesis der Längsachse nach anbieten.
Je nach Gruppe fügen sich diese Figuren unterschiedlich in die architektonische Struktur ein. Am stärksten integriert sind die Putten-Paare, die wie steinerne Skulpturen, fast symmetrisch angeordnet, die Vorsprünge des Gesimses über den Thronen der Propheten und Sibyllen tragen. Vollkommene Symmetrie herrscht dagegen trotz bisweilen betont dynamischer Haltungen bei den sogenannten *Ignudi bronzei,* den bronzefarbenen männ-

lichen Akten, die sich auf gleicher Höhe mit den Putten beiderseits von Widderschädeln in die Nischen über den Stichkappen schmiegen. In lebhaftem Kontrast dazu sind die monumentalen Figuren der Propheten und Sibyllen in ihren „natürlicheren" Posen durch individuelle Gesten, Haltungen und Mienen charakterisiert.

Die Paare der Ignudi, die auf der Ebene darüber, fast schon im Zentrum des Gewölbes und an den Breitseiten der kleineren Bildfelder sitzend, Medaillons und Girlanden mit Eichenlaub halten, bilden gleichsam die Zwischenstufe zwischen der starken körperlichen und psychologischen Individualisierung der Propheten und Sibyllen und den in die Bauglieder integrierten skulpturalen kleineren Putti.

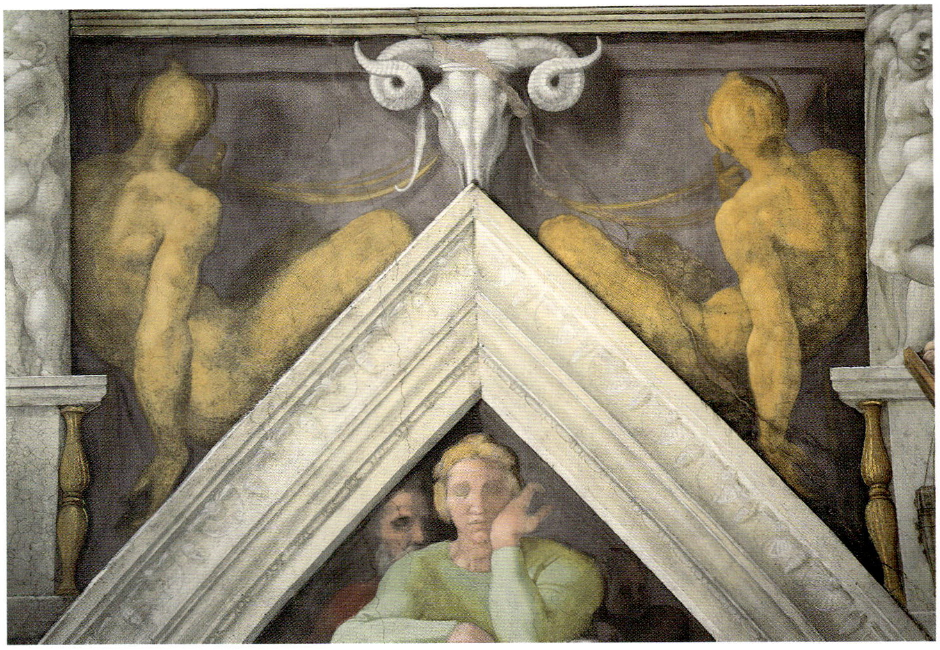

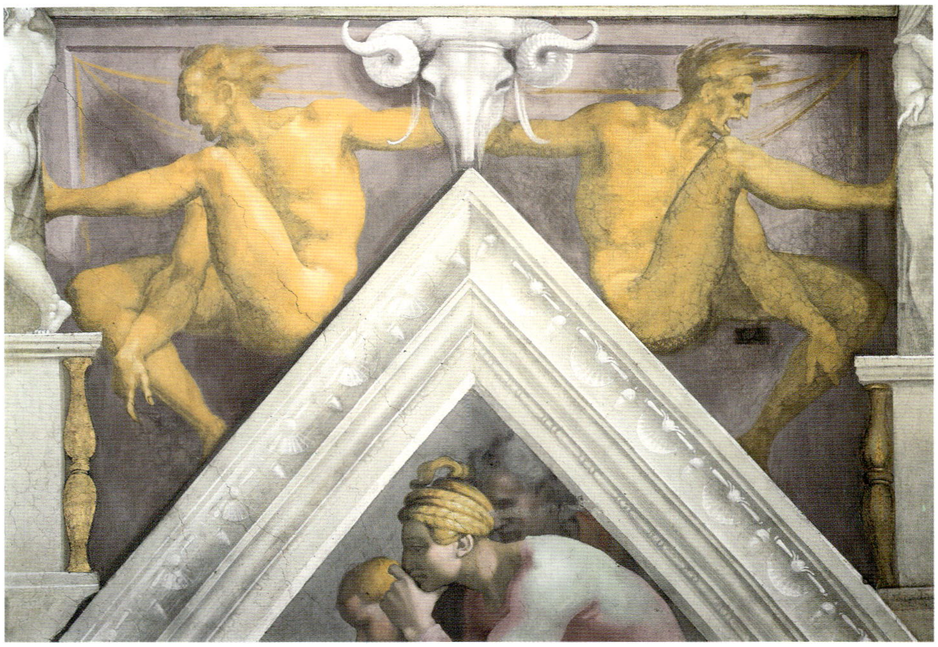

Die strenge Symmetrie des ersten Paares der Ignudi links vom *Rausch des Noach* geht bei den beiden Paaren neben dem *Opfer des Noach* in eine lockerere spiegelbildliche Anordnung über. Sie betrifft bei der linken Figur nur den unteren Teil des Körpers, während in der Drehung von Oberkörper und Kopf das Kontrapostprinzip vorherrscht; dabei strecken beide allerdings den Arm, mit dem sie das Band des Medaillons halten, nach innen aus. Eine spiegelbildliche Neigung des Oberkörpers nach außen findet man dagegen bei den beiden Figuren rechts von der Szene, bei denen lediglich in der entgegengesetzten Haltung des Armes nach innen eine Variation auszumachen ist. Bei den folgenden Paaren gewinnt das Prinzip von Variation und Gegensatz nach und nach die Oberhand über das Prin-

Oben: Bronzefarbene männliche Akte über der Stichkappe „Isai-David-Salomo".
Unten: Bronzefarbene männliche Akte über der Stichkappe „Rehabeam-Abija".

zip der Symmetrie: Mit wachsender Größe der Figuren und zunehmender Dymamik der Haltungen werden die Entsprechungen in immer freieren und komplexeren Rhythmen bald ohne jedes Bemühen um Spiegelbildlichkeit verwirklicht. Es handelt sich jedenfalls stets um besonders wirksame Übereinstimmungen, die man – ex negativo – vollkommen erfaßt, wenn man die einzelnen Figuren beispielsweise wie auf den – auf illustrativer Ebene ziemlich originalgetreuen – Stichen Adamo Scultoris aus ihrem jeweiligen Kontext herausgelöst betrachtet.
An die Funktionen und verschiedenen formalen wie ikonographischen Bedeutungsebenen der einzelnen Figurengruppen gebunden sind auch die Körperhaltungen: grazile Gebärden bis hin zu regelrecht verschränk-

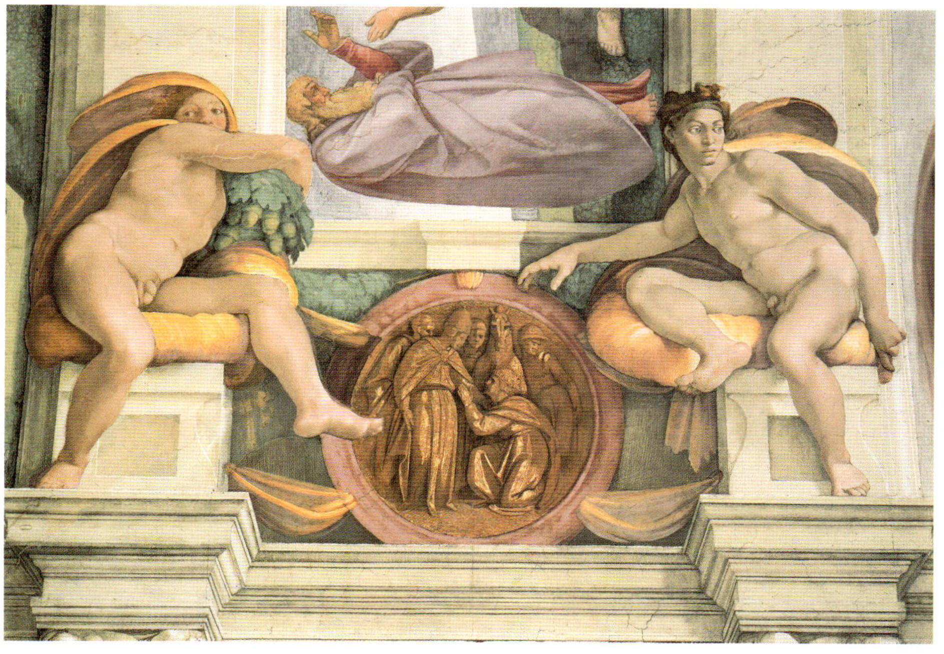

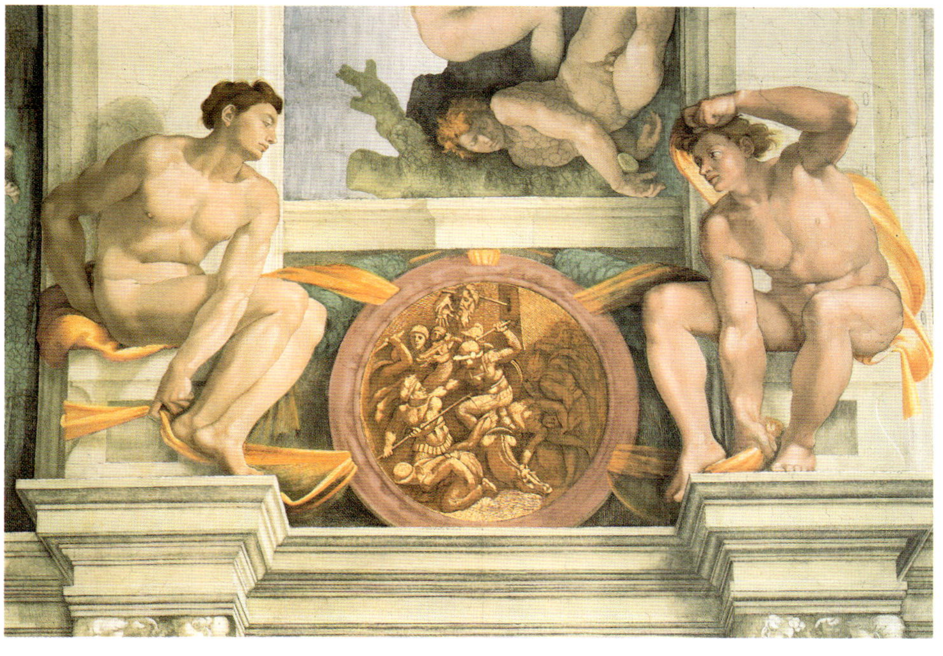

ten Tanzschritten bei den Putten-Paaren rechts und links der Throne mit Motiven, die das besondere Repertoire von Bildhauerei und Plastik von der Chorausschmückung bis hin zur glasierten Terrakottafigur variierend aufgreifen; oft gezwungene und karikierte Posen, geradezu akrobatisch bei den bronzefarbenen Akten die, eingezwängt in ihre dreieckigen Nischen, der Phantasie des Künstlers die ausgefallensten Ideen abverlangt zu haben scheinen.
Während sich die charakterisierenden, vielfältigen Gesten und Körperhaltungen bei den Propheten und Sibyllen innerhalb einer Skala der Befindlichkeiten, die von tiefer Versenkung und Kontemplation in die göttliche Botschaft bis hin zu Erleuchtung und Verzückung reicht, eng an den iko-

Ignudi neben der „Erschaffung Evas".

nographischen Gehalt der Bilder anlehnen, war der Künstler bei der Ausgestaltung der Ignudi nicht an die Zwänge einer speziellen psychologischen und expressiven Individualisierung gebunden.
So verwundert es auch nicht, daß die Verherrlichung Michelangelos als Künstler, bei dem die Darstellung des menschlichen Körpers zu höchster Perfektion gelangt, in Vasaris Abschnitt zur Sixtina gerade in der Beschreibung der „verschiedenen wunderschönen Posen“ der Ignudi gipfelt, die „sitzend Girlanden mit Eichenlaub und Eicheln halten und drehen“.[7]
Ihr Mienenspiel und ihre Haltungen, die nicht nur frei sind von den Zwängen und Gesetzen, die die Gebärden der Figuren in den narrativen Szenen beherrschen, sondern auch von den expressiven Erfordernissen und Michelangelos künstlerischer Absicht, auch an isolierten Figuren wie Propheten und Sibyllen durch äußere Gesten Seelenregungen zum Ausdruck zu bringen, scheinen ausschließlich durch die rhythmischen Bezüge beherrscht, die sich aus ihrer Anordnung und Abfolge ergeben, allgemeiner durch die strukturellen Beziehungen im Gesamtgefüge des Gewölbes. Das koordinierte Nacheinander der Figuren besteht wie schon bei den Entwürfen zu den (ebenfalls eng in ein architektonisches Gefüge eingebundenen) Gefangenen für das Grabmal Julius' II. in Variationen eines festgefügten Schemas: im vorliegenden Fall die sitzende, das Medaillon haltende nackte männliche Figur. Variiert wird von Fall zu Fall durch eine Veränderung der Bezüge zwischen Körperteilen durch Neigung von Oberkörper und Unterleib, durch Drehung von Rumpf und Kopf, durch die Stellung der Arme und Beine sowie durch An- und Entspannung von Muskelbereichen. Dies alles schafft nicht nur einen kontinuierlichen, sich von Figur zu Figur und Spannweite zu Spannweite entfaltenden Rhythmus, der das Gewölbe mit Leben erfüllt, es zu einem Gesamtgefüge verschmelzen läßt und dem Beobachter eine klar gegliederte zeitliche Abfolge vorgibt, es liefert Buonarroti zugleich auch ein Feld zur Entfaltung jenes meisterhaften Talentes bei der Verherrlichung des menschlichen Körpers, in dem neben Vasari zahlreiche Zeitgenossen den Höhepunkt seines Könnens sahen.
Die Bildnisse der Ignudi huldigen nicht nur der Schönheit des menschlichen Körpers als Krönung der Schöpfung,[8] sie sind zugleich gerade wegen der kontinuierlichen Variation ihrer Haltungen, in denen sich die unendlichen Möglichkeiten zur Orchestrierung menschlicher Glieder zu einem absoluten, strukturell wie organisch kohärenten System als Modell und Sinnbild für jede künstlerische Schöpfung zeigen, in höchstem Grad Ausdruck der Konzeption einer vollkommenen, komplexen „Architektur“.

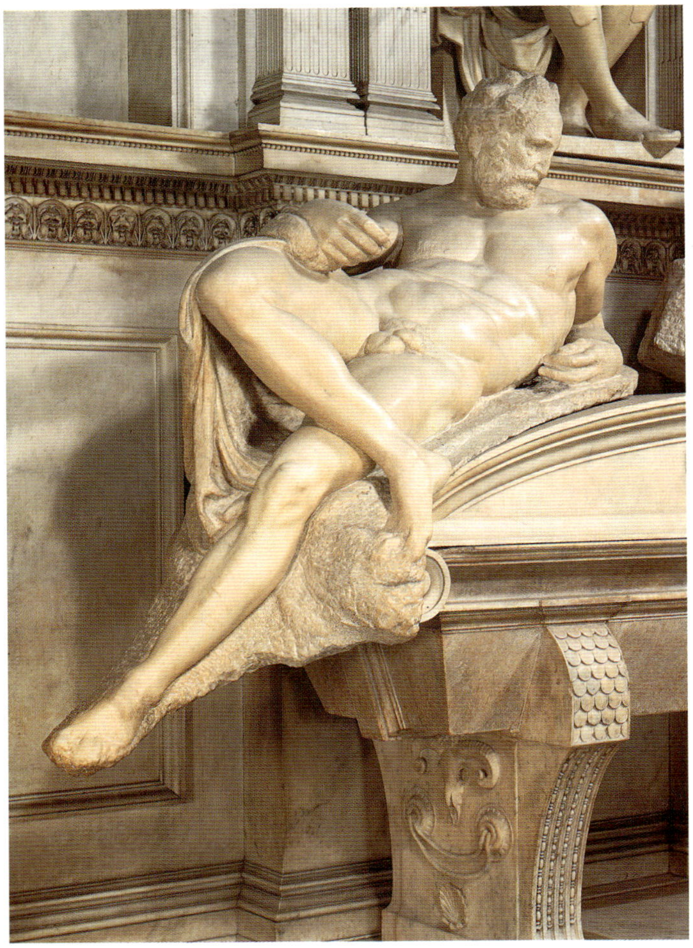

Während der kürzlich erfolgten Reinigung der Fresken in der Sixtina hat man neben zahlreichen anderen wichtigen Entdeckungen zur Technik, zur Vorgehensweise und zur zeitlichen Abfolge bei der Entstehung einzelner Bildbereiche auch festgestellt, daß die Ignudi in den ersten Spannweiten grundsätzlich nach Ausmalung der biblischen Szenen entstanden, während Michelangelo ab der *Erschaffung Evas* zunächst die Ignudi und dann die entsprechenden narrativen Szenen verwirklichte. Diese veränderte Vorgehensweise ist im Zusammenhang mit weiteren Neuerungen in der zweiten Arbeitsphase zu sehen, als der Künstler nach Versetzung des Gerüstes im hinteren Bereich der Kapelle die Möglichkeit hatte, die bereits abgeschlossenen Arbeiten von unten aus zu begutachten.
Der polyzentrische und – auch im Hinblick auf die zum Ende der Kapelle hin zunehmenden Abmessungen – unregelmäßige Aufbau des Gewölbes erforderte erhebliche Nachbesserungen beim anfangs verwendeten Schema der Dekoration, insbesondere hinsichtlich der schrittweise zunehmenden Größe der Figuren. Die Ignudi verändern in der zweiten Gewölbehälfte dabei nicht nur wie Propheten und Sibyllen ihre Dimensionen, sie sprengen gleichsam den architektonischen Rahmen, dringen in die Felder mit den „Historien“ ein und erhalten dabei eine stärkere und dynamischere Raumwirkung, welche die der Akte im vorderen Bereich der Decke entschieden übertrifft.
Es ist mehrfach darauf hingewiesen worden, daß die Unterbrechung der Arbeiten bei der Ausmalung des Gewölbes zwischen Sommer 1510 und Sommer 1511 und die Möglichkeit, die fertiggestellten Bereiche von unten zu betrachten, den Künstler unter anderem zu einer rascheren und großzügigeren Ausführung veranlaßt haben, wobei sich der Schwerpunkt

Michelangelo, Grabmal Lorenzo de' Medicis, „Abend“, Florenz, Medici-Kapelle.

von der sorgfältigen Ausarbeitung der Details zur Gesamtwirkung, von der gegliederten, die einzelnen Elemente koordinierenden Struktur zu einem deutlich geschlosseneren, dynamischeren Gesamtgefüge verlagerte, dem das einzelne entschieden untergeordnet wurde.
Mit der visuellen Betonung der Ignudi im hinteren Bereich des Gewölbes erzeugt die größere Vagheit in den zentralen Feldern im Verbund mit den unterschiedlicheren Posen der Jünglinge[9] eine kontrastreichere, komplexere und insgesamt einheitlichere und geschlossenere Raumwirkung.
Die Integration von architektonischen Elementen und gemalten oder gehauenen Figuren in eine übergeordnete Struktur, ein metrisches Bezugssystem, innerhalb dessen sie erst formalen Sinn und expressive Bedeutung erlangen, das Raum für Variation und Komplexität läßt und so die aus der „Gleichförmigkeit" entspringende „Übersättigung" vermeidet,[10] scheint eine Konstante in Michelangelos mittlerer Schaffensperiode zu sein, beginnend bei den ersten beiden Entwürfen zum Julius-Grabmal und weiter über die Ausmalung des Sixtinischen Gewölbes und die Fassade von San Lorenzo bis hin zur Sagrestia Nuova und den Grabmalen der Medici.
Michelangelo schafft aus dem unentwirrbaren Ineinander von architektonischen Elementen und Figuren eine besonders suggestive Raumwirkung, syntaktische Systeme, die auf ein Höchstmaß an Komplexität und Gliederung – mit besonders individueller Ausgestaltung der Details – abzielen, nach organischer Einheit streben und sich dabei, stets von einem festen und unumstößlichen Rhythmus regiert, sowohl zur flüchtigen Betrachtung als auch zur eingehenden Kontemplation einladen.
Besonders eines erscheint in diesem Zusammenhang bedeutsam: Fehlt wie bei der Libreria Laurenziana eines der beiden Elemente (die Figuren), so wird dies gleichsam dadurch ausgeglichen, daß die architektonischen Aufbauten in einem Spiel mit Kontrasten und Spannungen selbst expressive, „emotionale" Bedeutung erhalten; Michelangelo nimmt sich dabei innerhalb des kodifizierten Ordnungssystems jene Freiheiten heraus, die für Vasari bei den Künstlern „endlose und ewige Beachtung" verdienten; Buonarroti habe hier „die Fesseln und Ketten" der Regeln zerrissen, „die sie auf gemeinsamem Wege erstellt" hätten.[11]
Der weitreichende Wandel in der Formensprache des Künstlers zeigt sich dabei gerade in der Sixtinischen Kapelle im dramatischen Kontrast zwischen den Deckenfresken und dem ungefähr dreißig Jahre später entstandenen *Jüngsten Gericht,* bei dem Michelangelo absichtlich auf jede Einbindung in einen gemalten architektonischen Rahmen verzichtet und in verschiedenen Phasen der Realisierung zu einer Konzeption gelangt, die im Gegensatz zur räumlichen Aufteilung der Kapelle steht, wie sie in der Zeitspanne von ungefähr vierzig Jahren zwischen Sixtus IV. und Leo X. festgelegt worden ist. Michelangelo scheut sich dabei nicht, die Lichtverhältnisse zu verändern, das rhythmische Kontinuum an den Wänden durch den Verzicht auf gliedernde Unterteilungen und Rahmen zu durchbrechen und die Malfläche für seine Darstellung des Weltenendes geradezu zurechtzustutzen.
In seiner langen ikonographischen Tradition wurde das *Jüngste Gericht* in einer festgefügten, durchstrukturierten Gesamtkomposition mit einem System durchdachter Symmetrien und Entsprechungen dargestellt. Zu diesem vertikal in zwei „Ordnungen" gegliederten System war der Himmelsbereich mit richtendem Christus, Jungfrau Maria, Johannes dem Täufer und dem Richterkollegium der Apostel zwischen den Heerscharen von Engeln, Heiligen und Stammvätern deutlich geschieden vom irdischen Bereich mit der Auferstehung des Fleisches und der Trennung von Auserwählten und Verdammten. Michelangelo geht zwar grundsätzlich von diesem Bildaufbau aus, der sich im Laufe der Zeit im Hinblick auf das Wesen und den tieferen Sinn bei der Darstellung des *Jüngsten Gerichts* – als Symbol der Weltordnung und des festen, unwandelbaren Planes der Vorsehung – herauskristallisiert hatte, aber er rückt schrittweise von ihm ab, indem er auf die „statische" Einteilung in übereinanderliegende Bildbereiche verzichtet und zu einer Gesamtkomposition gelangt, bei der Einzelfiguren und Figurengruppen in einem beziehungsreichen Geflecht von sich entsprechenden und gegensätzlichen Gebärden gleichsam durcheinanderwirbeln.

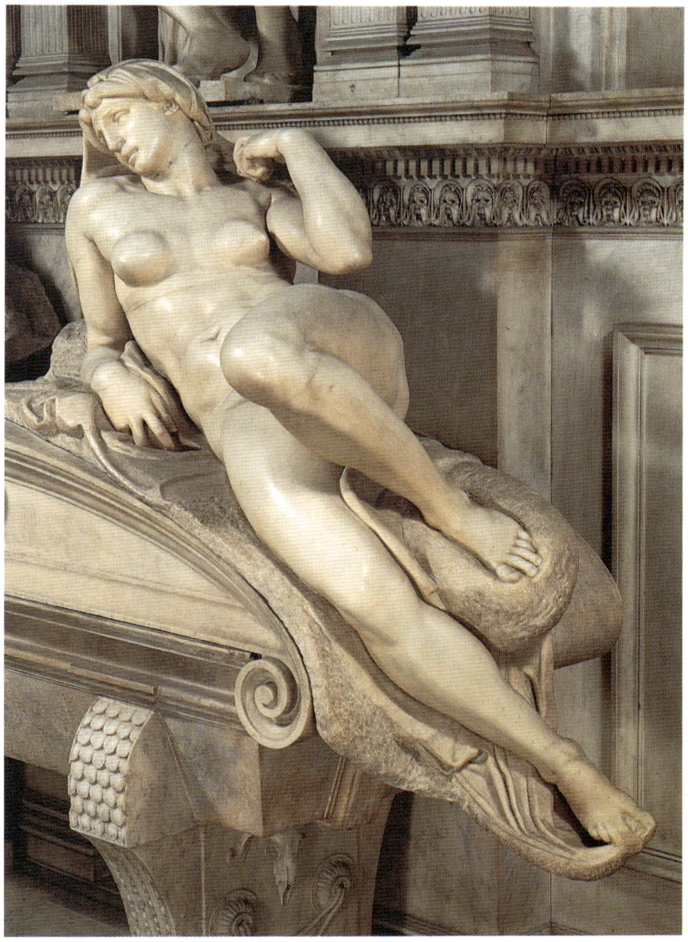

Michelangelo, Grabmal Lorenzo de' Medicis, „Morgen", Florenz, Medici-Kapelle.

Vor dem Hintergrund eines unbestimmten, diffusen Raumes, in dem gliedernde, eine Orientierung ermöglichende Elemente völlig fehlen, dem aber die Verkürzungen, die Flucht der Figurengruppen, plötzlich veränderte Proportionen und das Spiel von Licht und Farbe, das mit der augenblicklichen Restaurierung wieder voll zur Geltung kommt, plastische Tiefe geben, tut sich im kohärenten, begrenzten realen Raum der Kapelle brüsk eine „zweite Realität" auf: Ordnung, Struktur und rhythmische Beziehungen zwischen einzelnen Bildbereichen werden hier allein bestimmt durch die Aufeinanderfolge der Leiber, die dem Fresko auf ikonographischer Ebene Bedeutung verschaffen und vor allem für den überwältigenden Eindruck der Komposition auf den Betrachter sorgen.

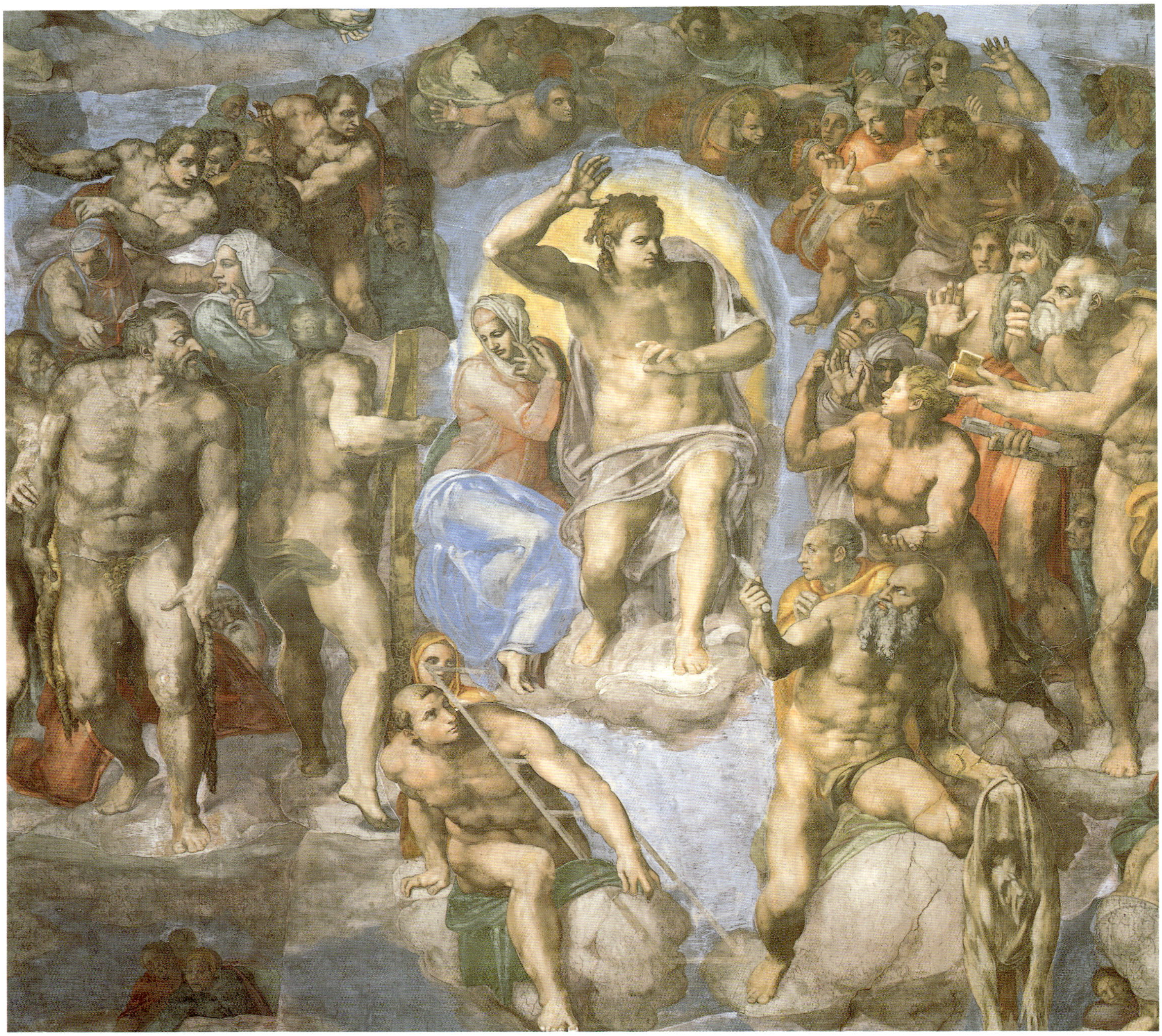

Da neben dem Gegenpol einer architektonischen Raumgliederung auch der festgefügte, in der ikonographischen Tradition verankerte Bildaufbau fehlt, kann eine Untersuchung zu den Körperhaltungen im *Jüngsten Gericht* nicht mehr auf das Prinzip der Variation von Einzelfiguren abzielen, wenngleich diese in rhythmischer Beziehung und Abfolge zueinander konzipiert sind. Bedeutsam sind vielmehr die ineinandergreifenden Gebärden und die dynamische Anordnung der Figurengruppen, mit denen die Schemata des früheren Werkes in einer gewaltig vergrößerten Komposition wieder aufgenommen werden: Kompositionsprinzipien aus dem in der Jugend entstandenen Relief der *Zentaurenschlacht*, aus dem Karton zur *Schlacht bei Cascina*, aus komplexeren „narrativen" Darstellun-

„Das Jüngste Gericht": Detail mit dem richtenden Christus, umgeben von der Jungfrau Maria, Johannes dem Täufer und den Heerscharen der Seligen.

gen im Gewölbe wie der *Sintflut* oder aus den Pendentifs der *Kupfernen Schlange* und der *Bestrafung des Haman*.
In der Tat konnte Michelangelo seine besondere Konzeption des *Jüngsten Gerichts* als ein dramatisches Ereignis, das sich unmittelbar vor den Augen des Betrachters abspielt, als ein zur „Historie" geronnenes und in einer Momentaufnahme festgehaltenes, dem Wesen nach aber ahistorisches und in die Ewigkeit projiziertes Geschehen auf formaler Ebene nur in eine dynamische Komposition umsetzen, die ganz auf der Sprache der Körper beruht, auf der peremptorischen, an zentralen Stellen plazierten Gestik wichtiger Figuren wie der des richtenden Christus, des Petrus oder des Charon, vor allem aber auf der endlosen Variation gleichförmiger und ver-

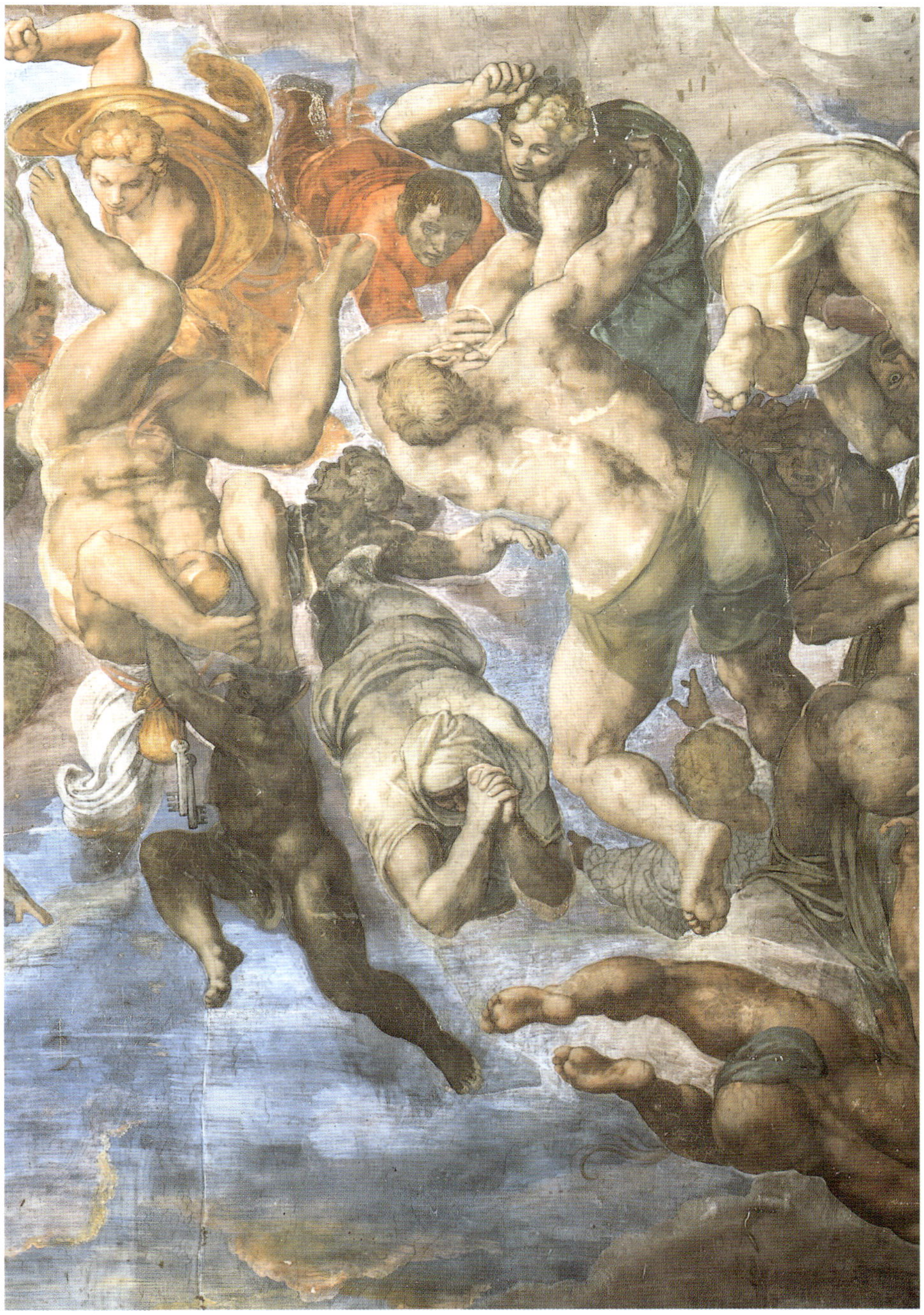

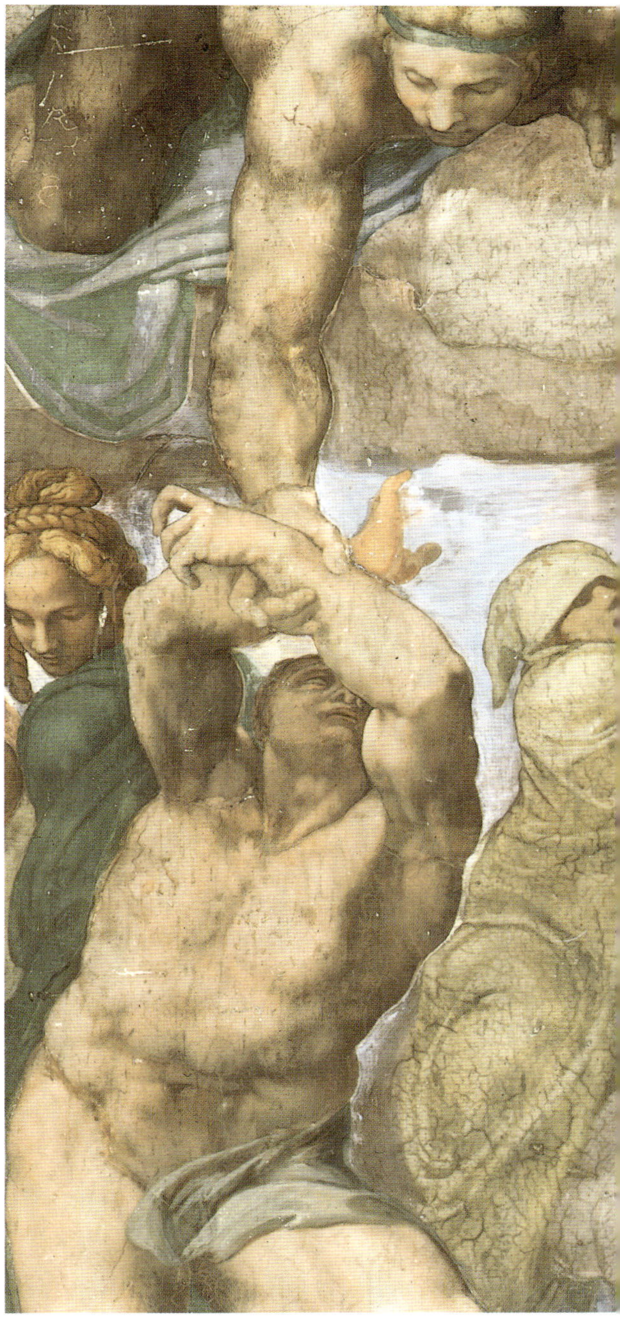

schiedenartiger Haltungen, auf den Gegensätzen zwischen den Gebärden im Vorder- und Hintergrund und auf der optischen Wirkung der himmlischen Heerscharen. So die Gruppe der Seligen um Christus und die Jungfrau Maria, die sich, vom Sturm getriebenen Wolken gleich, verdichten und wieder auflockern, die flügellosen Engel, die so mühselig, als widerstünden sie einem wirbelnden Sog, die Marterwerkzeuge Christi emporheben, oder jene Körper, die sich mühsam aus den Erdschollen herausschälen, zum Himmel auffahren, über dem Nichts schwebend um den Aufstieg ringen oder in den lodernden Höllenpfuhl hinabstürzen. Ihre Nacktheit, ein deutliches Symbol der Befreiung des Körpers am Glorientag der Auferstehung des Fleisches, mußte dem Künstler bei der formalen

Links: „Das Jüngste Gericht", Die Verdammten (Ausschnitt).
Oben: „Das Jüngste Gericht", Aufstieg der Auserwählten (Ausschnitt).

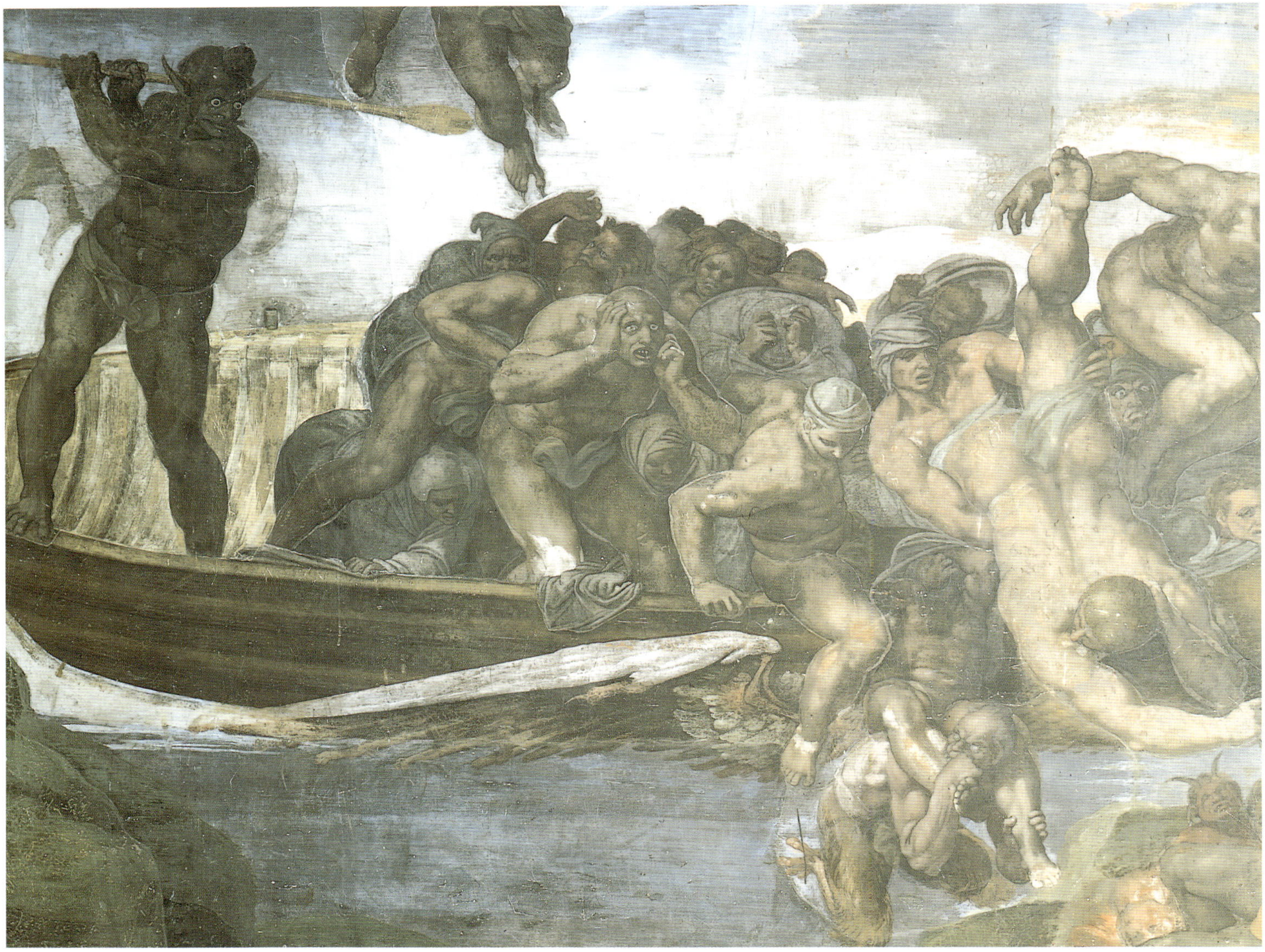

„Das Jüngste Gericht",
Barke des Charon (Ausschnitt).

Ausgestaltung als unerläßliches Instrument zur Steigerung der bildnerischen Aussagekraft erscheinen.

Man kann sehr gut nachvollziehen, warum Vasari in diesem Werk die Erfüllung „künstlerischer Vollkommenheit" erkannte, einen Gipfelpunkt, in dem alle von Michelangelo bei der Darstellung des menschlichen Körpers gesammelten Erfahrungen zusammenflossen. So lobte er denn auch die variationsreichen, vielfältigen Gesten von höchster Ausdruckskraft: „... wahrhaft unbeschreiblich ist die Menge der Figuren, die Gewaltigkeit und Größe des Werkes, das erfüllt ist von allen möglichen, aufs wunderbarste dargestellten menschlichen Affekten ..."[12]

Ähnlich weist auch Condivi am Anfang seiner Beschreibung des *Jüngsten Gerichts* auf die entscheidende Bedeutung der Darstellung des menschlichen Körpers in diesem Fresko hin: „In jenem Werk stellte Michelangelo alles dar, was man in der Kunst der Malerei mit einem menschlichen Leib tun kann, ohne eine Handlung oder Gebärde außer acht zu lassen." Und abschließend versichert er: „Es genügt, daß neben der göttlichen Darstellung der Historie alles wiedergegeben wird, was die Natur mit einem menschlichen Körper anzustellen vermag."[13]

Die beiden ähnlich lautenden Äußerungen ergänzen einander bezeichnenderweise insofern, als in ihnen im Hinblick auf die Ausführung und die Betrachtung des Werkes die Ergebnisse der schöpferischen Fähigkeiten des Künstlers sowie die der „Vergleichsgröße" Natur gefeiert wird.

So konnten beim *Jüngsten Gericht* wohl auch die Vorwürfe der Obszönität und die eher formale Kritik, nach der Michelangelo den menschlichen Körper mit skandalträchtiger und eintöniger „anatomischer Virtuosität" zur Schau stelle, nicht ausbleiben: Vorwürfe oder Kritikpunkte,[14] in denen sich der gemeinsame Ursprung ausmachen läßt: im unausweichlichen Kulturschock angesichts dieser apokalyptischen Darstellung, angesichts ihrer „Gewaltigkeit", ihrer ungeheuren Wirkung und völlig neuartigen

Strukturierung, die für manche gegen elementare Gestaltungsprinzipien, gegen die Grundsätze der Formensprache der Renaissance verstießen. Doch sollten diese Ergebnisse und Neuerungen später, in einer anderen historischen Situation auf fruchtbareren Boden fallen und in Rubens wie in Géricault und Delacroix begeisterte Anhänger finden.
Noch bevor das Fresko enthüllt wurde, erhoben Befürworter und Gegner des Werks ihre Stimme, und schon drei Wochen danach konnte zumindest eine erste Bilanz über die Reaktionen gezogen werden. Nino Sernini schrieb dem Kardinal Ercole Gonzaga am 19. November 1541:
„... auch wenn das Werk von solcher Schönheit ist, wie sich Eure Eminenz vorstellen kann, fehlt es nicht an Leuten, die es verdammen; die Theatiner sind die ersten, die sagen, daß Nackte, die ihre Blöße zeigen, an einem solchen Ort nichts zu suchen haben. Dabei hat Michelangelo auf deren Darstellung viel Takt verwandt, und es sind in der ganzen Schar kaum zehn, deren Geschlechtsorgane zu sehen sind. Andere bemängeln, er habe den

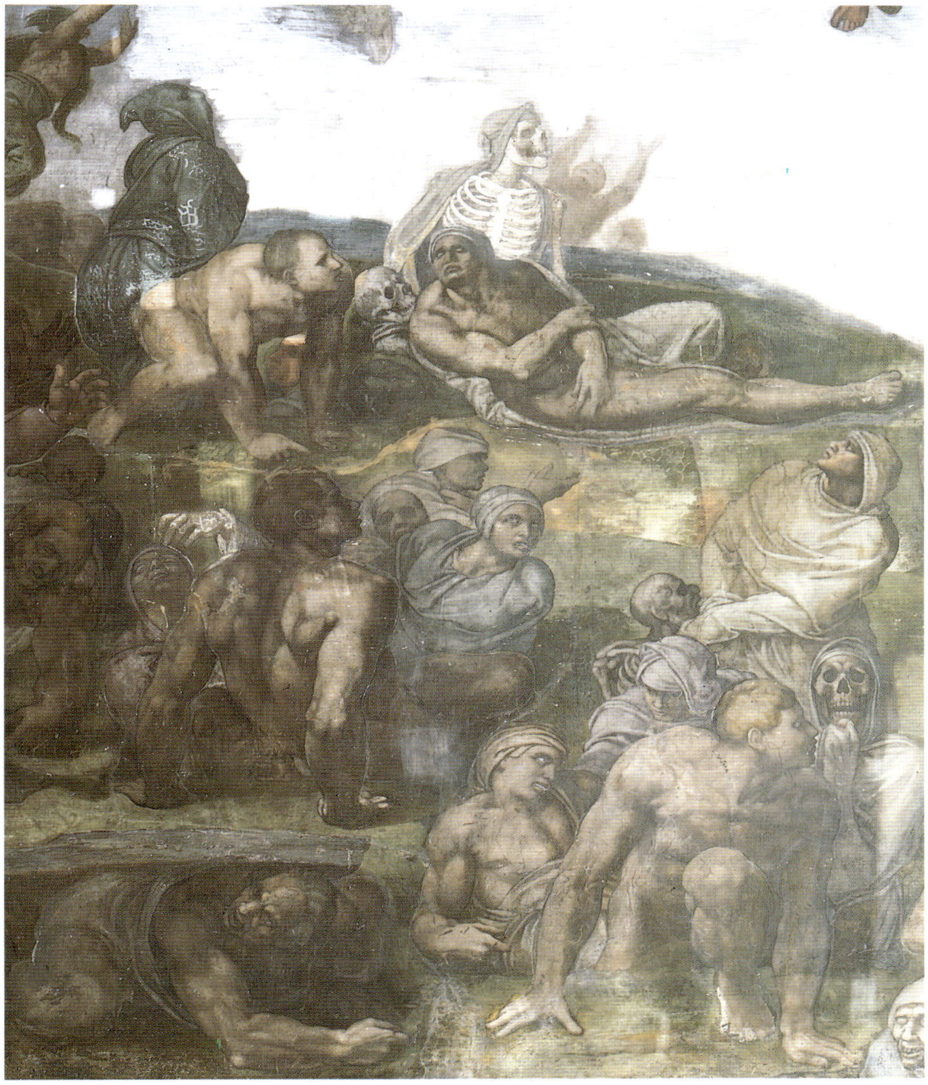

„Das Jüngste Gericht", Verdammte im unteren linken Bereich des Freskos (Ausschnitt).

Christus zu jung und ohne Bart dargestellt, weshalb dieser nicht die ihm zukommende Majestät ausstrahle. So fehlt es nicht an Stimmen, doch hat der Sehr Ehrwürdige Cornaro, der sie lange studierte, treffend bemerkt, daß er – wenn ihm Michelangelo eine einzige der Figuren aus dem Bilde abzutreten gewillt wäre – jeden Preis dafür bezahlen würde. Und er hat recht, denn es ist auch meine Meinung, daß man solche Sachen nirgendwo sonst zu sehen bekommt ..."[15]

Das „Jüngste Gericht" und seine Restaurierung: Anmerkungen zu Geschichte, Technik und Erhaltung

Fabrizio Mancinelli
Gianluigi Colalucci
Nazareno Gabrielli

Anmerkungen zur Geschichte

Trotz der in den letzten Jahren erfolgten Forschungen sind Maßnahmen zur Erhaltung des *Jüngsten Gerichts* nur spärlich dokumentiert: Eingriffe für die Zeit nach dem sechzehnten Jahrhundert sind kaum belegt, und von den Restaurierungsarbeiten unter Urban VIII. (1623–1643) und Klemens XI. (1700–1721) blieb das Fresko offenbar ausgenommen. Eine Erklärung hierfür dürfte in der ständigen sorgfältigen Pflege liegen, die das Fresko wegen seiner Besonderheiten und der exponierten Stellung an der Altarwand, in Reichweite sozusagen, erfahren hat. Diese Pflege ist für die Zeit Pauls III. durch das Motuproprio von 1543 dokumentiert, mit dem erstmals das Amt des *mundator* geschaffen wird, „tam picturas testudinis (volta) et parietis (Giudizio) praedictarum in dicta capella Sixti iam confectarum... a pulveribus et aliis immunditiis praefatis mundare et a mundatis tenere omni cum diligentia". Die Arbeit dieser *mundatores* ist bis zum Pontifikat Gregors XIII. (1572–1585) sicher belegt: Zu einem späteren Zeitpunkt, der nicht genau bekannt ist, taucht die Figur eines *custos* auf, der aller Wahrscheinlichkeit nach von einem Gehilfen unterstützt wurde.
Die Eingriffe, die im sechzehnten Jahrhundert, abgesehen von dieser regelmäßigen Pflege, durchgeführt wurden, sind eher als Zerstörung der Originalmalerei denn als restaurative Maßnahmen aufzufassen. Gemeint sind die zensierenden Eingriffe, die unter Pius IV. und vielleicht auch unter Pius V. auf den Beschluß des Konzils von Trient vom 21. Januar 1564 hin durchgeführt wurden. Michelangelo erlebte das Ergebnis nicht mehr: Er starb am 18. Februar, knapp einen Monat nach der Entscheidung.
Daniele da Volterra hatte die Aufgabe offenbar 1565 erfüllt, dies geht jedenfalls aus der Zahlungsanweisung von 1567 an die Erben des Künstlers hervor, der im Vorjahr – erstaunlicherweise wie der Meister am 18. Februar – gestorben war. Seine Eingriffe waren natürlich bereits in den Vormonaten vorbereitet worden: Am 23. August 1564 erging an den Florentiner Schreinermeister Zanobio di Mariotto eine erste Zahlung für die Errichtung eines Gerüstes: Daß es sich um eine Konstruktion für das *Jüngste Gericht* handelt, belegt die nächste Zahlungsanweisung vom 7. September, wo es heißt, es seien für „weiteres Holz für die Errichtung des Gerüstes in der Kapelle des Sixtus an der Wand mit dem Jüngsten Gericht 17 Scudi 60 zu begleichen". Weitere Zahlungen erhielt Zanobio am 12. November 1564, am 20. Januar, 7. April und 23. Juni 1565. Der Rest – einschließlich der Zahlung für den Abbau des Gerüstes – wurde am

Gegenüberliegende Seite: Reinigungsproben am „Jüngsten Gericht".

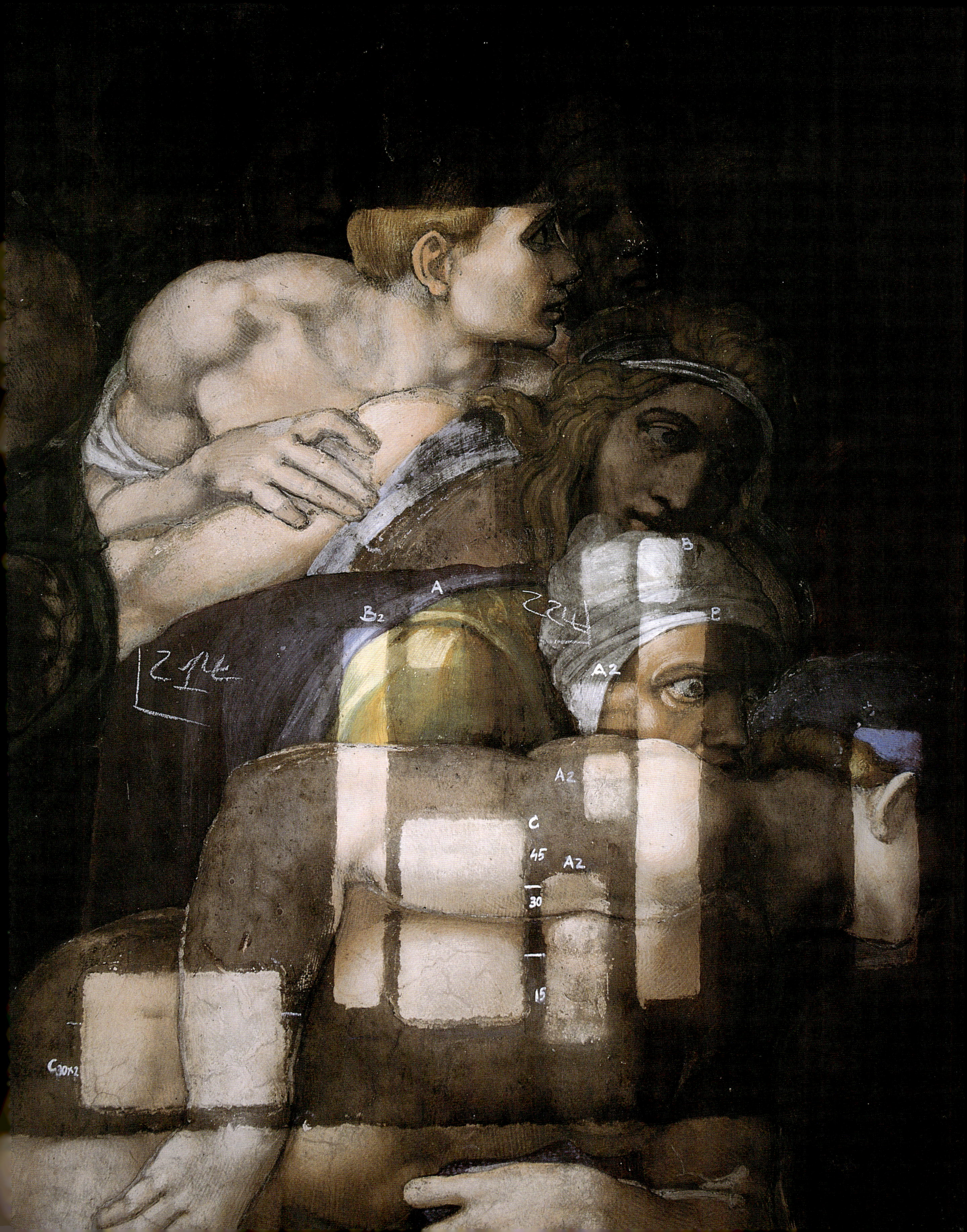
A
B2
B
A2
A2
C
45
A2
30
15

8. Dezember desselben Jahres beglichen, nachdem am 7. April 1565 ein zweites Mal Geld für Holz gezahlt worden war.
Aus der Anweisung zur Restzahlung an Meister Zanobio geht klar hervor, daß das Gerüst „42 Schritt hoch [9,37 m, es reichte also bis ungefähr in die Mitte des Freskos] gewesen ist, daß es „aus drei übereinanderliegenden Tribünen" bestand, „von denen die erste ganz mit Brettern belegt" war und „eine Tür zur Besteigung des Gerüstes" hatte. Es war insgesamt 12 Schritt [2,68 m] tief und 60 Schritt [13,40 m] breit", nahm also ungefähr die gesamte Breite des Freskos ein und hatte „ein Geländer mit vorgezogenen Vorhängen sowie 4 Treppen". Nach dem Dokument wurde es am 8. Dezember offenbar wieder abgebaut.
Die Anzahl der Figuren, an denen Daniele da Volterra Eingriffe vorgenommen hat, ist nicht genau bekannt. Nach Bottaris Kommentar zu Vasaris Vita Michelangelos soll er die ihm anvertraute Aufgabe nicht mehr vollständig erfüllt haben. Nach seinem Tod habe sie „Seine Heiligkeit Pius V. auf Ersuchen von Kardinal Rusticucci Girolamo da Fano" übertragen, eine bis heute nicht belegte Behauptung. Sicher ist immerhin, daß die Figuren des heiligen Blasius und der heiligen Katharina mit Fresko-Technik übermalt wurden – dabei mußte Michelangelos Kalkbewurf entfernt werden –, während die Eingriffe in allen anderen Fällen mit Tempera vorgenommen wurden. Für eine Arbeit verschiedener Künstler zu unterschiedlichen Zeiten sprechen auch Unterschiede im Qualitätsniveau und eine verschiedene Fluoreszenz im UV-Licht.
Daß die Übermalungen durchaus in mehreren Etappen entstanden sein können, belegt auch die Tatsache, daß auf zahlreichen Zeichnungen und Stichen aus dem Cinquecento, die offenbar nach dem Fresko und nicht nach Kopien lange nach Daniele da Volterras Tod angefertigt wurden, einige Figuren noch ohne „Hosen" zu sehen sind. Zu ihnen gehören Ambrogio Figinos um 1586 entstandene gezeichnete Kopie des Minos, Federico Zuccaris wahrscheinlich nach 1590 entstandene gezeichnete Kopie des Taddäus sowie einige Stiche Cherubino Rubertis, insbesondere aus der Serie von 1591. Zweitens stellt die gegenwärtige „Hose" über der Blöße des heiligen Petrus eine Nachbesserung über einer früheren, deutlich durchschimmernden Drapierung dar, ein klarer Beweis dafür, daß mehrere zensierende Eingriffe zu verschiedenen Zeiten stattgefunden haben. Daß es solche Eingriffe selbst noch im achtzehnten Jahrhundert gab, belegt die *Description historique et critique de l'Italie* von 1766, in der J. Richard versichert, er habe 1762 „sehr schlechte Künstler" gesehen, die damit beschäftigt gewesen seien, „die schönsten nackten Figuren auf dem Wandfresko und an der Decke mit Draperien zu bedecken".
Kein Beleg findet sich dagegen für die von manchen vertretene These, unter Gregor XIII. habe man die Altarebene höher gesetzt und dabei den unteren Randstreifen des *Jüngsten Gerichtes* vernichtet.
Auf Ambrogio Brambillas Stich von 1582, der die Sixtina während eines Pontifikalamtes zeigt, steht der Altar tatsächlich wie bei dem von Vaccari 1578 festgehaltenen Zustand auf vier Stufen, während es nach Paris de Grassis ursprünglich nur drei waren. John Shearman hat allerdings darauf hingewiesen, daß sich mit der größeren Anzahl von Stufen, von der man sicher ausgehen muß, nicht unbedingt auch die Höhe der Altarebene verändert hat. Bestätigt wird dies, zumindest was die Zeit unmittelbar nach der Entstehung des *Jüngsten Gerichts* angeht, durch die Tatsache, daß Buonarrotis Kalkbewurf die marmorne Laibung der Tür rechts vom Altar überlappt. Übrigens führte diese Tür, die die Sixtinische Kapelle gegenwärtig mit der Treppe zum Petersdom verbindet, im fünfzehnten Jahrhundert – der Sturz trägt das Wappen Alexanders VI. – in die Sakristei. Ebenfalls aufschlußreich ist die Tür links vom Altar, die heute in die Sakristei führt. Sie wurde zur Amtseinführung oder unter dem Pontifikat Julius' III. (1550–1555) in die Wand gebrochen, als der Boden des Eingangsraumes der Sakristei auf die Altarebene angehoben und im darunterliegenden Raum Platz für die Rampe der Treppe zum Petersdom geschaffen wurde. Der Türsturz trägt heute das Wappen Klemens' XI., allerdings paßt es nicht zur Laibung: Es wurde nachträglich aufgesetzt, nachdem das frühere Wappen ausgemeißelt worden war.
Beim – wann auch immer erfolgten – Durchbruch der Tür wurde der

ursprüngliche Wandsockel, der nach den Dokumenten Ende 1542 unterhalb von Michelangelos Fresko von Perin del Vaga ausgemalt wurde, zerstört oder zumindest ersetzt: Aus einer Zahlungsanweisung vom 15. November des Jahres geht hervor, daß ein gewisser Gio. Battista Olgiatto Geld „für die Leinwand erhalten hat, auf der Meister Pierino eine Vorzeichnung für das Fußteil unterhalb von Messer Michelangelos Malerei in der Kapelle des Sixtus anfertigt".

Der gegenwärtige Wandsockel, der nach landläufiger Meinung aus dem achtzehnten Jahrhundert stammt, in Wahrheit aber nur schwer datierbar ist und älter sein dürfte, erlaubt keine Rückschlüsse auf die ursprüngliche Ausdehnung von Michelangelos Fresko. Da er aber auf einer Höhe mit dem Sturz der zur Entstehungszeit des Freskos schon vorhandenen Tür abschließt und diese nicht überbaut wurde, ist eine Verstümmelung von Buonarrotis Malerei, wie sie in der Vergangenheit beim Vergleich mit Venustis Tafel vermutet wurde, ziemlich unwahrscheinlich.

Daß das Fresko keine wesentlich andere Ausdehnung als heute hatte, belegen Kopien wie die beiden nach 1545 entstandenen Stiche von Bonasone und Ghisi.

Nach dem sechzehnten Jahrhundert, zwischen November 1662 und Februar 1663, wurde die „Marmortreppe für den Thron und den Altar der Kapelle" umgebaut, offenbar, ohne etwas an der Ausdehnung des Freskos zu verändern.

Für das siebzehnte Jahrhundert finden sich in den Dokumenten bislang keine Hinweise auf eine Restaurierung des *Jüngsten Gerichts:* Lagis Eingriffe zwischen 1625 und 1628 in der Kapelle betreffen lediglich die vierzehn Episoden mit Moses und Christus, die Papstporträts sowie die „Rückenlehnen" und „helldunkel gezeichneten Sockel der Throne"

Offenbar ebensowenig befaßten sich Mazzuoli, der zwischen 1710 und 1712 in der Kapelle tätig wurde, und sämtliche anderen Restauratoren unter Papst Albani (Klemens XI.) mit der Altarwand. Mazzuoli nahm sich die Historien, die Päpste und das Gewölbe vor, während Germisoni und Pietro Paolo Cristofani die vorgetäuschten Wandbehänge darunter nachmalten und -besserten.

Im achtzehnten Jahrhundert dagegen war den Quellen nach eine Restaurierung des *Jüngsten Gerichts* vorgesehen. Besonders aufschlußreiche Hinweise zum Zustand des Freskos finden sich bei Taia: „Sicher können (wenn nicht sofort Abhilfe geschaffen wird) Salpeter, Staub und Feuchtigkeit diese herrlichen Malereien in wenigen Jahren auf immer verderben, so wie von einem aufs andere Jahr dort und besonders an der Hauptwand mit dem *Jüngsten Gericht* geschehen, das sich allenthalben mit häßlichen Flecken aus weißem Salpeter bedeckt und die Farbe verkalken läßt". Worum es sich bei den von Taia erwähnten plötzlich aufgetretenen weißen Salpeterflecken und der „verkalkten" Farbe genau handelt, ist keineswegs klar. Da eindringendes Regenwasser als Ursache ausscheidet, könnte es sich um die gleichen Schäden handeln, die Camuccini 1825 vornehmlich im Himmel, dem *orizzonte* über der Gruppe der Auferstandenen und der Barke Charons entdeckt und der Accademia di San Luca gemeldet hat. Es habe, warnte er damals im einzelnen, „eine Zeit gegeben, als man dieses Meisterwerk indirekt vernichten wollte, indem man es überall mit einem starken Ätzmittel bestrich". Daß erwiesenermaßen tatsächlich ein „Ätzmittel" die sichtbaren Schäden verursacht hat, darauf wird noch im Zusammenhang mit dem gegenwärtigen Eingriff zurückzukommen sein. Weniger klar ist allerdings, wann das Fresko mit der Lösung behandelt wurde. Wenn es sich bei den von Taia erwähnten weißen Stellen tatsächlich um solche Schäden handelt, sind sie wahrscheinlich bei einer nicht dokumentierten Restaurierung im siebzehten Jahrhundert oder in den ersten Jahren des achtzehnten Jahrhunderts entstanden. Andernfalls könnte man einen Eingriff verantwortlich machen, der nach Richards *Description historique et critique de l'Italie* im Jahre 1762, möglicherweise von Stefano Pozzi, vorgenommen worden ist.

Die Schäden waren Vincenzo Camuccini aufgefallen, als er im Hinblick auf eine mögliche Restaurierung der gesamten Komposition eine Probereinigung an der Engelsgruppe über der Geißelsäule in der rechten Lünette durchführte.

Auf den folgenden Seiten: Links Gesamtansicht des „Jüngsten Gerichts" vor der Reinigung; rechts Graphik mit Eingriffen in Sekko- und Fresko-Technik, den sogenannten „Hosen".

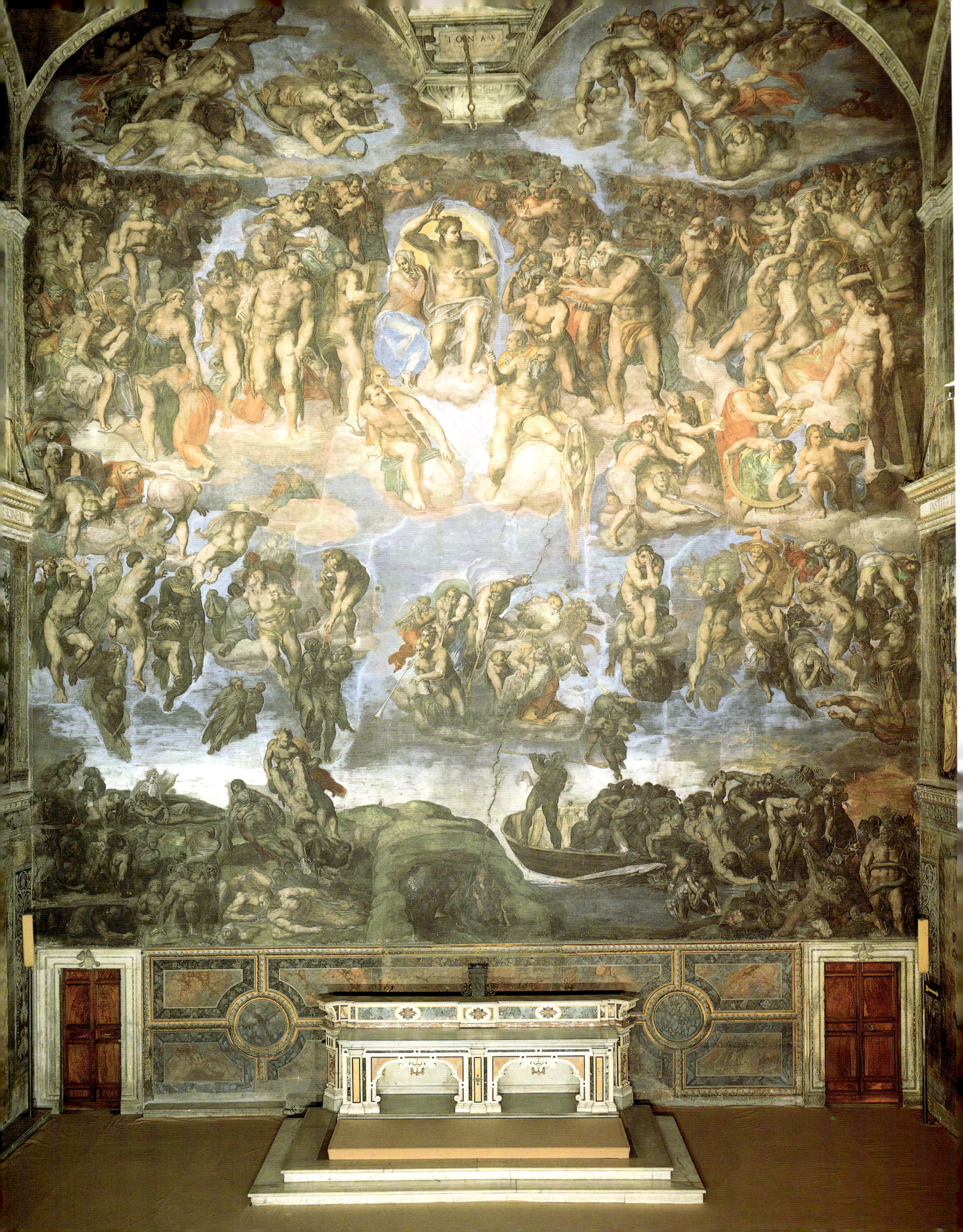
IONAS

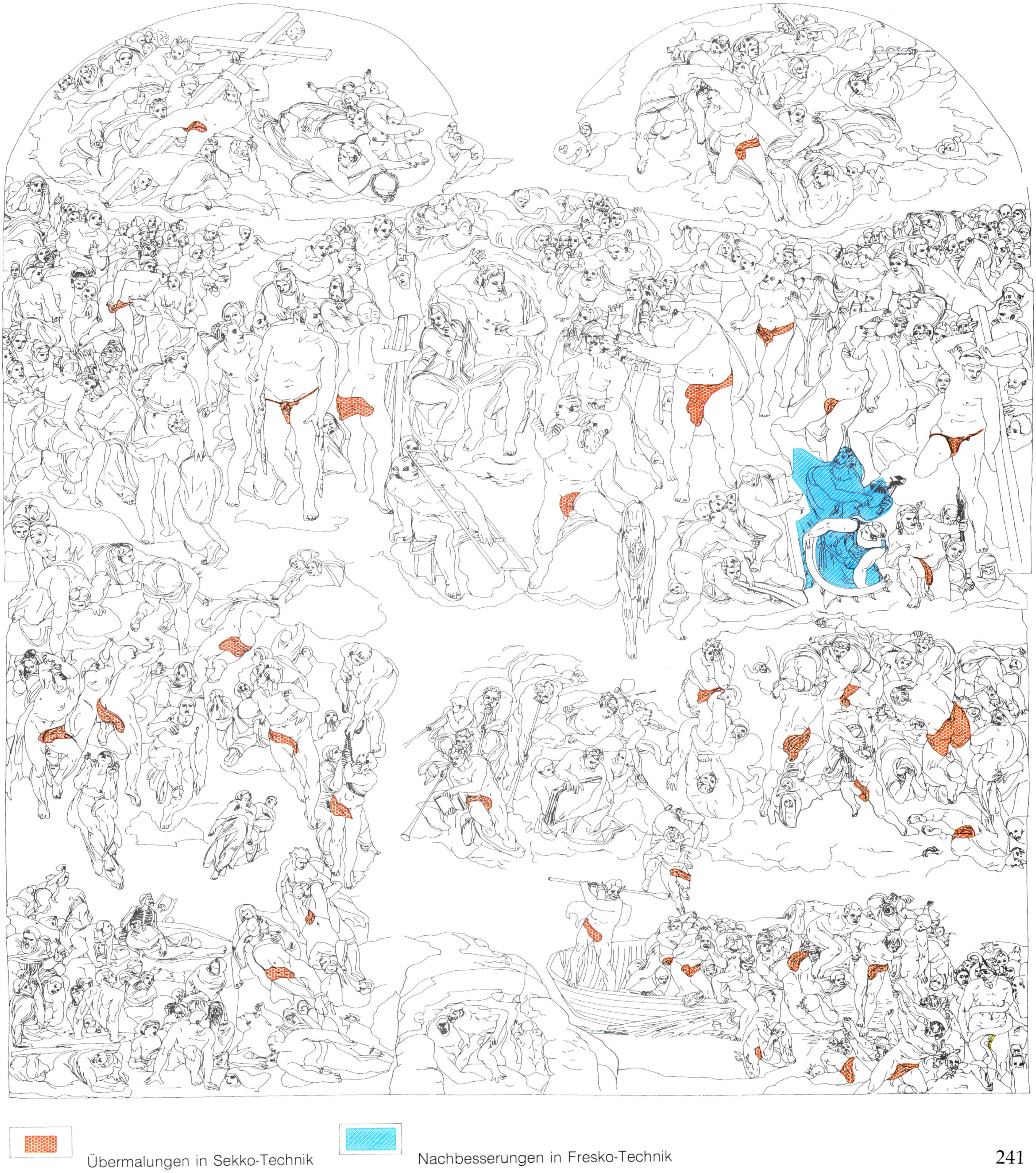
Übermalungen in Sekko-Technik
Nachbesserungen in Fresko-Technik

Unten: „Das Jüngste Gericht", Detail mit „Hose" des heiligen Petrus.
Mitte: Im Streiflicht aufgenommenes Detail mit Eingriff Daniele da Volterras in Fresko-Technik am Kopf des heiligen Blasius.
Darunter: „Das Jüngste Gericht", im Streiflicht aufgenommenes Detail mit „Hose" in Tempera eines der Engel, die das Kreuz tragen.

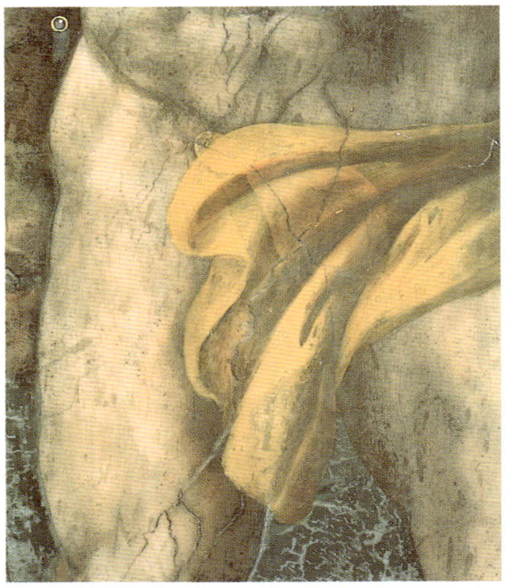

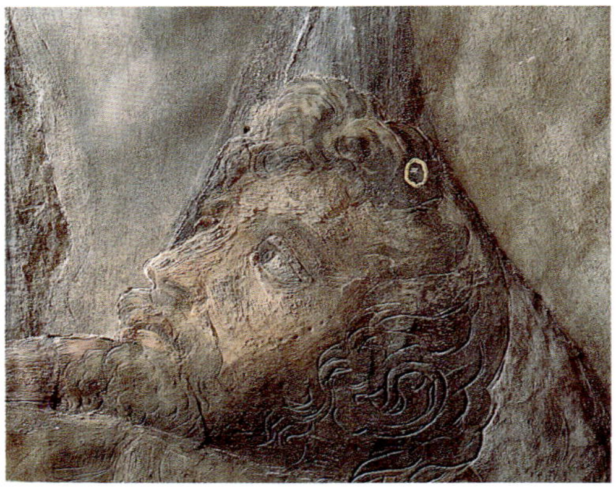

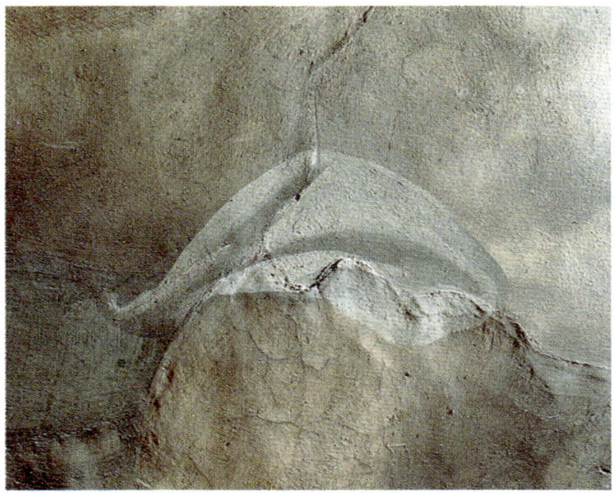

Die Accademia di San Luca, die das Werk des Künstlers zu beurteilen hatte, lehnte das Restaurierungsvorhaben ab, obwohl sie die Probereinigung positiv beurteilte: Sie fürchtete, bei der Operation könnten die von Camuccini gemeldeten Schäden aus früheren Eingriffen stärker sichtbar werden. Nach diesem Versuch, – dem einzig tatsächlich dokumentierten – wurde bis heute keine Restaurierung mehr in Angriff genommen. Die Eingriffe von Seitz 1903 und von Biagetti zwischen 1935 und 1936 dienten ausschließlich der Konsolidierung des Putzes. Die Vorwürfe an Biagetti, er habe durch eine forcierte Reinigung die sogenannten weißen „Verbrennungen" des Untergrundes verstärkt, sind völlig aus der Luft gegriffen.

Der augenblickliche Zustand der Fresken

Das *Jüngste Gericht* bedeckt eine Fläche von 180,21 m^2 (die Zahl wurde mit Computer anhand des fotogrammetrischen Reliefs ermittelt) und weist wegen der zahlreichen Eingriffe in den letzten Jahrhunderten einen sehr unterschiedlichen Zustand auf.
Unterschiede gibt es vor allem im Hinblick darauf, wie gut die Leuchtkraft der Farben auf der bemalten Fläche erhalten geblieben ist. Der untere Streifen mit den aus Charons Barke steigenden Auferstandenen und Verdammten ist sehr dunkel, vor allem im Vergleich zu dem darüberliegenden Himmel, der durch die Einwirkung der „Ätzmittel", auf die Vincenzo Camuccini hinweist, von jeher besonders hell war. Stark nachgedunkelt ist auch der gesamte mittlere Bereich der Komposition, vor allem in den Randzonen der Gruppen der Heiligen und Seligen um Christus und die Jungfrau Maria, während die beiden Lünetten oben entschieden heller und besser erkennbar sind. Daß man die Darstellung in der Lünette mit der Geißelsäule besonders deutlich erkennt, ist sicher ein Ergebnis von Camuccinis Reinigung von 1825 in diesem Bereich. Ähnliche Umstände könnten den Zustand in der linken Lünette erklären, vor allem bei der – stark nachgebesserten – Gruppe der Seligen hinter der Figur Petri, auch wenn der Künster erklärt hat, er habe einen entsprechenden Eingriff lediglich bei der Engelsgruppe in der rechten Lünette vorgenommen.
Neben der Nachdunkelung zeigt das Fresko eine glasige fleckige Oberfläche, die durch aufgebrachte Fremdmaterialien, vornehmlich von tierischem Leim entstand – ein idealer Nährboden für Mikroorganismen. Besonders im oberen Bereich der Komposition sind Kolonien von Pilzen entstanden, die auch die Schicht direkt über der Farbe angegriffen und bei der Entfernung hellere Flecken hinterlassen haben.
Dem zum Auffrischen der Farbe verwendeten Leim – man müßte korrekterweise von Leimwasser sprechen – gaben die Restauratoren einen kleinen Prozentsatz Pflanzenöl zu, um ihn geschmeidiger zu machen und seine auffrischende Wirkung zu erhöhen.
In einigen Fällen wurde zur Farbauffrischung offenbar nur Öl auf das Fresko aufgetragen. An poröseren Stellen wurde es vom Kalkputz aufgesogen, zumeist setzte es sich jedoch an der Oberfläche ab, bildete unregelmäßige Flecken und sorgte für deutlich sichtbare Risse im Craquelé des Kalkputzes.
Der Film aus Fremdmaterial weist eine sehr unterschiedliche Beschaffenheit auf: An dicker aufgetragenen Stellen ist die Oberfläche dunkel und glasig, an dünneren hell und matt. Das Fresko blieb von einsickerndem Regenwasser verschont, da die Hauptwand der Kapelle durch die Sakristei geschützt ist. Vielleicht trug man aus diesem Grund bei früheren Restaurierungen den Leim hier sparsamer auf als im Gewölbe; die Schichten zeigen eine deutlich geringere Konsistenz, besonders im Vergleich zu denen der Lünetten.
Im Fresko sind zahlreiche Nachbesserungen sichtbar, alle dürftig oder schlechter ausgeführt. An zahlreichen Stellen sind Probereinigungen oder Reinigungsversuche unternommen worden. Sie sind außer Camuccinis Eingriffen alle nicht dokumentiert und somit nicht genau datierbar, aber vermutlich handelt es sich um relativ neue Eingriffe.

Die Nachbesserungen lassen sich in zwei große Kategorien einteilen: in solche mit konsistenten Farben, die oft als stumpfe, gipsartige dunkelbraune Masse Michelangelos *pentimenti* überdecken, und andere mit wäßrigen Farben, die als feine dunkle einfarbige und fast transparente Pinselstriche, Schraffuren im allgemeinen, die Schatten verstärken und die Modellierung der Figuren wiederherstellen, die durch die trüb gewordene Schicht des Fremdmaterials verloren gegangen war.
Der Kalkbewurf ist in hervorragendem Zustand; nur im Bereich unter der Marmorkonsole beginnt er merklich zu bröckeln. Das Fehlen von Klammern aus Bronze oder Messing, die im Gewölbe so häufig sind, deutet darauf hin, daß es in der Vergangenheit an der Altarwand keine statischen Probleme gab, wenn man von den schon im sechzehnten Jahrhundert aufgetretenen absieht. Dazu gehört aller Wahrscheinlichkeit nach der lange Riß, der sich von der unteren Bildmitte fast diagonal durch die Malerei zieht. Streckenweise verdoppelt er sich und verzweigt sich am Ende in kleine Risse, die bei der Engelsgruppe um die Geißelsäule enden. Wie im Deckenbereich wurden Risse auch hier vielleicht zur Zeit, als Daniele da Volterra und Girolamo da Fano in der Kapelle wirkten, mit einem schwarzen Kitt aus Wachs und Geigenharz geschlossen.
Trotz dieser großen Unterschiede in der bemalten Oberfläche, die auf einen schlechten Zustand der Originalmalerei hindeuten, ist Michelangelos Fresko im allgemeinen hervorragend erhalten.
Schäden durch mechanische Einwirkung hat die Gruppe der trompetenblasenden Engel mit dem Buch des Jüngsten Gerichtes erlitten: Neben ihr sind die Befestigungsringe für die Metallträger des Baldachins angebracht, der bis Mitte dieses Jahrhunderts bei feierlichen Gelegenheiten errichtet wurde. Der Einsatz von Stangen bei der Montage und die Reibung der Kanten des Gestells haben in diesem Bereich überall Abschürfungen und Kratzer hinterlassen. Besonders betroffen sind die Figuren rechts, insbesondere der Engel mit der Trompete über der Schulter: in den zerstörten Bereichen im Gesicht kommen stellenweise die schwarzen Linien der Vorzeichnung zum Vorschein.
Besonders ungewöhnlich und kompliziert ist die Situation bei der blauen Fläche des Himmels, aus der sich die Figuren des *Jüngsten Gerichts* herausheben. Die Grenzen der einzelnen Tagespensen mit ihren deutlichen Unterschieden in Gestalt und Abtönung sind durch sehr helle Linien markiert. Ihre Entstehung ist mehrfach diskutiert worden, bislang allerdings ohne überzeugende Resultate. Aufschlußreich in diesem Zusammenhang ist das Ergebnis jüngster Untersuchungen, wonach entlang der Grenzen der Tagespensen oft mit Sekko-Technik nachgebessert worden ist. Einige dieser Eingriffe könnten Originalmalerei sein, bei anderen zeigen Unterschiede im Farbton, daß es sich eindeutig um eine spätere Restaurierung handelt.
Der Himmel ist mit Lapislazuli, einem besonders feinen und kostbaren Pigment, in Fresko-Technik ausgemalt und teilweise mit der gleichen Farbe in Sekko-Technik vollendet worden. Diese Feinarbeit ist allerdings nur noch in Spuren erhalten, die tiefdunkle Färbung rührt teils von Verschmutzung, teils von der Eintrübung des als Bindemittel verwendeten Leims her. Aus den erwähnten Gründen gibt es im Himmel oben einen helleren Bereich, der nach unten durch die gewellte Linie der Abschlüsse von Tagespensen deutlich abgegrenzt ist: Es folgt ein dunklerer, fast grauer Streifen in der Mitte und dann wieder eine besonders helle Zone, die bis an den Horizont herunterreicht. Überall ziehen sich zumeist horizontale Pinselstriche über die schieferharte Oberfläche des Freskos: Im oberen Bereich sind sie dicht und fein, an den Figuren am Boden dagegegen breit und sehr hell bis weiß.
Man hat zunächst vermutet, daß diese Striche ohne Farbauftrag (man hat sie in der Vergangenheit auf die Wirkung von unzureichend gelöschtem Kalk zurückgeführt) durch eine mit Pinsel aufgetragene saure Substanz bei einer Reinigung verursacht wurden, die nach Taias und Camuccinis Angaben im siebzehnten oder achtzehnten Jahrhundert stattgefunden hat. Diese Reinigung zielte darauf ab, die Schicht der Fremdmaterialien über Michelangelos Himmel etwas abzutragen, um die Modellierung der Figuren wieder zum Vorschein zu bringen. Da bei der Reinigung in den Stan-

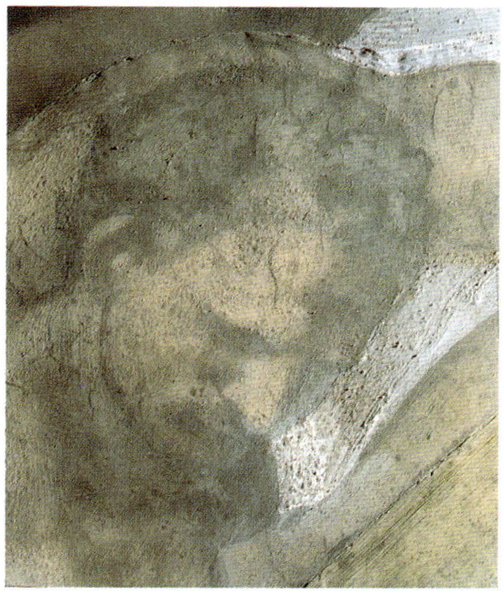

Oben: Detail mit Schäden im Himmel des „Jüngsten Gerichts". Oben links sind zwei Punkte sichtbar, an denen Material für Farbanalysen und -schnitte entnommen wurde.
Darunter: „Das Jüngste Gericht", Detail mit kreuztragendem Engel: Die schwarzen Fleckchen sind durch Pilzkolonien verursacht.

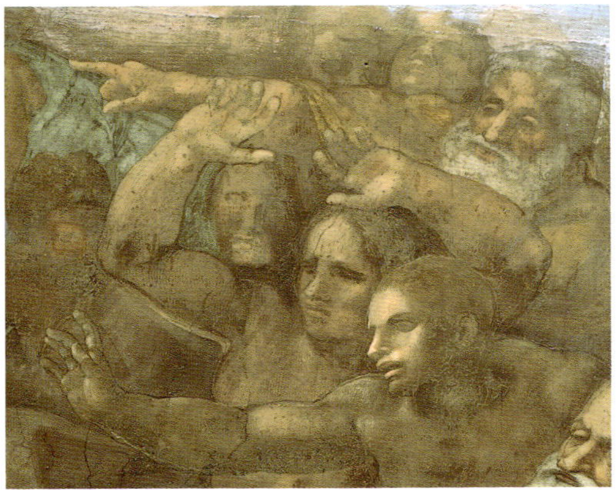

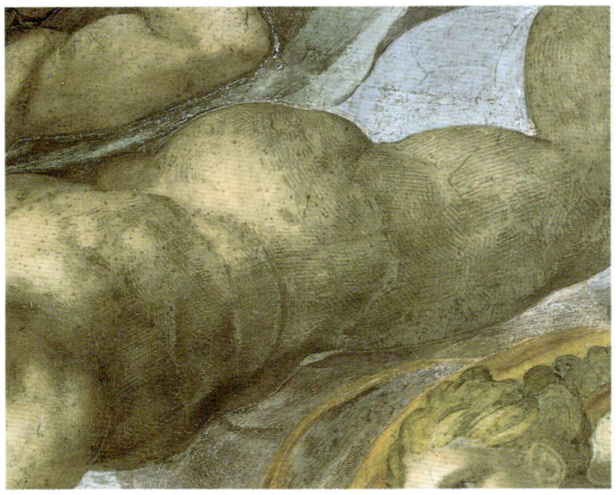

Oben: „Das Jüngste Gericht", Detail mit Gruppe der Seligen zur Linken Christi. Die unregelmäßigen dunklen Flecken sind durch Öl verursacht, das zur Auffrischung der Farben aufgebracht wurde.
Darunter: „Das Jüngste Gericht", Detail mit Nachbesserungen, die mit kurzen Pinselstrichen und mit dunkler Farbe an einem Engel aus der Gruppe um die Geißelsäule durchgeführt wurden.
Rechts: „Das Jüngste Gericht", Detail mit Nachbesserung in brauner Farbe an der Schulter einer Figur, möglicherweise des heiligen Andreas.

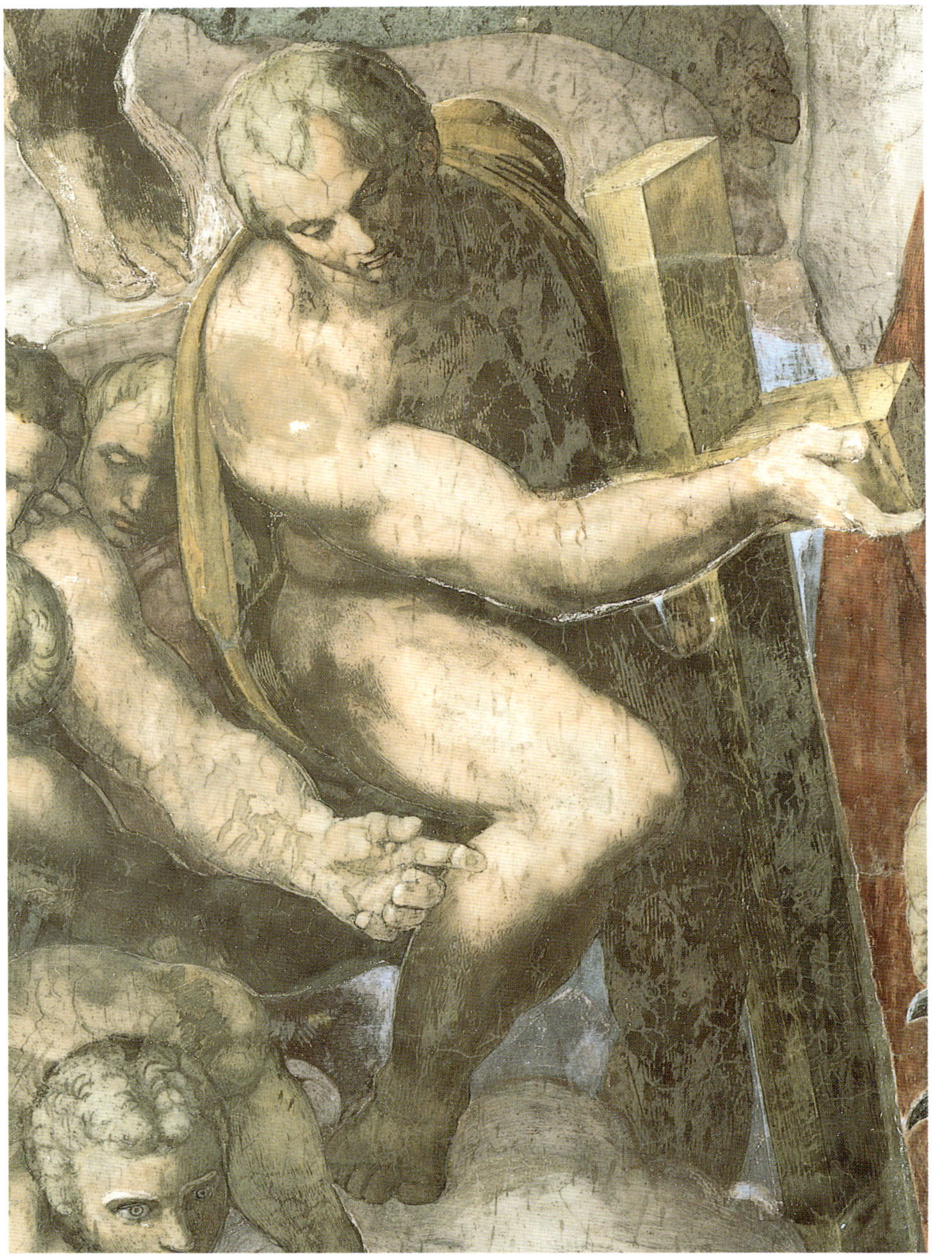

zen und an der Decke der Sixtina auch Wein eingesetzt wurde, hat man als mögliche Ursache für die Schäden auch den Gebrauch von stichigem, das heißt in Essig übergehenden Wein in Betracht gezogen.
Verschiedene mit Giovanni Torraca durchgeführte Recherchen haben gezeigt, daß diese Annahme jeder Grundlage entbehrt: Eine schwache Säure wie Essig ist nachweislich nicht in der Lage, Lapislazuli, ob natürlich oder synthetisch hergestellt, zu entfärben.
Spätere Forschungen und Beobachtungen legen dagegen heute nahe, daß es sich bei den Streifen um Spuren oder besser Abdrücke verschwundener Nachbesserung mit Sekko-Farben handelt, die ursprünglich in einigen Bereichen des Himmels für eine dunklere Abtönung sorgen und vor allem in der unteren Region die Ränder der Tagespensen verdecken sollten. Übermalungen dieser Art bedurften eines starken Farbauftrages, der teils bei Reinigungen im siebzehnten und achtzehnten Jahrhundert, teils durch die mechanische Einwirkung der periodischen, noch in diesem Jahrhundert vorgenommenen Entstaubungen zerstört worden sein könnte.
Aber nicht nur Übermalungen mit Sekko-Farben haben zu schadhaften blauen Zonen im *Jüngsten Gericht* geführt: Wo der Putz beim Trocknen nur unzureichend Karbonat gebildet hat, ist das blaue Pigment verblaßt oder pulvert ab. In beiden Fällen sind frühere Reinigungen dafür verantwortlich, daß die Farbe beträchtlich an Leuchtkraft eingebüßt hat.
Nicht die Reinigungen, sondern die klimatischen Schwankungen, die zur Schrumpfung der Leimschicht führten, sind dafür verantwortlich, daß die Farbe in den von Daniele da Volterra nachgearbeiteten Bereichen in feinen

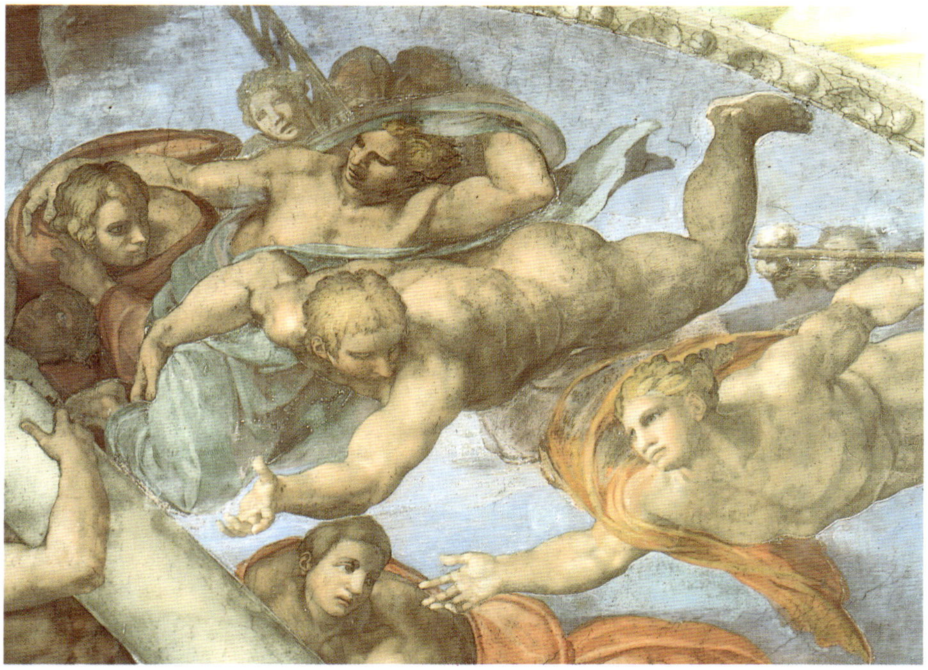

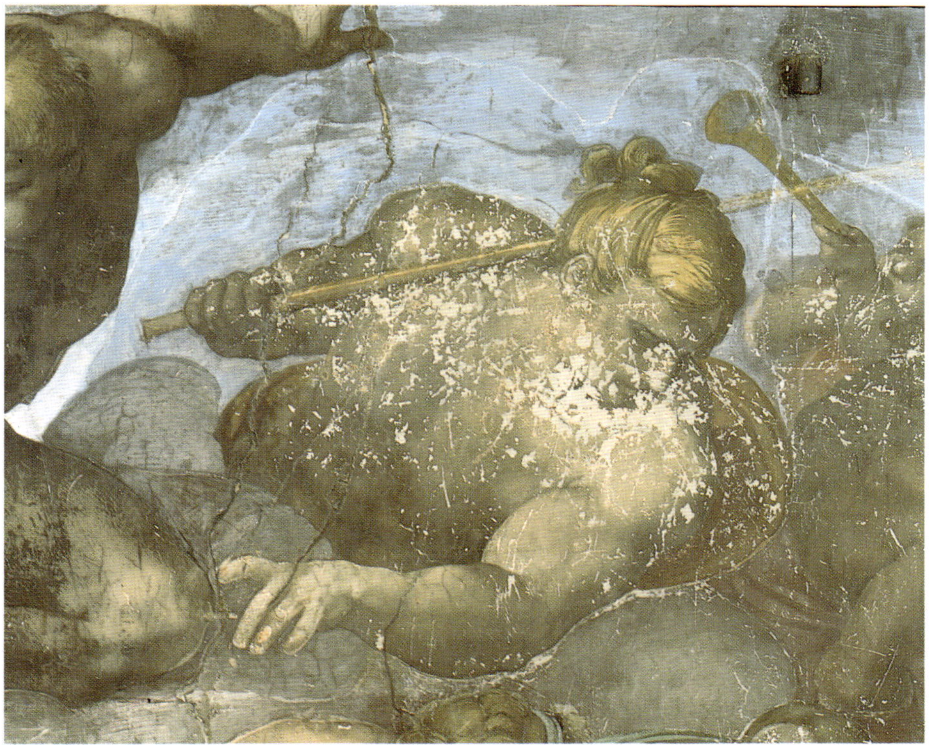

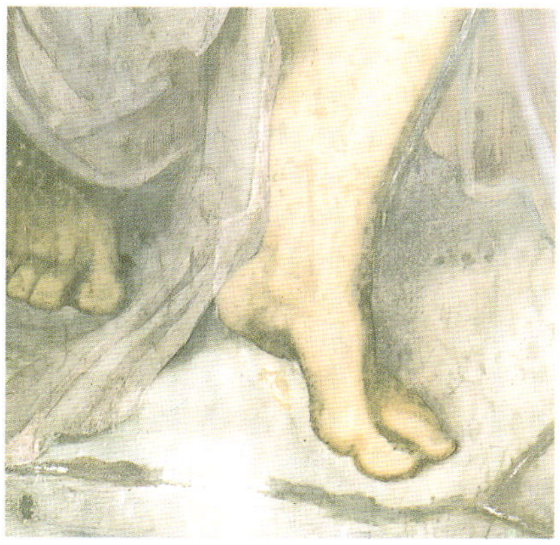

Oben: „Das Jüngste Gericht", Detail mit Rändern der Tagespensen und Übermalungen in Sekko-Technik.
Unten: „Das Jüngste Gericht", im Streiflicht aufgenommenes Detail mit Spuren von Spolvero-Technik unter dem Kreuz und der Hand des kreuztragenden Engels in der linken Lünette.

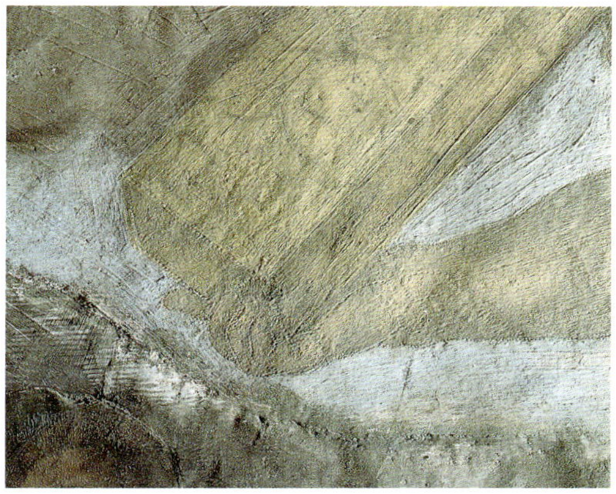

Links oben: „Das Jüngste Gericht", Detail mit Engelsgruppe um die Geißelsäule in der rechten Lünette.
Links unten: „Das Jüngste Gericht", Detail mit Schäden am Engel mit Trompete im Zentrum des Freskos. Im zerstörten Bereich unter dem Kinn sind Spuren von Michelangelos Vorzeichnung in Schwarz erkennbar.

Partikeln abblättert. Mitverantwortlich ist dabei aber auch der verschiedenartige Farbauftrag.

Michelangelos Technik und einschlägige Dokumente

Anders als bei den Deckenfresken, zu denen es nur indirekte Informationen – vorwiegend aus Michelangelos Korrespondenz – gibt, sind zum *Jüngsten Gericht* zahlreiche Zahlungsanweisungen erhalten, denen man ganz genaue Angaben zum Honorar des Künstlers, zu den Farben und zum Gerüst entnehmen kann.[1]
Die Zahlungen für das Gerüst und die Vorarbeiten an der Wand erstreckten sich vom 16. April 1535 bis zum April 1536. Sie decken eine ziemlich langwierige und turbulente Vorbereitungsphase ab, für die zu einem Großteil, wenn nicht ausschließlich, die von Vasari erwähnten Streitigkei-

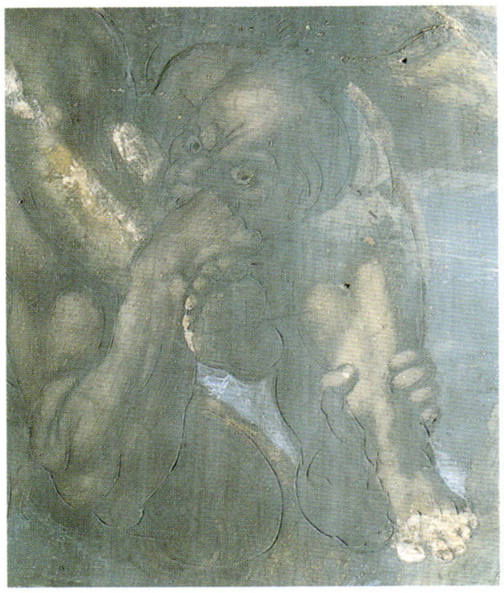

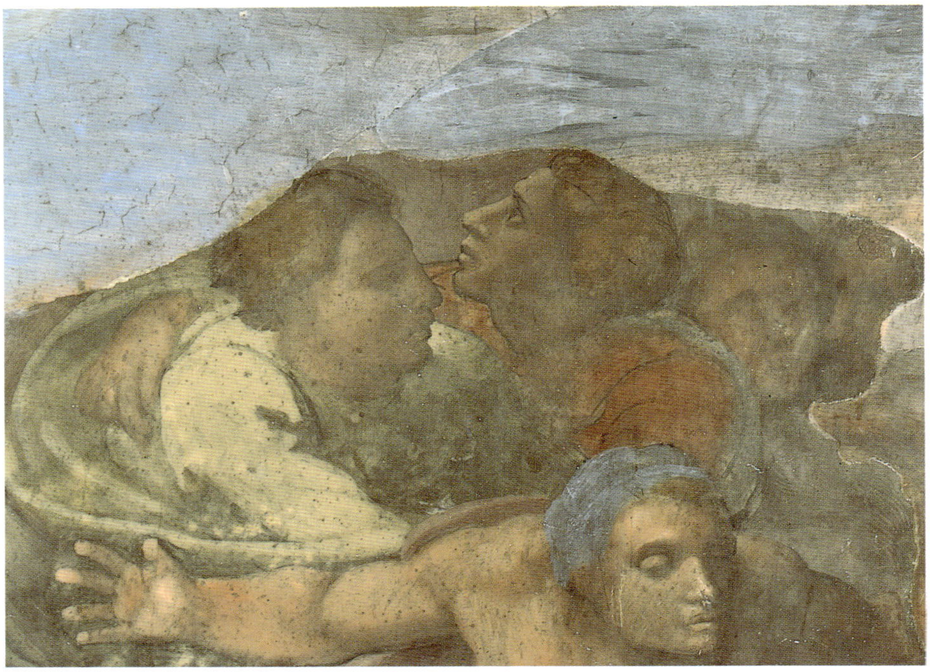

Oben: „Das Jüngste Gericht", im Streiflicht aufgenommenes Detail mit einem Dämon unter Charons Barke. Hervorzuheben sind die Spuren indirekter Ritzung, mit der die Vorzeichnung des Kartons auf den Putz übertragen wurde; unten rechts ein „pentimento" am Fuß des Verdammten.
Rechts: „Das Jüngste Gericht", Detail mit Übergängen zwischen den Tagespensen bei der Gruppe der Figuren unter dem Kämpfer mit „Jona" vor der Reinigung.

ten mit Sebastiano del Piombo verantwortlich sind. Wie Vasari berichtet, hat Sebastiano den Papst überzeugt, „daß er es Michelangelo, der es nur *a fresco* machen wollte, in Öl malen lassen solle. Doch Michelangelo sagte weder ja noch nein, hielt es mit Fra Sebastiano und wartete einige Monate, ohne sich ans Werk zu machen. Als er dazu aufgefordert wurde, meinte er schießlich, die Malerei tauge nur als Fresko etwas, und farbige Ölmalerei sei nur für Weiber und bequeme Faulenzer wie Fra Bastiano; und als dann der Kalkbewurf, der im Auftrag des Klosterbruders aufgebracht worden war, heruntergeschlagen und der Rauhputz für die Freskoarbeit vorbereitet war, machte sich Michelangelo ans Werk".
Vasaris Schilderung wird durch die Dokumente exakt bestätigt. Der „erste Feinputz der Hauptwand" wurde am 25. Januar 1536, gut neun Monate nach Beginn der Arbeit, heruntergeschlagen. Am folgenden 13. Februar erging eine Zahlung „an Meister Gioanni Fachino, Ziegelbrenner, zur Bezahlung der Ziegel, die er zur Verkleidung der Mauer der Kapelle des Sixtus liefert". Die Zahlungen für Farbenkäufe setzen dagegen am 18. Mai 1536 ein und dauern bis in die Ausschmückung der Paolinischen Kapelle fort. Die Zahlungsanweisungen sind insofern zumeist sehr allgemein gehalten, als nur die Art des Kaufs, nicht aber die einzelnen Farben aufgeführt werden. Eine Ausnahme bilden die Zahlungen für blaue Pigmente, bei denen es sich fast immer um Ultramarin, also den sehr kostspieligen Lapislazuli, handelt, der erst in Venedig und später in Ferrara gekauft wurde, der Geburtsstadt Jacopo Meleghinos. Meleghino war Kommissar der päpstlichen Bauten und mit sämtlichen Zahlungen betraut. In Ferrara wurden am 21. November 1537 „zehn Pfund *„azuro todesco"*, („deutsches Blau", also Bergblau oder Azurit) bestellt, offenbar die einzige Ausnahme gegenüber sonst üblichen Bestellungen von Ultramarin.
Die Ziegelverkleidung, die Michelangelo errichten ließ, bildete einen völlig anderen Malgrund als das Gewölbe aus Tuff. Sie wurde, wie erwähnt, Anfang 1536 errichtet: Die Mauer rückte damit um ungefähr 24 Zentimeter vor, also etwa um soviel, wie Vasari vermutet: „So ließ Michelangelo vor die Hauptwand der besagten Kapelle eine zuvor nicht dagewesene Vormauer aus sorgfältig gefügten, ausgewählten und gut gebrannten Ziegeln machen, und zwar so, daß die obere Seite eine halbe Elle vorstand, damit sich an der Wand weder Staub noch anderer Schmutz würde absetzen können." Daß dies der Grund für die beabsichtigte Neigung der Wand war, scheint eher unwahrscheinlich, und das Augenmerk, das der Künstler den perspektivischen Verkürzungen bei den Figuren und ihrer komplexen Anordnung im Raum gewidmet hat, deutet neben den verschiedenen Arten der *pentimenti* sehr deutlich auf optische Gründe für die Entscheidung hin.
Wie im Gewölbe folgt auf den Rauhputz, den *arriccio,* auch hier eine

Schicht Feinputz oder *intonaco,* aber kein *intonachino* oder Oberputz. Letzterer wird im Falle des *Jüngsten Gerichts* stellenweise durch eine Grundierung mit weißer oder sehr heller Farbe ersetzt. Der Himmel wurde dagegen mit einer dünnen, hellen und fast rosa wirkenden Lasur aus rötlichem Ocker vorbereitet.
Der *arriccio* ist 7 Milimeter, der *intonaco* ungefähr 4 Millimeter dick. Im oberen Teil der Lünetten ist die Schicht noch dünner, da dort ein *arriccio* fehlt. Der Mörtel besteht vornehmlich aus Puzzolan und Kalk im Mischungsverhältnis 3 : 1 (die Angabe geht auf Federici zurück). Allerdings wurde bei Tagespensen mit Figuren sehr selten auch Marmorstaub beigemischt, offenkundig um einen glatteren und festeren Malgrund zu erzielen.
Im allgemeinen wurde der *intonaco* in den einzelnen Bereichen gut verarbeitet und weist eine feste Konsistenz auf: Diese sogenannten *stretti* sind im Streiflicht deutlich zu erkennen.
Nach Biagetti wurde das Fresko in 450 Tagespensen verwirklicht. Die Zählung muß allerdings revidiert werden, da bei einer Überprüfung in den Lünetten zahlreiche neue in Biagettis Graphik nicht auftauchende *giornate* zum Vorschein gekommen sind.

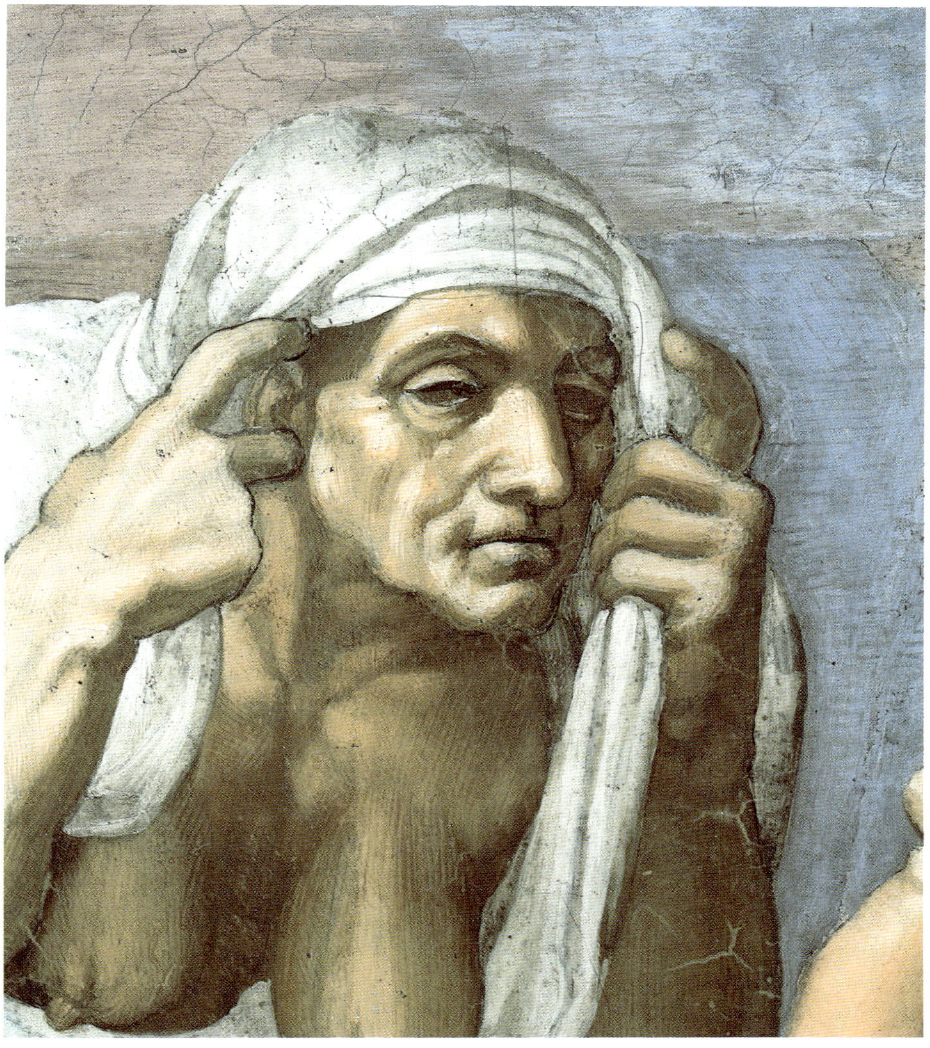

„Das Jüngste Gericht", Detail mit Figur aus der Gruppe der Seligen unter der linken Lünette. Aufnahme nach der Reinigung.

Bei der Technik handelt es sich – wenn man den von Sebastiano vorgeschlagenen Gebrauch von Ölfarben zumindest für die Hauptphase der Arbeit ausschließt – wie im Gewölbe um echtes Fresko: Die Malweise zeigt allerdings erhebliche Unterschiede im Hinblick auf die Pinselführung, das Farbspektrum, den Einsatz von Sekko-Technik in der operativen Phase und die erwähnte Vorbereitung des Feinputzes.
Was den Farbauftrag und die Pinselführung angeht, so sind im *Jüngsten Gericht* fast keine klaren und transparenten Farben, kein flüssiger Farbauftrag und keine Verschleierungen mehr feststellbar. Statt dessen wurden die Farben satt mit kräftigen, durchgehend raschen und groben Pinselstrichen aufgetragen.

Auch die – schon im Gewölbe seltene – Gepflogenheit, die beschatteten Teile der Figuren mit grüner oder grünlicher Erde vorzubereiten, verschwindet. Weiterhin oder sogar häufiger wird dagegen der gesamte auszumalende Bildbereich mit einem lokalen Braunton vorbereitet, der anschließend mit Lichtern und Zwischentönen modelliert wird.
Häufig und von beachtlichem Ausmaß sind Nachbesserungen, Übermalungen und Verfeinerungen in Sekko, die zuweilen auch im Abstand von mehreren Tagespensen durchgeführt wurden, allerdings ohne daß dabei der Feinputz entfernt wurde wie im Gewölbe häufig der Fall. Bei diesen Korrekturen oder *pentimenti* wurden die Lage und Größe von Details der Figuren mitunter stark abgewandelt, die Modellierung verändert oder kleinere Lichter aufgesetzt. Im Unterschied zu den Korrekturen im Gewölbe, die ausschließlich auf Veränderungen von Größenverhältnissen und eine Korrektur von Volumen abzielten, bestimmen vorwiegend dynamisch-perspektivische Gründe die Nachbesserungen im *Jüngsten Gericht*,

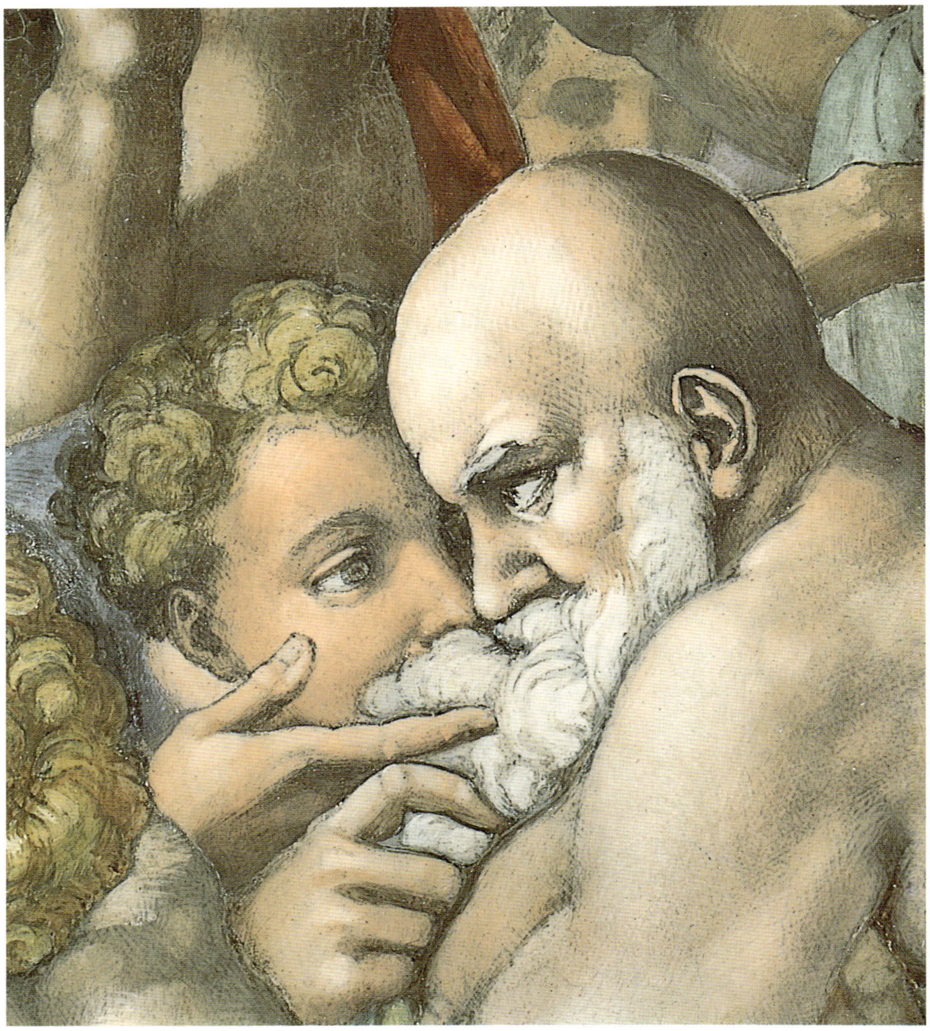

die sich somit in Veränderungen am Gefüge und in der Bewegung der Figuren äußern. Typisch in diesem Zusammenhang sind die *pentimenti* am säulentragenden Engel und am Seligen zwischen Christus und Petrus: In beiden Fällen wurde das Gesicht der Figur zur linken Schulter hin ins Vollprofil gedreht, womit sich der ursprüngliche räumliche Bezug zwischen Kopf und Rumpf, der stark zur Gesamtwirkung der Figur beiträgt, beträchtlich verändert hat.
Wie üblich beim Fresko, wurden Elemente wie die Trompeten, die über die Grenzen einer Tagesproduktion hinausreichen, stets mit Sekko-Technik ausgemalt. Ebenfalls in Sekko wurden diejenigen Farben aufgebracht, die der stark alkalischen Wirkung des Kalkhydrats nicht standgehalten hätten, so zum Beispiel anscheinend das Gelb der Aureole um Christus.
In Sekko-Technik sind vermutlich auch mehrere Verfeinerungen ausgeführt worden, die früheren Reinigungen zum Opfer fielen: Sie kaschierten die krassen Unterschiede im Farbton, die heute in großen Flächen wie im

„Das Jüngste Gericht", Detail mit zwei Seligen unter der rechten Lünette. Foto nach der Reinigung.

Himmel oder an Stellen sichtbar sind, wo man noch nach Monaten die Abfolge der verschiedenen Tagespensen erkennen konnte. Vielleicht sollten solche Verfeinerungen auch die heute sichtbare Linie zwischen den einzelnen *giornate* verdecken: Wenn dem so war, sind sie wohl durch frühere Reinigungen, durch den Schwund der Leimschicht, der zu Spannungen führte, und durch den Abrieb bei den häufigen Entstaubungen vernichtet worden.

Mit Sekko-Farben wurden schließlich auch die rötlich-brauen Umrisse einer Reihe von Figuren im Hintergrund gemalt, die sich oft über mehrere Tagesproduktionen erstrecken und offenbar nicht auf Karton vorgezeichnet worden waren. Wegen der Größe der Gesamtkomposition hat Michelangelo nur für die wichtigsten Figuren Kartons angefertigt. Dennoch kommt den weniger bedeutsamen Figuren insofern eine wichtige Funktion zu, als sie den Bildaufbau vervollständigen und der Komposition eine größere räumliche Tiefe geben. Michelangelo realisierte sie erst nach Voll-

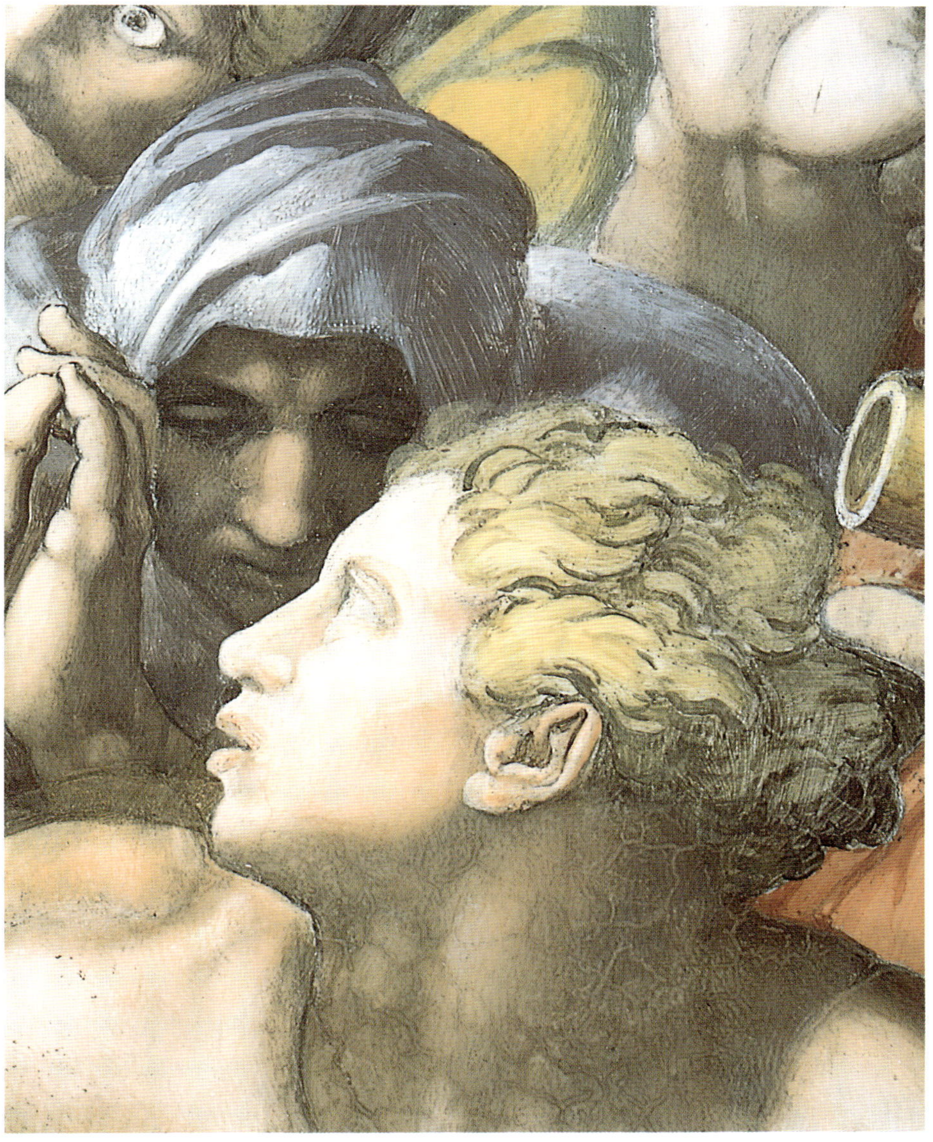

endung der wichtigen Figuren in flüchtiger, skizzenhafter Manier und erhielt damit den schon im Gewölbe erzielten typischen Effekt der abnehmenden Bildschärfe. So entstanden beispielsweise die nur angedeuteten Figuren mit Leiter, Stange und Schwamm im Hintergrund der rechten Lünette. Die Farbgebung weist Unterschiede zur Decke auf: Es fehlen die – im Gewölbe allerdings nur anfangs benutzten – Farben Braun, Marsgelb, Bleiorange und Elfenbeinschwarz. Bei den Blautönen verschwindet die Kobaltschmelze, die ganz durch Ultramarin und kleine Mengen Azurit ersetzt wird. Dagegen tauchen roter Lack und (wenn die Analysen es bestätigen) Neapelgelb und Rauschgelb auf, Farben, die sich nicht für Fresko-Technik eignen oder dort (wie Neapelgelb) nur selten eingesetzt werden.

„Das Jüngste Gericht", Detail mit Gruppe der Seligen zwischen Christus und Paulus nach der Reinigung.

„Das Jüngste Gericht", Detail mit Gesicht des Seligen hinter dem heiligen Bartholomäus nach der Reinigung.

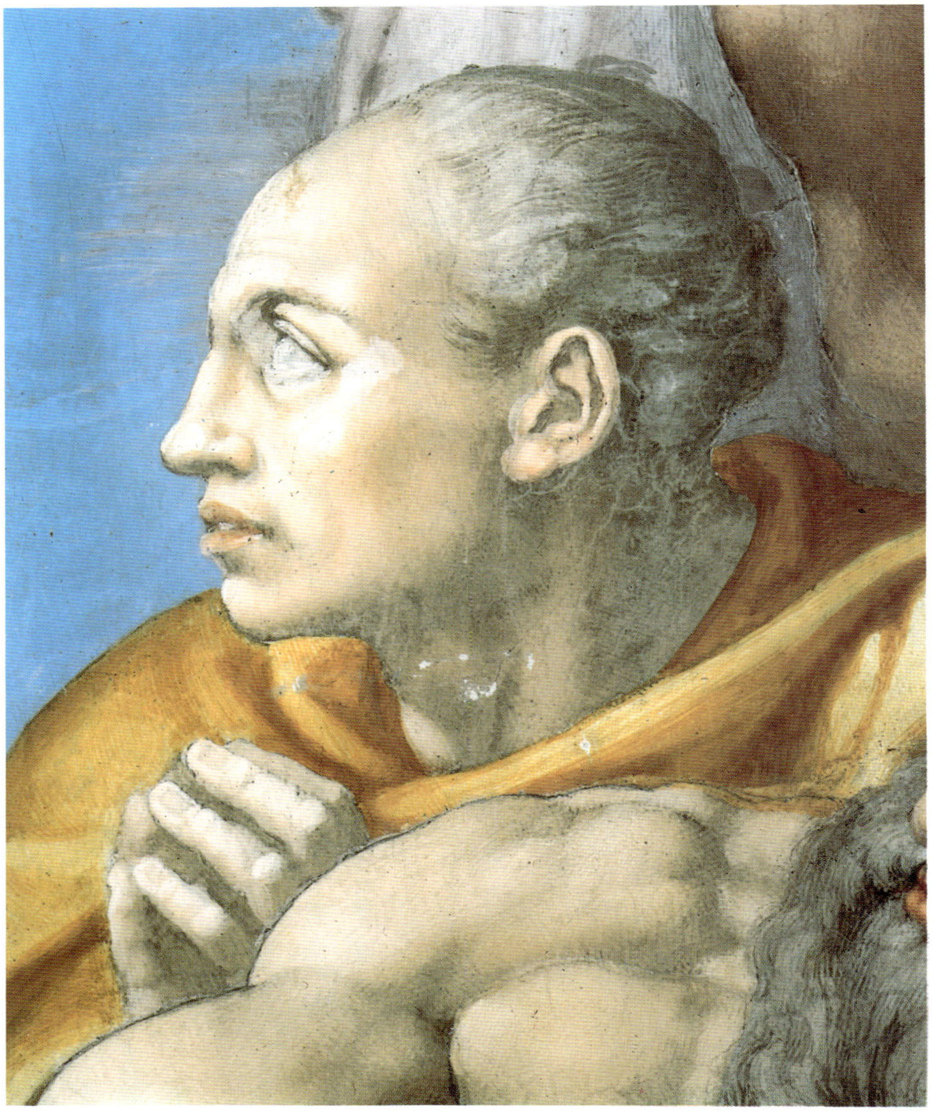

Die Pigmente, die hier im Hinblick auf ihre Verwendung identifiziert wurden, zeigen, daß Michelangelo wahrscheinlich durch den Kontakt mit der venezianischen Malerei und den Umgang mit Sebastiano del Piombo als Maler ein größeres Feingefühl entwickelt hat. Besonders bedeutsam erscheint in diesem Zusammenhang, daß in seiner Palette Lack, Azurit und möglicherweise Neapelgelb sowie Rauschgelb auftauchen, daß Azurit aber für besondere Zwecke und nicht als Ersatz für das kostbare Ultramarin (für den Mantel der Jungfrau Maria und im unteren Bereich des Himmels) eingesetzt wird; das farbintensive Ultramarin (Lapislazuli) bestimmt dagegen den übrigen Himmel und trägt so wesentlich zum chromatischen Gesamteindruck des Freskos bei. Daß dieses Pigment trotz seiner Kostspieligkeit auf großen Flächen zum Einsatz kam, dürfte sicher damit zusammenhängen, daß beim *Jüngsten Gericht* anders als bei den Deckenfresken sämtliche Ausgaben vom Papst ersetzt wurden. Michelangelo hatte ausgesorgt: Er gehörte zur päpstlichen Familie, und seine Honorare wurden – wie aus zwei Breven und den Zahlungsanweisungen bis zu seinem Tod hervorgeht – zu einer Hälfte aus Brückenzöllen von der Überquerung des Po, zur anderen aus denen der Apostolischen Datarie gedeckt.

Wie erwähnt, zeichnete der Künstler sämtliche Hauptfiguren der Komposition auf einem Karton vor, dem fraglos kleinere kompositorische Skizzen und – wie im Gewölbe – vielleicht auch grobe Skizzen auf dem Rauhputz vorangingen – letzteres ist allerdings nicht belegt.

Im oberen Teil der Komposition wurde die Zeichnung mit Spolvero-Technik vom Karton übertragen. Das Papier war offenbar sehr stark, denn die Ränder der Löcher hinterließen stellenweise runde Abdrücke im Feinputz. Im unteren Bereich des Freskos, der am Ende der Arbeit ausgemalt wurde, liegt eine andere Übertragungsmethode vor: Der Künstler bediente sich hier der indirekten Ritzungen.

Abgesehen von wirtschaftlichen Erwägungen, die einige Entscheidungen möglicherweise, aber nur an zweiter Stelle beeinflußt haben, läßt sich abschließend sagen, daß Michelangelo nach dem, was die Analysen und die bislang durchgeführte Reinigung erbracht haben, sich im Hinblick auf die Technik an den Regelkanon des echten Freskos hält, daß er sein Handwerkszeug, verglichen mit seiner Arbeit an den Deckenfresken, bedeutend erweitert hat und Farbe und Licht auf eine Weise einzusetzen vermag, die Anklänge an die venezianische Malerei aufweist und einige ihrer Lösungen sogar vorwegzunehmen scheint.

Die Reinigung

In einer vorbereitenden Phase, in der man sich zum einen mit dem momentanen Zustand der Fresken und mit Michelangelos Technik befaßte und zum anderen nach der geeignetsten Reinigungsmethode suchte, wurden über ein Jahr lang Laboruntersuchungen und Tests vor Ort durchgeführt, die wichtige Erkenntnisse brachten.
Gegenwärtig wird eine Reinigungsmethode angewandt, die nach zwei

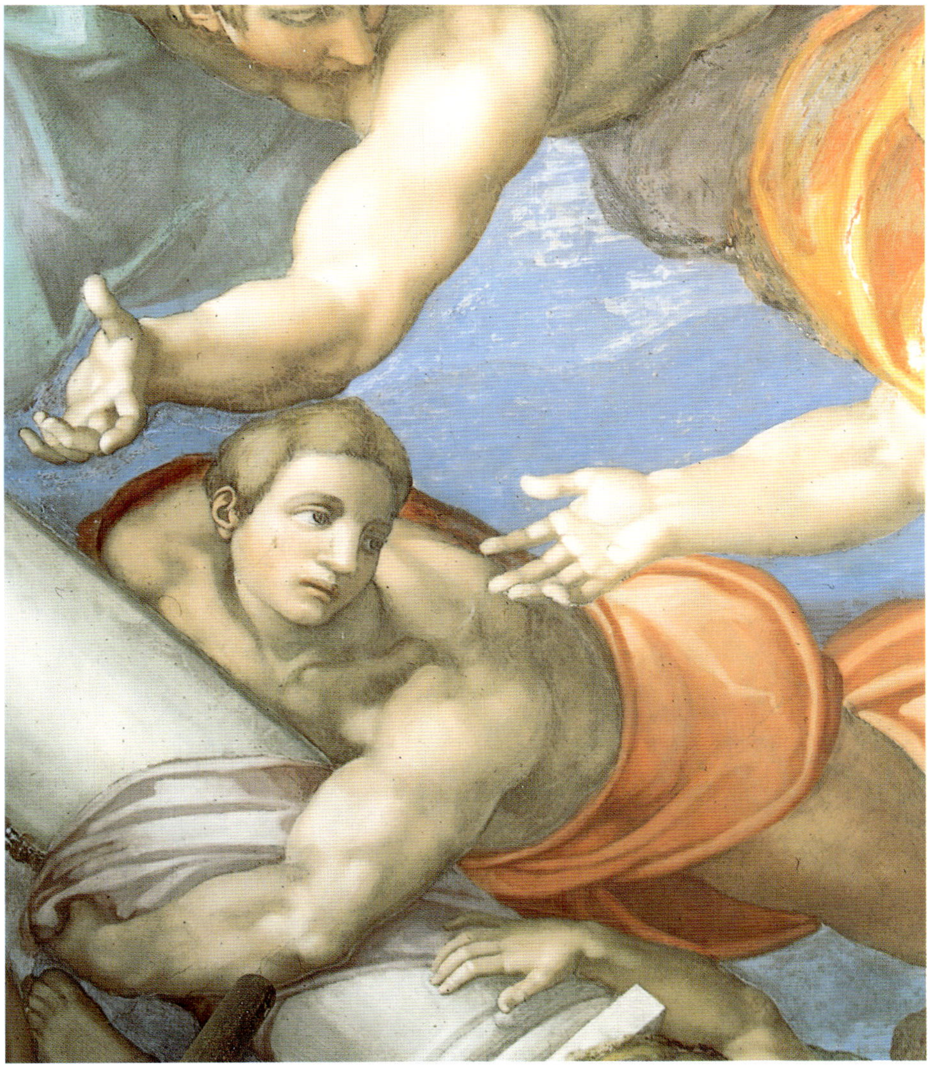

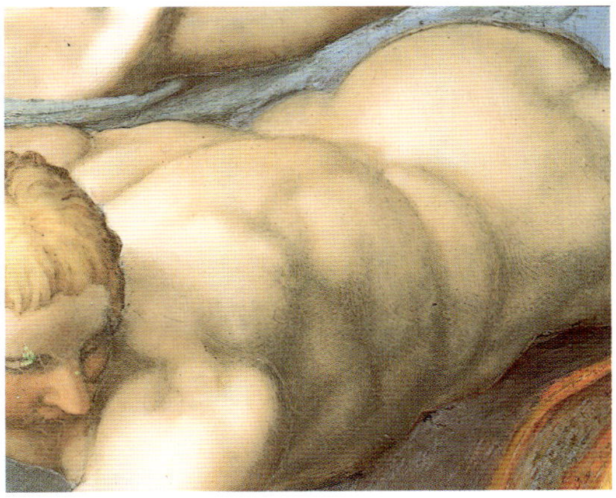

Oben und links: „Das Jüngste Gericht", Details aus der rechten Lünette nach der Reinigung.

wichtigen Kriterien ausgewählt wurde: Sie sollte je nach den verschiedenen Gegebenheiten im Hinblick auf Technik und Konservierung flexibel eingesetzt werden können, um auf der gesamten Fläche des Freskos eine Reinigung auf einheitlichem und konstantem Niveau zu erzielen. Das gewählte Niveau sollte dabei in Stufen zu erreichen sein: Die Schicht des Fremdmaterials muß angesichts des sehr unterschiedlichen allgemeinen Zustandes der Malerei für ein einheitliches Ergebnis gegebenenfalls stellenweise in einer bestimmten Stärke erhalten bleiben.
Das Verfahren, das nach diesen Prämissen zusammengestellt wurde,

„Das Jüngste Gericht", Detail mit Gruppe der Seligen unter der linken Lünette während der Reinigung. Der Bereich im Vordergrund ist noch nicht gereinigt.

besteht aus einer Vorreinigung mit destilliertem Wasser, einer sich anschließenden Behandlung mit 25%iger Ammoniumkarbonatlösung in Wasser und schließlich einer Reinigung mit Nitroverdünnung. Nach 24 Stunden wird ein zweites Mal Ammoniumkarbonatlösung durch vier Blätter Japanpapier aufgetragen. Die Lösung darf zwischen 9 und 12 Stunden auf den Untergrund einwirken, dann wird das Papier entfernt und die betreffende Stelle mit einem kleinen sterilisierten Schwamm gereinigt, der mit Ammoniumkarbonatlösung getränkt ist. Es folgen weitere Waschungen mit destilliertem Wasser. Die Methode hat bei den Figuren des Freskos zu hervorragenden Ergebnissen geführt. Bei der Reinigung des Himmels

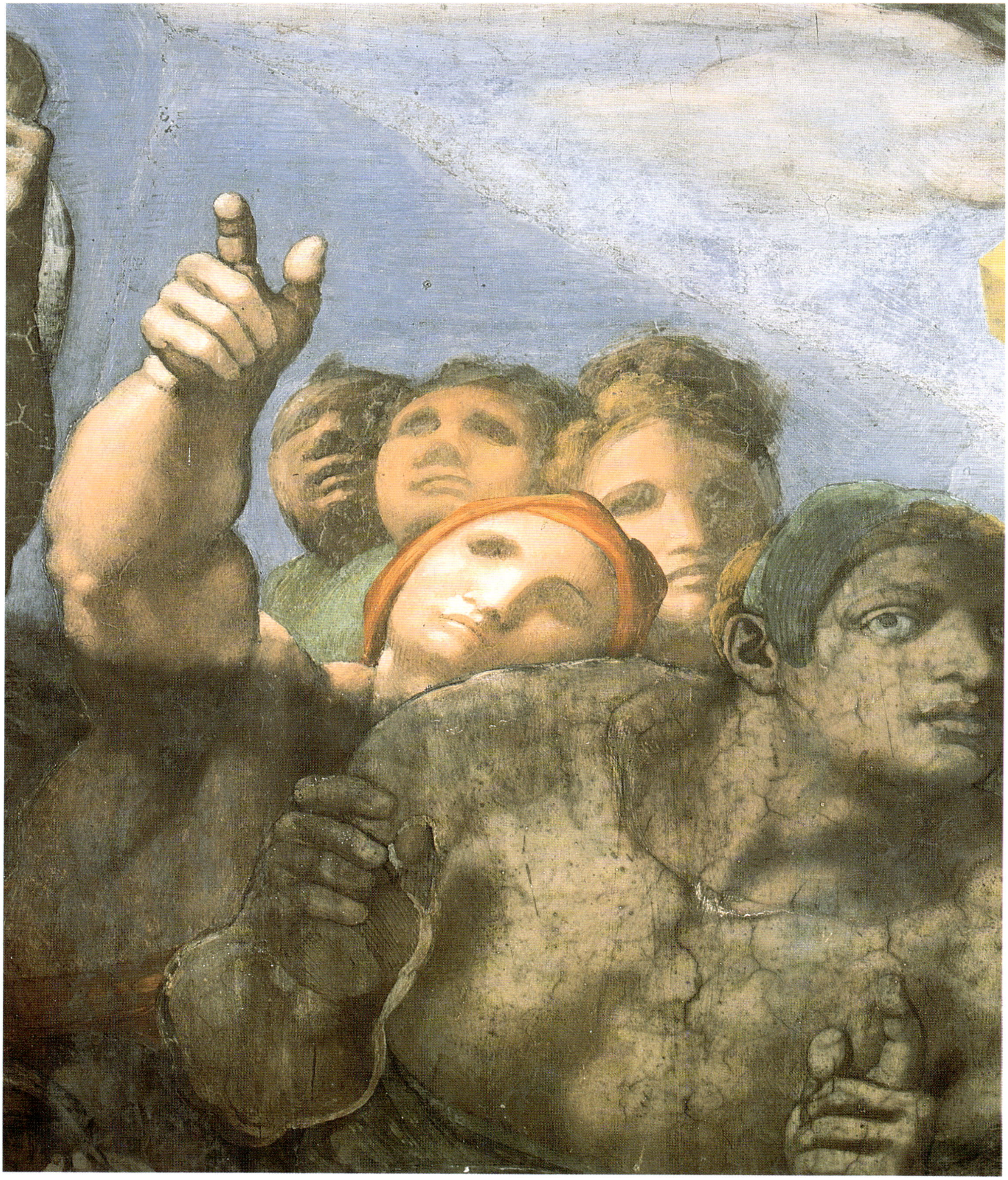

wird die Vorgehensweise insofern leicht verändert, als die Ammoniumkarbonatlösung nur kürzere Zeit einwirkt. Da die Farbschicht hier nicht einmal mit einem sehr weichen Pinsel gereinigt werden darf, wird das Fremdmaterial mit einem Tampon entfernt. Dazu wird ein wassergetränkter Schwamm auf die bemalte Fläche gedrückt: Läßt der Druck nach, saugt er den Schmutz im Pigment ohne Scheuerwirkung auf. Die Methode, die in einer langen Testreihe entwickelt wurde, beruht vorwiegend auf Handarbeit, deshalb wurde die Reinigung des Himmels einem einzigen Restaurator übertragen.
Mit der Methode, die beim Himmel des Freskos angewandt wird, lassen sich auch Bereiche mit Sekko-Farben reinigen, wobei Übermalungen allerdings zunächst mit Pinsel und speziellen Lösungsmitteln entfernt werden müssen. Bei den Reinigungsvorgängen und der abschließenden Waschung wird nur sterilisiertes Wasser aus dem Forschungslabor verwendet. Nach der Reinigung – wenn das chronologische Problem in diesem Zusammenhang bis dahin hoffentlich geklärt sein wird – soll endgültig entschieden werden, was mit den „Hosen" geschieht. Die Nachbesserungen an den Heiligen Blasius und Katharina können, da in Fresko-Technik ausgeführt, natürlich nicht rückgängig gemacht werden. Im übrigen sollten nach der heute allgemein anerkannten Norm alle Elemente eines Kunstwerkes, die

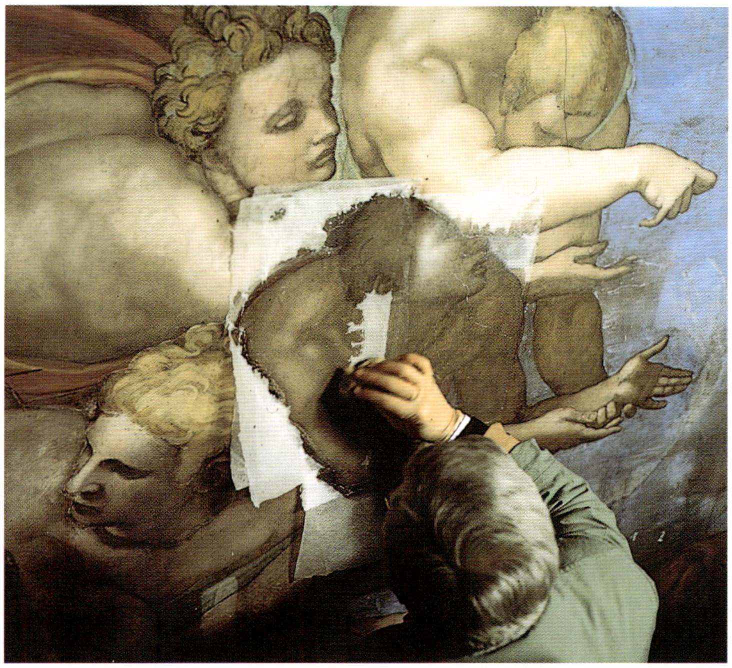

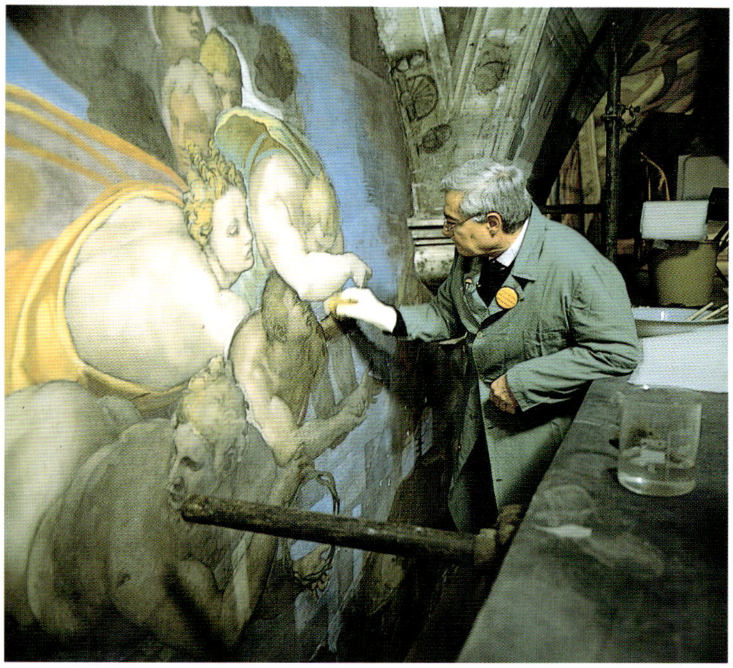

Zwei Momentaufnahmen bei der Reinigung des „Jüngsten Gerichts": Links der Auftrag des Lösungsmittels, rechts eine Reinigungsphase.

als historische Dokumente und nicht als entstellende Eingriffe zu betrachten sind (siehe beispielsweise der Fall der Feigenblätter in der Brancacci-Kapelle), erhalten bleiben.
Ein Fixativ ist nach Abschluß der Reinigung nicht vorgesehen: Die Oberfläche der Originalmalerei soll von Fremdmaterialien, die sich im Laufe der Zeit verändern können, frei bleiben. Statt dessen wurde eine Anlage installiert, die die Luft in der Kapelle filtert und das Mikroklima reguliert. Die Monitore der Anlage sind mit Sensoren an allen Wänden und im Gewölbe der Kapelle verbunden.[2] Bis zum Frühjahr 1994 ist die Restaurierung voraussichtlich abgeschlossen.

DIE PALETTE DES „JÜNGSTEN GERICHTS"

Weiß	– Bianco San Giovanni (Kalziumhydrat, -karbonat)
Gelb	– Gelber Ocker in verschiedenen Tönen (tonerdige Silikate, die mehr oder weniger mit hydratiertem Eisenoxid angereichert sind) Neapelgelb* (Blei- oder Zinnoxid)
Braun	– Umbra (Eisenoxid und Manganbioxid) Siena (Silikate aus Tonerde und hydratiertes Eisenoxid)
Blau	– Ultramarin oder Lapislazuli (Aluminiumsilikate und schwefelhaltiges Natrium) und kleine Mengen Azurit (basisches kohlensaures Kupfer)
Rot	– roter Ocker (wasserfreies Eisenoxid) roter Lack (Hydroxy-Anthrachinon)
Grün	– Grünerde (Eisensilikate) Berggrün oder Malachit** basisches Kupferkarbonat
Schwarz	– Rebschwarz (durch Erhitzen von Trieben des Rebstocks gewonnen)

* Das Pigment ist nur einmal gefunden worden. Um sicher zu gehen, sind weitere Untersuchungen zum Vorkommen nötig.
** Malachit kommt lediglich im Gewand der heiligen Katharina vor, allerdings in Form einer Nacharbeit in Fresko-Technik durch Daniele da Volterra.

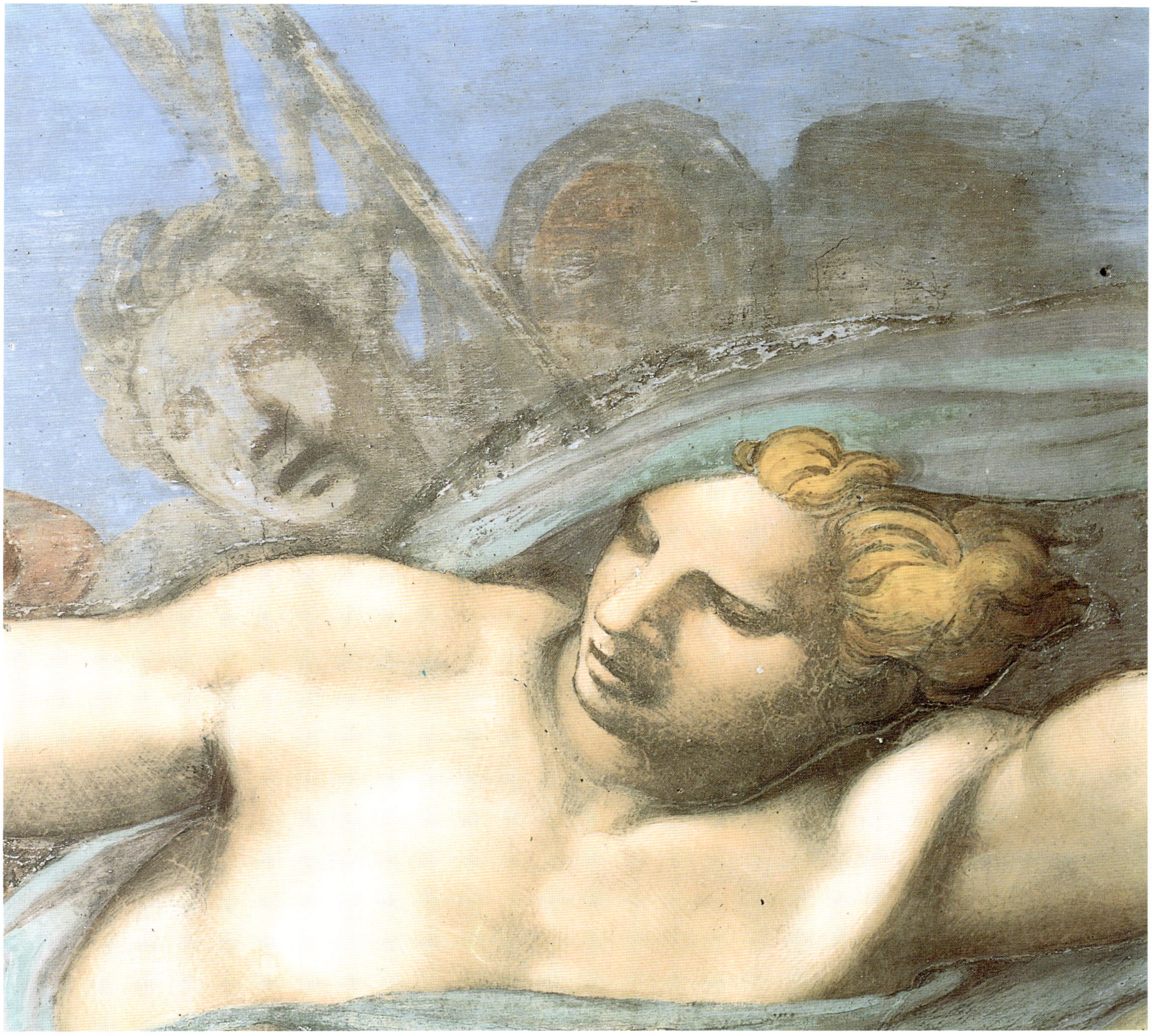

„Das Jüngste Gericht", Detail aus der rechten Lünette nach der Reinigung. Die kleinen Figuren mit der Leiter der Kreuzigung wurden in Sekko-Technik hinzugefügt.

Neue Dokumente zum Bau der Sixtinischen Kapelle

Piernicola Pagliara

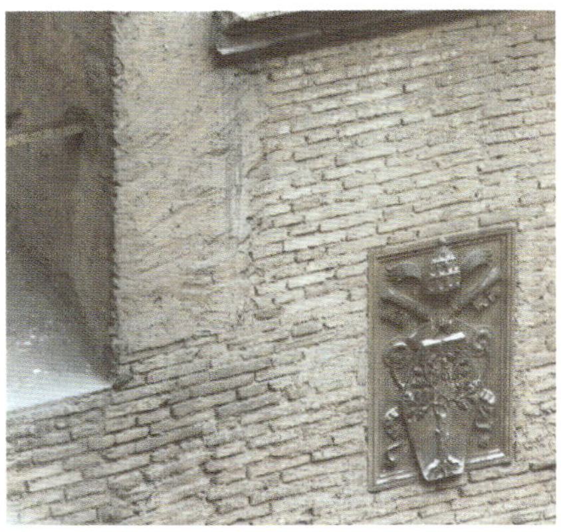

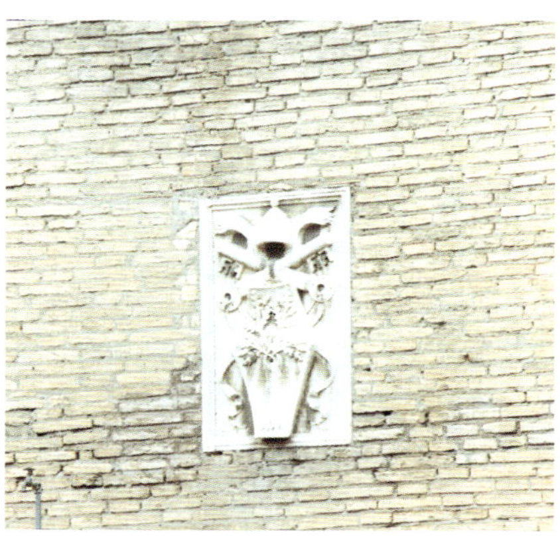

Oben: Sixtinische Kapelle, Ziegelmauer mit Papstwappen der Della Rovere nahe der Nordwestecke der Sala Regia (links Pfosten des Fensters von Antonio da Sangallo dem Jüngeren). Die zahlreichen Wappen weisen die Kapelle als typischen Bau der Ära Sixtus' IV. aus. Darunter: Sixtinische Kapelle, Südfront, Papstwappen der Della Rovere auf Höhe der Fenster. Der regelmäßige Abschluß der Mauer am rechten Rand des Wappens und eine besonders breite, links weiterführende Mörtelfuge darüber beweisen, daß es beim Bau der Kapelle und nicht erst später eingemauert wurde. Die Ziegelmauer ist folglich unter dem Pontifikat Sixtus' IV. entstanden.

Aus Brandolini und anderen Quellen ist bereits bekannt, daß die Kapelle Sixtus' IV. über der alten Cappella Magna, von der zumindest die Fundamente erhalten sind, errichtet wurde.[1] John Shearman hat später darauf hingewiesen, daß sich die Kapelle im Grundriß zur Altarwand hin leicht verjüngt, eine Unregelmäßigkeit, die sich daraus erklärt, daß der erneute Bau über den Grundmauern der mittelalterlichen Kapelle errichtet wurde.[2] Deren Fußboden, davon konnte man schließlich ausgehen, mußte sich auf ungefähr dem gleichen Niveau befunden haben wie der Boden der Sixtina: Die Zeremonie zur Kanonisierung der heiligen Birgitta 1391 spielte sich zwischen der alten Cappella Magna und der Cappella Parva auf der anderen Seite der Sala Regia ab, und deren Niveau ist seit dem dreizehnten Jahrhundert unverändert.[3] Dem inneren und äußeren Erscheinungsbild der Sixtinischen Kapelle nach ist vom ursprünglichen Bauwerk allerdings kaum etwas erhalten. Die äußere Ziegelwand entspricht, abgesehen von der Abschrägung an der – erneuerten – Nordseite, durchgehend den Ziegelwänden aus den letzten Jahrzehnten des fünfzehnten Jahrhunderts: breite Mörtelfugen und Ziegelsteine von 3 bis 4 Zentimetern Stärke, die häufig in Querlage vermauert wurden (im allgemeinen zwei längs, einer quer).[4] Auf allen Böden und Außenwänden sitzt das Wappen der Della Rovere, das häufig gleich beim Bau mit eingemauert wurde.[5] Das Baudenkmal, das bei verschiedenen Restaurierungen unverändert blieb, zeigt überall die Stilmerkmale der Ära Sixtus' IV.[6]

So würde man selbst bei näherer Betrachtung kaum vermuten, daß die Bausubstanz hinter den Außenmauern zu einem nennenswerten Teil aus der Zeit vor Sixtus stammt. Daß dem aber doch so ist, wurde Ende 1989 entdeckt, als man im Inneren der Kapelle Teile von restauriertem Putz entfernte, und zwar an der Wand zum Petersdom, von der Sala Regia aus gesehen am ersten Wandpfeiler, auf der Höhe der gemalten Arrazzi.[7] Zum Vorschein kam eine zugemauerte Öffnung von ungefähr einem Meter Breite mit ausgeschrägten Gewänden, die mit Pfosten aus Ziegeln eingefaßt sind.[8] Der linke, den man bis zehn Zentimeter unterhalb der Fläche des Papstthrones aus dem fünfzehnten Jahrhundert freigelegt hat, setzt etwas über dem gegenwärtigen Boden an und reicht von ihm aus bis in 2,50 Meter Höhe hinauf.[9] Der rechte Türpfosten wurde stark in Mitleidenschaft gezogen, als das vorhandene Mauerwerk mit der Ausfachung aus Tuff verzahnt wurde, was durchaus unter dem Pontifikat Sixtus' IV. geschehen sein könnte.[10] Nach den Maßen und der Gestalt der Öffnung handelte es sich um eine Tür.[11]

Die Öffnung wurde jedenfalls sicher vor der Ausschmückung der Kapelle mit den vorgetäuschten Wandbehängen zugemauert, denn über diesem Bereich der Wand lagen Teile von Putz mit Originalmalerei.[12] Im übrigen hätte die Mauer an dieser Stelle auch kaum durchbrochen und die Öffnung nach der Ära Sixtus' IV wieder geschlossen werden können: Seit

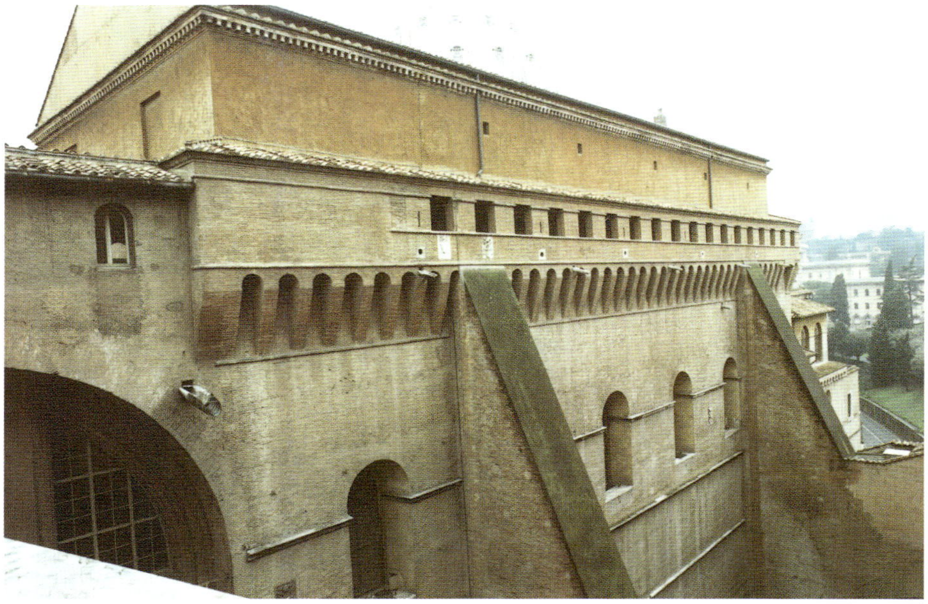

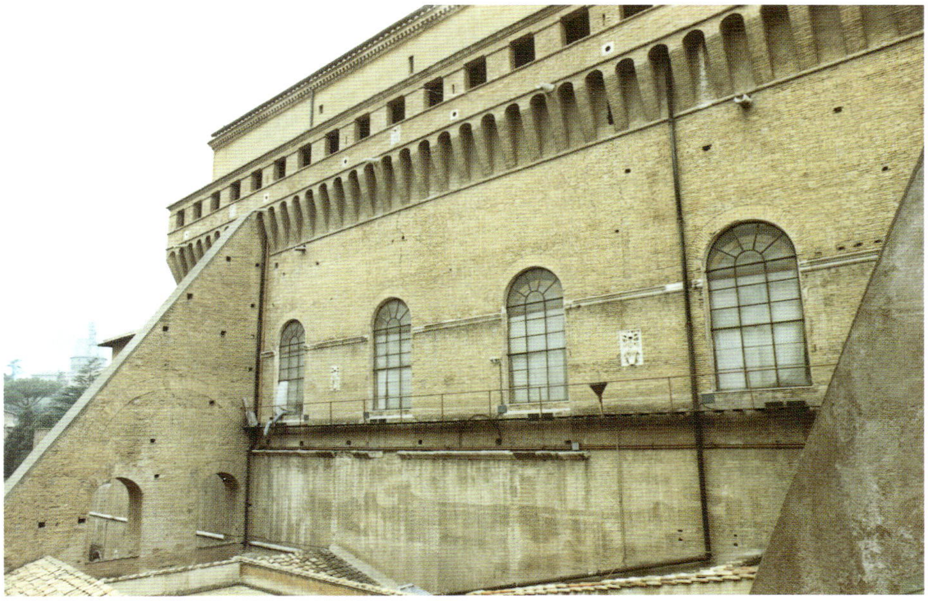

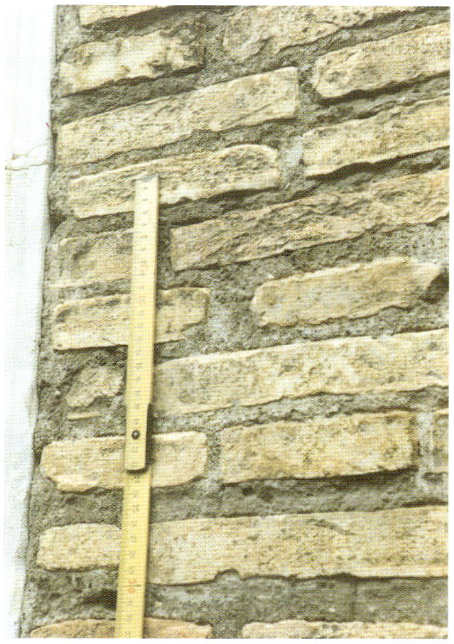

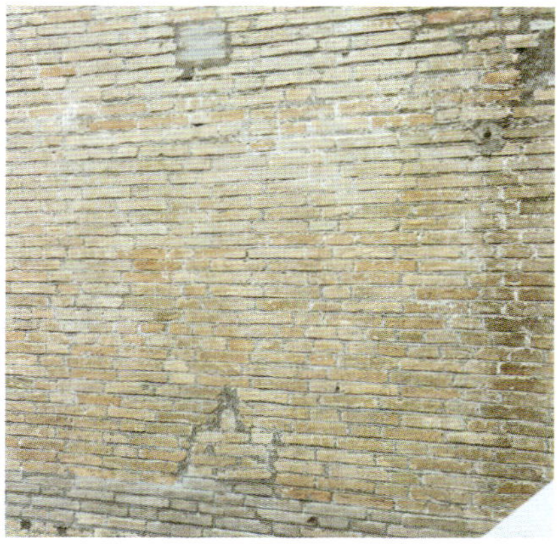

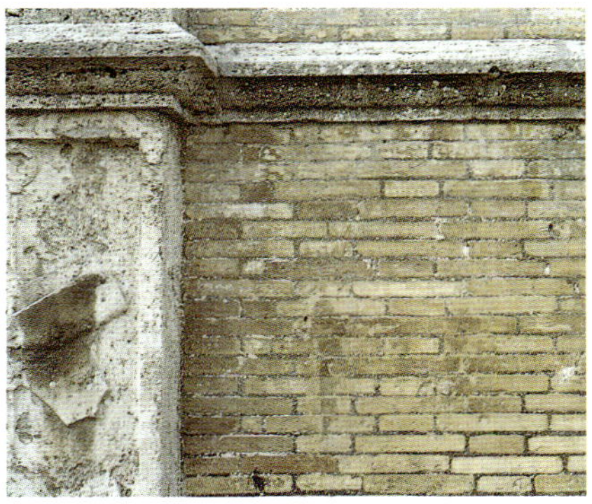

1506/1508 lag hinter ihr die Treppe zum Petersdom, die Bramante für Julius II. entworfen hatte;[13] eine entsprechende Treppe an der gleichen Stelle gab es zumindest schon beim Tod Alexanders VI., als zum Konklave der Zugang aus der Sala Regia zu einer Treppe gegenüber der Scala del Maresciallo vermauert wurde, die aus der Sala Regia ins sogenannte „Paradiso" hinabführte. Wir werden noch sehen, daß diese Treppe sicher schon vor der Ära Sixtus' IV. existiert hatte.[14] Weitere Hinweise auf Überbleibsel der alten Kapelle wurden in einer schriftlichen Quelle und am Bauwerk direkt entdeckt. In seiner Sammlung von Epigrammen zu den Werken Sixtus' IV. widmet Aurelio Lippo Brandolini neben den beiden zur Kapelle *(De phano quod sixtus in palatio condidit)* und zur Bibliothek ein gleich mehrmals veröffentlichtes Epigramm zum sogenannten Paradiso: *De loco qui Paradisus dicitur a Sixto edificato* (das vom Rovere-Papst in Wahrheit nur erneuert wurde).[15] Dieses „Paradies" hat weder etwas mit dem gleichnamigen Atrium der alten Peterskirche noch mit den Plänen Nikolaus' V. zu tun.[16] Nach Baldassare Peruzzis Plan (Uffizi 572) mit den Räumen südlich der Sixtina neben der Treppe, die „vom Palast nach Sankt Peter" hinabführte und später durch die Scala Regia ersetzt wurde, handelt es sich beim Paradiso um die Räume unter der Kapelle, die seit Papst Paul VI. das Museum für Moderne Kunst beherbergen.[17] Der Plan in den Uffizien zeigt auch den Korridor vor diesen Räumen, der den Vermerk trägt: „andito ale Camere del paradiso" (Korridor zu den Räumen des Paradiso) und direkt darunter, an der Südmauer der Sixtina: „scarpa dela cappella di papa sixto" (Böschung der Kapelle des Papstes Sixtus). Die Bezeichnung Paradiso für die selben Räume findet sich ebenfalls auf einem Grundriß vom Ende des

Oben: Ziegelwand der Südseite der Torre Borgia (1492–1494).
Mitte: Sixtinische Kapelle, Detail aus der Ziegelwand der Südfront.
Unten: Ziegelwand der Kirche San Aurea in Ostia (von 1483). Wie bei der Sixtinischen Kapelle sind für solche römischen Ziegelwände aus den letzten zwanzig Jahren des fünfzehnten Jahrhunderts zahlreiche quer liegende Ziegel typisch. Später ist eine solche Vermauerung selten. Auch die Fugen wurden sehr bald schmaler.

Links oben: Sixtinische Kapelle, Nordansicht. Das einheitliche Mauerwerk aus Ziegeln aus dem fünfzehnten Jahrhundert umschließt teilweise ältere Mauern.
Links unten: Sixtinische Kapelle, Südansicht.

Jahrhunderts, den man Mascarino zugeschrieben hat.[18] Nach Brandolini verwandelte der Papst diese Räume, die ihrer Finsternis wegen eher die Bezeichnung Hölle verdient hätten, durch bessere Beleuchtung in ein Paradies.

Nocturne hic fuerat media quoque luce tenebre
Nec domus hec hominum: carcer opacus erat
indignus quoque carcer erat tantum antra fuere
Inque usus ovium condita non hominum
Inferno cognomen erat: cui vivere in illa
contigit instigia vixerat ille domo
expulit at tenebras sixtus coelumque reduxit
insolitumque loco reddidit ipse diem.
...

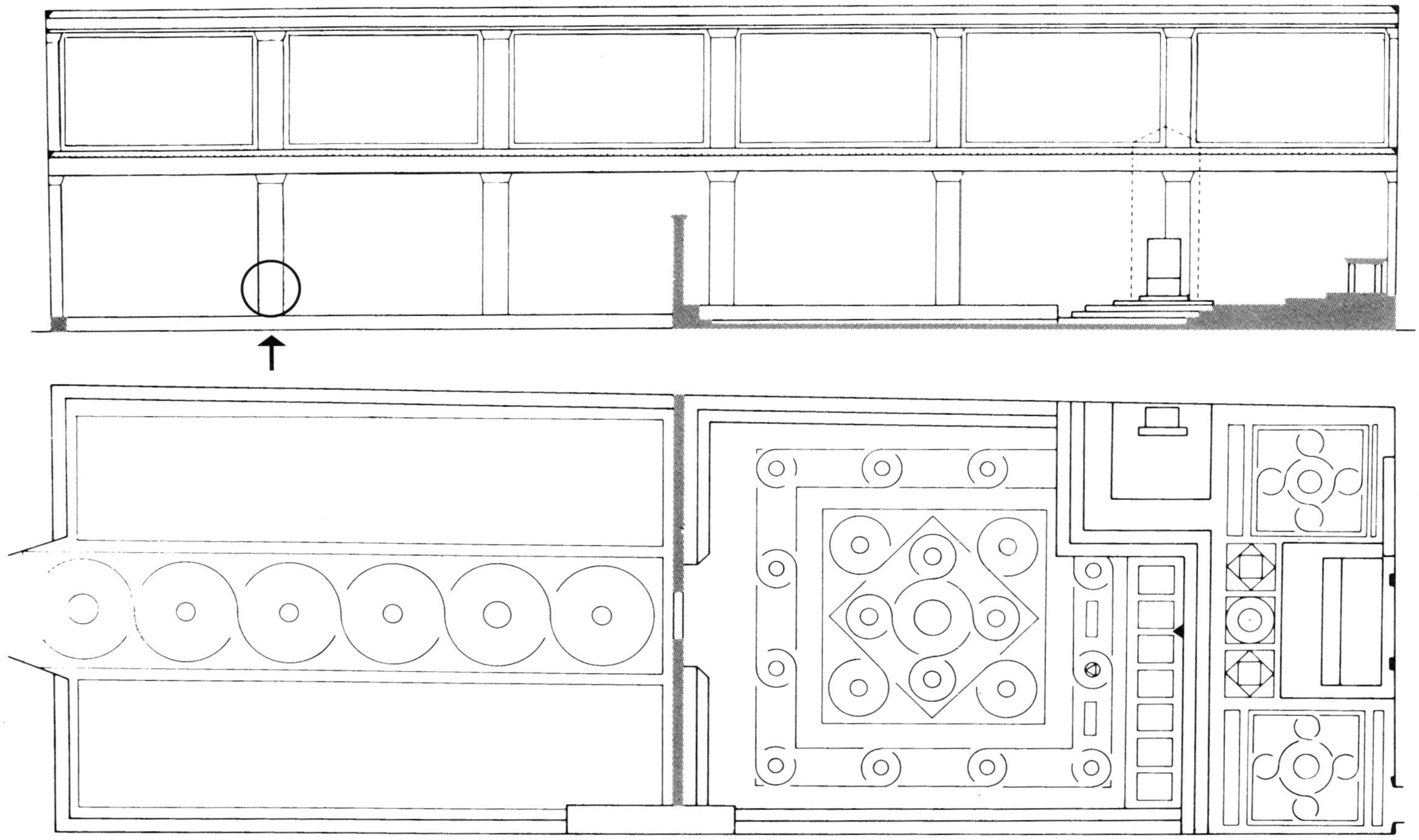

A = Ausfachung mit Tuff
B = Laibungen aus Ziegeln

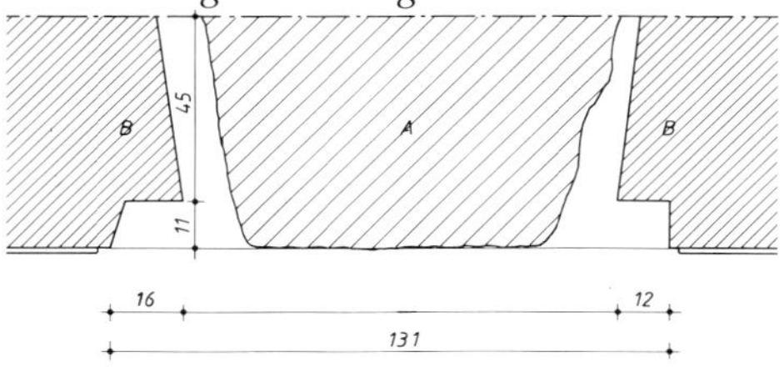

Oben: Sixtinische Kapelle, Aufriß der linken Wand und Grundriß. Der Pfeil gibt die Lage der Maueröffnung unter den vorgetäuschten Wandbehängen an. Unten: Schematischer Grundriß der zugemauerten Öffnung.

Die neue Überdachung durch Kreuzgewölbe ist sicher ebenfalls das Werk des Rovere-Papstes: Sein Wappen sitzt in den Gewölbescheiteln.[19] Unverändert blieb dagegen die nördliche Außenmauer, deren Fenster ungleiche Abstände zueinander aufweisen. Sie stimmen zudem nicht mit der Einteilung der Räume überein und müssen somit zu einem Zeitpunkt entstanden sein, als Sixtus den Bau noch nicht umstrukturiert hatte.[20]
Die Räume des Paradiso hatten zuvor wahrscheinlich eine Holzdecke, auf welcher der Fußboden der Cappella Magna lag. Darauf deuten Zeugnisse zum turbulenten Geschehen beim Konklave von 1378 hin, dem ersten, das nach dem Exil in Avignon wieder in Rom stattfand. Damals brach das römische Volk einen Tag nach Beginn der Versammlung in den Vatikan ein und verlangte einen Papst aus der Stadt, indem es vierundzwanzig Stunden lang ununterbrochen skandierte: „Lo volemo romano!“[21] Die Menge war am Vortag in den Papstpalast und die Räume unter dem Konklavesaal eingedrungen und hatte die Kardinäle durch Schläge gegen die Holzdecke am Einschlafen gehindert: „et percutiebant de subtus fortiter solarium conclavis, sic quod D. Cardinales modicum potuerunt quiescere... et per totam noctem duraverunt“.[22] Da unter der Sala Regia von den für das Konklave in Frage kommenden Räumlichkeiten schon damals das heute noch

sichtbare Kreuzgewölbe aus dem dreizehnten Jahrhundert lag, konnte es sich nur um die erst später überwölbten Räume unter der Sala Ducale und die Räume unter der Cappella Magna gehandelt haben.[23] In deren Fußboden soll ein Loch geschlagen worden sein, eine Operation, die sich rasch nur an einer Holzdecke vornehmen läßt. Von diesem Loch erfährt man durch einen Zeitzeugen: „... erat in solo capelle majoris, circa medium capelle... dixit quod exibat ad unum domum que erat subtus dictum solarium que habebant unam portam que exibat versus vineam." Bis zu diesem Weinberg – der Erhebung des Belvedere – entkamen die fünf Kardinäle durch diesen improvisierten Ausstieg, dann aber wurden sie rasch ergriffen und in den Palast zurückgeführt.[24] Daß es dabei um die Cappella Magna geht, folgt aus der Tatsache, daß das Volk während der Flucht der Kardinäle bereits in die Cappella Parva eingedrungen war, wo die Abstimmung stattgefunden hatte und wo sich der neugewählte Papst aufhielt. Die Aussage ist allerdings mit Vorsicht zu behandeln, denn die Kapelle

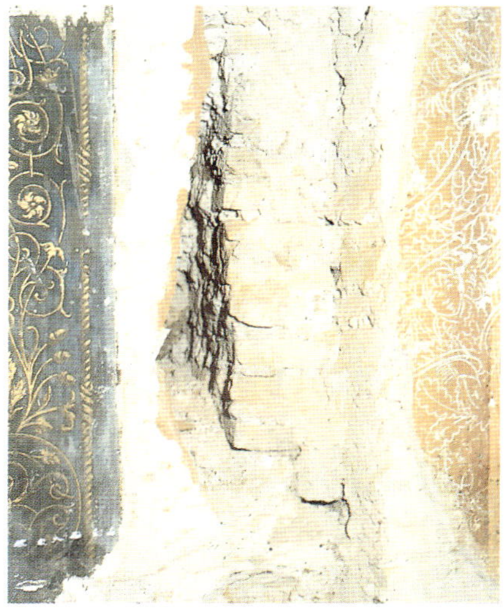

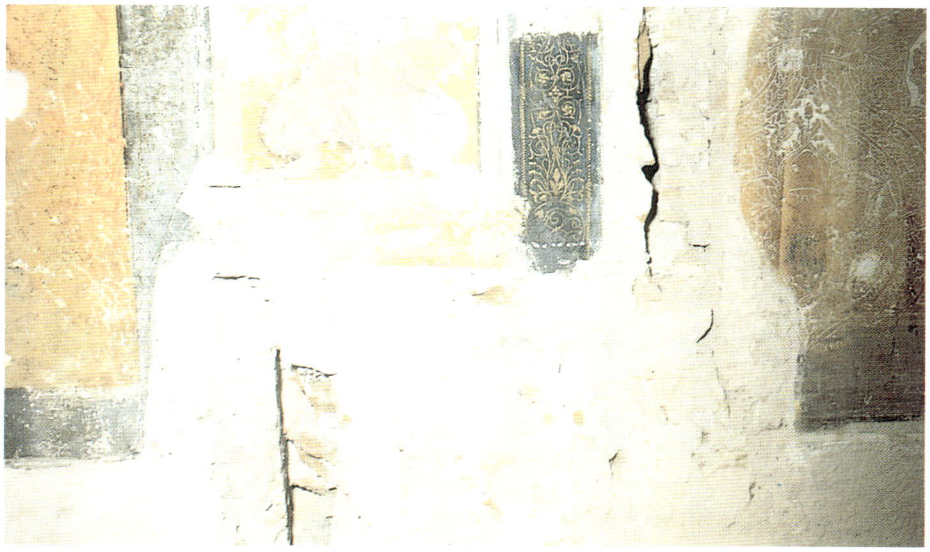

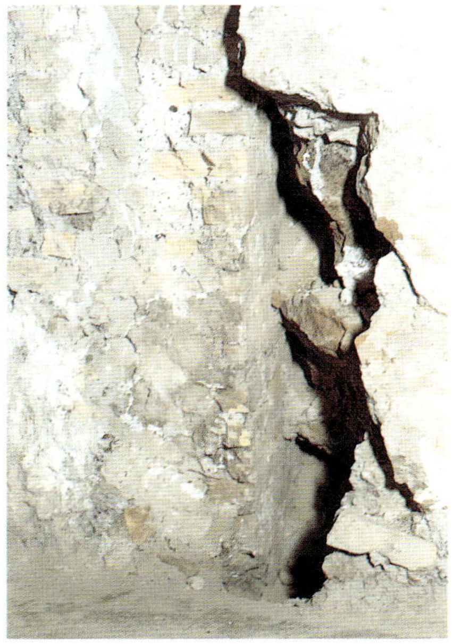

Links: Gesamtansicht der zugemauerten Öffnung. Ein Teil des Putzes, der mit Arrazzi bemalt wurde, befindet sich sicher noch im Originalzustand: Die Öffnung muß also vor Ausmalung der Sixtina zugemauert worden sein.
Oben: Detailansicht mit Türpfosten rechts in der zugemauerten Öffnung.
Darunter: Detailaufnahme mit Türpfosten, Gewände und Ausfachung mit Tuff. Das später eingesetzte Mauerwerk ist typisch für das Rom der zweiten Hälfte des fünfzehnten und der ersten des sechzehnten Jahrhunderts: Es ist möglicherweise unter Sixtus IV. entstanden.

wird von keinem der zahlreichen anderen Zeugen erwähnt, die alle mit farbigen Details aufwarten. Ein Kardinal erklärt allerdings: „per unum parvum foramen quod fuerat factum in solario descendi inferius in hospitio camerarii"[25] und ein weiterer Zeuge ergänzt: „ego descendi in illam cameram per quandam scalam que multum periculose stabat super unum dressatorium, quod male erat firmum et scala fuerat posita ibi quia nimis erat brevis."[26]

Ebenfalls aufschlußreich ist Brandolinis Hinweis, nach der die Räume unter der Kapelle finster gewesen seien wie die Hölle. Obwohl der Dichter von Geburt an fast blind war und sein Urteil aus zweiter Hand stammt, weil er sich ab 1480, nach Beginn der Umbauarbeiten an der Kapelle also, in Rom aufhielt, muß sein Hinweis keineswegs falsch sein.[27] Von Norden her gelangte damals noch ungehindert Licht in die Räume, die erst später der Palastflügel Pius' V. verdunkelte. Trotz der Errichtung der Torre Borgia konnte man noch Mitte des sechzehnten Jahrhunderts ungehindert zum Belvedere blicken, so jedenfalls zeigt es Giovan Battista Naldinis Ansicht „vom Fenster der Kapelle des Papstes aus, wo die Musiker sind".[28] Dagegen dürfte der Lichteinfall durch die ursprünglichen Südfenster, an die heute die obere Rampe der Scala Regia anschließt, bereits eingeschränkt gewesen sein. Sie sind inzwischen verschwunden, erscheinen aber noch auf Steinmanns Plan aus dem vergangenen Jahrhundert im Grund- und Aufriß. Eines ist stark nach oben ausgeschrägt, um trotz eines lichtschluckenden Hindernisses im unteren Bereich etwas Helligkeit einzulassen.[29] Bei dem Hindernis handelte es sich um eine – möglicherweise gedeckte – Treppe, die schon vor der Bramantes von der Sala Regia an der Südseite der Kapelle entlang in das Geschoß unter ihr führte und sie mit Sixtus' Räumen verband, die später sicher für die Geistlichen der Kapelle vorgesehen waren. Aus den Umständen des Konklaves von 1378 ist zu ersehen, daß es im Inneren keine Verbindung zwischen Kapelle und

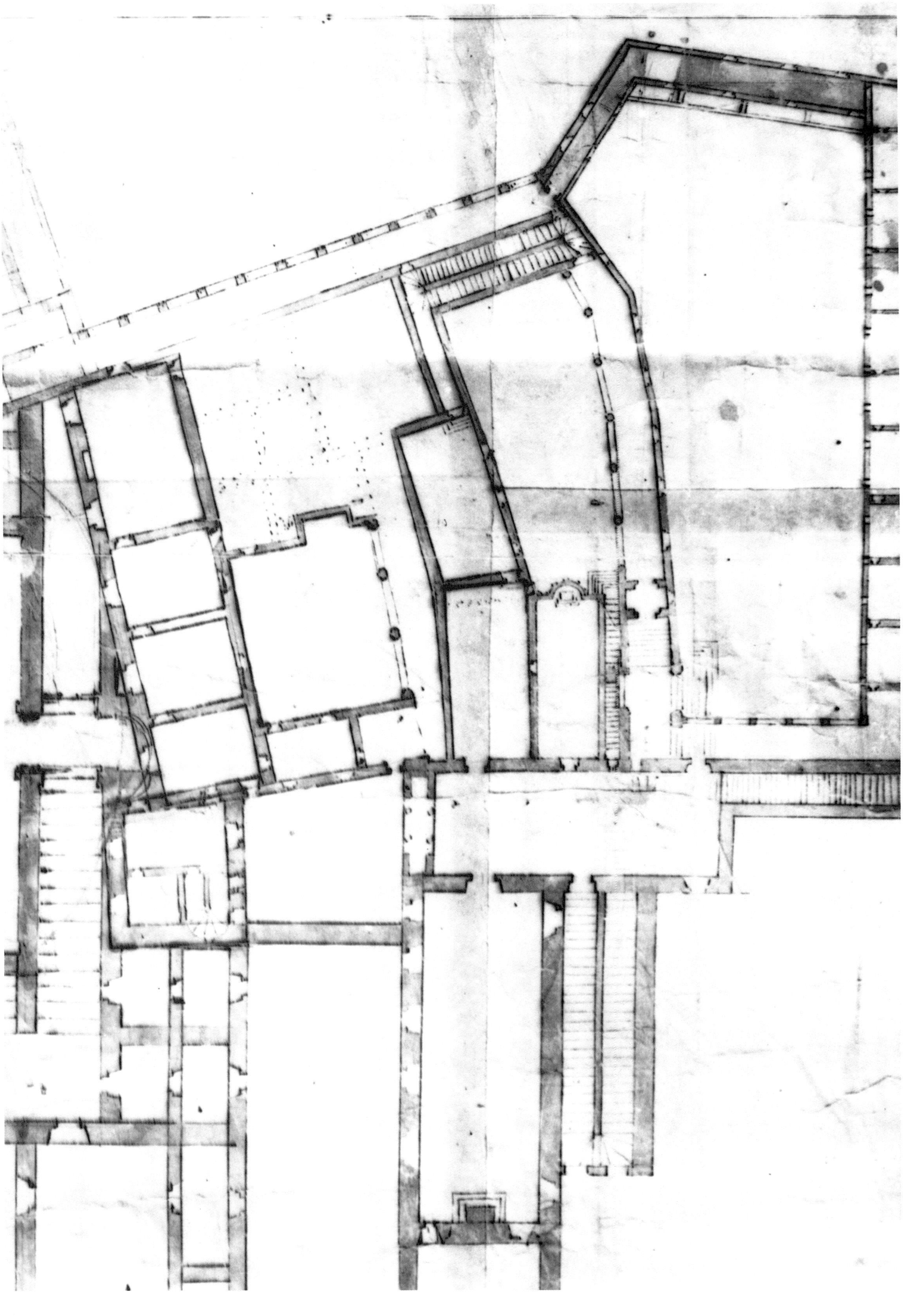

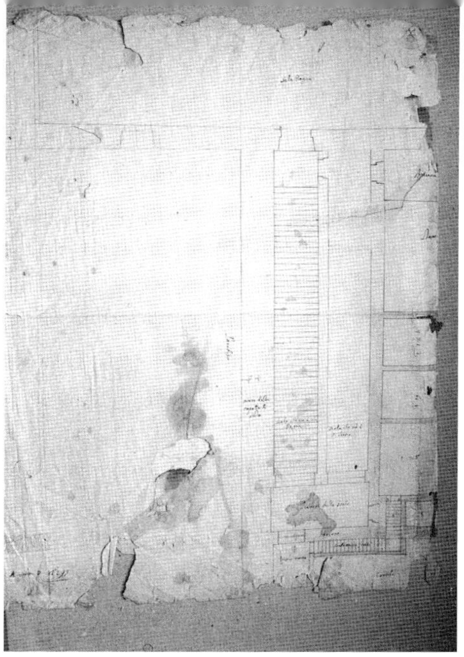

Untergeschoß gab. Die Treppe muß schon damals zum Portal des Petersdomes geführt haben. Bramante hat sie lediglich erneuert.[30] Der mittelalterliche Bau blieb damit, was das äußere Mauerwerk angeht, bis auf die Höhe des Bodens der Cappella Magna erhalten, während der Innenraum umstrukturiert und das Gewölbe neu eingezogen wurde. Nach der Restaurierung der gemalten Arrazzi werden weitere Untersuchungen zeigen, wieviel von den mittelalterlichen Mauern über dem Boden der Kapelle in horizontaler Richtung stehen geblieben ist. Neben der Süd- und Nordwand (und offenkundig der zur Sala Regia hin) stammt möglicherweise auch die Westwand aus dem Mittelalter.[31] Von den drei Abschnitten der Wandgliederung weisen die unteren beiden aufgemalte Wandpfeiler auf. Daß auf Höhe des unteren nur das Kranzgesims, auf der Höhe des mittleren Abschnitts aber das gesamte Gebälk aus Marmor besteht, läßt darauf schließen, daß die mittelalterlichen Mauern mindestens bis zum ersten Kranzgesims erhalten sind.[32]

Dieser Rekonstruktion, nach der ein Großteil des mittelalterlichen Baus erhalten ist, widersprechen scheinbar verschiedene handschriftliche Quellen, die zur Annahme verleitet haben, der Papst hätte die neue Palastkapelle von Grund auf neu errichten lassen. Von einem kompletten Neubau ist allerdings nur bei Enkomiasten, insbesondere bei Andrea da Trebisonda (*„funditus diruisti* [die alte Kapelle]") und in geringerem Umfang auch bei Brandolini die Rede, die beide zur lobenden Übertreibung neigen.[33] Jacopo Gherardi und Sigismondo de Conti gebrauchen in ihren Chroniken den Ausdruck „instauravit" (bedeutsam deshalb, weil de Conti im Zusammenhang mit der komplett wiedererrichteten Santa Maria del Popolo „fundavit" sagt) und erwähnen explizit nur das, was tatsächlich auf den Rovere-Papst zurückgeht: der Mosaikboden, die Fresken und die Gewölbedecke.[34]

Ein solcher Umbau der Kapelle war im übrigen kaum weniger aufwendig als ein kompletter Neubau. Erhalten blieben dabei lediglich die Umfassungsmauern, während die Gewölbe in Boden und Decke neu eingezogen und die Räumlichkeiten im Untergeschoß umgestaltet wurden. Die gesamte mittelalterliche Konstruktion, die Brandolini als baufällig bezeichnet und die, so zeigt ein Plan Pietro Massaios, stellenweise wirkungsvoll durch Strebemauern verstärkt wurde, erhielt durch ein abgeschrägtes Fundament und eine Ziegelverkleidung zusätzliche Festigkeit.[35]

Gegenüberliegende Seite: Werkstatt Bramantes, Plan im Grundriß zum Umbau der vatikanischen Paläste (Florenz, Uffizi 287 A). Teilansicht mit Sixtinischer Kapelle, Cappella Parva, der späteren Scala Regia und der Sala Regia.
Oben: Ottavio Mascarino, Grundriß für die Bauten südlich der Sixtina mit Hinweis auf das Paradiso (Rom, Accademia di San Luca).
Unten: Baldassare Peruzzi, Grundriß der Bauten südlich der Sixtina auf der Ebene des Paradiso (Florenz, Uffizi 572 A). Rechts oben die Treppe, die zur Sala Regia hinauf- und zum Petersdom hinabführt. Die Eintragung zum „Paradiso" belegt, daß es sich um die von Brandolini beschriebenen Räume unter der Sixtina handelt.

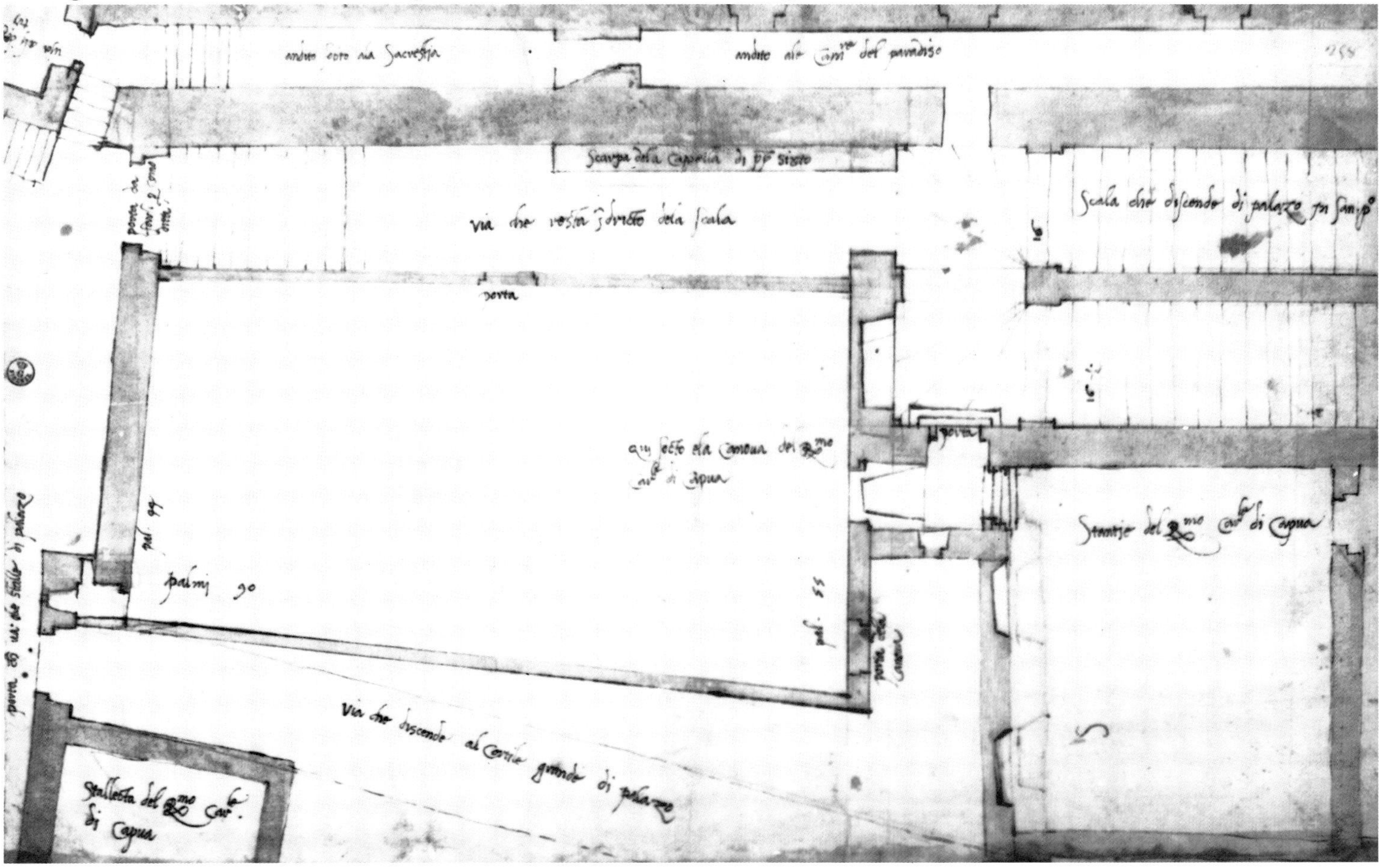

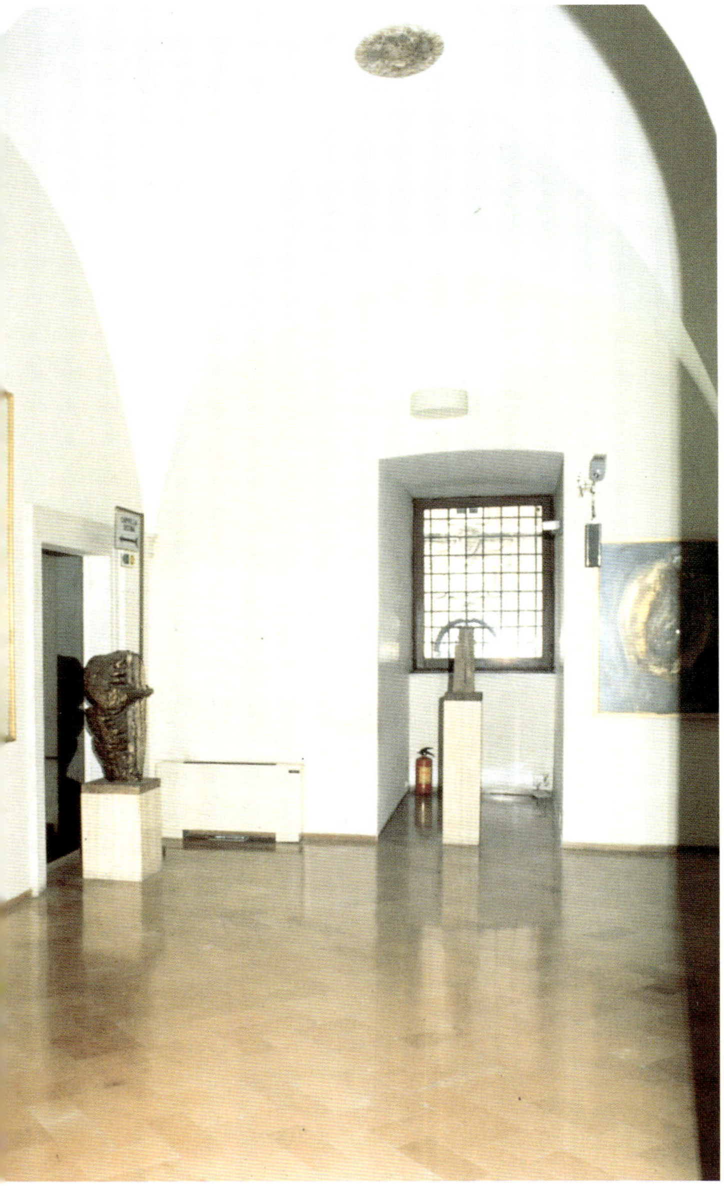

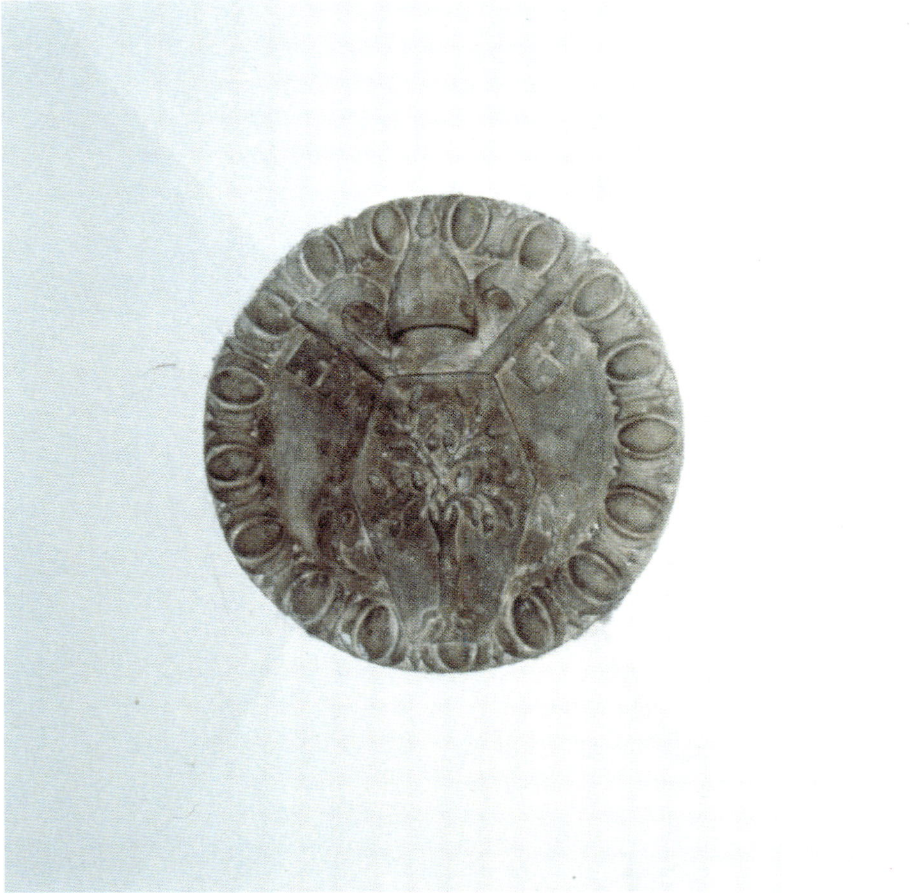

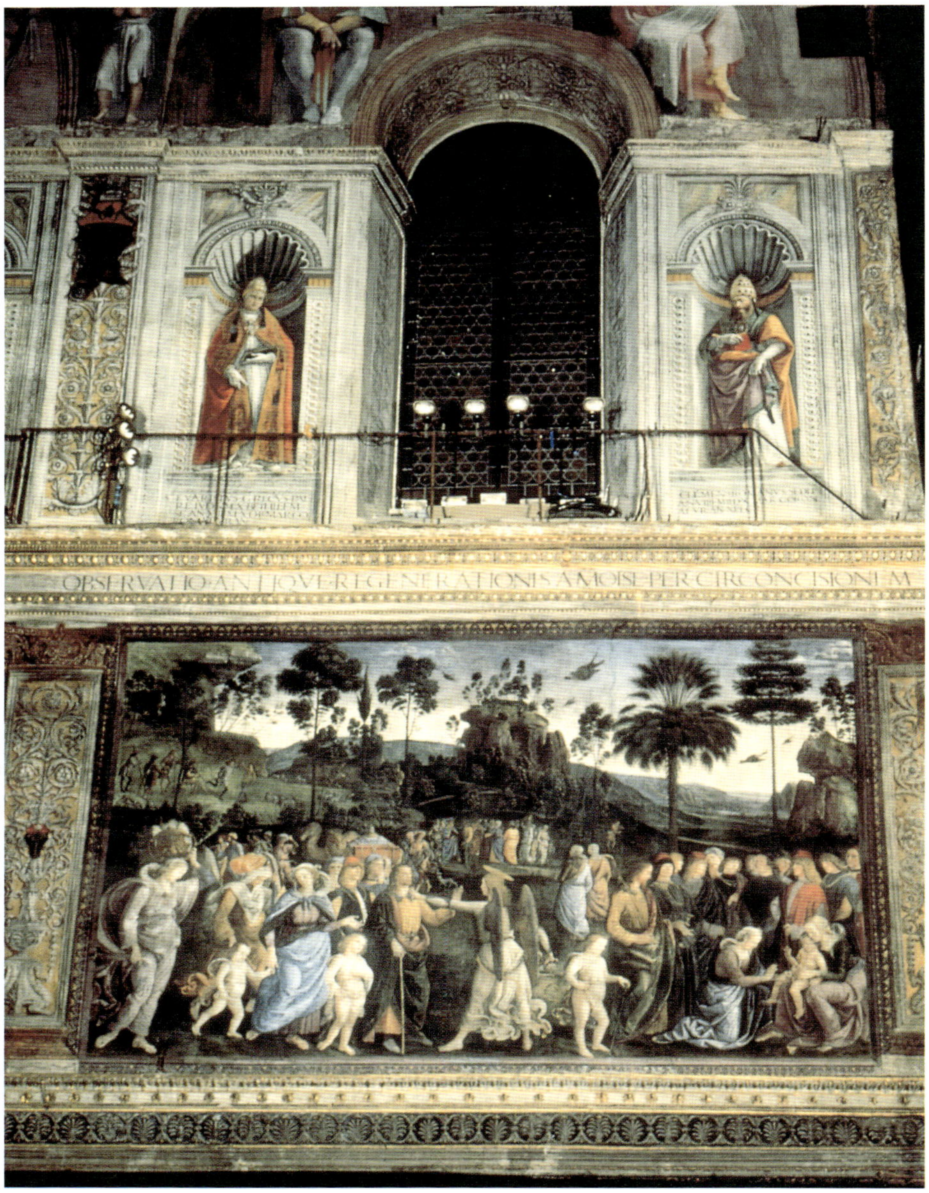

Oben: Ein Raum des Paradiso, heute Sitz des Museums für zeitgenössische religiöse Kunst.
Rechts oben: Papstwappen der Della Rovere im Grat eines Kreuzgewölbes des Paradiso.
Rechts unten: Sixtinische Kapelle, Detail aus der linken Wand mit Kranzgesims des unteren, mittleren und oberen Abschnitts der Wandgliederung.

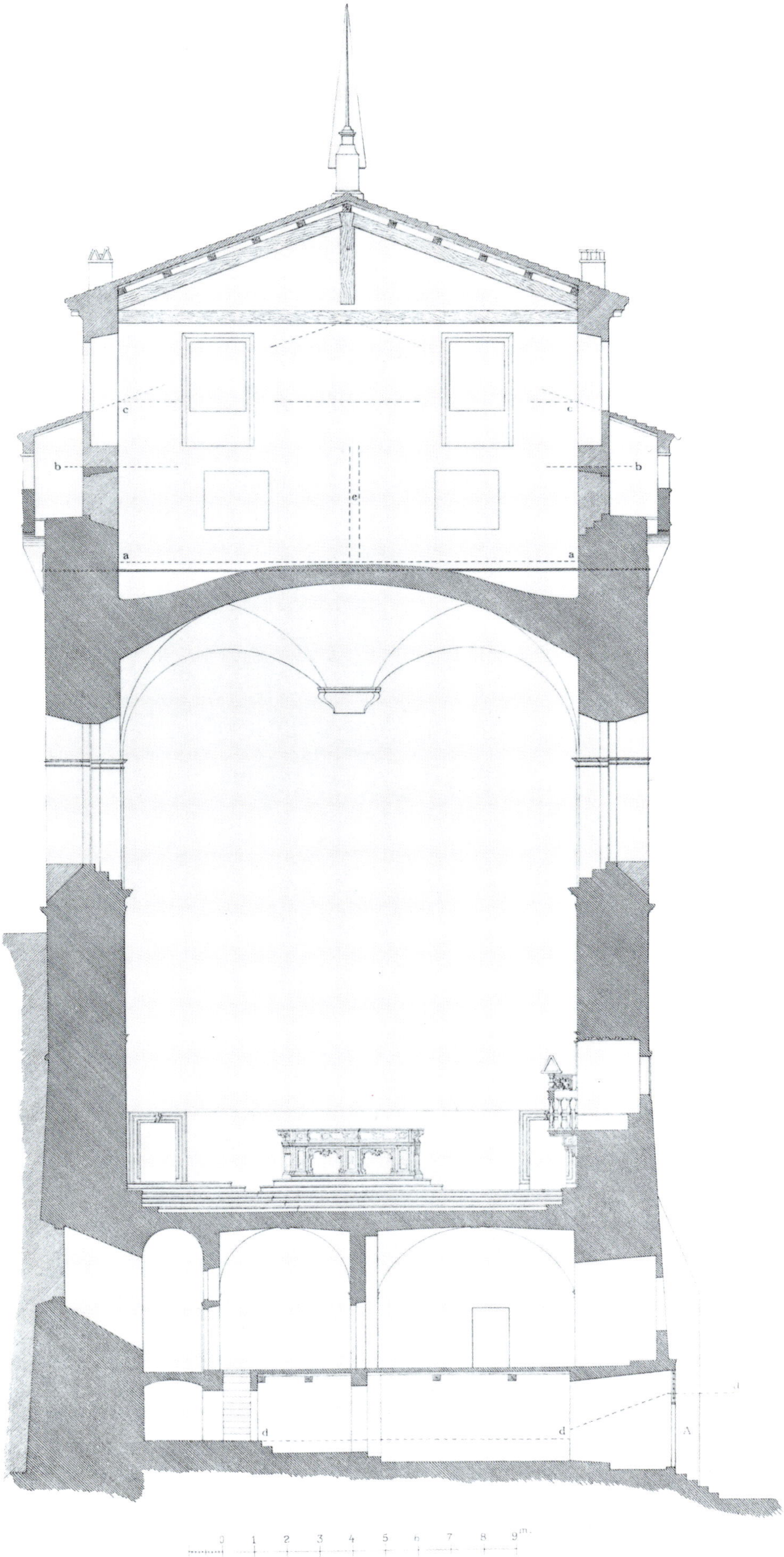

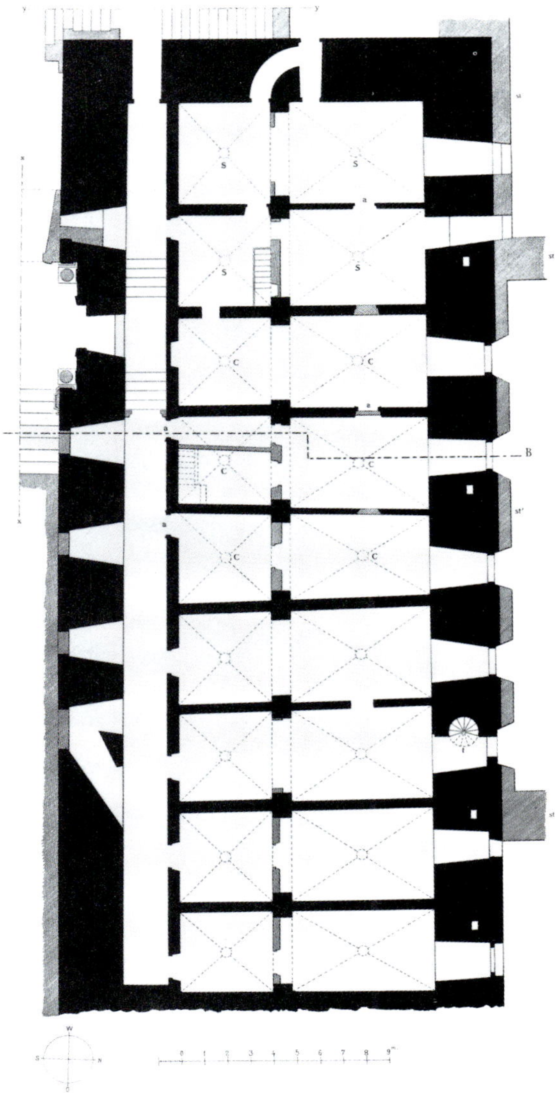

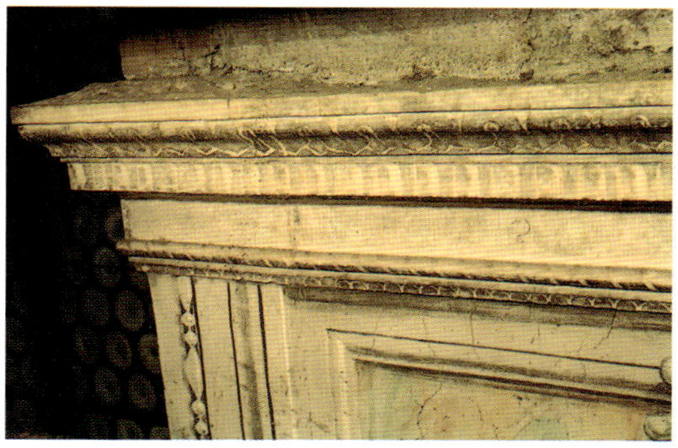

Oben: Grundriß des Geschosses unter der Sixtinischen Kapelle mit den Privaträumen der Zeremonienmeister. Die Räume wurden im fünfzehnten und sechzehnten Jahrhundert „Paradiso" genannt.
Darunter: Sixtinische Kapelle, Detail mit Kranzgesims des oberen Abschnitts der Wandgliederung (Konsole der Fensterbögen).
Links: Aufriß der Sixtinischen Kapelle. Links eines der stark nach oben ausgeschrägten Fenster, die von Norden her für etwas Licht im Paradiso sorgen sollten. Aller Wahrscheinlichkeit nach lag an dieser Wand schon vor Bramante die Treppe zum Petersdom, die spätere Scala Regia.

Solche baulichen Maßnahmen waren in Rom, wo Beispiele noch für das siebzehnte Jahrhundert bekannt sind, durchaus üblich.[36] Die Abschrägung, die auf der Höhe des Gebälks über dem unteren Abschnitt der Wandgliederung ansetzt, hatte zudem die Aufgabe, den Seitenschub der neu eingezogenen Gewölbe der Kapelle aufzufangen. Der Zinnenkranz diente in unruhigen Zeiten wie bei Militärbauten der Verteidigung.
Nach den Chroniken des Konklaves von 1378 und Brandolinis Epigramm hatte der Umbau der Kapelle durch den Papst vielfältige Gründe. Ein Grund waren sicher die Erfordernisse des Zeremoniells, das sich seit dem Exil in Avignon verändert hatte, worauf John Shearman hingewiesen hat.[37] Wie Brandolini schreibt, sollte der einsturzgefährdete Bau konsolidiert werden, aber mehr noch ging es darum, die Kapelle, die eine wesentliche Aufgabe beim Konklave erfüllte, nach den kaum ein Jahrhundert zurückliegenden dramatischen Ereignissen angemessen gegen äußere Störungen zu sichern. Mangelnde Sicherheit war vielleicht auch der Grund, weshalb das Konklave nach der endgültigen Rückkehr des Papstes nach Rom nicht

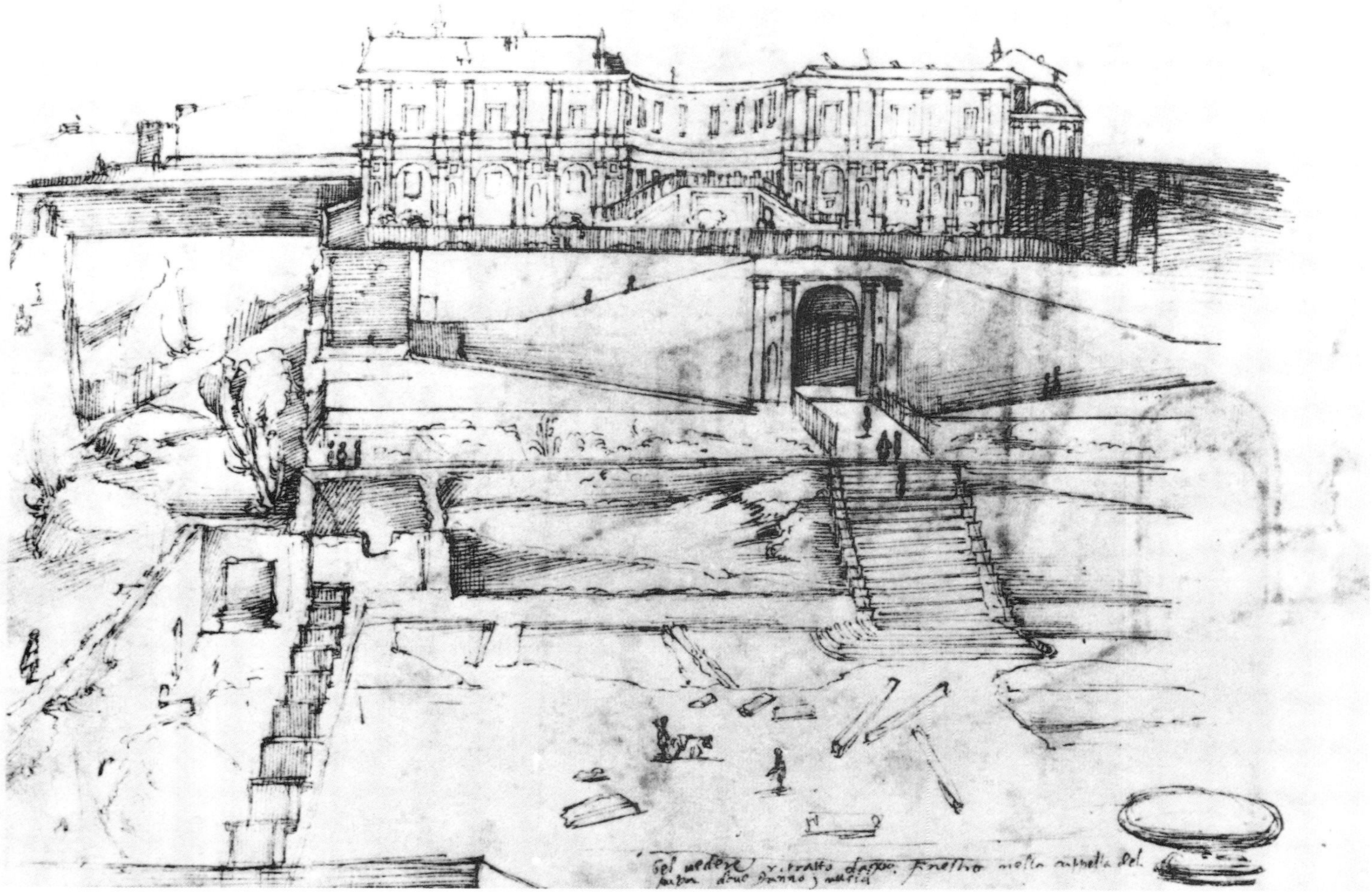

sofort, sondern erst ungefähr zwanzig Jahre später mit Kalixt III. wieder im Vatikan stattfand. Die Gewölbe unter und über der neuen Kapelle waren schwer zu durchbrechen, und sie garantierten zudem eine gute Schallisolierung, die einem vorzeitigen Durchsickern von Informationen vorbeugte. Die Vorschriften des Konklaves, insbesondere die des Zeremoniells aus der Zeit des Exils in Avignon, nach denen alle Öffnungen in weniger als neun Metern Höhe zugemauert werden mußten, sind offenbar für die Position der Fenster der Sixtina in 10,05 Meter Höhe über dem Boden verantwortlich.[38] Dank dieser Lage müssen bei jeder Sedisvakanz lediglich diejenigen Fenster zugemauert werden, die über das Gewölbe von Bramantes Treppe und über das Dach der Sakristei zugänglich sind.[39] Von Brandolini erfährt man zudem, daß das Paradiso für die Geistlichen der Kapelle bestimmt war. Priester, Kapläne, anfangs vielleicht der Küster und eine wechselnde Zahl von Chorsängern hatten neben den *magistri ceremoniarum* hier in der Nähe des Ortes, an dem sie täglich Dienst taten, ihre Gemeinschaftsunterkünfte und Archive.[40] Der Dichter vermerkt,

Der Belvedere-Hof, Ansicht vom „Fenster der Kapelle des Papstes, wo die Musiker sind", wahrscheinlich Giovan Battista Naldini, um 1560 (Cambridge, Mass., Fogg Art Museum). Vom Chor aus hatte man damals Ausblick auf den Belvedere, der später durch den Bau des Palastflügels Papst Pius' V., der der Kapelle und vor allem dem Paradiso das Licht nahm, versperrt wurde.

Sixtus habe an den Tempel für die Götter gedacht, aber auch das Leben der Sterblichen, die sich um die religiösen Zeremonien kümmerten, nicht vergessen.
Nach dieser Darstellung des Baus der Sixtina erscheinen die Fragen nach dem Baumeister, dem zeitlichen Ablauf der Arbeiten und den biblischen Abmessungen der Kapelle in einem neuen Licht. Die Charakterisierung ihres Architekten, der Experte für Konsolidierungsmaßnahmen gewesen sein muß, paßt auf Giovanni de Dolci (während der Verantwortliche für den Innenausbau andere Anforderungen erfüllen mußte.)[41] Die Befestigung der Außenmauern könnte schon vor Februar 1477, als die alte Kapelle ein letztes Mal liturgischen Zwecken diente, begonnen worden sein. Für den Bau der Gewölbe von Boden und Decke und für die Ausschmückung des Inneren war eine Schließung für den Kult unumgänglich.[42] Sollte die Altarwand schließlich mit der mittelalterlichen übereinstimmen, dann gehen die Abmessungen zumindest im Grundriß auf die alte Cappella Magna und nicht auf den Plan Sixtus' V. zurück.[43]

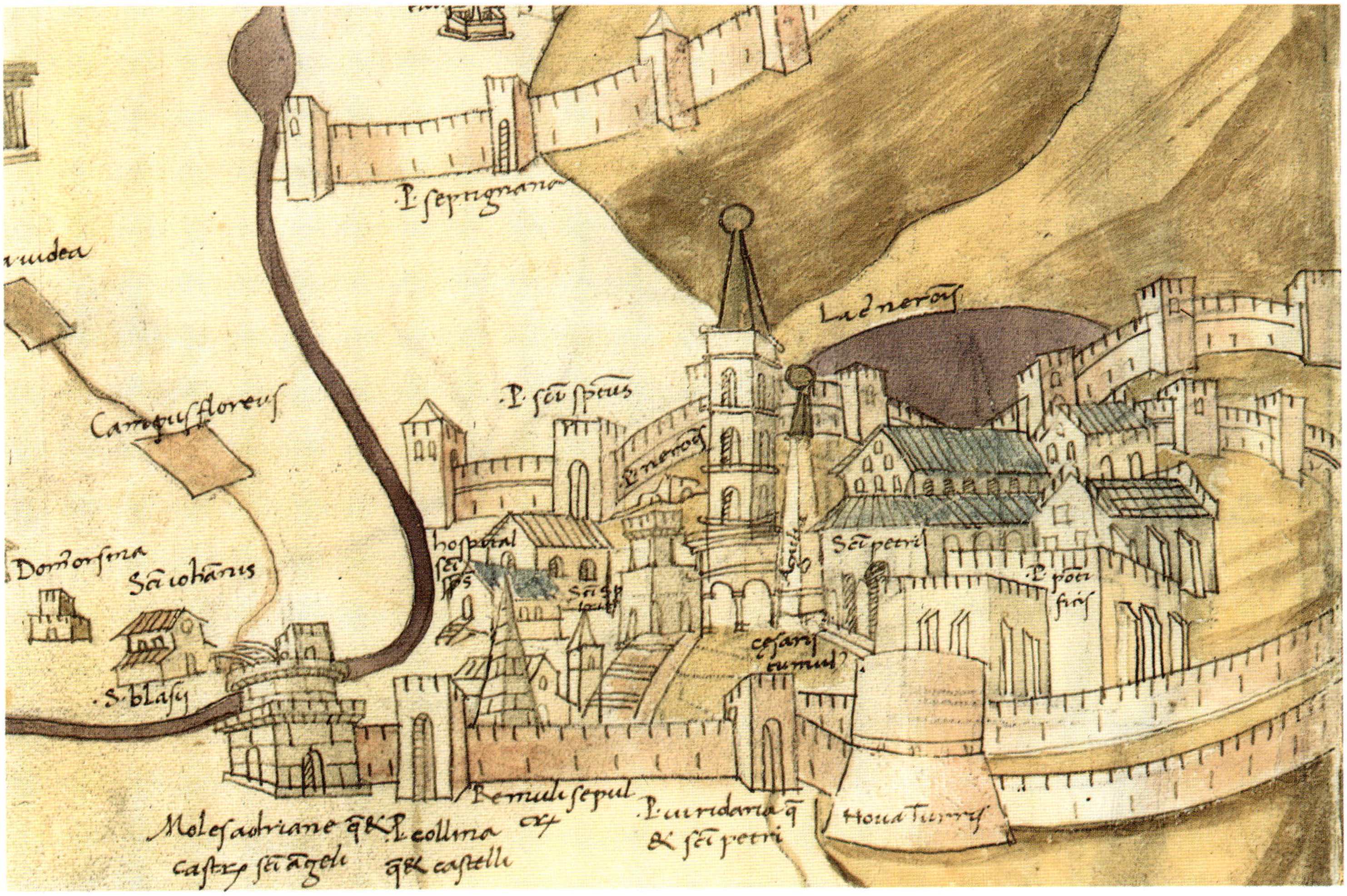

Pietro del Massaio, Stadtplan Roms nach der ptolomäischen Kosmographie: Detail mit Vatikanpalast. Im Bauwerk mit den Strebemauern rechts neben der Basilika und über dem „palatium pontificis" erkennt man die alte Cappella Magna.

ANMERKUNGEN

MICHAEL HIRST

Die gezeichneten Entwürfe

1 *Il Carteggio di Michelangelo,* hrsg. v. P. Barocchi u. R. Ristori, Florenz 1965, I, S. 318.
2 Siehe hierzu beispielsweise die Studie aus den Uffizien vom Kopf des *Sacharja,* Uffizi 18718 Rekto (De Tolnay, Corpus 153 Rekto), Abbildung auf S. 24 dieses Buches, Format 435 x 227 mm.
3 Pontormos Beispiel macht deutlich, daß diese Praxis in der ersten Hälfte des Jahrhunderts keineswegs verschwunden ist.
4 Die Zeichnungen sind Wilde 7 Rekto, De Tolnay, Corpus 154 Rekto und Wilde 14 Rekto, De Tolnay, Corpus 165 Rekto.
5 De Tolnay, Corpus 168 Rekto.
6 Zur Zeichnung Wilde 10 Rekto, De Tolnay, Corpus 154 Rekto siehe die Besprechungen in M. Hirst, *Michelangelo and his drawings,* New Haven/London 1988, S. 71.
7 De Tolnay, Corpus 139 Rekto und 143 Verso.
8 *Ibid.,* 144 Rekto und 136 Rekto
9 *Ibid.,* 163 Rekto und 164 Rekto.
10 Zur wichtigen Identifizierung eines Fragments aus dem Karton zum *Haman* anhand des Haarlemer Blattes, Verso, siehe C. Bambach, „A Note on Michelangelo's Cartoon for the Sistine Ceiling Haaman", in: *Art Bulletin,* LXV, S. 681 ff.
11 De Tolnay, Corpus 155 Verso.
12 *Ibid.,* 160 Rekto.
13 Siehe C. Bambach Cappel, „Michelangelo's Cartoon for the Crucifixion of St. Peter Reconsidered", in: *Master Drawings,* XXV, 1987, S. 131 ff.
14 Hirst, *op. cit.,* S. 76.

GIANLUIGI COLALUCCI

Die Deckenfresken der Sixtinischen Kapelle: die Technik der Freskomalerei

Ich widme meine neunjährige Beschäftigung mit Michelangelos Fresken in der Sixtina dem Andenken Cesare Brandis.

FABRIZIO MANCINELLI

Michelangelo: das Problem der Werkstatt

1 G. Vasari, *Le Vite de' più eccellenti pittori scultori e architettori nelle redazioni del 1550 e 1568,* hrsg. v. R. Bettarini u. P. Barocchi, Florenz 1987, VI, S. 34 f. (im folgenden: Vasari-Bettarini, Barocchi).
2 Siehe hierzu P. D'Ancona, „Ascanio Condivi e Giorgio Vasari biografi di Michelangelo", in: A. Condivi, *Michelangelo. La Vita,* hrsg. v. P. D'Ancona, Mailand 1928, S. 7 ff.; J. Wilde, „Michelangelo, Vasari and Condivi", in: *Michelangelo. Six Lectures,* hrsg. v. J. Shearman u. M. Hirst, Oxford 1978, S. 1 ff.
3 A. Condivi, *op. cit.,* S. 114.
4 Vasari-Bettarini, Barocchi, VI, S. 5ff.
5 L. Bardeschi Ciulich/P. Barocchi, *I Ricordi di Michelangelo,* Florenz 1970, S. 1.
6 Ch. W. Wilson, *Life and Works of Michelangelo Buonarroti,* London 1876, S. 125 f.
7 K. Frey, *Sammlung ausgewählter Briefe an Michelangelo Buonarroti,* VI, Berlin 1899, S. 10 f.; E. Steinmann, *Die Sixtinische Kapelle,* München 1905, II, S. 705 f.
8 P. Barocchi/R. Ristori, *Il Carteggio di Michelangelo,* I, Florenz 1965, S. 376.
9 Zum Wortlaut von Granaccis Brief vgl. P. Barocchi/R. Ristori, *op. cit.,* I, S. 64 f., 376f.
10 Der Zwist mit Iacopo di Sandro ist durch einen Brief Lodovico Buonarrotis an Michelangelo vom 7. Oktober 1508 dokumentiert: „...was die letzten Neuheiten über dich angeht, so weiß ich Bescheid, wie Iacopo di Sandro dich betrogen hat. Dies wundert mich, macht er doch einen rechtschaffenen Eindruck; aber ich sagte dir schon mehrmals, daß diese Anhänger Savonarolas üble Menschen sind... Ich hielt diesen Iacopo für einen Apostel. Man kann keinem trauen." Ein weiterer Beleg ist Michelangelos Brief an seinen Vater vom 27. Januar 1509: „Von hier ist jener Maler Iacopo *(genannt der Indigo),* den ich hatte herkommen lassen, dieser Tage abgereist, und da er sich hier über mich beklagt hat, wird er es voraussichtlich auch dort in Florenz tun. Macht die Ohren wie Kaufleute zu, und damit genug. Denn er hat tausendmal Unrecht, und ich könnte mich stark über ihn beklagen. Tut so, als sähet Ihr ihn nicht." (Zweiter Brief zitiert nach K. Frey, *Die Briefe des Michelangelo Buonarroti,* übers. v. K. Frey, 3. Aufl., Berlin 1961, S. 38.) Beide Briefe sind vollständig abgedruckt in: P. Barocchi/R. Ristori, *op. cit.,* S. 85 f. (Oktober) u. 88 f. (Januar).
11 Ich habe diese These schon in der Vergangenheit formuliert: Vgl. F. Mancinelli, „Il cantiere di Michelangelo per la volta della Cappella Sistina", in: *La Pittura in Italia. Il Cinquecento,* Mailand 1985, II, S. 539. Vasari widmet Iacopo di Sandro als einzigem Mitglied der Werkstatt nur sehr wenig Raum. In den Viten zu Domenico und Davide Ghirlandaio und Andrea del Sarto beschränkt er sich darauf, ihn als Mitarbeiter der Künstler zu nennen (Vasari-Bettarini, Barocchi, III, S. 496; IV, S. 437). Der Zwist mit Michelangelo während der Arbeit an der Sixtina scheint zu einer Art „damnatio memoriae" geführt zu haben. Die anderen *garzoni* wurden mit Ausnahme von Agnolo di Donnino mit eigenen Biographien bedacht, die je nach Bedeutung und Vasaris Sympathien unterschiedlich lang ausfielen: Zahlreiche Hinweise hatte Vasari sogar zu Agnolo gesammelt, der kaum bessere Fähigkeiten hatte als Iacopo: Er widmet ihm einen gewissen Raum in der Vita Cosimo Rossellis, mit dem er, so der Biograph „sehr eng befreundet" war.
12 Zum Leben Iacopo di Lazzaros vgl. Vasari-Bettarini, Barocchi, III, S. 629 ff.; ebenso die Ausgabe von G. Milanesi, Florenz 1878-1885 (im folgenden: Vasari-Milanesi), S. 679 f. Daß er bei Pinturicchios Ausschmückung des Appartamento Borgia im Vatikan mitgewirkt hat, ist eine Vermutung von A. Venturi, *Storia dell'Arte Italiana,* VII, 2, S. 616, 639. Weitere Hinweise zu Iacopo siehe G. Richert, „Iacopo Torni", in: Thieme-Becker, *Künstlerlexikon,* XXXIII, Leipzig 1939, S. 292f.
13 Vasari-Bettarini, Barocchi, III, S. 629; Vasari-Milanesi, III, S. 680.
14 Zum Leben Granaccis siehe Vasari-Bettarini, Barocchi, IV, S. 601 ff.; Vasari-Milanesi, V, S. 339 ff. Weitere Hinweise zu Granacci und seinen Beziehungen zu Michelangelo siehe C. De Tolnay, *Michelangelo. The Youth of Michelangelo,* Princeton 1947, S. 12 f.; C. von Holst, *Francesco Granacci,* München 1974.
15 Zum Leben Bugiardinis siehe Vasari-Bettarini, Barocchi, V, S. 279 ff.; Vasari-Milanesi, VI, S. 201 ff. Weitere Hinweise zu Bugiardini siehe S. Meloni Trkulja, „Giuliano Bugiardini", in: *Dizionario biografico degli italiani,* XV, Rom 1972, S. 15ff.
16 Vasari-Bettarini, Barocchi, V, S. 279; Vasari-Milanesi, VI, S. 202.
17 Zu Agnolo di Donnino siehe Vasari-Bettarini, Barocchi, III, S. 447; Vasari-Milanesi, III, S. 191. Zum Leben siehe A. Forlani, „Agnolo di Domenico di Donnino", in: *Dizionario biografico degli italiani,* I, Rom 1960, S. 449.
18 P. Barocchi/R. Ristori, *op. cit.,* 1, S. 64.
19 Zum Leben Bastiano da Sangallos siehe Vasari-Bettarini, Barocchi, S. 393 ff.; Vasari-Milanesi, VII, S. 130 ff.
20 Vasari-Bettarini, Barocchi, V, S. 394; Vasari-Milanesi, VII, S. 131.
21 P. Barocchi/R. Ristori, *op. cit.,* I, S. 110.
22 Zu Giovanni Trignoli und Bernardino Zacchetti siehe E. Steinmann, *op. cit.,* II, S. 162 f.; A. Mercati, „Due pittori reggiani amici di Michelangelo", in: *Atti e Memorie della R. Deputazione di Storia Patria per le Provincie Modenesi,* XII, 1919, S. XLVII ff.; *id.,* „Notizie supplementari su G. Valle e il Pittore Giovanni da Reggio", *ibid.,* XIV, 1992 S. 142 f.; W. Wallace, „Michelangelo's assistants in the Sistine Chapel", in: *Gazette des Beaux-Arts,* 1987, S. 207 f.
23 L. Bardeschi Ciulich/P. Barocchi, *op. cit.,* S. 23; P. Barocchi/R. Ristori, *op. cit.,* II, S. 174; W. Wallace, *op. cit.,* S. 208.
24 W. Wallace, *op. cit.,* S. 203 f.
25 Zu den Zahlungen an Rosselli siehe L. Bardeschi Ciulich/P. Barocchi, *op. cit.,* S. 3. Daß Rosselli mit der Errichtung des Gerüstes befaßt war, geht aus der letzten Zahlungsanweisung hervor: Piero erhielt am 27. Juli 30 Golddukaten „per resto di ponte e de l'ariciato e di quelo one fato insino in questo di" (als Rest für das Gerüst, den Rauhputz und das bis zum heutigen Tag Erledigte). Es handelt sich also offenbar um eine Restzahlung. Nach C. De Tolnay *(Michelangelo. The Sistine Ceiling,* Princeton 1949, S. 187) und P. Barocchi (G. Vasari, *La vita di Michelangelo nelle redazioni del 1550 e 1568,* hrsg. v. P. Barocchi, Mailand, Neapel 1962, II, S. 411 f., Anm. 310) soll Piero der „povero uomo legnaiuolo", der arme Schreiner, gewesen sein, der nach Vasari das Gerüst gebaut und dem Michelangelo die Hanfseile von Bramantes geplantem Gerüst geschenkt hat, damit er die Aussteuer seiner Tochter finanzieren konnte. Weiteres zu Rosselli siehe W. Wallace, *op. cit.,* 1987, S. 205, Anm. 21, S. 213.
26 Zu Piero Basso siehe W. Wallace, *op. cit.,* S. 204 f., Anm. 16, S. 212. Im Gegensatz zu De Tolnay und Barocchi (vgl. *ibid.,* Anm. 25) sieht Wallace in Piero Basso den von Vasari erwähnten armen Schreiner: Rosselli komme dagegen nicht in Frage, weil er nach einem Brief, den Michelangelo im August 1518 an seinen Bruder schrieb, Architekt war (vgl. P. Barocchi/R. Ristori, *op. cit.,* II, S. 71). Der Ausdruck „per resto di ponte" bezieht sich demnach im Sinne von „für den Rest des Gerüstes..." auf die Vervollständigung der Konstruktion. Zur Deutung der Formulierung durch den Verfasser vgl. Anm. 25.
27 P. Barocchi/R. Ristori, *op. cit.,* I, S. 75.
28 P. Barocchi/R. Ristori, *op. cit.,* I, S. 73. Michi bezieht sich in seinem Schreiben auf das Angebot zur Mitarbeit eines Malers namens „Raffellino", der für „10 Golddukaten den Monat" für Pier Matteo d'Amelia gemalt haben und für dieses Honorar zur Übersiedlung nach Rom bereit gewesen sein soll, ein Angebot, das Michelangelo offenbar nicht in Anspruch nahm. In eigener Sache schreibt Michi: „Und [...] gebt Bescheid, da ich stets bereit bin, Euch in allen Dingen nützlich zu sein und Euch Ehre zu erweisen."
29 P. Barocchi/R. Ristori, *op. cit.,* I, S. 77. Daß Michi verfügbar war, wurde von Bruder Buonarroto schriftlich bestätigt: „Ich habe diesen Giovanni Michi gesucht, ihn heute morgen gefunden und ihm den Brief gegeben, der ihm bestens eingeleuchtet hat. Und er meint, daß du jedenfalls warten sollst; er wolle kommen, doch habe er noch eine Angelegenheit von zwei oder drei Tagen zu

erledigen. Dann will er aber abfahren und zwei oder drei Tage nach dem Knaben dort sein."

30 An dieser Stelle muß ich eine frühere Behauptung richtigstellen, nach der Michi Bildhauer gewesen sein könnte (vgl. F. Mancinelli, „Die wahren Farben Michelangelos", in: *Die Sixtinische Kapelle*, Zürich/Köln 1986, S. 253 ff.); Diese Annahme ist nicht belegt, aber es spricht auch nichts gegen sie. Wenn Pietro Urbano (vgl. Wallace, *op. cit.*, S. 208) mit Michelangelo während der Ausmalung des Sixtinischen Gewölbes zusammengearbeitet hat, könnte es theoretisch seine Aufgabe gewesen sein, die von Vasari erwähnten Tonmodelle für die perspektivisch verkürzten Figuren anzufertigen. Zu Michi siehe auch E. Steinmann, (*op. cit.*, 1905, II, S. 162 f.), der ihn wie K. Frey („Studien zu Michelagniolo", I, in: *Jahrbuch der Preußischen Kunstsammlungen*, XV, 1885, S. 95 ff.) als Vertrauten bezeichnet.

31 P. Barocchi/R. Ristori, *op. cit.*, I, S. 66 f.

32 L. Bardeschi Ciulich/P. Barocchi, *op. cit.*, S. 3. Abgesehen von der ersten, unmittelbar nach Unterzeichnung des Vertrages erfolgten Zahlung vom 11. Mai erledigte Michelangelo auch die Zahlungen vom 17. und 27. Juli nach Granaccis Abreise.

33 So Michelangelos Brief an Buonarroto in Florenz: Der Künstler bittet den Bruder darin, Granacci einen Brief zu überbringen, der dem Schreiben offenbar beigefügt war; vgl. P. Barocchi/R. Ristori, *op. cit.*, I, S. 74.

34 Granaccis Anwesenheit in Florenz im August ist durch einen Brief vom 19. oder 26. August belegt (Datierung siehe P. Barocchi/R. Ristori, *op. cit.*, I, S. 80). Michelangelo bittet den Vater Lodovico darin, dem Bruder Buonarroto auszurichten, „bei Francesco Granacci oder bei einem anderen Maler eine Unze Lack zu kaufen, oder soviel er für besagtes Geld vom Schönsten, was in Florenz zu haben ist, bekommen kann; wenn er nichts taugt, soll er es lassen". Unklar bleibt, ob der Lack für die Sixtina bestimmt war: Bei Untersuchungen im Gewölbe hat man keine Spuren von ihm gefunden. Um andere Farben geht es wohl in jenem Brief, den Buonarroto seinem Bruder am 2. September (P. Barocchi/R. Ristori, *op. cit.*, I, S. 82) mit dem Hinweis geschickt hat, „der Überbringer ist der [...] Bote, der ein Säckchen mit insgesamt zweieinhalb Pfund der Farben dabei hat, die mir Lodovico und Granacci [der sich also in Florenz aufhielt] besorgt haben, damit ich sie dir schicke". Angesichts der sehr geringen Menge dürfte es sich eher um Muster gehandelt haben. Ebenfalls von Farben, genauer von blauen Pigmenten, ist in zwei weiteren Briefen die Rede: im bereits zitierten vom Mai an Fra Jacopo di Francesco (vgl. *ibid.*, Anm. 31.) und ein anderer vom 29. Juli, in dem Michelangelo seinem Bruder Buonarroto mitteilt, er habe „Mitte August Geld für den Kauf blauer Farbe" geschickt: Vgl. P. Barocchi/R. Ristori, *op. cit.*, I, S. 75.

35 C. De Tolnay, *op. cit.*, S. 114 f.

36 Im *ricordo* vom April 1508 (L. Bardeschi Ciulich/P. Barocchi, *op. cit.*, S. 1) wird nicht näher gesagt, ob es sich bei der Summe von 20 Dukaten um einen Pauschalbetrag oder eine monatliche Zahlung handelt. Die zweite Annahme erscheint wahrscheinlicher, sonst hätte der Zeitraum der Arbeit sehr kurz sein müssen. Der „Maler Raffellino" aus Michis bereits zitiertem Brief vom 22. Juli (vgl. Anm. 28) erhielt von Pier Matteo d'Amelio monatlich 10 Dukaten: Michelangelo hätte folglich das Doppelte geboten, was bei einer so bedeutenden Arbeit mit päpstlichem Auftraggeber und angesichts der erforderlichen Anreise aus Florenz aber kaum übertrieben ist.

37 Da das Gewölbe der Sixtina, eine sogenannte Flachtonne oder *volta romana*, sehr unregelmäßig und polyzentrisch ist, konnten Entwürfe anhand der realen Abmessungen erst nach Errichtung des Gerüstes gemacht werden. Siehe hierzu F. Mancinelli, „La progettazione della volta della Cappella Sistina", in: *Studies in the History of Art* (Kongreßakten zum Symposium von 1988: „Michelangelo drawings", erscheint voraussichtlich 1993.).

38 Siehe hierzu beispielsweise B. Biagetti, „La volta della Cappella Sistina. Primo saggio di indagine sulla cronologia e la tecnica delle pitture di Michelangelo", in: *Rendiconti della Pontificia Accademia Romana di Archeologia*, XII, 1936, S. 220; W. Wallace, *op. cit.*, S. 206.

39 P. Barocchi/R. Ristori, *op. cit.*, I, S. 125. Der Brief ist an den Vater addressiert: „...ein spanischer Geselle namens Alonso, ein Maler, der, soviel ich weiß, krank geworden ist; und da ein spanischer Verwandter oder Freund, der sich hier aufhält, wissen möchte, wie es ihm geht, bitte ich Euch oder Buonarroto, Euch etwas bei Granaccio, der ihn kennt, zu erkundigen, wie es ihm geht."

40 W. Wallace, *op. cit.*, S. 210.

41 Vasari-Bettarini, Barocchi, III, S. 630; Vasari-Milanesi, III, S. 681.

42 Vasari-Bettarini, Barocchi, VI, S. 36.

43 H. Wilson, *op. cit.*, S. 155 ff.

44 E. Steinmann, *op. cit.*, II, S. 160 ff.

45 B. Biagetti, *op. cit.*, S. 200 ff.

46 C. De Tolnay, *op. cit.*, S. 113 ff., 190.

47 W. Wallace, *op. cit.*, S. 203 ff.

48 Die Kartons sind alle verschollen, aber auf dem Putz erkennt man deutlich Spuren der verschiedenen Methoden, mit denen die Vorzeichnungen übertragen wurden: mit Spolvero-Technik und indirekter Ritzung. In der ersten Hälfte des Gewölbes war die Zeichnung äußerst akkurat und wurde fast konstant mit Spolvero übertragen.

49 Zu den einzelnen Arbeitsschritten am Anfang der Ausmalung der Sixtina siehe in diesem Band G. Colalucci, „Die Deckenfresken der Sixtinischen Kapelle: die Technik der Freskomalerei", S. 26 ff.

50 Zur Arbeitsweise Ghirlandaios siehe A. Rosenauer, „Domenico Ghirlandaio e bottega: organizzazione del lavoro per il ciclo di affreschi a S. Maria Novella", in: *Tecnica e stile: esempi di pittura murale del Rinascimento italiano*, Florenz 1986, S. 25 ff.; C. Danti, „Osservazioni sugli affreschi del Ghirlandaio a S. Maria Novella in Firenze", in: *Le pitture murali: Tecniche, problemi, conservazione* (hrsg. v. C. Danti, M. Matteini u. A. Moles), Florenz 1990, S. 39 ff.; G. Ruffa, „Osservazioni sugli affreschi di Domenico Ghirlandaio nella Chiesa di Santa Maria Novella in Firenze", *op. cit*, S. 53 ff.; G. Marchini, „The Frescoes of the Choir of Santa Maria Novella", in: *The Burlington Magazine*, 1953, S. 320. Die dargelegten Gedanken ergaben sich neben dem Studium der Fachliteratur aus Beobachtungen in der Kapelle Tornabuoni während der Restaurierung. Der Verfasser hatte Gelegenheit, mit Guido Botticelli, Fabrizio Bandini und Cristina Danti mehrfach das Gerüst zu begehen. Er dankt den Genannten für die freundliche Unterstützung.

51 Eine Untersuchung zu Peruginos Freskiertechnik wird im Zusammenhang mit den ersten Ergebnissen der Restaurierung der Stanza dell'Incendio di Borgo von F. Mancinelli und A. Nesselrath vorbereitet.

52 Zur zuerst ausgeführten *Sintflut* vgl. B. Biagetti, *op. cit.*, S. 209 ff.; F. Mancinelli, „Il cantiere di Michelangelo per la volta della Cappella Sistina", in: *La Pittura in Italia. Il Cinquecento*, Mailand 1988, II, S. 540, 551.

53 Siehe hierzu die Karte zur *Sintflut* von F. Mancinelli, G. Colalucci und N. Gabrielli, *Rapporto sul restauro della volta di Michelangelo* (in Vorbereitung).

54 Vasari-Bettarini, Barocchi, VI, S. 33.

55 Daß die Mitarbeit von Gehilfen vor allem im ersten Drittel des Gewölbes spürbar wird, paßt erstaunlich gut zu Vasaris Darstellung, nach der Michelangelo bei der Ausmalung der Sixtina anfänglich technische Schwierigkeiten hatte, die zu hellen Schimmelflecken auf dem bemalten Putz führten. Während das Phänomen nach Condivi bei der *Sintflut*, der zuerst gemalten Szene, aufgetreten ist, soll es nach Vasari die dritte gewesen sein: Als wolle er die eigene Darstellung rechtfertigen, fügt Vasari hinzu: „soviel ich von ihm gehört habe". Es bleibt allerdings zweifelhaft, ob er den Zeitpunkt des Auftretens der Schimmelflecken nicht mit dem der Abreise der Gehilfen verwechselt, zu der er keinerlei zeitliche Angabe macht.

56 Die Medaillons in der ersten Hälfte des Gewölbes scheinen bei den früheren Reinigungen weniger gelitten zu haben als die in der zweiten Hälfte. An diesen letzten vier, die von minderer Qualität sind, ist vielfach so stark herumgebessert worden, daß der ursprüngliche Zustand nicht rekonstruiert werden kann. Im Tondo über der *Persica* sind keine Spuren von Vergoldung oder Modellierung vorhanden, und das mit flüchtigen Pinselstrichen vage skizzierte Motiv ist kaum noch zu erkennen. Vielleicht wurde versucht, Spuren des zerstörten Originals aus dem Cinquecento zu ergänzen, oder es handelt sich um die Malerei eines unbekannten Restaurators aus dem Settecento, der seiner Phantasie freien Lauf ließ. Ob der desolate Zustand der vier letzten Tondi nur auf unsachgemäße Restaurierung oder teilweise auch auf Mängel der Originalmalerei zurückgeht, ist nicht auszumachen. Sowohl in der ersten als auch in der zweiten Hälfte des Gewölbes sind die schwarze Zeichnung und die Vergoldungen wahrscheinlich im Settecento stark nachgebessert worden.

57 Der Verfasser hat die Thesen an anderer Stelle bereits formuliert: Vgl. F. Mancinelli, *op. cit.*, S. 535 ff.; id., „Tecnica di Michelangelo e organizzazione del lavoro", in: *Michelangelo e la Sistina. La tecnica, il restauro, il mito*, Rom 1990, S. 56 f. Nach De Tolnay dauerte die Mitarbeit der Gehilfen bis zum Ende der Arbeiten: „It must be supposed that until the end of the work he was assisted by garzoni but it is true that, after the Fall was done, the execution was almost completely in the hands of Michelangelo while the garzoni executed only the architectural framework and the secondary decorative parts, as, for example, the bronze-colored medallions, the frames of the spandrels, and in part the marble-colored Genii, the putti below the tablets and the bronze-colored nudes" (C. De Tolnay, *op. cit.*, S. 115.) Paola Barocchi nimmt dagegen eher eine vorzeitige Abreise der Gehilfen an. (Vgl. P. Barocchi/R. Ristori, *op. cit.*, I, S. 375 f.)

58 Vergleicht man die vorgetäuschten Marmorreliefs der Throne in der zweiten Hälfte des Gewölbes rechts mit denen auf der linken Seite, so entdeckt man zwei verschiedene Handschriften; eine könnte durchaus die Michelangelos sein. Unterschiede in der Qualität der Ausführung und in der Malweise bemerkt man auch bei den bronzefar-

benen männlichen Akten, besonders im hinteren Bereich der Kapelle. Allerdings ist festzuhalten, daß die Figuren keine Spuren einer Übertragung vom Karton aufweisen. Es ist kaum vorstellbar, daß sie von einem Gesellen ohne dieses Hilfsmittel ausgemalt worden sind. Die Entstehung der Medaillons ist aus den oben genannten Gründen (vgl. Anm. 56) nicht zu klären. Ganz sicher das Werk von Gesellen sind die Rahmen der Gewölbekappen.

59 P. Barocchi datiert diesen Brief auf Juli/August 1510. „Io mi sto qua all'usato, e arò finita la mia pictura per tucta quest'altra sectimana, cioé la parte che io chominciai" (P. Barocchi/R. Ristori, *op. cit.,* S. 106). Der deutsche Text bei Frey, 1961, S. 45.
Der Brief an den Vater lautet im Original: „io resto avere cinquecento ducati di pacto fatto guadagniati, e altrectanta me ne dovea dare el papa per mectere mano nell'alltra parte dell'opera, e llui s'è partito di qua e non m'à lasciato ordine nessuno i' modo che mi trovo sanza danari né sso quello m'abbia a fare" (*Ibid.,* S. 108). Deutsch bei Frey, 1961, S. 46.

60 „Padre charissimo, io andai martedì a parlare al Papa; il perché v'aviserò più per agio. Basta che mercoledì mactina io vi ritornai ellui mi fece pagare quatrocento duchati d'oro di Chamera [...]. Pregate Idio che io abi onore qua e che io chontenti el Papa [...]." (P. Barocchi/R. Ristori, *op. cit.,* S. 121) Deutsche Übersetzung bei Frey, 1961, S. 47/48.

61 M. Hirst, „Die Vorstudien im Skizzenbuch", in: *Die Sixtinische Kapelle,* Zürich/Köln 1986, S. 208 ff.

62 P. Barocchi/R. Ristori, *op. cit.,* I, S. 137.

63 P. Barocchi/R. Ristori, *op. cit.,* I, S. 101.

John Shearman

Michelangelo: die Funktionen der Farbe

1 Es ist darauf hinzuweisen, daß sich nicht alle in der Natur der Farbgebung im Gewölbe geirrt haben (siehe Anm. 2). Man hat offenbar vergessen, wie Goethe im August 1787 die wechselhaften Meinungen in Rom zu Michelangelo beurteilte: „Die Sixtinische Kapelle gab hiezu die schönste Gelegenheit. Gerade zu dieser Zeit hatte Michel Angelo aufs neue die Verehrung der Künstler gewonnen; neben seinen übrigen grossen Eigenschaften sollt er sogar auch im Kolorit nicht übertroffen worden sein, und es wurde Mode, zu streiten, ob er oder Raffael mehr Genie gehabt". Wohl frappierender noch ist die Reaktion Le Corbusiers im (unter dem Pseudonym De Fayet erschienen) Artikel „La Sixtine de Michel'Ange", in: *L'Esprit Nouveau* XVI (1922?), S. 1609: „La Sixtine est une œuvre pictural de haute et définitive formation. Tout se qu'on doit exiger de la peinture y est. Tout ce que'on en peut atteindre s'y trouve. On entre: plafond. Etonnement: la couleur la plus somptueuse et la plus fraîche. La gamme la plus digne à grande base de gris et de blanc, avec des ocres, jaunes, rouges, les terres vertes et l'outremer. Quel progrès de la ‚peinture-couleur' invoquer depuis ceci?" Eine bemerkenswert einfühlsame Einschätzung von Michelangelos Farbgebung findet man in Giovanni Testoris Einleitung zu den *Rime,* hrsg. v. E. Barelli (3. Aufl. Mailand 1987, S. 7. Ob der Text mit der Erstausgabe von 1975 übereinstimmt, konnte ich leider nicht feststellen.).

2 E. Platner/C. Bunsen, *Beschreibung der Stadt Rom,* II, Stuttgart/Tübingen 1834, S. 245.

3 Um Wiederholungen zu vermeiden, verweise ich auf meine ausführlichere historische Abhandlung zum Phänomen in „Isochromatic Color Compositions in the Italian Renaissance", in: *Color and Technique in Renaissance Painting. Italy and the North,* hrsg. v. Marcia B. Hall, Locust Valley 1987, S. 151 ff. Ich habe die These zu den Deckenfresken in der Sixtina erstmals in meiner Doktorarbeit *Developments in the Use of Colour in Tuscan Painting of the Early Sixteenth Century* London 1957, S. 145 ff., vorgetragen. Heute muß ich sie vorsichtiger formulieren.

4 Die Bindestriche geben im folgenden einen Farbwechsel an. Farbnuancen wurden durch adjektivische Komposita wiedergegeben.

5 In den Fresken des Oratorio sind die Felsen in der *Predigt Johannes' des Täufers* blaßblau-rosaviolett und rosa-grün, in der *Flucht aus Ägypten* blaßrosa-blaßviolett.

6 Der Effekt taucht bereits früher in seiner Karriere auf, wenn auch erst angedeutet wie beim Gewand des Schöpfers in der Szene *Das Tier mit den Lammshörnern* (B.74) aus dem Zyklus der *Apokalypse.*

Matthias Winner

Jona: die Körpersprache

1 G. Vasari, *La vita di Michelangelo nelle redazioni del 1550 e 1568,* kritische Ausgabe v. P. Barocchi, Neapel 1962, Bde. 1-5, I, S. 51 f., Anm. 427; Vasari, *Le vite nelle redazioni del 1550 e 1568,* hrsg. v. R. Bettarini, komment. v. P. Barocchi, Florenz 1987, VI, S. 48; „...und alle Figuren dort sind auf wunderbare und kunstvolle Weise verkürzt dargestellt, und alles Bewunderte dort wird hoch gelobt und ist göttlich. Und wer bewunderte nicht den gewaltigen Jona, wer wäre nicht überwältigt, wenn er diese letzte Figur in der Kapelle sieht? Wo mit der ganzen Ausdruckskraft der Kunst das Gewölbe, das sich natürlich aus der Wand nach vorne krümmt, durch die Erscheinung dieser nach hinten geneigten Figur gerade anmutet und – Triumph der Kunst des Spiels mit Licht und Schatten – gleichsam nach hinten weicht."

2 C. De Tolnay, *Michelangelo – The Sistine Ceiling,* Princeton *1945,* II, S. 199 ff., Abbildungen 230/231, 232, 238; C. De Tolnay, *Corpus dei disegni di Michelangelo,* Novara 1975-1980, 4 Bde., I, Tafeln 119, 120, Rekto und Verso.

3 C. De Tolnay, Michelangelo – The Sistine Ceiling, *op. cit.,* Ill. 231; C. De Tolnay, *Corpus...* , Tafel 120.

4 Siehe De Tolnay, Corpus... , Tafeln 166-173; 168 Verso; M. Hirst, „Die Vorstudien im Skizzenbuch", in: *Die Sixtinische Kapelle,* Zürich/Köln 1986, S. 208 ff.; siehe hierzu auch M. Hirst, *Michelangelo and his Drawings,* Yale University Press, 1988, S. 37.

5 C. De Tolnay, Corpus..., 170 Verso.

6 C. De Tolnay, *op. cit.,* 170 Rekto.

7 M. Hirst, „Die Vorstudien im Skizzenbuch", *op. cit.,* S. 208 ff.

8 G. Vasari, *Le vite nelle redazioni del 1550 e 1568,* hrsg. v. R. Bettarini, komment. v. P. Barocchi, Florenz 1987, VI, S. 109.

9 A. Condivi, *Vita di Michelangelo Buonarroti scritta da Ascanio Condivi suo discepolo* (1553), Pisa 1823, S. 37 f.: „Doch vor allem bewundernswert ist der Prophet Jona an der Stirnseite des Gewölbes; und durch die Wirkung von Licht und Schatten erscheint sein verkürzter Oberkörper an der dem Auge am nächsten liegenden Stelle – die heraustretenden Beine an der entferntesten; ein vortreffliches Werk, das erhellt, über wieviel Fähigkeit dieser Mann verfügt, gekrümmte Linien in perspektivischer Verkürzung darzustellen."

10 *Die Sixtinische Kapelle,* Abb. S. 40.

11 G. Vasari, *La vita di Michelangelo nelle redazioni del 1550 e 1568,* kritische Ausgabe v. P. Barocchi, Neapel 1962, Bde. 1-5, I, S. 74, Anm. 560 u. 561.

12 A. Condivi, *op. cit.,* S. 61; siehe auch G. Vasari, *La vita di Michelangelo...,* III, Anm. 560 u. 561.

13 Das Problem ist kürzlich von Arnold Nesselrath diskutiert worden: *Michelangelo e la Sistina. La tecnica, il restauro, il mito,* Rom 1990 (Ausstellungskatalog) Kat.Nr. 32 mit Abbildungen der Ottley-Stiche, S. 157.

14 A. Nesselrath, *op. cit.,* Kat.Nr. 30, schreibt die Zeichnung (gegenwärtig in Rugby, Art Museum Rugby School) Giulio Clovio zu. Er datiert sie auf einen Zeitpunkt vor Entstehung der Ziegelverkleidung, die Michelangelo 1534 für das Fresko des *Jüngsten Gerichts* vor der Altarwand hochziehen ließ und der die beiden Lünetten mit den Vorfahren Christi zum Opfer fielen. Allerdings entspricht der Typ Kopf des *Jona* auf dieser gezeichneten Kopie nicht dem des Propheten im Fresko: Auf der Zeichnung sind Locken erkennbar, der Mund ist geschlossen. Der gleiche Typ Kopf des *Jona* erscheint auf dem Druck Adamo Scultoris (1530-1585), der vor 1585 erschienen ist (siehe A. Nesselrath, *op. cit.,* Kat.Nr. 90). Kann man bei beiden Kopien des *Jona* von der gleichen Vorlage ausgehen?

Edward Maeder

Die Gewänder der Vorfahren Christi

1 In seiner Abhandlung zur Malerei warnt Leonardo den Künstler: „Man vermeide soviel als möglich die Moden und Kleidertrachten seiner Zeit, es käme denn vor, daß dies so eine wie die eben erwähnten [der Geistlichen] wäre; sie sollen nicht in Gebrauch sein, außer bei Figuren, ähnlich wie die Grabsteinfiguren in den Kirchen, durch die denn unseren Nachkommen der Menschen närrische Einfälle zum Gelächter aufbewahrt werden mögen, oder ihre Würdigkeit und Schönheit zur Bewunderung." Leonardo da Vinci, *Traktat von der Malerei,* übers. v. H. Ludwig, Neuausg. eingel. v. M. Herzfeld, Jena 1909, S. 256 f.

2 De Tolnay, der gewöhnlich die Farbkombinationen der verschiedenen Gewänder beschreibt, schweigt sich bei der besonders auffälligen Tracht dieser Figur aus. Vielleicht waren die Farben vor der Reinigung der Lünetten nicht sichtbar. C. De Tolnay, *The Sistine Chapel,* Princeton 1949, S. 90.

3 R. J. Clements, *Michelangelo's Theory of Art,* New York 1961, S. 328.

4 „[Michelangelos Vater] Lodovico bekam mit der Zeit viele Kinder, und da er kein Vermögen und nur geringes Einkommen hatte, bestimmte er seine Söhne der Woll- und Seidenweberei [...]." Giorgio Vasari, *Lebensbeschreibungen der ausgezeichnetsten Maler, Bildhauer und Architekten der Renaissance,* hrsg. v. E. Jaffé, Berlin 1911, S. 337.

5 L. Schneider, *Giotto in Perspective,* Englewood Cliffs, 1974, Abb. 20, The Mourning of the Clares, Assisi, San Francesco (Alinari 49725). Die Alten links tragen die *papalina* über der normalen Kopfbedeckung.

6 In A. Dürers Holzschnitt *Das Martyrium des Evangelisten Johannes* taucht eine Gruppe Juden auf, von denen einer einen solchen Hut über einer *papalina* aus Stoff trägt. Los Angeles County Museum of Arts, Prints and Drawings Department, 69.4.

7 Nach *Anselms Berner Chronic* (1826), S. 249, ist die bislang Juden vorbehaltene Farbe Gelb fast schon zur Schweizer Nationalfarbe geworden: „So hat de gel farbe, so vor Judas heiss angefangen, und die gmeinst worden, der eine swytzer-gel gnemt."
8 *Hartmann Schedel, Liber chronicarum,* Nürnberg 1493, Repr. Grünwald bei München 1975, Blatt XV Rekto. Die Figur stellt Nimrod (den Jäger), Sohn Kuschs und Enkel Noachs dar (Genesis 10,8-9). Interessanterweise hatte Koberger, der Drucker des *Liber chronicarum* schon 1483 einen Vertreter in Venedig (Jacopo Philippi Foresti). Siehe hierzu *The Nuremberg Chronicles,* eine Monographie von Henry Lewis Bullen, Gründer und Kurator der Typographic Library und des Museums in Jersey City, New Jersey, hrsg. v. John Hay Nash, San Francisco 1930, S. XIV.
9 C. De Tolnay, *The Sistine Chapel...*, S. 88.
10 *H. Schedel, Liber chronicarum,* Blatt XX Verso. Die Figur stellt die Frau Betuëls (Latein: Bathuelis), also die Mutter von Isaaks Frau Rebekka, dar (Genesis 25,20).
11 1 Könige 1,1.
12 C. De Tolnay, *The Sistine Chapel...*, S. 90.
13 *H. Schedel, Liber chronicarum,* Blatt XVI Rekto. Noachs Enkel Meschech (Latein: Mosoch), der Sohn Jafets (Genesis 10,2).
14 A. Rubens, *A History of Jewish Costume,* S. 106f. Das Vierte Laterankonzil (1215), nach dem Juden in Zukunft an der Kleidung erkennbar sein sollten, war bedeutender als alle vorangegangenen Konzilien und blieb für Generationen die Autorität in sämtlichen umstrittenen Fragen des kanonischen Rechts. Es wurde einberufen von Innozenz III., dem Papst, der König Johann von England in der Frage der Magna Charta gegen den Adel unterstützte.
15 *Ibid.*, S. 100.
16 C. De Tolnay, *The Sistine Chapel...* , S. 89.
17 2 Chronik 17,1 und 21,3.
18 J. A. Levenson/K. Oberhuber/J. L. Sheehan, *Early Italian Engravings from the National Gallery of Art,* Washington 1973, S. 296f.
19 *Ibid.*, S. 228f. Der Stich ist Zoan Andrea zugeschrieben worden.
20 C. De Tolnay, *The Sistine Chapel...* , S. 86.
21 *Ibid.*, S. 86.
22 C. De Tolnay, *The Youth of Michelangelo,* Princeton 1947, Tafel 44. Die vermutlich 1501 begonnene Skulptur wurde nach 1506 nach Flandern verschickt. In einem Brief aus Rom vom 31. Januar 1506 ist von ihr die Rede. Alexander Monschron & Co., der sie bestellt hatte, handelte mit englischen Stoffen und besaß Niederlassungen in Rom und Florenz; vgl. S. 157.
23 S. W. Beck, *The Drapers Dictionary. A Manual of Textile Fabrics. Their History and Application,* London 1882, S. 286: „Ein Seidenstoff, der sich seit seiner Einführung in diesem Land [England] im 13. Jahrhundert offenbar kaum geändert hat. Der Name leitet sich von der Herkunft von – vermutlich spanischen – Sarazenen ab. Du Cange (Charles Du Fresne, 1610-1688, *Glossarium ad scriptores mediae...* 1688) definiert ihn als *Pannus saracenici operis* und Skinner (Stephen 1623-1667, *Etymologicon linguae anglicanae...*, London 1671) als *sericum saracenicum.* Weite Verbreitung fand er erst im 15. Jahrhundert, als er vermutlich dank verbesserter Produktionsmethoden reißenden Absatz fand und einen älteren Stoff ähnlicher Machart, den sogenannten *cendal,* verdrängte."
24 Naser-e Kosraw, *Book of Travels,* hrsg. v. W. M. Thackston Jr., Cambridge, Mass. 1986, S. 54. Ich danke Irene Bierman, Department of Fine Arts der UCLA, daß sie mich auf die Belegstelle aufmerksam gemacht hat.
25 *Ibid.*
26 L. Schneider, *Giotto in Perspective,* S. 8. „Eine weitere grundlegende Erfordernis für gutes Malen war bei den Humanisten des Quattrocento die unmittelbare Naturbeobachtung." Ich glaube, daß *cangianti* unmittelbar studiert und nach der Natur wiedergegeben wurden.
27 Hans Holbein der Ältere (1460-1524) „Beschneidung des Christuskindes", Alte Pinakothek, München. Der schillernde Seidenstoff, den die Figur auf der Rechten trägt, ist sicher italienischen Ursprungs.
28 Siehe Anm. 22.
29 N. H. Nicholas, *Privy Purse Expenses of Elizabeth of York: Wardrobe Accounts of Edward the Fourth,* London 1830, S. 116. 1480 wurde im Verzeichnis folgendes aufgelistet: „grene sarsinett at iij s ijd. the yerd" (3 Schilling und 2 Pence pro Yard) und „sarsinettes chaungeables... price of every yerd iiij s." (4 Schilling).
30 *Ibid.*, S. 135. Zur Zeit von Eduards Krönung gehörten zum Inventar über 150 Yards „sarsinettes chaungeable and other diverse colours" ebenso wie „Curtyns of sarcinet iij (3)".
31 *Ibid.*, S. 143.
32 A. F. Sutton/P. W. Hammond, *The Coronation of Richard III,* the Extant Documents, New York 1983, S. 145.
33 G. R. B. Richards, *Florentine Merchants in the Age of the Medici,* Cambridge, Mass. 1932, S. 314. Es handelt sich um eine feine Serge aus Seide und Wolle, die vor allem für Strümpfe benutzt wurde.
34 L. Bardeschi Ciulich/P. Barocchi, *I Ricordi di Michelangelo,* Florenz 1970, S. 92f. Ich danke Dr. William Wallace, durch den ich auf diese Information gestoßen bin.
35 Die Wolle für einen changierenden Stoff mußte sehr fest versponnen und diagonal verwoben werden.
36 Richards, *op. cit.*
37 Leonardo da Vinci, *op. cit.*, S. 253.
38 J. Herald, *Renaissance Dress in Italy 1400-1500,* London 1981, S. 230.
39 M. Vattasso, *Per la storia del Dramma Sacro in Italia,* Rom 1903, S. 99. Ich danke Franca Camiz, daß sie mich auf die Belegstelle aufmerksam gemacht hat.
40 M. Bellezza Rosina, *Tessuti Serici Italiani, 1450-1530,* Mailand 1983, S. 68. „Una sbernia de damaschino cremisino foderato de cendale cangiante cum gropi di bindelli negri in cerco" (ein kurzer Umhang aus karmesinrotem Damast, gefüttert mit changierendem Seidentaft mit schwarzen Knoten).
41 *Ibid.*
42 A. F. Sutton/P. W. Hammond, *op. cit.*,
43 G. T. Van Ysselsteyn, *Tapestry: the Most Expensive Industry of the XVth and XVIth Centuries,* Brüssel 1969, S. 34.
44 „Ermutige Lodovico und Giovansimone in meinem Namen und schreibe mir, was Giovansimone treibt. Bemüht Euch zu lernen und auch im Geschäfte ordentlich zu sein, damit Ihr, im Notfalle, und der wird bald eintreten, wißt, was ihr zu tun habt. Am 10. November [1507]." *Die Briefe des Michelagniolo Buonarroti,* übers. v. Karl Frey, Berlin 1961, S. 33. Der Brief ist addressiert an „Buonarroto di Lodovico di Buonarrota Simoni zu Florenz. Auszuliefern an das Geschäft Lorenzo Strozzis, Arte di lana an der Porta Rossa".
45 P. Barocchi et al., *Il Carteggio indiretto di Michelangelo,* Florenz 1988, I, S. XI.
46 C. Cennini, *Il libro dell'arte o trattato della pittura,* hrsg. v. F. Tempesti, Mailand 1975, S. 78.

Pierluigi De Vecchi

Das Gefüge von Figuren und Gebärden: vom Gewölbe zum „Jüngsten Gericht"

1 A. Condivi, *Vita di Michelagnolo Buonarroti* (Rom 1553), benutzte Ausgabe: Mailand 1964, S. 46.
2 Vgl. den Brief des Zimmermanns Piero Rosselli aus Rom an Michelangelo in Florenz vom 10. Mai 1506, in: *Il Carteggio di Michelangelo* (postume Ausgabe von G. Poggi, hrsg. v. P. Barocchi u. R. Ristori), I, Florenz 1956, S. 16.
3 Vgl. *Il Carteggio di Michelangelo...*, III, Florenz 1973, S. 8.
4 G. Vasari, *La vita di Michelangelo nelle redazioni del 1550 e 1568,* hrsg. u. komment. v. P. Barocchi, Mailand, Neapel 1962, I, S. 41: „Nel partimento non ha usato ordine di prospettive che scortino; né v'è veduta ferma, ma è ito accomodando più il partimento alle figure che le figure al partimento." (In den Feldern hat er keine perspektivische Ordnung mit Verkürzung benutzt; es gibt keine feste Ansicht; doch hat er die Felder stärker den Figuren angeglichen als die Figuren den Feldern.) A. Condivi, *op. cit.*, S. 47: „cominciando dai peducci, dove le corna delle lunette si posano, fin quasi a un terzo dell'arco della volta finge come un parete piano..." (Von den Kämpfern, wo die Seiten der Lünetten liegen, bis fast zu einem Drittel des Gewölbebogens erscheint es wie eine gerade Wand.)
5 J. Wilde, *Michelangelo – Six Lectures,* Oxford 1978, S. 51ff.
6 Siehe in diesem Band J. Shearman, „Michelangelo: die Funktionen der Farbe", S. 80ff.
7 „Bellissime attitudini che differenti e' fanno sedendo e girando e sostenendo alcuni festoni di foglie di quercia e di ghirlande", G. Vasari, *op. cit.*, S. 40.
8 Siehe insbesondere J. O'Malley, „Das Mysterium der Deckengemälde", in: *Die Sixtinische Kapelle,* Zürich/Köln 1986, S. 92ff.
9 Vgl. hierzu Condivi, *op. cit.*, S. 50 zu den Deckenfresken der Sixtina: „in queste cose tutte, per la vaghezza de' compartimenti, per la diversità delle attitudini e per la contrarietà de' siti, mostrò Michelagnolo un'arte grandissima." (Bei all diesen Dingen stellte Michelangelo, was die vage Unterteilung, die verschiedenartigen Gebärden und die gegensätzlichen Orte angeht, höchste Kunstfertigkeit zur Schau.)
10 *Ibid.*, S. 47.
11 G. Vasari, *op. cit.*, S. 49.
12 *Ibid.*, S. 41f.
13 A. Condivi, *op. cit.*, S. 68, 70.
14 Zu den Reaktionen der Zeitgenossen auf das *Jüngste Gericht* siehe insbesondere P. De Vecchi, „Die Vision vom Jüngsten Gericht", in: *Die Sixtinische Kapelle,* Zürich/Köln 1986, S. 76ff.
15 Der Anfang des Briefes findet sich in L. von Pastor, *Geschichte der Päpste seit dem Ausgang des Mittelalters,* Freiburg i. Br., Bd. V, S. 842.

Fabrizio Mancinelli, Gianluigi Colalucci und Nazareno Gabrielli

Das „Jüngste Gericht" und seine Restaurierung: Anmerkungen zu Geschichte, Technik und Erhaltung

1 Anna Maria De Strobel fahndet im Staatsarchiv und Geheimarchiv des Vatikan in Rom noch immer nach neuen Dokumenten zum Thema.
2 Die Anlage wurde durch den Technischen Dienst des Vatikan, mit Technik und Finanzmitteln von Delchi Carrier, unter Leitung Stefano Marinos und der Oberaufsicht Massimo Stoppas verwirklicht.

Piernicola Pagliara

Neue Dokumente zum Bau der Sixtinischen Kapelle

1 Aurelio Lippo Brandolini schreibt zur Kapelle des Papstes Sixtus IV.: „Hic ubi sydereum consurgit ad aethera templum/ ...squalebat senio atque situ vix nomine phanum/...hic celsam iussit se tollere molem..." (Bib. Ap. Vat., Vat. Lat. 5008, f. 59r; Urb. Lat. 739, f. 78v, veröff. v. E. Müntz, *Les Arts,* III, 1882, S. 135 und E. Steinmann, I, S. 123) und Andrea Trebisonda zum Papst: „Tu sacellum... parietibus labentibus, tecto tabullato et desidenti... funditus diruisti, novum... absolvisti" (J. Monfasani, „A Description of the Sistine Chapel under Pope Sixtus IV", in: *Artibus et Historiae,* VII, 1983, S. 9 ff., besonders S. 11.)

2 J. Shearman, „Die Kapelle des Sixtus IV. Die Wandfresken des Sixtus IV. Raffaels Tapisserien", in: *Die Sixtinische Kapelle,* Zürich/ Köln 1986, S. 22 ff.; id., „La storia della Cappella Sistina", in: *Michelangelo e la Sistina* (Ausstellungskatalog), Vatikanstadt, Rom 1990, S. 21. Schon E. Steinmann, *Die Sixtinische Kapelle,* München 1905, I, S. 123, stellt anhand von Brandolinis Epigramm die Vermutung auf, daß die neue Kapelle auf den Fundamenten der alten entstanden ist.

3 „Et sic ivimus per totam capellam usque ad aliam capellam et reversi fuimus processionaliter ad magnam capellam" *(Patrologiae Lutetiae Parisiorum 1857-1886,* hrsg. v. J. P. Migne, 161 Bde., col. 1359-1360, zitiert nach E. Steinmann, I, S. 120, und M. Dykmans, *Le cérémonial Papal,* 4 Bde., Bibliothèque de l'Institut Historique Belge de Rome, XXIV-XXVII, 1977-1985, III, S. 238.) Nach F. Ehrle/ H. Egger, *Studi e documenti per la storia del palazzo apostolico vaticano,* Vatikanstadt 1935, S. 52 und Tafel I, wurde der Saal mit dem Kreuzgewölbe unter der Sala Regia von Innozenz III. gebaut; nach D. Redig de Campos, *I palazzi vaticani,* Bologna 1967, S. 29, von Nikolaus III.

4 An der Nordseite wurde das Mauerwerk bis über die Fenster der Räume des Zeremonienmeisters mit modernen glatten Ziegeln erneuert. Zum Petersdom hin und den unverbauten Abschnitten an den Schmalseiten besteht das Mauerwerk dagegen einheitlich aus ganzen Ziegeln von 26/27 x 13/14 x 3/4 Zentimetern mit einer Mörtelschicht aus grauem Puzzolan von 1,2/2,5 Zentimetern Dicke. Ein Modul aus 5 Lagen Ziegeln ist somit zwischen 26,5 und 30 Zentimeter dick. Ein ähnliches Mauerwerk im Hinblick auf die Abmessungen und die häufige Querlage der Ziegel, allerdings mit dünnerer Mörtelschicht, findet man in S. Aurea (von 1483, Ziegel 26,5/27 x 13 x 4,5 Zentimeter mit einer Mörtelschicht von 0,7/1 Zentimeter Dicke und Modulen von 23/25 Zentimetern), in der Sakristei der Sixtina (fertiggestellt nach 1484, Ziegel 25/27 x 13/14 x 3,5/4 Zentimeter, Mörtelfugen 1/1,2 Zentimeter, Module 25/26 Zentimeter), an der Torre Borgia (1492-1494) und in der Seitenwand von S. Pietro in Montorio (um 1483, Ziegel 27 x 13 x 3,5/4,2 Zentimeter, Mörtelfugen 1/1,5 Zentimeter, Module 25 Zentimeter). In der ersten Hälfte des fünfzehnten Jahrhunderts bestand das zweischalige Mauerwerk in Rom, auch das der vatikanischen Paläste, außen aus wiederverwerteten Ziegeln (Turm Innozenz' III, vgl. Redig de Campos, *op. cit.,* S. 24), innen dagegen aus sogenannten *tuffelli.* Bei den Mauern des Palastes Nikolaus' V. bestehen das innere und das äußere Mauerwerk aus neuen Ziegeln (Ehrle/Stevenson, *Gli affreschi del Pinturicchio nell'Appartamento Borgia,* Rom 1897, S. 29 ff.). Allerdings sind die Mauern dieses Palastes noch nicht genauer untersucht worden, da sie mit einem Kratzputz mit vorgetäuschtem Opus quadratum versehen sind *(Ibid.,* S. 31). Ab den ersten Jahrzehnten des folgenden Jahrhunderts werden die Mörtelfugen in Anlehnung an antike römische Mauern zusehends schmaler. (P. Pagliara, „Note su murature e intonaci a Roma tra Quattrocento e Cinquecento", in: *Ricerche di Storia dell'Arte,* 11, 1980, S. 35 ff.) Ein ähnliches Mauerwerk wie das der Sixtina findet man bei Bauten mit verputzten Wänden oder bei Stützwänden (wie zum Beispiel beim abgeschrägten Fundament der Villa Medici; id., „Matériaux, structures et techniques mis en œuvre dans la construction de la villa Médici", in: *Villa Medici,* III, erscheint voraussichtlich 1993). Das aus Ziegeln bestehende Mauerwerk der Sixtinischen Kapelle weist somit sämtliche Charakteristika eines Baus aus den achtziger und neunziger Jahren des fünfzehnten Jahrhunderts auf, einschließlich der Wappen, die die genauere Datierung des Pontifikats des Rovere-Papstes ermöglichen.

5 Über den gesamten Bau Sixtus' IV. sind Wappen der Della Rovere verteilt. Heute sind noch sieben auf dem Zinnenkranz (eines an der Nord-, drei an der West- und drei an der Südseite), fünf auf der Höhe der Fenster der Kapelle und drei auf den abgeschrägten Fundamenten (zwei an der Nordseite, davon eines an der Wand der Sala Regia, eines an der Südseite) zu sehen.

6 Späteren Datums sind die wuchtigen, auf der Südseite durch Bögen aufgelockerten Strebemauern. Je eine auf beiden Seiten bedeckt teilweise das Rovere-Wappen. Man geht – unbewiesenermaßen allerdings – von einer Entstehung zur Zeit der Konsolidierungsmaßnahmen durch Vignola und Pirro Ligorio um 1570 aus (Redig de Campos, S. 167; Shearman, 1986, S. 33). Zu den anderen wichtigsten baulichen Veränderungen siehe *ibid.,* S. 30 ff. u. Redig de Campos, S. 167.

7 Die Entdeckung während der von Fabrizio Mancinelli geleiteten Restaurierungen ist auch das Verdienst des Restaurators Bruno Baratti und des Maurermeisters Fezzardi, der seine Arbeit mit besonderem Augenmerk und geschichtlichem Interesse durchgeführt hat. Indem er an einer kleinen Stelle Putz jüngeren Datums entfernte, hat er den entscheidenden Beweis dafür geliefert, daß ein erheblicher Teil der Bausubstanz der Sixtina aus dem Mittelalter stammt.

8 Die Laibung auf der linken Seite, die bis zu einer Höhe von ungefähr 215 Zentimetern über der Sitzfläche des Papstthrones freigelegt wurde, besteht zumeist aus orangefarbenen Ziegeln von 3 Zentimetern Höhe und rötlichen Ziegeln von ungefähr 5 Zentimetern Höhe. Das Gewände rechts zeigt kleine Fragmente von besonders feinkörnigem Putz.

9 Der Bereich, wo der Putz entfernt werden konnte, weist jedenfalls keine Reste von Sturzbögen oder anderen Stützvorrichtungen auf.

10 Mauerwerk aus behauenen Steinblöcken ist in den siebziger und achtziger Jahren des fünfzehnten Jahrhunderts in Rom nur selten (die Innenwände der oberen Loggia von S. Marco, vgl. C. L. Frommel, „Francesco del Borgo: Architekt Pius' II. und Pauls II." II, in: Römisches Jahrbuch für Kunstgeschichte, 21, 1984, S. 90 u. Abb. 31.) ebenso in Lazium (Palast der Della Rovere in Grottaferrata, vgl. P. N. Pagliara, „Giuliano Della Rovere e Grottaferrata", in: *Quaderni dell' Istituto di Storia dell'Architettura,* n.s., fasc. 13, 1991, Abb. 1, 5; *id.,* „Raffaello e la rinascita delle tecniche antiche", in: *Les chantiers de la Renaissance,* Paris 1991, S. 54, Abb. 1, 6, 7.)

11 Nach J. Shearman, „La storia della Cappella Sistina", 1986, S. 21, handelt es sich möglicherweise um eine Tür oder ein Fenster. Die Laibungen, die innen wahrscheinlich mit einem Rahmen aus Stein oder Marmor verkleidet waren, und das Gewände, das sich nach außen hin erweitert, sprechen eher für eine Tür.

12 Putz mit ursprünglicher Freskenmalerei liegt nach Meinung der Restauratoren über dem mittleren Bereich der Öffnung. Dies spricht für die von C. L. Frommel in der Diskussion vorgetragene These, daß die Öffnung beim Bau der Sixtina entstand und noch während der Bauarbeiten geschlossen wurde. Der These steht allerdings entgegen, daß sich die Ziegel des Gewändes von denen des Mauerwerks der Sixtina unterscheiden (vgl. Anm. 6 u. 10). Außerdem befand sich an der Südwand der Kapelle bereits zur Zeit Sixtus' IV. jene Treppe, die Bramante 1506 erneuert hat (entspricht der heutigen Scala Regia). Sie hätte für einen Durchbruch der Wand ein ernsthaftes Hindernis dargestellt. (Vgl. Anm. 13.)

13 Burchardus, *Diarium sive rerum urbanarum commentarii (1483-1506);* hrsg. v. Thuasne, 3 Bde., Paris 1883-1885, III, S. 429.
Eine Treppe mit gerader Rampe, die es ermöglichte, den Papst auf der *sedia gestatoria* von der *aula terza* in die Petersbasilika zu tragen, gab es zumindest zur Zeit Innozenz' VIII. (Vgl. Ehrle/Stevenson, *op. cit.,* S. 13 und Burchardus, *op. cit.,* 15. April 1487 und 29. Juni 1489.) Über diese Treppe, die Bramante 1506 umgebaut hatte, mußte Julius II. am 21. Mai in die Petersbasilika getragen worden sein: „per portam palatii, ubi solet guardia seu custodia teneri, eo quod scalam per quam soliti fuerant pontifices descendere, demolierant pro nova facienda, tali scilicet modo quod eqquis ire possint ex aula regali usque ad S. Petrum" *(Ibid.,* S. 429.) Die frühere Treppe, über die die Päpste gewöhnlich in die Basilika gelangt waren, mußte also zumindest ungefähr dort gelegen haben, wo Bramantes neue entstand. Zu den Umbauarbeiten siehe Frommel, 1976, S. 73.

14 Im Gutachten zu den anstehenden Arbeiten für das Konklave (15. September 1503) werden als zugemauert genannt: „II fenestre in capite aule prime [regia] et una ad latus supra hostium antiqui ascensus [die Scala del Maresciallo] et ipsum hostium et illud in apposito quod descendit ad paradisum... " Dabei heißt es noch genauer „porta aule ante paradisum [è murata] cum mattonibus integris" (Burchardus, hrsg. v. Celani, S. 372). Eine „Porta que ducit ad Paradisum" in der Sala Regia erwähnt auch Paris de Grassis im März 1505 (Bibl. Ap. Vat., Chigi L. I. 17, f. 338).

15 Bibl. Ap. Vat., Vat. Lat. 5008, f. 59v u. Urb. Lat. 739, f. 78v, veröff. v. E. Müntz, *Les arts à la cour des papes,* 3 Bde., Paris 1889, III, S. 135 und v. G. De Luca, „Un umanista fiorentino e la Roma rinnovata da Sisto IV", in: *La Rinascita,* I, 1938, S. 85 f.

16 Zum „Paradiso" nach den Plänen Nikolaus' V. für den Papstpalast vgl. Manetti und den Kommentar von C. W. Westfall, *In This Most Perfect Paradise,* 1974, S. 263 ff.

17 Florenz, Uffizi, A 572. Zur Zeichnung siehe die Abbildung in H. Wurm, *Baldassarre Peruzzi Architekturzeichnungen,* Tübingen 1984, Tafel 511. Sie wird erwähnt in From-

mel, 1969, S. 38, Anm. 47. Eigentliches Thema sind die Privatgemächer des „vescovo di Capua", des 1537 verstorbenen Nikolaus von Schenberg *(ibid.)*, dessen Räume südlich der großen Treppe lagen.

18 Rom, Accademia di San Luca, Fondo Mascarino 2489; vgl. Frommel, 1969, Abb. 10 und S. 14, 16, 38 und P. Marconi/A. Cipriani/E. Valeriani, *I disegni di architettura dell'Archivio storico dell'Accademia di San Luca,* 2 Bde., Rom 1974, II, S. 22, Abb. 2489. Auf dem Grundriß, der um 1585 entstand, sind neben dem „Paradiso" auch die „Sala Regia", die „Treppe zur Sala Regia", die „Treppe nach Sankt Peter" und sämtliche Räumlichkeiten westlich der Paolinischen Kapelle ausgewiesen.

19 E. Steinmann, *op. cit.*, I, S. 154 f. und Redig de Campos, *op. cit.*, S. 66.

20 Vgl. E. Steinmann, *op. cit.*, Tafel VI.
Während man in Florenz schon mit dem Palazzo Medici dazu überging, die Fenster von der Fassade her in gleichem Abstand zueinander anzuordnen, versuchte man in Rom beim Palazzo Venezia und noch in den folgenden Jahrzehnten eine regelmäßige Anordnung vom Inneren der einzelnen Räume her (Frommel, 1984, Abb. 7, 9). Bei den Fenstern des „Paradiso" ging man nach keinem der beiden Prinzipien vor.

21 Archivio Segreto Vaticano, arm. 54, Bd. XIX ff. 97-101; Gayet, *Le grand schisme d'occident,* 2 Bde., Paris, Florenz, Berlin 1889, 2, S. 124 ff.

22 *Ibid.*, Zeugnis des Kardinals Sant'Angelo.

23 Zum Raum unter der Sala Regia siehe Anm. 4, zu den Räumen unter der Sala Ducale und der Cappella Parva siehe Redig de Campos, *op. cit.*, S. 29, 41, 121.

24 Archivio Segreto Vaticano, arm. 54, Bd. XX, f. 59r und Gayet, *op. cit.*, I, S. 370, Zeugnis von Menendus di Cordova. Zu den Kardinälen, die in den Konklavesaal zurückgebracht wurden siehe *ibid.*, I, S. 20.

25 Gayet, *op. cit.*, I, S. 377.

26 *Ibid.*

27 Zu Aurelio Brandolini und seiner Erblindung vgl. den Artikel von A. Rotondò im *Dizionario biografico degli italiani,* XIV, Rom 1972, S. 26 ff.

28 J. S. Ackermann, *The Cortile del Belvedere,* Vatikanstadt 1954, Kat.Nr. 30, Abb. 25, Cambridge, Mass., Fogg Art Museum 1934.

29 E. Steinmann, Tafeln, I, Taf. VI. Die Maßnahme hatte nach dem Bau der Scala Regia (Bernini) oder Bramantes Vorläufer – beide mit Gewölbe – keinen Sinn. Sie geht also auf ein früheres Datum zurück.

30 Vgl. Anm. 13 u. 14.

31 Anfang 1991 hat man bei den noch laufenden Restaurationsarbeiten festgestellt, daß die Mauer an der Stirnseite im untersten der drei Abschnitte der Wandgliederung hinter der Ziegelverkleidung, auf die Michelangelo das *Jüngste Gericht* aufgemalt hat, aus Tuff, in den oberen Ordnungen dagegen im gesamten Durchmesser aus Ziegeln besteht. (L. Dorez, *La cour du Pape Paul III* d'après les registres de la Trésorerie secrète, 2 Bde., Paris 1932, Bd. 2, S. 26: 20. Februar 1536: „Eine Verkleidung mit Ziegeln für die Hauptwand der Kapelle des Sixtus, die Michelangelo bemalen soll.") Sie stammt also offenbar im gesamten oberen Bereich aus der Zeit Sixtus' IV.

32 Dies heißt natürlich nicht, daß die Mauern der Cappella Magna, die an den Längs- und Schmalseiten eine entsprechende Höhe hatten, nur bis dorthin reichten: Sie sind lediglich bis zu diesem Niveau erhalten.

33 Vgl. Anm. 1.

34 Jacopo Gherardi da Volterra, *Il diario romano,* hrsg. v. E. Carusi, in: *Rerum Italicarum Scriptores,* XXIII, 3, Turin 1904-1911, S. 40, 11. März 1481: „Exivit pontifex in propinquam cubiculis aulam quae pro sacello habetur quandoque quousque aliud maius erit instauratum quod egregio opere et magno sumptu reedificatur quotidie." Sigismondo dei Conti, *Le storie dei suoi tempi,* I, S. 205: „Aulam insuper, sive aediculam, in qua Pontifex cum Cardinalibus sacra facit, testudine, pavimento tessellato, marmoreisque sedilibus renovatis, egregia pictura...", zitiert nach E. Steinmann, *op. cit.*, I, S. 136.

35 Ptolomäus, *Cosmographia,* und E. Steinmann, *op. cit.*, I, Abb. 58.

36 Vgl. das in Anm. 4 angeführte Beispiel der Villa Medici.

37 J. Shearman, „La storia della Cappella Sistina", *op. cit.*, S. 19 f.

38 M. Dykmans, *Le cérémonial Papal,* Bd. IV, Zeremoniell von Pierre Ameil, Konklave nach dem Tod Urbans VI.: „Caveat camerarius quod porte murentur et omnes fenestre que sunt basse prope terram vel solarium ad minus ad quatuor cannas." (ca. 9 Meter).

39 Biblioteca Apostolica Vaticana, Vat. Lat. 12417, Tagebuch Paris de Grassis', f. 5v; zum Konklave in der Sixtina nach dem Tod Julius' II.: „Fenestrae omnes altae fuerunt diliginter cim tela et stuppa incollatae ut ventus nullo modo intraret. Duae autem fenestrae que sunt super sacristiam, idest supra altare fuerunt muratae, et etiam illa in ingressu capellae ad sinistram fuit semimurata", (da über das Gewölbe von Bramantes Treppe erreichtbar). Siehe auch J. Shearman, 1972, S. 9, Anm. 58.

40 Zur Organisation der Geistlichen, die den Dienst in der Kapelle verrichteten, siehe G. Moroni, *Le cappelle pontificie,* Venedig 1841; E. Steinmann *op. cit.*, I, S. 149 ff.; B. Guillemain, *La cour pontifical d'Avignon 1309-1376,* nachgedr. 1962; J. Shearman, „La costruzione...", 1986, S. 33 ff; B. Schimmelpfennig, „Die Organisation der Päpstlichen Kapelle in Avignon", in: *Quellen und Forschungen aus italienischen Archiven und Bibliotheken,* 50, 1971, S. 80 ff.; id., *Die Zeremonienbücher der römischen Kirche im Mittelalter* (Bibliothek des Deutschen Historischen Instituts in Rom, 40) Tübingen 1973; A. Roth, „Primus in Petri aede Sixtus perpetuae harmoniae cantores introduxit: alcune osservazioni sul patronato musicale di Sisto IV", in: *Un pontificato ed una città. Sisto IV (1471-1484),* hrsg. v. M. Miglio, F. Niutta, D. Quaglioni u. C. Ranieri, Vatikanstadt 1986, S. 217 ff.

41 Zur Frage des Baumeisters: E. Müntz, „Giovannino de' Dolci, l'architetto della Cappella Sistina", in: *Il Buonarroti,* 2. Serie, 13, 1879, S. 348; E. Steinmann, *op. cit.*, I, S. 130 ff.; Redig de Campos, 1967, S. 69 f.

42 2. Februar 1477: J. Shearman, „La costruzione...", 1986, S. 24.

43 E. Battisti, „Il significato simbolico della Cappella Sistina", in: *Commentari,* 8, 1957, S. 96 ff.

BILDNACHWEIS

Die Zeichnungen aus Michelangelos *Corpus* wurden reproduziert mit freundlicher Genehmigung des Ashmolean Museum Oxford; Casa Buonarroti, Florenz; British Museum, London; Teylers Museum, Haarlem; Graphische Sammlung Albertina, Wien; The Detroit Institute of Arts, Detroit; Musée du Louvre, Paris.

J. S. Ackerman, *The Cortile del Belvedere,* Vatikanstadt 1954: 264.
Archivio Autori: 29 (unten), 118, 119, 196, 197, 198, 200, 256, 257, 259, 261, 262, 263 (unten), 264.
Archivio I.G.D.A., Mailand: 10, 11, 12, 13, 16, 17, 18, 19, 20, 21, 22, 23, 24, 25, 83, 112, 113, 114, 227.
Biblioteca Apostolica Vaticana, Vatikanstadt: 265.
Bridgeman Art Library, London: 9 (BCC 18057), 11 (BAL 55546)
Labor für Gemälderestaurierung der Vatikanischen Museen, Vatikanstadt: 26, 28, 29, 30, 31, 32, 51, 242, 243, 244, 245, 246, 247, 248, 249, 250, 251, 252, 253, 254.
Musei Vaticani, Vatikanstadt: 52, 53, 54, 55.
Musei Vaticani/Scala: 201.
Nipppon Television Corp., Tokio: 237.
J. Perret, Luzern: 120.
Scala, Florenz: 15, 197 (unten), 199, 230, 231.
E. Steinmann, *Die Sixtinische Kapelle,* München 1905, Bd. II: 258, 263 (links und rechts oben)
Galleria degli Uffizi, Florenz: 260.

PERSONENREGISTER